Margarete Landenberger, Gertrud Stöcker,
Jacqueline Filkins, Anneke de Jong, Christa Them,
Yvonne Selinger, Peggy Schön

Ausbildung der Pflegeberufe in Europa

Margarete Landenberger, Gertrud Stöcker,
Jacqueline Filkins, Anneke de Jong, Christa Them,
Yvonne Selinger, Peggy Schön

Ausbildung der Pflegeberufe in Europa

Vergleichende Analyse und Vorbilder
für eine Weiterentwicklung in Deutschland

Mitarbeit: Martin Knoll

schlütersche

Bibliografische Information Der Deutschen Bibliothek
Die Deutsche Bibliothek verzeichnet diese Publikation in der Deutschen Nationalbibliografie; detaillierte bibliografische Daten sind im Internet über http://dnb.ddb.de abrufbar.

ISBN 3-89993-142-4

Korrespondenzanschrift:
Prof. Dr. Margarete Landenberger
Martin-Luther-Universität Halle-Wittenberg
Medizinische Fakultät
Institut für Gesundheits- und Pflegewissenschaft
Magdeburger Straße 8
06097 Halle

Die Halleschen Schriften:
Die »Halleschen Schriften« verbinden eine Reihe von Publikationen, die von Professor Dr. Margarete Landenberger herausgegeben werden. Sie lehrt an der Martin-Luther-Universität Halle-Wittenberg, Medizinische Fakultät, Institut für Gesundheits- und Pflegewissenschaft.

Gefördert von:
Senatsverwaltung für Wirtschaft, Arbeit und Frauen, Berlin
Europäischer Sozialfonds
Robert Bosch Stiftung

Herausgeberin und Verlag bedanken sich für die Förderung der Drucklegung bei der Robert Bosch Stiftung.

© 2005 Schlütersche Verlagsgesellschaft mbH & Co. KG,
        Hans-Böckler-Allee 7, 30173 Hannover

Alle Rechte vorbehalten. Das Werk ist urheberrechtlich geschützt. Jede Verwertung außerhalb der gesetzlich geregelten Fälle muss vom Verlag schriftlich genehmigt werden. Die im Folgenden verwendeten Personen- und Berufsbezeichnungen stehen immer gleichwertig für beide Geschlechter, auch wenn sie nur in einer Form benannt sind. Ein Markenzeichen kann warenrechtlich geschützt sein, ohne dass dieses besonders gekennzeichnet wurde.

Satz: PER Medien+Marketing GmbH, Braunschweig
Druck und Bindung: Druck Thiebes GmbH, Hagen

Inhalt

Margarete Landenberger

1 Einleitung: Situation der Pflegeausbildung in Deutschland und Europa – Ist-Stand und Reform 13

Gertrud Stöcker

2 Europäisierung der Gesundheits- und Pflegeausbildung 17

Gertrud Stöcker

3 Ausbildung der Pflegeberufe in Deutschland und Berlin 25
   3.1   Gesundheitssystem in Relation zur Pflegeausbildung 25
   3.1.1   Grundtypus des Gesundheitssystems 25
   3.1.2   Leistungsanbieter Krankenhaus sowie stationäre und ambulante Kranken-, Alten- und Behinderteneinrichtungen 26
   3.1.3   Nachwuchsbedarf: Bedarfsplanung und -feststellung der Pflegeausbildung 27
   3.1.4   Statistische Daten über Ausbildung und Beschäftigung 27
   3.2   Rechtliche und politische Situation der Pflegeausbildung 32
   3.2.1   Rechtliche/institutionelle Einbindung der Pflegeausbildung in das nationale Bildungssystem 32
   3.2.2   Reform der Alten- und Krankenpflegeausbildung 34
   3.2.3   Positionen und Aktivitäten der Berufsverbände und anderer Akteure zur Pflegeausbildung 37
   3.3   Struktur der Pflegeausbildung 38
   3.3.1   Wege der Berufsbildungsausbildung und Hochschulausbildung 38
   3.3.2   Zulassungsbedingungen 41
   3.3.3   Schularten 42
   3.3.4   Horizontale und vertikale Durchlässigkeit 43
   3.3.5   Formale Integration der Praxisausbildung in die Berufsausbildung 44
   3.4   Lehrerqualifikation in der Pflegeausbildung 45
   3.5   Inhalte der Pflegeausbildung 47
   3.5.1   Ziele der Ausbildung 48
   3.5.2   Schulische Ausbildung 49
   3.5.3   Curriculare Themen/»Fächer«-Integration mittels Handlungs- und Lernfeldansatz sowie Problemzug 49
   3.5.4   Integration von Pflege- und Gesundheitswissenschaft in die Ausbildung 53
   3.5.5   Praktische Ausbildung und Theorie-Praxis-Transfer 54
   3.6   Fort- und Weiterbildung 57
   3.7   Finanzierung der Ausbildung 60
   3.8   Qualitätsentwicklung in der Pflegeausbildung 63
   3.9   Berufliche Eigenverantwortlichkeit in der Pflegeausbildung und Interprofessionalität/Interdisziplinarität 66

3.10	Rekrutierung von Schülern für die Gesundheits- und Pflegeausbildung....	67
3.11	Pflegeausbildung als Gender Mainstreaming..	68
3.12	Berufsfeld und Entwicklung	69
3.13	Zwischenfazit: Ausbildung der Pflegeberufe in Deutschland und Berlin ...	70

Jacqueline Filkins, Margarete Landenberger

4 Ausbildung der Pflege- und Gesundheitsberufe in Großbritannien...... 79

4.1	Gesundheitssystem in Relation zur Pflege-/Gesundheitsausbildung...........	79
4.1.1	Grundtypus des Gesundheitssystems	79
4.2	Rechtliche und politische Situation in der Pflege- und Gesundheitsausbildung..	84
4.2.1	Rechtliche/institutionelle Einbindung der Pflegeausbildung in das nationale Bildungssystem..	84
4.2.2	Aktuelle Politik/Reformpläne zur Pflege- und Gesundheitsausbildung......	86
4.2.3	Positionen und Aktivitäten der Berufsverbände und anderer Akteure zur Pflege- und Gesundheitsausbildung...	87
4.3	Struktur der Gesundheits- und Pflegeausbildung.......................................	87
4.3.1	Wege der Berufs- und Hochschulausbildung..	87
4.3.2	Berufszweige/Spezialisierungen...	90
4.3.3	Zulassungsbedingungen...	92
4.3.4	Schularten...	93
4.3.5	Durchlässigkeit...	93
4.3.6	Formale Integration der Praxisausbildung in die Berufsausbildung	93
4.4	Lehrerqualifikation in der Pflegeausbildung..	93
4.5	Inhalte der Pflege- und Gesundheitsausbildung...	94
4.5.1	Ziele der Ausbildung..	94
4.5.2	Überblick über die Ausbildungsinhalte – Besonderheiten.........................	94
4.5.3	Curriculare Themen/Fächerintegration mittels Problembezug.................	95
4.5.4	Theorie-Praxis-Transfer	97
4.6	Wissenschaft und Forschung in der Ausbildung/Evidenzbasierung...........	97
4.7	Fort- und Weiterbildung...	98
4.8	Finanzierung der Gesundheits- und Pflegeausbildung	100
4.9	Qualitätsentwicklung/Evidence Based Nursing in der Pflege- und Gesundheitsausbildung..	100
4.10	Berufliche Eigenverantwortlichkeit in der Praxis der Pflegeberufe und Interprofessionalität/Interdisziplinarität...	101
4.11	Rekrutierung von Schülerinnen/Studierenden für Pflege- und Gesundheitsausbildung..	102
4.12	Pflegeausbildung als Frauenberuf – Gender Mainstreaming.....................	102
4.13	Berufsfeld und Entwicklung	102
4.14	Zwischenfazit: Pflege- und Gesundheitsausbildung in Großbritannien	104

Anneke de Jong, Margarete Landenberger

5 Ausbildung Pflege- und Gesundheitsberufe in den Niederlanden 111

5.1	Gesundheitssystem in Relation zur Pflege-/Gesundheitsausbildung	111
5.1.1	Grundtypus des Gesundheitssystems	111
5.1.2	Leistungsanbieter Krankenhaus sowie stationäre und ambulante Kranken- und Alten-/Behindertenpflege-Einrichtungen	112
5.1.3	Bedarfsfeststellung in der Gesundheitsversorgung unter Beteiligung der Pflege- und Gesundheitsberufe	113
5.1.4	Statistische Daten über Ausbildung und Beschäftigung.....................	114
5.2	Rechtliche und politische Situation in der Pflege- und Gesundheitsausbildung	116
5.2.1	Rechtliche/institutionelle Einbindung der Pflege- und Gesundheitsausbildung in das nationale Bildungssystem.....................................	116
5.2.2	Aktuelle Politik/Reformen/Reformpläne zur Pflege- und Gesundheitsausbildung	117
5.2.3	Positionen und Aktivitäten der Berufsverbände	118
5.3	Struktur der Pflegeausbildung	119
5.3.1	Wege der Berufsausbildung und Hochschulausbildung	119
5.3.2	Spezialisierungen und Reformvorhaben.....................................	124
5.3.3	Zulassungsbedingungen.....................................	125
5.3.4	Schularten.....................................	126
5.3.5	Durchlässigkeit	126
5.3.6	Formale Integration der Praxisausbildung in die Berufsausbildung	126
5.4	Lehrerqualifikation in der Pflege- und Gesundheitsausbildung	127
5.5	Inhalte der Pflege- und Gesundheitsausbildung.....................................	128
5.5.1	Ziele der Ausbildung, Besonderheiten	128
5.5.2	Theoretischer und praktischer Unterricht.....................................	128
5.5.3	Curriculare Themen, Fächerintegration mittels Problembezug............	130
5.5.4	Theorie-Praxis-Transfer	130
5.6	Fort- und Weiterbildung.....................................	131
5.7	Finanzierung der Pflegeausbildung	133
5.8	Qualitätsentwicklung/-verbesserung und Evidence Based Nursing in der Pflege- und Gesundheitsausbildung.....................................	133
5.9	Berufliche Eigenverantwortlichkeit in der Praxis der Pflege- und Gesundheitsberufe und Interprofessionalität/Interdisziplinarität	134
5.10	Rekrutierung von Schülerinnen/Studierenden für Pflege- und Gesundheitsausbildung.....................................	134
5.11	Pflege/Gesundheitsausbildung als Frauenberuf – Gender Mainstreaming	135
5.12	Berufsfeld und Entwicklung	135
5.13	Zwischenfazit: Pflegeausbildung in den Niederlanden	135

Christa Them, Margarete Landenberger

6 Ausbildung Pflege- und Gesundheitsberufe in Österreich..................... 139

6.1	Gesundheitssystem in Relation zur Pflege-/Gesundheitsausbildung	139
6.1.1	Grundtypus des Gesundheitssystems	139

6.1.2	Leistungsanbieter Krankenhaus sowie stationäre und ambulante Kranken-, Alten- und Behindertenpflege-Einrichtungen	140
6.1.3	Nachwuchsbedarf: Bedarfsplanung in der Pflegeausbildung	140
6.1.4	Statistische Daten über Ausbildung und Beschäftigung	141
6.2	Rechtliche und politische Situation der Pflege- und Gesundheitsausbildung	144
6.2.1	Institutionelle Einbindung der Pflegeausbildung in das nationale Bildungssystem	144
6.2.2	Aktuelle Reformen/Reformpolitik zur Pflegeausbildung	144
6.2.3	Positionen und Aktivitäten der Berufsverbände und anderer Akteure zur Pflege- und Gesundheitsausbildung	145
6.3	Struktur der Pflegeausbildung	145
6.3.1	Wege der Berufsausbildung und Hochschulausbildung	146
6.3.2	Spezialisierungen und Reformvorhaben	152
6.3.3	Zulassungsbedingungen	156
6.3.4	Schularten	156
6.3.5	Durchlässigkeit	156
6.3.6	Formale Integration der Praxisausbildung in die Berufsausbildung	157
6.4	Fort- und Weiterbildung	158
6.5	Lehrerqualifikation in der Pflege- und Gesundheitsausbildung	160
6.6	Finanzierung der Pflegeausbildung	161
6.7	Rekrutierung von Schülerinnen/Studierenden für Pflege- und Gesundheitsausbildung	162
6.8	Zurückgewinnung von ehemaligen Pflegenden in die Berufstätigkeit (Auffrischungsqualifizierung)	162
6.9	Unterstützung bei Berufsübergang der Ausbildungsabsolventinnen	163
6.10	Pflege/Gesundheitsausbildung als Frauenberuf – Gender Mainstreaming	163
6.11	Berufsfeld und Entwicklung	164
6.12	Inhalte der bestehenden Pflege- und Gesundheitsausbildung	166
6.12.1	Didaktik und Fächerkanon der aktuellen Pflegeausbildungen	167
6.12.2	Zentrale Fächer des Curriculums, traditionelle Fächer oder Fächerintegration mittels Problembezug	170
6.13	Praktische Ausbildung/Theorie-Praxis-Transfer	171
6.14	Qualitätsentwicklung in der Pflege- und Gesundheitsausbildung	172
6.15	Berufliche Eigenverantwortlichkeit in der Praxis der Pflege- und Gesundheitsberufe und Interprofessionalität/Interdisziplinarität	172
6.16	Zwischenfazit: Pflegeausbildung Österreiche	174

Margarete Landenberger

7 Ländervergleich: Lehren aus Deutschland, Großbritannien, den Niederlanden und Österreich für die Reform der Pflegeausbildung in Deutschland und Berlin ... 177

| 7.1 | Ländervergleich von Form/Struktur der nationalen Pflegeausbildungen | 177 |
| 7.1.1 | Grundtypen von Pflegeausbildung und -studium/ Kombination Berufsbildungs- und Hochschulsystem | 177 |

7.1.2	Integration/Generalisierung versus getrennte Ausbildungen in Fachgebietsorientierung/Spezialisierung	180
7.1.3	Stufung der Pflegeausbildung nach definierten, unterschiedlichen Qualifikationsniveaus und Hochschulabschlüsse ohne oder mit Berufszulassung..	183
7.1.4	Durchlässigkeit	185
7.1.5	Zugangsvoraussetzungen	186
7.1.6	Dauer der Ausbildung	187
7.1.7	Lehrerqualifikation	187
7.1.8	Finanzierung...	188
7.2	Ländervergleich der Inhalte der Pflegeausbildung	189
7.2.1	Übergeordnete Bildungsziele	189
7.2.2	Ausbildungsinhalte und Didaktik mit Ziel des Kompetenzerwerbs	190
7.2.3	Inhaltliche Aufwertung der Praxisausbildung/ Gestaltung des Theorie-Praxis-Transfers in der Ausbildung	193
7.2.4	Fort- und Weiterbildung in Pflegeberufen – bezogen auf wichtige und neue Praxisfelder	196
7.2.5	Qualitätssicherung der Pflegeausbildung durch Evaluierung	199
7.2.6	Öffentliche Bildungspolitik und professionelle Selbstorganisation im Bereich der Pflege und Gesundheitsberufe	200

Yvonne Selinger, Margarete Landenberger

8 Ausbildungsmodelle in Deutschland und Berlin 217

8.1	Defizite und veränderte Rahmenbedingungen als Motor für Modellprojekte	217
8.2	Meilensteine in der Ausbildungsdiskussion	218
8.2.1	Ausbildungskonzept »Pflege neu denken« (Robert Bosch Stiftung)......	218
8.2.2	Eckpunkte der Ausbildungsreform	220
8.3	Theoretische und methodische Zentralbegriffe der Reformdiskussion	221
8.3.1	»Integrierte«/»integrative« und »generalistische«/»generalisierte« Ausbildung	221
8.3.2	Lehrplan, Curriculum und Curriculumsmerkmale........................	222
8.3.3	Lernfeldkonzept..	223
8.4	Ausbildungsmodelle in Deutschland..	226
8.4.1	Formale und inhaltliche Analysedimensionen	226
8.4.2	Systematisierung der Ausbildungsmodelle nach drei Grundtypen	227
8.5	Grundtypus 1: Modellversuch »Gemeinsame Grundausbildung in der Alten-, Kranken- und Kinderkrankenpflege« (Caritasverband für das Bistum Essen)...	231
8.5.1	Formale Dimensionen des Essener Modellversuchs....................	231
8.5.2	Inhaltliche Dimensionen des Essener Modellversuchs	233
8.5.3	Evaluation des Essener Modellversuchs	235
8.5.4	Bedeutung des Essener Modellversuchs für die zukünftige Gestaltung der Ausbildung..	235
8.5.5	Folgeprojekt: »Modellversuch zur Entwicklung und Erprobung eines Praxis-Curriculums für die integrierte Berufsausbildung von Kranken-, Kinderkranken- und Altenpflege« (Essen)	236

8.5.6	Weitere Ausbildungsmodelle des Grundtypus 1	237
8.5.7	Zwischenfazit	244
8.6	Grundtypus 2: »Integrative Pflegeausbildung«: Das Stuttgarter Modell©: Kooperationsverbund und Modellschule für Integrative Pflegeausbildung am Robert-Bosch-Krankenhaus	245
8.6.1	Formale Dimensionen des Stuttgarter Modellprojekts	245
8.6.2	Inhaltliche Dimensionen des Stuttgarter Modells	247
8.6.3	Bedeutung des Stuttgarter Modellprojekts für die zukünftige Gestaltung der Ausbildung	252
8.6.4	Generalisierte Ausbildung mit Schwerpunkten (Hamburg)	253
8.7	Grundtypus 3: Curriculum für eine generalistische Ausbildung in der Krankenpflege (Heidelberg)	255
8.7.1	Formale Dimensionen des Heidelberger Modells	255
8.7.2	Inhaltliche Dimensionen des Heidelberger Modells	255
8.7.3	Bedeutung des Heidelberger Modells	256
8.7.4	Weitere Ausbildungsmodelle des Grundtypus 3	257
8.8	Sondertypus: Modellstudiengang »Bachelor of Nursing« (Evangelische Fachhochschule Berlin)	259
8.8.1	Formale Dimensionen des Berliner Modellstudiengangs	259
8.8.2	Inhaltliche Dimensionen des Berliner Modellstudiengangs	260
8.8.3	Spezifische Probleme der Konzeptionierung	262
8.8.4	Bedeutung des Modellstudiengangs für die zukünftige Gestaltung der Ausbildung	262
8.9	Netzwerk zur Koordination und wissenschaftlichen Beratung von Modellen der Gesundheits- und Pflegeausbildung	263
8.10	Fazit: Zukunftsweisende Lösungen und ungelöste Probleme/Defizite in Modellen der Pflegeausbildung	264

Margarete Landenberger

9 Gesamtfazit: Zukunft der deutschen Pflegeausbildung ... 271

Die Autoren ... 283

Literatur ... 285

Register ... 307

Danksagung

Unser besonderer Dank gilt den Autorinnen der Länderkapitel sowie des Modellkapitels. Sie haben ihre besondere Länderexpertise und Fachkompetenz dem Gesamtvorhaben zur Verfügung gestellt. Zusätzlich haben sie die Mühe auf sich genommen, ihre Beiträge in ein gemeinsam entwickeltes Strukturraster einzufügen. Das Ergebnis ist eine komparative Analyse, ein systematischer Ländervergleich. Die Komprimierung ist sichtbar in einer vergleichenden Länderübersicht in Kapitel 7 (Ländervergleich).

Bei den Expertinnen und Experten aus Großbritannien, den Niederlanden, Österreich, Deutschland – insbesondere dem Bundesland Berlin – möchten wir uns für ihre Unterstützung bedanken, sowohl in Form von Länderexpertisen, Modelldarstellungen und Diskussion bei dem im August 2003 durchgeführten »Informellen Experten-Meeting«. Eine Reihe von deutschen Expertinnen und Experten hat Textteile gegengelesen. Dies war sehr wichtig für das Gelingen.

Bedanken möchten wir uns bei der Senatsverwaltung für Wirtschaft, Arbeit und Frauen Berlin, beim Europäischen Sozialfonds sowie bei der Robert Bosch Stiftung, die die Expertise gefördert haben und uns mit Rat und Tat zur Seite standen.

Wertvolle Unterstützung verdanken wir meinen Kolleginnen Daniela Grosskopf, Manuela Friede, Corinna Franke und Dr. Martin Knoll, die zahlreiche Recherchen durchgeführt, die Koordination der Autorinnen übernommen sowie die Erstellung des Manuskripts betreut haben.

Nicht zuletzt möchten wir uns bei Claudia Flöer, der Leiterin des Lektorats Pflege der Schlüterschen Verlagsgesellschaft bedanken, die mit Kompetenz und Geduld die Herausgabe des Bandes begleitet hat.

Halle, im April 2005   Margarete Landenberger

1 Situation der Pflegeausbildung in Deutschland und Europa – Ist-Stand und Reform (Einleitung)

Ziel der vorliegenden Untersuchung ist es, die in Deutschland und im Bundesland Berlin notwendige Ausbildungsreform der Pflege durch einen systematischen internationalen Vergleich zu untermauern. Welche Regelungen und Elemente der Ausbildung in Großbritannien, den Niederlanden und Österreich können Maßstab und Vorbild sein?

Der Reformbedarf der deutschen Ausbildung in den Pflege- und Gesundheitsberufen hat mehrere Ursachen: Die Dreiteilung in die Berufe (Erwachsenen-)Krankenpflege, Kinderkrankenpflege und Altenpflege entspricht nicht mehr den Problemlagen. Die Ausbildung war einseitig medizinisch orientiert. Erst langsam beginnen Ausbildung und Praxis, den Kernbereich des pflege-therapeutischen Handelns zu definieren. Lehrer, Praktiker und Wissenschaftler sind dabei, das technisch-handwerkliche Selbstverständnis der Pflege zugunsten eines Selbstverständnisses zu verlassen, das die Gesundheitsprobleme der Patienten mit der Methode des Pflegeprozesses lösen möchte. Die Gesundheits- und Kranken- und Kinderkrankenpflegeausbildung war bisher zu wenig auf den Unterstützungsbedarf hinsichtlich Gesundheitsförderung und chronischer Krankheiten, die Altenpflegeausbildung zu wenig auf den gewandelten Bedarf durch Hochaltrigkeit, Schwerpflegebedürftigkeit und gerontopsychiatrische Einschränkungen der Pflegebedürftigen ausgerichtet. Die Ausbildung muss neuen Aufgaben wie Bedarfsermittlung, evidenzbasierte Interventionsentscheidungen, Evaluierung, Qualitätsmanagement und Vernetzung gerecht werden. Die bisherige Angliederung von (Klein-)Schulen an Krankenhäuser bringt eine zu starke Ausrichtung an deren Organisationsinteressen mit sich. Alle drei Ausbildungen richteten sich in der Vergangenheit einseitig auf stationäre und zu wenig auf teilstationäre und ambulante Versorgungsformen.

In Deutschland ist seit einigen Jahren ein kraftvoller Reformschub in Gang gekommen. Die Motoren dafür sind einerseits Defizite der bisherigen Ausbildung und andererseits neue gesetzliche Möglichkeiten, die Ausbildungsträger und Wissenschaft zum Aufbruch motivieren.

Großbritannien hat ein Ausbildungssystem, das in verschiedener Hinsicht Vorbild sein kann. Die Ausbildung der Pflege- und Gesundheitsberufe ist zu großen Teilen im tertiären System angesiedelt, auch wenn dort eine Reihe von Abschlüssen als »vorakademisch« (undergraduate) zu bezeichnen sind. Und es gibt eine generalistische Ausbildung mit einer gemeinsamen Grundausbildungsphase und daran anschließender Spezialisierung. Dies stellt für Deutschland eine wichtige Orientierung dar, weil wir mit der Dreiteilung unserer Berufe in Kranken-, Kinderkranken- und Altenpflege nicht zufrieden sind.

Die Niederlande können Vorbild sein, weil dort – ähnlich wie in Deutschland – zwar ein Berufsausbildungs- **und** ein Hochschulausbildungssystem für diese Berufe existiert. Jedoch, und daraus können wir lernen, bauen die Ausbildungsstufen stimmig aufeinander auf. Die Schülerinnen/Studierenden können ohne Barrieren und Umwege von einem in das andere Ausbildungsniveau wechseln.

Österreich ist Vorbild, was das neue Gesetz für Gesundheits- und Pflegeberufe anbelangt. Dem Pflegeberuf wird eine dreistufige Handlungskompetenz zuerkannt. Diese reicht von einem eigenverantwortlichen über einen mitverantwortlichen bis zu einem interdisziplinären Kompetenzbereich. Für die österreichische Ausbildung bedeutet dies eine klare Strukturierung der Lehrinhalte. Der deutsche Gesetzgeber hat diese Kompetenzdefinition in die Neuregelungen für die Alten- und Krankenpflegeausbildung übernommen.

Für Deutschland und die Bundesländer bedeuten zwei neue Gesetze einen Schub nach vorne: Das neue Gesundheits- und Krankenpflegegesetz (2004) und das Bundesaltenpflegegesetz (2003). Jedoch schon vor der Gesetzesnovellierung und den darin enthaltenen Experimentiermöglichkeiten haben sich innovative Träger, innovative Fördereinrichtungen und innovative Wissenschaftler auf den Weg gemacht. Sie sind dabei, Modellausbildungen, Ausbildungskonzepte und Curricula zu entwickeln und zu erproben, von denen wertvolle Impulse ausgehen. Als Pioniere zu nennen sind hier stellvertretend vor allem die Praktiker- und Wissenschaftlergruppe um *Hilde Steppe*, die 1990 das Hessische Curriculum für Krankenpflegeausbildung vorgelegt haben (vgl. *DBfK* 1990). Dies ist bis heute ein Fundus für die Reform der Gesundheits- und Pflegeausbildung. Weiterhin zu nennen sind die Autoren des so genannten Bayerischen Altenpflegecurriculums von 1986. Auch hier finden sich bereits weit vorausschauende Ideen. Wichtige Impulse gehen zudem von Konzeptionen aus, die die Berufsverbände entwickelt haben. Und besonders hervorzuheben ist die Reformkonzeption »Pflege neu denken«, die eine Expertengruppe, gefördert von der Robert Bosch Stiftung, im Jahr 2000 vorgelegt hat (RBS 2000). Dem Land Berlin kommt hier Vorreiterfunktion zu. Eine Fachhochschule hat gemeinsam mit Kranken- und Altenpflegeschulen ein Modell entwickelt, mit dem die Schülerinnen/Studierenden sowohl die grundständige Berufsausbildung als auch den ersten akademischen Grad, den Bachelor, erwerben können.

Die Hauptstränge der Reformmodelle sind folgende:
- Erstens geht es um Integration/Generalisierung der bisher getrennten Ausbildungen in Altenpflege, Kranken- und Kinderkrankenpflege.
- Zweitens geht es um die Europa-kompatible Stufung der grundständigen Berufsausbildung in Qualifikationsniveaus und die Herstellung der Durchlässigkeit zu Bachelor- und Diplom-/Master-Hochschulstudiengängen.
- Und drittens steht die Neugestaltung der Ausbildungsinhalte auf der Agenda der deutschen Ausbildungsreform.

Welches sind aber die Einflüsse von außen, die die Reform der Gesundheits- und Pflegeausbildung voranbringen? Wichtige Impulse gehen von den Empfehlungen und Richtlinien des Europarates, der Kommission der Europäischen Union sowie der Weltgesundheitsorganisation aus. Auf den Reformprozess beschleunigend wirken Forschungs- und Praxisberichte über einen Verbesserungsbedarf der Praxis in der Patientenversorgung. Qualitätsmängel in der professionellen Pflegepraxis treten beispielsweise gehäuft auf bei Ernährung und Aktivierung von Patienten und Pflegebedürftigen, bei der Kommunikation zur Erhebung des individuellen Pflegebedarfs, bei der Beratung und Anleitung der Patienten mit dem Ziel der Förderung der Krankheitsbewältigung und Selbstständigkeit, bei der Umsetzung des methodischen Arbeitens im Sinne des problemlösenden Pflegeprozesses sowie der fachlich vorgeschriebenen Führung der Patientenakte (*Forschungsgesellschaft für Gerontologie* 2001; *Schneekloth, Leven,* BMFSFJ, Infratest Sozialforschung 2003). Fragen an die bisherige Ausbildung entstehen außerdem aus Studien, die zeigen, dass Professionelle den Patienten bisher kaum Möglichkeiten zur Partizipation und Mitentscheidung bei Fragen der Therapie, Pflege und Betreuung einräumen (*Beier* 2004).

Mit dieser Untersuchung hoffen wir, einen Beitrag zur Reform der Pflegeausbildung in Deutschland und Berlin zu leisten und Vorschläge machen zu können für Teilfragestellungen, die durch vertiefende Pflegebildungsforschung beantwortet werden sollten. Nicht zuletzt möchten wir dazu beitragen, dass die Empfehlungen und Richtlinien der EU sowie der WHO in der deutschen Ausbildungsreform verstärkt Berücksichtigung finden.

2 Europäisierung der Gesundheits- und Pflegeausbildung

Gertrud Stöcker

Ziel der Aktivitäten auf europäischer Ebene ist die Vereinheitlichung und Harmonisierung der Ausbildung in einigen Gesundheits- und Pflegeberufen. Mit Beginn der Unterzeichnung der Europäischen Sozialcharta 1961 sind die Ausbildungen durch die Arbeit des Europarates, der Weltgesundheitsorganisation und der Kommission der Europäischen Union weiterentwickelt worden.

Es entstand eine Vielfalt von Konzepten zur gesellschaftlichen Bedeutung und zum fachlichen sowie professionellen Anspruch an Gesundheit und Pflege; diese nahmen und nehmen – wenn auch unterschiedlich und gelegentlich zurückhaltend – zunehmend Einfluss auf die Weiterentwicklung von pflegerischen Ausbildungsprogrammen in allen europäischen Staaten. Diese Konzepte sind auch eine wesentliche Grundlage für die Richtlinien, die auf Vorschlag der Europäischen Kommission in Brüssel für die Anerkennung von Berufsqualifikationen angenommen worden.

Als wichtiger Meilenstein für die Europäisierung der pflegeberuflichen Ausbildung gilt das Europäische Übereinkommen (EÜ) von 1967 – mit Vorgaben zu schulischer Zugangsvoraussetzung, Dauer und Planung der Ausbildung, Ausbildungsinhalten, Theorie-Praxis-Verhältnis sowie Schulorganisation (*Kurtenbach* et al. 1998c:327ff.). Die nationalen Ausbildungen erfuhren entscheidende, aber auch unterschiedliche Prägungen. Die Bundesrepublik Deutschland übernahm 1972 das EÜ und änderte das Krankenpflegegesetz in formalen Punkten. Zeitgleich begann eine Debatte zur Novellierung der Pflegeausbildung, die mit dem Gesetz über die Berufe in der Krankenpflege von 1985 einen vorläufigen Abschluss fand.

Weitere Empfehlungen des Europarates folgten: Rolle und Ausbildung von Krankenschwestern und Hebammen bei Prävention und Gesundheitserziehung (1986), Pflegeforschung (1990), Interprofessionelle Ausbildung von medizinischem Personal (1993); Rolle und Ausbildung von Krankenschwestern und Krankenpflegern (1995). Die Empfehlung zur »*Rolle und Ausbildung von Krankenschwestern und Krankenpflegern*« war das Ergebnis eines langjährigen Prozedere, das EÜ von 1967 zu novellieren. Zum Anlass genommen wurden Veränderungen und Fortschritte im Gesundheitswesen sowie die WHO-Empfehlungen von 1988. Der Revisionsentwurf von 1993 fand jedoch nicht die notwendige Zustimmung aller Mitgliedstaaten des Europarates, Deutschland gehörte neben zwei weiteren Ländern zu den Ablehnern (BMG-Stellungnahme v. 17.12.1993).

Mit seinen Gesundheitszielen weist das Regionalbüro Europa der Weltgesundheitsorganisation (WHO) eindeutig aus, dass im zentralen Interesse der Pflege der Mensch in seiner Gesamtheit steht und die aufgestellten Ziele der Förderung und der Erhaltung seiner Gesundheit dienen sollen. Zugleich ist erkennbar, was die Weltgesundheitsorganisation von den Pflegeberufen erwartet, wenn es darum geht, diese Ziele zu verwirklichen: Bessere Gesundheit, gesundheitsförderndes Verhalten, gesunde Umwelt und eine bedarfsgerechte Gesundheitsversorgung (WHO 1985 und 1998). Die Ziele verpflichten zu einer Gesundheitspolitik, die es den Menschen erlaubt, ihr volles gesundheitliches Potential zu entwickeln. Hier ist die berufliche Pflege durch spezifische Beiträge gefordert. Sie soll eine bedarfsgerechte präventive, kurative, rehabilitative und palliative Pflege sichern sowie die Weiterentwicklung des Berufsbildes Pflege durch Theorie, Forschung und Praxis begründen (WHO 1989, 1999).

Familiengesundheitspflege (WHO 2000b) beispielsweise ist ein Konzept, das Gesundheitsförderung und Krankheitsprävention mit Aufgaben der Akutversorgung verbindet. Die Familien-gesundheitsschwester soll einzelnen Menschen und Familien helfen, gesundheitliche Probleme bereits im Frühstadium zu erkennen und behandeln zu lassen. Sie soll Bindeglied zwischen Familie und Hausarzt sein und an die Stelle des Arztes treten, wenn eher pflegerischer Sachverstand gefordert ist.

Mit dem Konzept »*people's needs for nursing care*« 1987 gibt die Weltgesundheitsorganisation die Prozessmethode in den Schritten Einschätzung, Planung, Durchführung und Bewertung der Pflege vor und setzt methodisch als Ausgangspunkt die Interaktion zwischen dem zu Pflegenden und dem Pflegenden ins Zentrum (*Ashworth, Bjorn* et al. 1987). Die Ergebnisse des Pflegeprozesses sind somit auch als eine Orientierung für qualitative und quantitative, didaktische und professionelle Prozesse zu handhaben (*Stöcker* 2002b:38).

Die Weltgesundheitsorganisation mit ihren Ergebnissen der Konferenz 1988 in Wien bezog sich ebenso auf Gesundheitsziele. Diese beschreiben den zukünftigen Auftrag der beruflichen Pflege im Sinne der Gesundheitsförderung und -erhaltung, der Vermeidung von Krankheit, des Pflegens während der Krankheit und Rehabilitation unter Berücksichtigung körperlicher, psychischer und sozialer Aspekte des Lebens. Es wird auf die Notwendigkeit einer gut ausgebildeten Gesundheits- und Krankenpflegerin hingewiesen, die flexibel ist, Verantwortung für ihre Arbeit übernimmt und kompetent ist, um in einem multidisziplinären und multisektoralen Kontext zu arbeiten, und die mit laufenden Veränderungen umgehen kann. Alle Mitgliedstaaten sind weiterhin aufgefordert, die Bedürfnisse ihres Pflegewesens zu identifizieren und in diesem Kontext die Rolle, die Qualifikation und die Arbeitsfelder der professionell Pflegenden zu bewerten, um den zukünftigen Gesundheitsbedürfnissen der Gesellschaft zu begegnen. Eine wesentliche Forderung in diesem Zusammenhang stellt das Zugangsniveau zur Ausbildung dar: Jeder Bewerber für die Pflegeausbildung sollte einen Schulabschluss der Sekundarstufe II (in Deutschland: Fachhochschulreife bzw. Abitur) vorweisen (WHO 1989). Die Weltgesundheitsorganisation vertritt die Position, dass die Pflegeausbildung nach dem Sekundarstufe-II-Bereich im Hochschulbereich zu verorten ist. Von der Umsetzung dieser Position ist Deutschland auch heute noch weit entfernt.

Die Münchener Erklärung (WHO 2000a) knüpft in vielen Bereichen an eine gesamteuropäische Entwicklung an, verbindet Programme des Europarates mit den Strategien der Europäischen Union und trifft auf unterschiedlich realisierte Ausbildungsprogramme in den Mitgliedstaaten. Gleichermaßen zum Handeln aufgefordert sind die Politik (vgl. *Bln. Senatsverwaltung* 1999a), der Gesetzgeber, die Finanzierungsträger, die Arbeitgeber- und Arbeitnehmerorganisationen sowie die Pflegeverbände und letztendlich jede professionell Pflegende selbst.

Dort wird betont, dass Hochschulausbildung und Verwissenschaftlichung für die Pflegequalität von eminenter Bedeutung sind. Wissenschaftlich qualifizierte Pflegekräfte garantieren die Umsetzung von Forschungsergebnissen und deren wissenschaftliche Evaluierung. Eine Ausbildung auf Hochschulniveau sichert darüber hinaus eine systematische Reflexion über angemessene und zukunftsweisende Berufsprofile. Durch die Etablierung von Pflegewissenschaft im Hochschulsystem ist auch gewährleistet, dass der Dialog mit benachbarten Wissenschaften gelingt. Weiterhin ist zu erwarten, dass die traditionellen Beziehungsmuster der Kernberufe Pflege und Medizin zurückgehen und in einen gemeinsamen Prozess beruflicher Sozialisation einfließen. Entsprechende berufsübergreifende Ausbildungsmodelle für Ärzte, Pflegende und andere Gesundheitsberufe werden in einzelnen EU-Staaten bereits erprobt – so z. B. in Frankreich, Irland, den Niederlanden, Norwegen, Schweden, Tschechien. In Großbritannien steht der Start kurz bevor (*CAIPE* 1999–2001). Beide Professionen sind als Partner im Gesundheitswesen gleichberechtigt anzuerkennen, denn sie haben einen gemeinsamen Auftrag in der Gesundheitsversorgung wahrzunehmen.

Europäische Richtlinien gemäß den Römischen Verträgen von 1957 konkretisieren die Rechte von Arbeitnehmern und Selbstständigen auf Freizügigkeit in allen Mitgliedstaaten der Europäischen Union (EU) und den Staaten des Europäischen Wirtschaftsraums (EWR) sowie der Schweiz. Dabei stellen unterschiedliche Richtliniensysteme die gegenseitige Anerkennung beruflich erworbener Qualifikationen sicher. Die seit den 1970er-Jahren geltenden sektoralen (berufsbezogenen) Richtlinien enthalten auf der Grundlage der Artikel 40, 47 und 45 Europäischer Gemeinschaftsvertrag (EG-V) Mindestnormen zur Harmonisierung der Ausbildung sowie Regeln zur automatischen Anerkennung in den Heilberufen (Ärzte, Tier- und Zahnärzte, Apotheker, Hebammen, Gesundheits- und Krankenpflegerinnen [General Nursing – Allgemeine Pflege]).

Für Qualifikationen außerhalb der sektoralen Richtlinien gilt seit Anfang der 90er-Jahre das zweigliedrige horizontale (allgemeine) Richtliniensystem. Es gliedert die Berufsabschlüsse nach der Zugangsvoraussetzung (Sekundarstufe-I- oder Sekundarstufe-II-Abschluss), einem Hochschulabschluss nach mindestens drei Jahren Studium oder nach einem Hochschulabschluss nach weniger als drei Jahren bzw. einer dreijährigen Ausbildungsdauer. In Ergänzung dazu sind gewisse national erworbene Berufsbezeichnungen nach Antrag in einem Anhang (Annex) zu den Richtlinien aufgelistet (vgl. *Kurtenbach* et al. 1998a:6; *Kriegl* 2003a). Die sektoralen Richtlinien sind den horizontalen durch ihre Klarheit und Einfachheit in Ausführung und Anwendung überlegen und stellen über das automatische Anerkennungsverfahren eine Gleichbehandlung aller Migranten mit entsprechenden Qualifikationen sicher. Nicht erfasst werden durch die unterschiedlichen Richtliniensysteme all jene Qualifikationen, die unterhalb der ausgewiesenen Mindestnormen liegen, so z. B. auch die ein- bis zweijährigen Helferqualifikationen in der Pflege (*Kurtenbach* 1998c:327ff.; *Pochmarski* 2000: 44ff).

Tabelle 1 stellt eine Auflistung der europäischen Regelungen mit stichpunktartigen Erläuterungen dar.

Tabelle 1: Richtlinien und Empfehlungen der Europäischen Union.

1977	Sektorale EU-Richtlinien der Anerkennung (77/452/EWG) und Koordinierung (77/453/EWG)	Ausbildung zur Krankenschwester (allgemeine Pflege), s. Gesetz über die Berufe in der Krankenpflege (KrPflG) v. 4. Juni 1985 Ausbildungszugang, -dauer, -inhalt und -abschluss bis hin zur Aufnahme der länderspezifischen Berufsbezeichnungen; verpflichtende Einbindung in das jeweilige nationale Recht; Harmonisierung der Ausbildungsinhalte über Richtlinie vorgegeben, Anerkennung nach dem Prinzip der Gleichwertigkeit nach Vorlage des staatlichen Prüfungszeugnisses und der Anerkennung der Berufsbezeichnung; Anerkennung kann nicht abgelehnt werden
1977	Beschluss zur Einsetzung eines Beratenden Ausschusses für die Ausbildung in der Krankenpflege (77/454/EWG)	Zusammensetzung – je ein nationaler Vertreter der Ausbildungseinrichtungen, des Berufsstandes und der zuständigen zentralen Regierungsbehörde; die Geschäftsführung obliegt der Europäischen Kommission Ausbildungsanforderungen kontinuierlich weiterentwickelt, im Laufe der Zeit über zahlreiche Erhebungen eine sehr ausführliche und umfangreiche Datenbank »Pflegeausbildung in Europa« entstanden.
1980	Sektorale EU-Richtlinien der Anerkennung (80/154/EWG) und Koordinierung (80/155/EWG)	Ausbildung zur Hebamme und zum Entbindungspfleger, s. Gesetz über den Beruf der Hebamme und des Entbindungspflegers (HebG) v. 4. Juli 1985 Ausbildungszugang, -dauer, -inhalt und -abschluss bis hin zur Aufnahme der länderspezifischen Berufsbezeichnungen; im Gegensatz zur allgemeinen Pflege (s. 1977) werden zusätzlich noch dem Beruf vorbehaltene Aufgaben ausgewiesen. Verpflichtende Einbindung in das jeweilige nationale Recht; Harmonisierung der Ausbildungsinhalte über die Richtlinie vorgegeben, Anerkennung nach dem Prinzip der Gleichwertigkeit zentral nach Vorlage des staatlichen Prüfungszeugnisses und der Anerkennung der Berufsbezeichnung; Anerkennung kann nicht abgelehnt werden
1992	Zweite Horizontale EU-Richtlinie der Anerkennung (92/51/EWG)	Ausbildung zur Kinderkrankenschwester, zum Diätassistenten, Ergotherapeuten, Masseur/Kinesitherapeuten, Physiotherapeuten, Podologen, Technischen Assistenten in der Medizin (Labor/Röntgen): Anerkennung nach dem Prinzip der Gleichartigkeit dezentral in den Mitgliedstaaten hinsichtlich der Zugangsvoraussetzung, der Ausbildungsdauer und der Berufsbezeichnung ohne Harmonisierung der Ausbildungsinhalte; Anerkennung kann in gewissen Fällen (Nichtidentität des Berufes) abgelehnt bzw. Kompensationsmaßnahmen können verlangt werden.

▶▶

1996	Beratender Ausschuss für die Ausbildung in Krankenpflege bei der EU-Kommission (1996): Leitlinien für die Einbeziehung der primären Gesundheitsfürsorge in die Ausbildung von Krankenschwestern und Krankenpflegern, Dokument III/F/5370/5/90-1992 und XV/E8391/396, Brüssel	Die Ausbildungsinhalte erfuhren eine verstärkte Einbeziehung der primären Gesundheitsversorgung. In einer Leitlinie werden Krankheit und Krankenhaus gleichrangig mit Gesundheit und Gemeinde in die Pflegeerstausbildung platziert.
1998	Beratender Ausschuss für die Ausbildung in der Krankenpflege bei der EU-Kommission (1998): Bericht und Empfehlung zur verlangten Fachkompetenz der Krankenschwestern und Krankenpfleger«, Dokument XV/E/8481/4/97-DE, Brüssel	Hier ist u. a. vorgesehen, die Zugangsbedingungen für die Ausbildung anzuheben, die Mitgliedstaaten zur Qualitätssicherung der Ausbildung zu verpflichten, das Verhältnis von theoretischer und praktischer Ausbildung gleichgewichtig anzusetzen und einen fachlichen zu verlangenden und eigenverantwortlichen Kompetenzbereich festzuschreiben. Die Kommission ist willens, im Ausschuss Höherer Beamter dagegen kommt eine Zustimmung nicht zustande. Ein wesentlicher Grund ist vor allem darin zu sehen, dass die daraus resultierenden Mehrkosten von einzelnen Mitgliedstaaten, wie Deutschland, Luxemburg und Österreich, nicht getragen werden wollen.
2001	Richtlinie zur Vereinfachung (sog. Slim-Richtlinie) des Anerkennungsverfahrens 2001/19/EG	Die Anerkennungsverfahren aller Richtlinien wurden vereinfacht und ergänzt. Regelungen zur Anerkennung von Ausbildungen, die außerhalb der EU absolviert wurden, **s. dazu Gesetz über die Berufe in der Krankenpflege (i. d. F. 2001)** bzw. Regelungen der Bundesländer hinsichtlich der Überprüfung der Gleichwertigkeit des Ausbildungsstandes Drittstaatenangehöriger im Rahmen der Durchführung der Berufegesetze der bundesrechtlich geregelten nichtärztlichen Gesundheitsberufe
2002	Vorschlag für eine Richtlinie des Europäischen Parlaments und des Rates über die Anerkennung von Berufsqualifikationen (KOM(2002)11endg., Brüssel	Alle Berufs-Richtlinien – nicht zuletzt aufgrund der bevorstehenden EU-Erweiterung – sollen zusammengefasst und im Anerkennungsverfahren vereinfacht werden. Vorteil: auch die spezialisierten Pflegeausbildungen, die bisher weder sektoral noch horizontal geregelt sind, münden in ein Anerkennungsverfahren ein (Europäische Kommission 2000). Nachteil: Für die sektoral geregelten Berufe soll künftig auch dezentral das Anerkennungsverfahren gelten.

Die in Deutschland traditionellen Pflegeausbildungen – Alten-, Kranken- und Kinderkrankenpflege – erfahren durch die ausgewiesene Systematik der Berufsrichtlinien eine Splittung und damit eine Ungleichbehandlung in der Anerkennung. Der Beruf der Gesundheits- und Kinderkrankenpflegerin – nur in Deutschland, Italien und Österreich üblich – wird über die horizontalen Berufsrichtlinien erfasst und führt zur Berufs- und Niederlassungsfreiheit in den EU-Staaten. Der beruflichen Altenpflege fehlte aufgrund der nicht bundeseinheitlichen Regelung bis 2003 und der nur in Deutschland üblichen Erstausbildung demzufolge jegliche europäische Anbindung (»nationaler Sonderweg«). Die neu geordnete Ausbildung für den Beruf des Altenpflegers erfolgt seit 2003 bundesrechtlich geregelt und scheint im Prinzip konform mit dem horizontalen Richtliniensystem. Die Bundesregierung hat bei der EU-Kommission den Antrag auf Eintragung gestellt. Ob und inwieweit die entsprechende Registrierung analog der Kinderkrankenpflege gelingt, bleibt abzuwarten. Da die grundständige Ausbildung in der Altenpflege nur in Deutschland existiert, erscheint eine berufliche Anerkennung in anderen Mitgliedstaaten ohnedies ausgeschlossen und eine Aufnahme in den Annex der Richtlinien ist aus diesem Grund von symbolischer Bedeutung (*Stöcker* 2003a:37ff.).

Zweifellos hat die Vorgabe europäischer Standards aus den 1970er-Jahren in allen EU-Staaten zu Ausbildungsverbesserungen geführt. Es entstand zunächst eine fast homogene Krankenpflegeausbildung in Europa. Über die EU-Standards hinaus – und dies ist ja nach dem Prinzip der Mindestharmonisierung möglich – haben viele EU-Mitgliedstaaten in den 1990er-Jahren umfassende Ausbildungsreformen verwirklicht, sodass sich heutzutage Zugangsvoraussetzungen, Ausbildungsdauer und -niveau erheblich unterscheiden.

In fast allen EU-Staaten – mit Ausnahme von Deutschland, Luxemburg und Österreich – wird als Zugang zur Ausbildung die Studierbefähigung verlangt. Demzufolge findet in diesen Ländern die Ausbildung vorwiegend im tertiären Bereich an Hochschulen statt: Die neuen EU-Staaten haben in Vorbereitung ihrer Aufnahme in die europäische Gemeinschaft ihre landesspezifischen Ausbildungsprogramme ebenso angepasst. Ausnahmen sind zu finden bei den Ausbildungen in Frankreich (postsekundär an Akademien) und in Großbritannien (an tertiären Bildungseinrichtungen), die stufenweise (vorakademische) Berufs- sowie (akademische) Bachelor- und Masterabschlüsse erlauben (vgl. Kapitel 4). In Belgien und in den Niederlanden kann die pflegeberufliche Erstqualifikation sowohl als Berufsausbildung im Sekundarstufe-II-Bereich als auch an Hochschulen absolviert werden (*Stöcker* 2004c:15; vgl. Kapitel 5).

Mit dem so genannten Bologna-Prozess haben sich die Bildungsminister fast aller Staaten der Europäischen Union auf die Zielsetzung verständigt, unter Einbeziehung der Pflegeausbildungen die europäischen Hochschulsysteme kompatibel und vergleichbar zu gestalten, die Studiengänge durchlässig und aufbauend zu organisieren, die Inhalte curricular zu modularisieren, die Abschlussniveaus klar nach dem Maß der Übertragung von Wissen/Wissenstransfer, der Komplexität der Patienten- bzw. Behandlungssituationen und dem Grad der beruflichen/positionellen Verantwortung zu definieren und zugleich ein übertragbares Leistungspunktesystem (European

Credit Transfer System – ECTS) einzuführen. Diese konsekutiven (gestuften) internationalen Bachelor- und Masterstudiengänge führen zu berufsqualifizierenden akademischen Abschlüssen (*Bologna-Charta* 1999).

Für Deutschland gilt nach Vorgabe des Hochschulrahmengesetzes von 2002, dass die Bundesländer dieses gestufte Studiensystem an den Hochschulen – ohne Differenzierung in Fachhochschulen und Universitäten – umzusetzen haben. Bis 2007 sind alle Diplom-Studiengänge hinsichtlich ihrer Studienstruktur und ihrer Abschlusstitel dem konsekutiven Studiensystem anzupassen und umzuformen. Ausgenommen sind bis 2010 universitäre Studiengänge wie Jura, Lehramt an allgemeinen und berufsbildenden Schulen sowie Medizin, die mit einem Staatsexamen abschließen (HRG 2002). Gestufte Studienabschlüsse könnten in der deutschen pflegeberuflichen Bildung sowohl Probleme der Erstausbildung (Berufsbildzuschnitte, Finanzierung, Integration in das staatliche Bildungssystem) als auch Probleme im sich darauf aufbauenden System der Weiterbildung lösen, und gleichzeitig den Anschluss an europäisch (international) bewährte Ausbildungsmuster ermöglichen (*Stöcker* 2002b:37ff.; vgl. Kapitel 3.3.1)

Weitere Aktionen im Bildungsbereich und in Verbindung mit dem Bologna-Prozess auf europäischer Ebene resultieren aus der Kopenhagener Erklärung von 2002. Das Programm »*Allgemeine und berufliche Bildung 2010*« initiiert die grundsätzliche Umgestaltung der allgemeinen und beruflichen Bildung in Europa. Es geht dabei um die unterschiedlichen Arten und Ebenen der Bildung, die Verbesserung von Qualität und Attraktivität beruflicher Bildung sowie um Anleitung zur aktiven Teilnahme an der europäischen Gesellschaft (*Copenhagen Declaration* 2002). Analog zur Hochschulausbildung soll ein Europäisches Credit Transfer System für Berufsbildung (ECVET) geschaffen werden. Damit soll die Transparenz der Berufsqualifikationen, die grenzüberschreitende Mobilität sowie der Übergang von der Berufs- in die Hochschulbildung verbessert werden.

Auch Deutschland ist in jenen Sachverständigengruppen vertreten, die sich in diesem Zusammenhang insbesondere mit der Transparenz von Qualifikationen, der Anrechnung von Ausbildungsleistungen und der Qualität der Berufsbildung beschäftigen. Das dafür zuständige Bundesministerium für Bildung und Forschung erklärte dazu, dass »*die europäische Dimension bei der beruflichen Bildung zu stärken ist und dass das Zusammenwachsen der Berufsbildung in Europa eine Voraussetzung ist für einen erfolgreichen europäischen Binnenmarkt*« (BMBF 2002c). Es stellt sich hier die Frage, warum die deutsche Pflegeausbildung bisher nicht in diesen Prozess der Europäisierung eingebunden worden ist. Gründe hierfür sind die bisher überwiegend fehlende Integration der Pflegeausbildung in das staatliche Bildungssystem der Länder und die »andersartige« Systemzuständigkeit innerhalb der Bundesministerien für die Berufszulassung in den Heilberufen. Es darf nicht – wie in den 1980er-Jahren beim »Nachhinken« der europäischen Berufsrichtlinien – passieren, dass diese Entwicklung an der pflegeberuflichen Bildung vorbei den Abstand zu anderen Berufsausbildungen noch weiter vergrößert. Darum sollten sich die Pflegeberufsorganisationen öffentlich und politisch für eine Einbindung stark machen und damit den Nutzen europäisierter Bildung für den Berufsstand Pflege einfordern.

3 Ausbildung der Pflegeberufe in Deutschland und Berlin

Gertrud Stöcker

3.1 Gesundheitssystem in Relation zur Pflegeausbildung

Die Bundesrepublik Deutschland verfügt über ein vielgliedriges Gesundheitsversorgungssystem. Es basiert auf dem Sozialversicherungsmodell. Zu den fünf Säulen der gesetzlichen Sozialversicherung gehören die Renten-, Kranken- und Pflegeversicherung, die Arbeitslosenversicherung sowie die Unfallversicherung (*Döring 2004; Landenberger, Ortmann* 1999). Die Leistungsanbieter sind Krankenhäuser, niedergelassene Ärzte, Alten- und Behinderteneinrichtungen u. a. Zum Gesundheitswesen zählen schließlich die Angehörigen der Pflegeberufe und die Schulen und Schülerinnen. Über Teilbereiche geben die nächsten Abschnitte einen Überblick.

3.1.1 Grundtypus des Gesundheitssystems

Die Grundprinzipien der Kranken- und Pflegeversicherung sind Solidarität, Selbstverwaltung und Sachleistungen bei gleichem Leistungsanspruch zu bezahlbaren Bedingungen. Etwa 90 % der Versicherten sind einkommensabhängig in den gesetzlichen Kranken- und Pflegekassen pflicht- bzw. freiwillig versichert, bis zu 10 % der Versicherten nutzen die Mitgliedschaft in der privaten Krankenversicherung.

Zentrale Aufgaben des Gesundheits- und Gefahrenschutzes liegen laut Grundgesetz in der Gesetzgebungskompetenz des Bundes. Die Bundesländer sind vornehmlich zuständig für die Ausführung der Bundesgesetze. In eigener Kompetenz erlassen sie z. B. die Krankenhaus- und Landespflegegesetze. Nach dem Subsidiaritätsprinzip greifen für die Ausgestaltung der Versorgung die für Deutschland besonderen Strukturen der Selbstverwaltung. Die Verbände der Krankenkassen und der Gesundheitseinrichtungen nehmen im staatlichen Auftrag die Gestaltungs- und Umsetzungsprozesse von Bundes- und Landesgesetzen wahr. Ebenso beeinflusst werden Gestaltungsprozesse im Gesundheitswesen von Seiten der Sozialpartner (Arbeitgeberverbände und Gewerkschaften) und den Verbänden der Gesundheitsberufe. Dabei nahmen in der Vergangenheit vor allem Ärzte eine zentrale Funktion ein. Die politische Einbindung der Gesundheits- und Pflegeberufe wächst, gestaltet sich aber unterschiedlich.

Der Sachverständigenrat für die Konzertierte Aktion im Gesundheitswesen (*SVRKAiG*) stellte in einem Gutachten fest, dass das deutsche Gesundheitswesen einen für alle Bürger weit gehenden Versicherungsschutz, ein umfangreiches Angebot an Gesundheitsleistungen und einen vergleichsweise hohen Versorgungsstandard bietet (*SVRKAiG* 2003: Ziffer 5). Unter wirtschaftlich vergleichbaren 14 Ländern schneidet Deutschland nur unterdurchschnittlich hinsichtlich der Lebenserwartung ab (*Kastenholz, Both* 2002:215ff.). Die Gesundheitsausgaben machten 2001 10,9 % des Bruttoinlandsprodukts aus (BIP = Wert aller produzierten Gesundheitsgüter und Gesundheitsdienstleistungen im Vergleich zum Wert aller produzierten Waren und Dienstleistungen im Berichtsjahr). Sie steigen stetig und liegen inzwischen bei ca. 142 Mrd. Euro. Deutschland hat damit nach den USA und der Schweiz das drittteuerste Gesundheitssystem der Welt (*BMGS* 2003). Auch bei der Pflegeversicherung zeigt sich, dass 2002 die Beitragseinnahmen von 16,98 Mrd. Euro Ausgaben in der Höhe von 17,36 Mrd. Euro für Pflegeleistungen gegenüberstehen. Erste Auswertungen zeigen, dass die Leistungen der Pflegeversicherung einen bemerkenswerten Beitrag zur Stabilisierung der häuslichen Pflege darstellen und sich die Anzahl der Jahre, in denen die Pflegebedürftigen in ihren Privathaushalten verbleiben können, erhöht hat. Für die Bewertung der stationären Pflege liegen noch keine entsprechenden Ergebnisse vor. Darüber hinaus hat die Pflegeversicherung zu einer deutlichen Entlastung der gesetzlichen Krankenversicherung geführt (*BMGS* 2003). Unabhängig davon ist es unbestritten notwendig, dass Fragen des Grundkonzepts der Pflegeversicherung neu zu erörtern sind. Das sollte vor allem für die Postulate »Rehabilitation vor Pflege« und »ambulant vor stationär« sowie für die Begrifflichkeit der Pflegebedürftigkeit und die Bindung der Leistungen an das Ausmaß des Hilfebedarfs gelten.

3.1.2 Leistungsanbieter Krankenhaus sowie stationäre und ambulante Kranken-, Alten- und Behinderteneinrichtungen

Gesundheits- und Pflegeleistungen werden in Deutschland von öffentlichen, freigemeinnützigen und privaten Einrichtungen ambulant und stationär erbracht. Der Patient, Pflegebedürftige oder Rehabilitand sieht sich einem differenzierten Versorgungssystem gegenüber, dessen Verzweigtheit mit Transparenzproblemen verbunden sein kann (*Dieffenbach, Landenberger u. a.* 2002:31ff.).

Die angestellt oder freiberuflich tätigen Pflegenden sind in ein Dienstleistungssystem integriert, das komplexe Anforderungen an Kooperation und Koordination im Interesse der Patienten an sie stellt. Die Berufsgruppe leistet ihren gesellschaftlichen Beitrag zur Gesundheitsvorsorge, Krankheitsverhütung sowie Herstellung von Gesundheit, Unterstützung und Hilfeleistung bei akuten und chronischen Erkrankungen, Gebrechlichkeit und im Sterbeprozess (*Sieger, Kunstmann* 1998:1). Der Markt der Alten- und Pflegeeinrichtungen unterliegt dem Sicherstellungsauftrag der Pflegekassen und wird gesteuert über eine verpflichtende externe Qualitätssicherung, durchzuführen vom Medizinischen Dienst der Krankenversicherung im Auftrag der Landesverbände der Pflegekassen. Der »Krankenhaus-Markt« wird gelenkt von den Gesundheitsministerien der Länder (Landes-Krankenhausplan).

Der **ambulante Bereich** besteht aus den Praxen der niedergelassenen Ärzte, Logopäden, Physio- und Ergotherapeuten, Hebammen und weiterer Gesundheitsberufe sowie aus den ambulanten Pflegediensten. Hier gibt es zurzeit 10 820 zugelassene Pflegedienste mit Versorgungsvertrag nach SGB XI; Angaben zu ambulanten Pflegediensten mit Versorgungsvertrag nach SGB V werden aufgrund fehlender gesetzlicher

Vorgaben auf Bundesebene nicht erfasst. Der **stationäre Bereich** gliederte sich 2001 in Krankenhäuser (2 242), Vorsorge- und Rehabilitations- (1 303) sowie Alten- und Pflegeeinrichtungen: teilstationär (1 297), Kurzzeitpflege (1 621), stationär (8 073). Der ambulante und der stationäre Sektor sind hinsichtlich des Vertrags- und Leistungsrechts sowie der Finanzierung den jeweiligen Sozialversicherungen zugeordnet (Statistisches Bundesamt 2002).

In den sich stark abgrenzenden Versorgungsstrukturen vermuten Experten beachtliche Wirtschaftlichkeitsreserven zur Ressourcenoptimierung. Die beteiligten Gesundheitsberufe und Gesundheitseinrichtungen sind gehalten, Konzepte der integrierten Versorgung und interdisziplinäre Leitlinien und Pathways zu entwickeln (DMP – Disease-Management-Programme). Ambulante und stationäre integrierte Versorgungsmodelle werden mit den Kassenärztlichen Vereinigungen, den Krankenhausgesellschaften und den Krankenkassen vereinbart.

3.1.3 Nachwuchsbedarf: Bedarfsplanung und -feststellung der Pflegeausbildung

Analysen verweisen auf regionale Unterschiede im Bedarf an Pflegefachkräften für den stationären und ambulanten Bereich. Beispielsweise wird für Berlin ab 2005 ein Fachkräftemangel aufgrund des bereits zu beobachtenden Abbaus von Ausbildungsplätzen prognostiziert (*Abgeordnetenhaus* 2003:6ff.). Für München hingegen wird Fachkräftemangel aufgrund der hohen Lebenshaltungskosten festgestellt. Der Fachkräftemangel wird besonders in Zeiten hoher Arbeitsintensität in einigen Bundesländern durch Hilfspersonal kompensiert (*SVRKAiG* 2001b: Ziffer 86). Zudem wird die Veränderung des Budgetierungssystems für Krankenhäuser (German Diagnosis Related Groups – G-DRGs) eine Verkürzung der Verweildauer stationärer Patienten sowie eine Intensivierung der ambulanten Betreuung mit sich bringen, was ebenfalls zu einem Mehrbedarf an Pflegefachkräften führen kann.

Die Interpretation von statistischen Daten zur Berufsausbildung im Bereich Pflege erweist sich als kompliziert, da im Gegensatz zum angloamerikanischen Raum in der deutschen amtlichen Statistik kaum nach Qualifikationsstufen, z. B. nach ausgebildeten Pflegepersonen oder Schülerinnen, unterschieden wird. Die in Deutschland fehlende Pflegeberichterstattung lässt keine valide Planung der notwendigen Ausbildungskapazitäten und Ermittlung des künftigen Bedarfs an Qualifikationen und Subspezialisierung beruflicher Pflegender zu. Eine Ausnahme stellt das Bundesland Nordrhein-Westfalen mit seiner dritten Landesberichterstattung zur Situation der Ausbildung und Beschäftigung in den Gesundheitsberufen dar. Dieses Berichtssystem trägt dazu bei, die Angebots- und Nachfrageentwicklung der Gesundheitsberufe auf Landes-, regionaler und örtlicher Ebene transparent zu machen (MGSFF NRW 2004).

3.1.4 Statistische Daten über Ausbildung und Beschäftigung

Im Folgenden soll anhand weniger statistischer Daten gezeigt werden, wie sich die Anzahl der Schülerinnen und Schulen im Gesundheitswesen, insbesondere in den Pflegeberufen, in den letzten Jahren entwickelt hat. Im Anschluss daran soll anhand von Daten aus der Beschäftigtenstatistik ein Eindruck über Entwicklungstrends der Beschäftigungszahlen in den Pflegeberufen vermittelt werden. Die Präsentation solcher statistischen Daten erweist sich als kompliziert: einerseits wegen der genannten Qualifikationsstufen; andererseits wegen der Ausbildungszahlen in der Altenpflege, da diese Berufsgruppe bisher in Berufsfachschulen/Fachschulen der Länder ausgebildet wurde und für diese Schularten bisher keine Statistik auf Bundesebene geführt wurde.

Für die Erhebung von notwendigen Daten fehlen in Deutschland und damit auch in Berlin gesetzliche Grundlagen. Die erst im Aufbau befindliche Gesundheitsberufs-Berichterstattung macht die Planung der notwendigen Ausbildungskapazitäten und Ermittlung des künftigen Bedarfs an Qualifikationen beruflicher Pflegender schwierig. Gerade die jüngste Vergangenheit zeigt, dass unter dem Kostendruck und der Planungsunsicherheit, unter dem Träger von Einrichtungen stehen, unkontrolliert Ausbildungsplätze in der Pflege abgebaut wurden (MGSFF 2002a).

Das Abgeordnetenhaus Berlin hat eine wichtige Initiative beschlossen, um die Datenlage und damit die Grundlage für eine Bedarfsplanung für Ausbildungskapazitäten zu verbessern. Aus der Arbeitsgruppe »*Berufe des Gesundheitswesens*« der Arbeitsgemeinschaft der Obersten Landesgesundheitsbehörden heraus hat sich eine Arbeitsgruppe formiert, die zunächst eine Bestandsaufnahme der möglichen Datenquellen vornimmt und dann Vorschläge für eine ländereinheitliche Datengrundlage zur Fachkräfte- und Ausbildungssituation in den Gesundheitsfachberufen erarbeitet (*Abgeordnetenhaus* 2003:6f.). In dieselbe Richtung weist eine Initiative der Berliner Pflegeberufsverbände. Sie fordert seit 2002 die Berufsgruppe auf, sich an der »Freiwilligen Registrierung für beruflich Pflegende« zu beteiligen. Das ist ein erster Schritt zur öffentlichen Darstellung pflegeberuflicher Qualifikationen der Profession Pflege (*DBfK* 2003:360).

Statistische Daten zu Schülerinnen, Schulen und Beschäftigten in Gesundheitswesen und Pflege geben Aufschluss über den aktuellen Stand in Deutschland und Berlin. Außerdem zeigt die Analyse den Arbeitskräftebedarf in den Pflegeberufen auf.

3.1.4.1 Schülerinnen in der Pflegeausbildung in Deutschland und Berlin

Tabelle 2 führt die bundesweite Anzahl der **Schülerinnen und Schulen des Gesundheitswesens** auf. Es ist zu entnehmen, dass im Schuljahr 1997/1998 bundesweit 121 201 Schülerinnen in den Schulen des Gesundheitswesens registriert waren. Ihre Zahl reduzierte sich bis zum Schuljahr 2001/2002 kontinuierlich um 10 279 (8,5 %) auf 110 922 Schülerinnen. Die Anzahl der Altenpflegeschülerinnen bleibt in der Tabelle unberücksichtigt.

Die Anzahl der Schulen stieg dagegen im gleichen Zeitraum von 1670 um 83 (5 %) auf 1753. Zu berücksichtigen ist dabei, dass im Schuljahr 2001/2002 erstmals auch die Berufsfachschulen/Fachschulen der Länder (Altenpflegeschulen) mitgezählt wurden. Aber auch ohne Berücksichtigung dieser Tatsache stieg die Anzahl der Schulen an.

Tabelle 2: Schulen und Schülerinnen des Gesundheitswesens, Deutschland.

Schuljahr	Schüler[1]			Schulen des Gesundheitswesens[2]
	gesamt	männlich	weiblich	
1997/1998	121 201	26 862	94 339	1 670
1998/1999	119 650	25 280	94 370	1 660
1999/2000	114 550	22 617	91 933	1 663
2000/2001	112 065	20 741	91 324	1 708
2001/2002	110 922	20 047	90 875	1 753

[1] dazu zählen Pflegende, Diätassistenten, Physiotherapeuten, medizinisch-technische Assistenten u.v.a.
[2] inklusive Berufsfachschulen/Fachschulen der Länder (Altenpflegeausbildung)
(Quellen: BMBF 2000:287f., 2001:702f., 2002:729f.)

Tabelle 3: Schulen und Schülerinnen in Pflegeberufen, Deutschland.

Schuljahr	Krankenpflege		Kinderkrankenpflege		Krankenpflegehilfe		insgesamt	
	Schüler	Schulen	Schüler	Schulen	Schüler	Schulen	Schüler	Schulen
1998/1999	57 839	718	6 993	155	1 972	90	66 804	963
1999/2000	55 169	711	6 772	154	1 785	88	63 726	953
2000/2001	53 504	738	6 415	160	1 714	93	61 633	991
2001/2002	52 205	736	6 464	157	1 934	103	60 603	996

(Quellen: BMBF 2000: 284f., 2001: 702f.; 2002: 729f.)

Tabelle 3 führt die bundesweite Anzahl der **Schülerinnen und Schulen speziell nur der Pflegeberufe** (ohne Berücksichtigung der Altenpflege) auf. Ersichtlich ist, dass die Gesamtzahl der Schülerinnen zwischen 1999 und 2002 um 6 201 (9,3 %) sinkt. Die Anzahl der Schulen steigt hingegen im gleichen Zeitraum leicht an.

Die Anzahl der **Krankenpflegeschülerinnen** sinkt deutlich von 57 839 im Schuljahr 1998/1999 um 5 634 (9,7 %) auf 52 205 im Schuljahr 2001/2002. Ebenso nimmt auch die Anzahl der Kinderkrankenpflegeschülerinnen ab. Hier sinkt die Anzahl der Schülerinnen im gleichen Zeitraum von 6 993 um 529 (7,6 %) auf 6 464. Die Schülerinnenzahl der Krankenpflegehilfe bleibt nach einem zwischenzeitlichen Rückgang dagegen relativ konstant.

Auch im Bundesland Berlin zeigt sich ein Rückgang der Anzahl von Schülerinnen des Gesundheitswesens (s. Tabelle 4). Die Anzahl der Schulen nimmt dort im Gegensatz zu Gesamtdeutschland ab.

Wurden im Schuljahr 1997/1998 noch 70 Schulen mit 7 006 Schülerinnen registriert, so verringerte sich die Anzahl der Schulen bis zum Schuljahr 2000/2001 um acht, die Anzahl der Schülerinnen um 842 (12 %).

Tabelle 4: Schulen und Schülerinnen des Gesundheitswesens, Bundesland Berlin.

	Schülerinnen			Schulen des Gesundheitswesens
	gesamt	männlich	weiblich	
1997/1998	7 006	1 383	5 623	70
1998/1999	6 874	1 358	5 516	68
1999/2000	6 574	1 303	5 271	65
2000/2001	6 164	1 165	4 999	62

(Quellen: BMBF 2000:284f., 2001:702f.; 2002:729f.)

Tabelle 5: Schülerinnen und Schulen in den Pflegeberufen1, Land Berlin.

Schuljahr	Krankenpflege		Kinderkrankenpflege		Krankenpflegehilfe		insgesamt	
	Schüler	Schulen	Schüler	Schulen	Schüler	Schulen	Schüler	Schulen
1998/1999	3 686	31	225	5	45	3	3 956	39
1999/2000	3 501	29	219	5	19	2	3 739	36
2000/2001	3 330	28	199	5	13	1	3 542	34

1 ohne Altenpflege
(Quellen: BMBF 2000: 284 f., 2001: 702 f., 2002: 729 f.)

Tabelle 5 verdeutlicht den Trend der Reduzierung sowohl der Anzahl der Schülerinnen, als auch der der Schulen im Land Berlin. Wurden im Schuljahr 1998/1999 noch 34 Schulen mit 3 956 Schülerinnen in den Pflegeberufen registriert, so verringerte sich die Anzahl der Schulen bis zum Schuljahr 2000/2001 um fünf auf 34. Die Anzahl der Schülerinnen sank von 3 956 um 414 (10,5 %) auf 3 542. Bezogen auf die Krankenpflege sank ihre Zahl um 9,7 %, bezogen auf die Kinderkrankenpflege um 11,6 % und bezogen auf die Krankenpflegehilfe um mehr als zwei Drittel.

Die Berliner Gesundheitspolitik geht aufgrund dieser Zahlen sowie der Prognosen zur Alterung von der Befürchtung aus, dass es in den kommenden Jahren zu Problemen der Nachwuchsgewinnung kommen kann (*Abgeordnetenhaus* 2003:7).

3.1.4.2 Beschäftigung und Arbeitsmarkt im Gesundheits- und Pflegewesen

Um die Wichtigkeit von Ausbildungsfragen in Pflege und Gesundheitswesen einschätzen zu können, ist ein Blick auf die Größenordnung der in diesem Bereich Beschäftigten hilfreich. Von den im Jahr 2001 rund 34,1 Millionen Beschäftigten in der Gesamtwirtschaft in Deutschland waren 4,5 Millionen Beschäftigte im Gesundheitswesen tätig. Die Beschäftigten im Gesundheitswesen stellen somit einen Anteil von 13 % an der Gesamtbeschäftigung. Mit insgesamt 4,5 Millionen Beschäftigten im Jahr 2001 (jeder zehnte Beschäftigte in Deutschland), stellt das Gesundheitswesen einen bedeutenden Wirtschafts- und Wohlstandsfaktor dar. Die Pflegenden sind dabei die größte Berufsgruppe (*Statistisches Bundesamt* 2003; *Gewiese, Leber* et al. 2003:150ff.).

Tabelle 6: Berufstätige Personen im Gesundheitswesen.

	Gesundheitspersonal nach Berufen in 1009					davon Teilzeit				
	1997	1998	1999	2000	2001	1997	1998	1999	2000	2001
Gesundheits-berufe insg.	4107	4104	4098	4087	4122	950	967	982	1026	1064
Krankenpflege/ Hebammen	689	697	695	696	697	190	198	205	211	223
Helfer in der Krankenpflege	203	203	207	216	223	67	68	67	70	77
Altenpfleger	199	211	229	245	263	60	65	70	74	89

(Quelle: www.destatis.de/cgi-bin/printview.pl [21.08.2003])

Tabelle 6 skizziert die Beschäftigungstendenzen in den Pflegeberufen für die Jahre 1997 bis 2001: Die Anzahl aller Beschäftigten im Gesundheitswesen stieg in dieser Zeit nur leicht um 15 000 (0,34 %) von 4 107 Millionen auf 4 122 Millionen. In der Gesamtwirtschaft betrug der Beschäftigungszuwachs dagegen 4,4 % (Statistisches Bundesamt: Pressemitteilung 24.04.03).

Die Zahl der Beschäftigten im Bereich Krankenpflege/Hebammen stieg von 689 000 um 8 000 (1,16 %) auf 697 000. Die Zahl der Helfer in der Krankenpflege stieg von 203 000 um 20 000 (9 %) auf 223 000 und die Zahl der Beschäftigten in der Altenpflege erhöhte sich von 199 000 um 64 000 (32,2 %) auf 263 000.

Von allen Beschäftigten des Gesundheitswesens waren 1997 23,1 % in Teilzeit tätig. Im Jahr 2001 ist die Teilzeitrate leicht auf 25,8 % gestiegen. Damit ist der Anteil der Teilzeitbeschäftigten im Gesundheitswesen deutlich höher als in der Gesamtwirtschaft (14 %) (*Statistisches Bundesamt* 2003).

In der Rubrik Krankenpflege/Hebammen waren 1997 27,6 % teilzeitbeschäftigt. Im Jahr 2001 stieg diese Rate auf 32 %. Der Anteil der Teilzeitbeschäftigten im Bereich Helfer in der Krankenpflege erhöhte sich nur geringfügig von 33 % auf 34,5 %. In der Altenpflege stieg dieser Anteil von 30,2 % auf 33,8 %.

Die Beschäftigtenzahlen in Berliner Krankenhäusern haben zwischen 1997 und 1999 um insgesamt 6,4 % abgenommen. Bei den nicht-pflegerischen Kräften hat das Wirtschafts- und Hauspersonal/Technischer Dienst mit 16,7 % den stärksten Rückgang, gefolgt mit 10,1 % von der unspezifischen Gruppe der Schülerinnen, mit 7,5 % vom Verwaltungspersonal, mit 5,8 % vom Medizinisch-technischen Dienst und mit 0,9 % vom Funktionsdienst. Den einzigen Personalzuwachs in der Gruppe der Nicht-Pflegepersonen verzeichnen die Ärzte und Zahnärzte (+2,9 %). Aus dem Bereich der Pflegepersonen ist ein Personalrückgang von insgesamt 6,8 % zu registrieren, wobei die Krankenpflegekräfte um 5,2 % abnehmen, jedoch die Kinderkrankenpflegekräfte um 1,4 % zunehmen. Der größte Rückgang sowohl im Bereich Pflege als auch im gesamten Krankenhausbereich ist bei den Krankenpflegehelfern mit 24,3 % zu beobachten, was auch für Berlin den steigenden Bedarf an qualifiziertem Personal widerspiegelt (*Statistisches Bundesamt* 2001:449; 2000:431; 1999:432).

Generell wird die Personalsituation in Deutschland als angespannt bewertet. Gesucht werden vor allem qualifizierte Pflegefachkräfte und Pflegefachkräfte mit Fachweiterbildung. Handlungsbedarf wird gesehen in einem Bündel von Maßnahmen wie mehr gesellschaftliche und politische Anerkennung, leistungsbezogene Bezahlung und Neuordnung der Pflegeausbildung.

3.2 Rechtliche und politische Situation der Pflegeausbildung

Auf der Grundlage der Verfassung (Grundgesetz (GG)) der Bundesrepublik Deutschland obliegt dem Bundesministerium für Bildung und Forschung (BMBF) die Kompetenz für die Rahmengesetzgebung im Bildungswesen. Das allgemeine Bildungswesen fällt grundsätzlich in die Kulturhoheit der Bundesländer. Das berufliche Bildungswesen dagegen unterteilt sich in die berufliche Bildung nach dem Berufsbildungsgesetz (BBiG) des Bundes und in die berufliche Bildung nach den Schulgesetzen der Länder.

Zur Gestaltung und Organisation der Bildung werden eigene Gesetze und Verordnungen erlassen, sodass sich Bildung und Bildungsstandards in den Ländern durchaus unterscheiden. Eine länderübergreifende Koordinierung erfolgt über die Kultusministerkonferenz der Länder (KMK) und zahlreiche nachgeordnete Konferenzen der Bildungsinstitutionen. So können sich bundesrechtliche Regelungen in der Ausbildungspraxis vor Ort zum Teil erheblich voneinander unterscheiden. Bislang haben sich Bundes- und Länderebene nur begrenzt auf gemeinsame Standards der Berufsentwicklung und Berufsbildung verständigt. Es fehlt ebenso eine Vereinheitlichung und Systematisierung der Genehmigungs- und Überwachungsverfahren. Diese Ausgangslage wurde bereits 1993 zum Anlass genommen, den Deutschen Bildungsrat für Pflegeberufe (DBR) – ein Verbund von drei nationalen Pflegeberufsorganisationen – zu gründen. Er erarbeitet im Sinne professioneller »Selbsthilfe« Empfehlungen zur Weiterentwicklung und Standardisierung pflegeberuflicher Bildung (vgl. Kapitel 3.2.3).

3.2.1 Rechtliche/institutionelle Einbindung der Pflegeausbildung in das nationale Bildungssystem

Die Ausbildung in den nicht-akademischen Gesundheits- und Pflegeberufen hat sich primär außerhalb der etablierten Strukturen des staatlichen Bildungssystems entwickelt. Als eigenständige Ausbildungen sind sie jeweils berufsrechtlich geregelt und weder im dualen System nach dem Berufsbildungsgesetz (BBiG) noch nach dem schulischen System der Länder anzusiedeln, obwohl mit beiden Systemen Ähnlichkeiten bestehen. Demzufolge nehmen sie bis heute meist einen bildungssystemischen Sonderstatus ein. Davon unabhängig könnten sie aufgrund der schulischen Zugangsvoraussetzungen bildungssystemisch dem Sekundarbereich II zugeordnet werden (*Bals* 2002:136ff.).

Als einzige bundeseinheitliche Grundlage galt die Rahmenvereinbarung über die Ausbildung und Prüfung von Altenpflegerinnen (Beschlüsse der Kultusministerkonferenz vom 9.11.1984 sowie der Arbeits- und Sozialministerkonferenz vom 18.07.1985). Orientiert an dieser Rahmenvereinbarung haben die Bundesländer zur Durchführung und Überwachung eigene Verordnungen zu erlassen (vgl. auch Bln. GVBl. 1972). Der rechtliche Rahmen der Ausbildung war entweder von den Schulgesetzen nach Landesrecht geprägt, so als Berufsfachschule z. B. in Baden-Württemberg, oder als Fachschule in Berlin, oder ausgewiesen als »berufliche Schulen der besonderen Art« (wie z. B. die Altenpflegefachseminare in Nordrhein-Westfalen). Eine Ausnahme bildete das Bundesland Hamburg: Neben der »beruflichen Schule der besonderen Art« findet bis 2006 die Ausbildung an Berufsschulen nach dem Berufsbildungsgesetz (BBiG) statt. Gemeinsam erwarben alle Absolventen die gesetzlich geschützte Berufsbezeichnung »staatliche anerkannte Altenpflegerin/staatlich anerkannter Altenpfleger«.

Es bestand Handlungsbedarf im Hinblick auf die Unterschiedlichkeit der Ausbildungen und in Ermangelung vergleichbarer Qualitätsstandards im Interesse der zu betreuenden Klientel. Daher hat der Gesetzgeber spürbar auf die Anforderungen an Altenpflegepersonen und damit auf die Ausbildung Einfluss genommen, u. a. 1990 und 2000 mit den Heimgesetzen zur Regelung von vertraglichen Grundlagen, 1993 mit der den Bedarf an Pflegefachkräften in Altenheimen und Senioreneinrichtungen regelnden Heim-Personal-Verordnung und 2002 mit dem Pflege-Qualitätssicherungsgesetz, das Qualitätssicherung und -prüfung von Leistungen, Personalausstattung und Verbraucherschutz beinhaltet.

Die Zulassung zu den Heilberufen stützt sich im Wesentlichen auf die bundesrechtliche Gesetzgebungskompetenz gemäß Art. 74 Abs. 1 Nr. 19 des Grundgesetzes (GG). Aus Gründen des Allgemeinwohls, des Patientenschutzes und des Schutzes der öffentlichen Gesundheit werden diese Ausbildungen auf Bundesebene geregelt. Die Zuständigkeit für diese Gesetzesvorgaben liegt beim Bundesministerium für Gesundheit und Soziale Sicherung (BMGS), die Fachaufsicht ist den obersten Gesundheitsbehörden der Bundesländer übertragen.

Den Zugang zum Beruf, die formalen und inhaltlichen Mindestbedingungen für die Ausbildung und die staatliche Prüfung sowie für die Erlaubnis zur Führung der gesetzlich geschützten Berufsbezeichnungen »Krankenschwester/-pfleger« und »Kinderkrankenschwester/-pfleger« regelten bis zum In-Kraft-Treten der neuen gesetzlichen Regelungen zum 1.1.2004 die Gesetze über die Berufe in der Krankenpflege (KrPflG) von 1957, 1965 und 1985, zuletzt geändert in der Fassung vom 4.12.2001, und die Ausbildungs- und Prüfungsverordnung vom 15.10.1985 (KrPflAPrV). Des Weiteren war mit diesem Gesetz seit 1965 die einjährige Ausbildung in der Krankenpflegehilfe und somit die Berufsbezeichnung »Krankenpflegehelfer/-helferin« geregelt (*Kurtenbach* et al. 1998a:6-58). Die durch Berufsbezeichnungsrecht seit 1957 geregelte Zulassung zum Beruf wurde zum Merkmal für besondere Anforderungen. Diese treffen aber für die Praxisfelder keine berufsrechtliche Unterscheidung im Handeln der Krankenschwester und der Krankenpflegehelferin. Die seit 1957 ausbildungsrechtliche Gleichstellung als jeweils eigenständige Ausbildung der Kranken-

und Kinderkrankenpflege führte nicht zur Gleichwertigkeit im europäischen Anerkennungsverfahren. Übertragen wurden die gesetzlichen Regelungen auf der Grundlage des 2. Staatsvertrages von 1990 ebenso für die Pflegeausbildungen in den neuen Bundesländern (*Kurtenbach* et al. 1998b:59f.).

Die theoretische Ausbildung in den Berufen der Krankenpflege ist an »*beruflichen Schulen der besonderen Art*« in Trägerschaft der Krankenhäuser durchzuführen. Darüber hinaus steht es den Bundesländern frei, die schulische Ausbildung in der Kranken- und Kinderkrankenpflege gemäß Schulgesetzen landesrechtlich zu ordnen, so z. B. in Mecklenburg-Vorpommern, Sachsen und Thüringen und auch mittelbar in Bayern. Eine Anwendung des Berufsbildungsgesetzes und damit die Zuordnung zum Berufsschulsystem schließt auch das neue Krankenpflegegesetz von 2004 explizit aus.

3.2.2 Reform der Alten- und Krankenpflegeausbildung

Ein erstes Reformergebnis wurde erzielt mit der Verabschiedung eines Gesetzes über die Berufe in der Altenpflege (BGBl. 2000/2003) und der Ausbildungs- und Prüfungsverordnung (BGBl. 2002). Die Altenpflegeausbildung fällt seit der Reform in die Regelungskompetenz des Bundesministeriums für Familie, Senioren, Frauen und Jugend (BMFSFJ). Das BverfG entschied zum Altenpflegegesetz in seinem Urteil: Die **Altenpflege** ist seither wie die Krankenpflege ein Heilberuf, die Gesetzeskompetenz liegt entsprechend beim Bund. Das neue Altenpflegegesetz ist seit 2003 in Kraft. Entsprechend gesetzlich geschützt ist die Berufsbezeichnung der Altenpflegerin/des Altenpflegers. Die Altenpflege**hilfe** als Heilberuf sowie die Bundeskompetenz zur Regelung der Berufszulassung wurden abgelehnt und mögliche Ausbildungen in der Altenpflegehilfe in die Länderzuständigkeit verwiesen. Für diese deutlich ausgewiesene berufsrechtliche Trennung verlangt das BverfG des Weiteren, eine Abgrenzung der Tätigkeiten von Altenpflegern gegenüber denen der Helferqualifikation vorzunehmen (*BverfG* 2002).

Für die Novellierung des Krankenpflegegesetzes nutzte der Gesetzgeber die bisherige, auch in Studien festgestellte, hohe Schnittmenge zwischen den Inhalten der Kranken- und Kinderkrankenpflegeausbildung und beschloss eine stärke Integration unter Beibehaltung der traditionellen Berufsbezeichnungen (*Huber* 2002a:118ff.; *Oelke, Menke* 2002). Zugleich wurde die Novellierung damit begründet, dass die Ausbildung den erheblichen Veränderungen der Sozialgesetzgebung, der kontinuierlichen Entwicklung der Pflegewissenschaft sowie den gesellschaftlichen Veränderungen angepasst werden muss. Mit den neu geschaffenen geschützten Berufsbezeichnungen »Gesundheits- und Krankenpfleger/in« und »Gesundheits- und Kinderkrankenpfleger/-in« wird den sozialrechtlichen Erfordernissen und dem Anspruch professioneller Pflege entsprochen. Die Ausbildung in der Krankenpflegehilfe über das neue Berufsgesetz wird entsprechend des Urteils von 2002 vom Bundesverfassungsgericht als bundesrechtlich geregelte Ausbildung eingestellt (BGBl. 2003:1442ff.; *Landenberger, Görres* 2004).

Inhaltlich bestimmen die beiden Gesetzesnovellierungen die Neuordnung der beruflichen Pflege. Pflege als Querschnittsdisziplin ist für die sozialrechtlichen Anforderungen gerüstet und als personenbezogene Dienstleistung nicht nur auf »helfen« und »sorgen«, sondern auf systematisches und methodisches Problemlösen ausgerichtet.

Für beide Berufsgruppen, Altenpflege und Krankenpflege, definieren die Gesetze Ausbildungsziele (BGBl. 2003b, § 3 AltPflG; BGBl. 2003a, § 3 KrPflG). Neben der Identifikation der jeweiligen Gruppe pflegebedürftiger Menschen und der Ausdifferenzierung in ambulante und stationäre Versorgungsbereiche im Kontext präventiver, kurativer, rehabilitativer und palliativer Pflege werden konkrete Ausbildungsziele und zu erreichende berufliche Qualifikationen definiert. Zum ersten Mal unterscheidet das Gesetz einen eigen- und mitverantwortlichen sowie einen interdisziplinären Aufgabenbereich. Besonders hervorgehoben werden so die beruflichen Kompetenzen für die zu erwerbende Qualifikation und die fachliche Verantwortlichkeit. Die eigenverantwortlichen Aufgaben umfassen die fachlich-pflegerische Diagnostik-, Planungs- und Organisationshoheit sowie die Durchführungs- und Bewertungshoheit. Die Mitverantwortlichkeit in der Zusammenarbeit mit Ärzten beinhaltet im Rahmen der Durchführungsverantwortung ebenso eine Eigenverantwortung. Zugleich wird über den interdisziplinären Aufgabenbereich das horizontale Verantwortungsgefüge aller Gesundheits(Heil-)berufe neu strukturiert. Das gilt auch für das bis dato ausschließliche hierarchische Verhältnis von Medizin und Pflege zueinander (*Stöcker* 2004d:485ff.).

Ein umfassender Ansatz von Pflege wird deutlich und die traditionelle Trennung zu pflegender Menschen in drei stark von einander abgegrenzten Altersgruppen (alte und alte kranke Menschen, kranke Erwachsene, kranke Kinder) ist aufgeweicht. Künftig überschneiden sich die beiden Ausbildungen der Alten- und Krankenpflege inhaltlich erheblich stärker. Allerdings bewertete der Sachverständigenrat 2003 die Regelungen des neuen Altenpflegegesetzes zu Prävention und Rehabilitation als unbefriedigend und signalisierte Nachbesserungsbedarf, in der Novellierung des Krankenpflegegesetzes hingegen sah er Prävention und Rehabilitation entsprechend verwirklicht (*Stöcker* 2003c:330f.; vgl. unten).

Zugleich schaffen beide Gesetze im Rahmen einer Modell- oder Erprobungsklausel die Möglichkeit, zeitlich befristet Modellprojekte einer integrierten Pflegeausbildung auch zusammen mit der Altenpflegeausbildung zu erproben (§ 4 (6) KrPflG; § 4 (6) AltPflG). Ein weiteres politisches Ziel ist dabei, die horizontale berufliche Mobilität und damit die Chancen auf dem Arbeitsmarkt der professionell Pflegenden, aber auch die Attraktivität der Pflegeberufe zu fördern. Aus den Schulen heraus und auf Landesebene sollen praxistaugliche Lösungen erprobt werden, die der Weiterentwicklung der Pflegeberufe dienlich sein sollen. In Folge der Ergebnisse wird sich die Frage nach der Zukunft **einer** grundständigen Ausbildung für die Alten- oder die Kinderkrankenpflege erneut stellen (*Beikirch-Korporal, Korporal* 2002:114ff.). Erste Ergebnisse, Erfahrungen und Fragestellungen aus den laufenden Ausbildungsmodellen sind bereits in den Dialog mit Vertretern aus Politik, Behörden, Verbänden und Krankenkassen eingebracht worden. Das betrifft insbesondere die Flexibilisierung der Ausbildungsdauer, die nationale und internationale Vergleichbarkeit sowie die vertikale Durchlässigkeit, die Vereinheitlichung der Berufsbezeichnungen, die Optimierung der praktischen Ausbildung, die Qualität der Lehrerbildung sowie die Vereinheitlichung der Ausbildungsfinanzierung. Erst wenn diese Strukturprobleme der deutschen Pflegeausbildung gelöst sind, können die erfolgreichsten Ausbildungsmodelle in ein Regelangebot überführt werden (*TIP* 2004; vgl. Kapitel 8).

Helferausbildungen können hinsichtlich der Zuständigkeit in der Gesetzgebungskompetenz (Art. 72 Abs. 2 GG) nur länderrechtlich geordnet werden (*BverfG* 2002). Anzustreben ist für die Helferausbildung eine einheitliche länderübergreifende Rahmenvereinbarung, die für die Absolventen bei Vorliegen von definierten Voraussetzungen (bspw. das Erreichen einer bestimmten Prüfungsnote) den Zugang zur Alten- oder Krankenpflegeausbildung und damit zum Pflegeberuf ermöglicht. Erforderlich dafür sind eindeutige berufsrechtliche Tätigkeits- und Kompetenzzuschnitte für die Helfer- und die Fachberufsqualifikation, die Differenzierungen erlauben beim Stellen- und Dienstplan sowie bei der Ablauforganisation pflegerischer Arbeit. Dieses wird auch im Urteil des Bundesverfassungsgerichts eingefordert. Vorschläge in diese Richtung haben die Pflegeberufsorganisationen im Gesetzgebungsverfahren sowohl zur Novellierung des Krankenpflegegesetzes als auch zur Reform der Krankenversicherung 2004 und für die anstehende Reform der Pflegeversicherung eingebracht (*Huber, Stöcker* 2002:201ff.).

Sehr unterschiedlich gehen die Bundesländer mit der jetzt für sie neuen Ausbildungszuständigkeit um. Eine länderübergreifende Verständigung der Ministerien, ob überhaupt eine Notwendigkeit zur Helferausbildung gesehen wird und wie diese Ausbildung in der systemischen, strukturellen und curricular-inhaltlichen Gestaltung aussehen könnte, ist nicht zustande gekommen. In einigen Ländern sind die entsprechenden Vorgaben weitgehend aus dem Krankenpflegegesetz von 1985 übernommen, zum Teil inhaltlich modifiziert und als einjährige Ausbildung an bestehenden Krankenpflegeschulen, z. B. in Nordrhein-Westfalen per Landesverordnung erlassen oder in Hessen und Brandenburg per Landesgesetz in Vorbereitung (*GV.NW* 2003, *HKPHG* 2004, *BbgKPHG* 2004). Das Saarland integriert eine einjährige Helferausbildung als Wahlmöglichkeit i. S. gestufter Abschlüsse in das jeweilige Curriculum der Alten- oder Krankenpflegeausbildung (*BiBB* 2002/2004). Niedersachsen dagegen plant nach Aussagen der Regierungspartei des Landtages eine generalistische zweijährige Helferqualifikation. Andere Bundesländer wiederum haben ihre neue Zuständigkeit noch nicht in Angriff genommen, sehen zum Teil auch keinen Handlungsbedarf. Der Hauptausschuss des Bundesinstitutes für Berufsbildung (BiBB) wiederum empfiehlt der Bundesregierung im Rahmen seiner gesetzlichen Beratungsfunktion zur Berufsbildung, neue anerkannte Ausbildungsberufe mit weniger komplexen Anforderungen für qualifizierte Fachkräfte zu schaffen (*BiBB* 2003).

3.2.3 Positionen und Aktivitäten der Berufsverbände und anderer Akteure zur Pflegeausbildung

Traditionell bedingt handelt es sich bei den Pflegeberufen um Berufe, die bisher von Fremdbestimmung gekennzeichnet sind. Und das, obwohl sie über eine eigene Wissensbasis, eigene Methoden und Konzepte verfügen und ihrerseits auf dieser Basis die berufliche Realität interpretieren können. Die professionelle Selbstbestimmung greift zunehmend. Das gilt vor allem für die Wahrnehmung berufsspezifischer Aufgaben.

Die Verbandslandschaft lässt sich prinzipiell unterteilen in Berufs- und Fachverbände. Ihre Gemeinsamkeit haben alle Verbände in zum Teil vergleichbaren Zielen und Programmen und in der freiwilligen Mitgliedschaft, im Vergleich untereinander sind sie gekennzeichnet von der Struktur ihrer Mitglieder. So sind der Arbeitsgemeinschaft Deutscher Schwesternverbände und Pflegeorganisationen e.V. (ADS) die Mitglieder der DRK-Schwesternschaften vollständig, die der Diakonie-Schwesternschaften größtenteils über die freigemeinnützige Trägerschaft ihres Arbeitsplatzes, die Mitglieder des Evangelischen Fachverbandes und der Katholischen Berufsorganisationen über ihre Pflegeprofession angeschlossen. Im Deutschen Berufsverband für Pflegeberufe e.V. (DBfK) sind Alten-, Kranken- und Kinderkrankenpflegepersonen Mitglied auf der Grundlage ihrer Pflegeprofession. Darüber hinaus existieren Berufsverbände für die Profession der Altenpflege: Deutscher Berufsverband für Altenpflege (DBVA) oder der Kinderkrankenpflege: Berufsverband der Kinderkrankenpflege Deutschlands e.V. (BeKD). Des Weiteren konstituierten sich Fachverbände, zum einen der Bundesausschuss der Lehrerinnen und Lehrer (BA) mit dem spezifisch gesellschaftlichen Bildungsauftrag oder zum anderen die Bundesarbeitsgemeinschaft Leitender Krankenpflegekräfte e.V. (BALK) in ihrer Kompetenz für das Pflegemanagement. Mit dem Zusammenschluss der Berufsorganisationen zum Deutschen Pflegerat (DPR) 1998 wurde eine Institution geschaffen, die zunehmend mit einer Stimme oder mit der Vielzahl von Verbänden agiert. Der DPR als Dachverband wirkt mit an den Strukturveränderungen und Anpassungsprozessen im Gesundheits-, Sozial- und im Bildungswesen der Bundesrepublik in Deutschland und innerhalb Europas. Zur Abstimmung der Bildungskonzepte von ADS, BA und DBfK wurde 1993 der Deutsche Bildungsrat für Pflegeberufe (DBR) gegründet. Im Unterschied zu Deutschland ist die Verbandslandschaft in anderen europäischen Ländern, beispielsweise in Großbritannien und den Niederlanden homogener. Dort wird die organisierte Pflegeberufspolitik von einem nationalen Verband vertreten, der die unterschiedlichen Fachinteressen bis hin zur Tarifgestaltung abdeckt (*Stöcker* 2001c:232ff.).

Als Beispiel für eine kontroverse Diskussion gilt in Deutschland die bildungssystemische Zuordnung der Pflegeausbildung: Eine Gruppe von Akteuren befürwortet die Integration der Ausbildung von Kranken- und Altenpflegepersonal in das System der beruflichen Bildung (*Dielmann* 1999:336ff.) bzw. die Etablierung eines dualen, pluralen und modularen Berufsbildungssystems in der Bundesrepublik Deutschland. Aufgegriffen wurde diese Forderung 1999 vom Hauptausschuss des Bundesinstitutes für Berufsbildung: »*(...) den wachsenden Bereich der Versorgung und Betreuung dauerhaft pflegebedürftiger Menschen für die duale Ausbildung zu erschließen*«. Die

Berufsverbände der Pflege sowie ihr Dachverband, der Deutsche Pflegerat (DPR), votieren gegen die Eingliederung der Pflegeberufe in das duale System (Berufsbildungsgesetz), da aus arbeitsmarktpolitischer Sicht der Großteil der Ausbildungsplätze zum Bereich des öffentlichen Dienstes bzw. der freien Wohlfahrtsverbände und deren Gliederungen sowie der Kirchen zählt. Lediglich ein geringer Anteil der Ausbildungsplätze sind den über die Spitzenverbände der Wirtschaft vertretenen freien Trägern zuzuordnen. Eine Einführung der Finanzierung über das Berufsbildungsgesetz würde somit keine wesentliche Verbesserung darstellen, da das Berufsbildungsgesetz auf staatliche Träger anzuwenden ist. Ein weiteres Argument ist die qualitativ-inhaltliche Trennung der Ausbildungsverantwortung in eine schulische und betriebliche Ausbildung (*DPR* 1998; *Stöcker, Stolz* 2002:164f.). Diese Debatte innerhalb der Berufe, aber auch das Ergebnis weit reichender Veränderungen und Umwälzungen im Gesundheits- und Sozialwesen führten zu begründeten Konzepten der Neuordnung der Ausbildungen bis hin zum Neuzuschnitt der Handlungsfelder (*BA* 1997, 2002; *BKK* (heute BeKD) 1994; *DBR* 2001; *DBVA* 1999). Ergänzend hinzu kam 2000 das Konzept der Robert Bosch Stiftung »Pflege neu denken« (*RBS* 2000). Die Novellierungen der Berufegesetze (AltPflG/KrPflG) lassen deutlich erkennen, dass die vorgelegten Konzepte für den Bundesgesetzgeber von Nutzen waren.

3.3 Struktur der Pflegeausbildung

Die folgende Analyse bezieht sich auf die Berufe in der Alten- sowie in der Gesundheits- und Krankenpflege. Damit wird eine Auswahl getroffen. Zu Beginn werden wesentliche Elemente der auslaufenden Ausbildungsgänge angeführt. Der Schwerpunkt der nachfolgenden Darstellung liegt auf den Vorgaben der neuen Berufegesetze.

Bisher existierten in Deutschland im Pflegebereich traditionell drei unterschiedliche Ausbildungsberufe: Alten-, Kranken- und Kinderkrankenpflege, in einigen Bundesländern die Altenpflegehilfe und bundeseinheitlich die Krankenpflegehilfe. Diese Berufe waren zumindest ausbildungsbezogen für jeweils nur eine Altersklientel zuständig. Abzuleiten war die Differenzierung von den institutionell getrennten Arbeitsfeldern (Altenheim oder Krankenhaus) und führte dazu, dass in diesen Pflegeberufen bereits über die Erstausbildung zugleich eine Spezialisierung erfolgte.

3.3.1 Wege der Berufsbildungsausbildung und Hochschulausbildung

Im Folgenden werden die Ausbildungsgliederung, -typen und -abschlüsse in Deutschland dargestellt. Die Übersicht zeigt die Einordnung der Pflegeberufe in das sekundäre Bildungssystem, Qualifikationsabschlüsse im tertiären Bildungssystem werden dem beispielhaft gegenübergestellt. Deutlich wird in der Übersicht, dass innerhalb der beruflichen Ausbildung eine Differenzierung in Alten-, Gesundheits- und Krankenpflege bzw. Gesundheits- und Kinderkrankenpflege erfolgt. Dabei haben die Alten- sowie Gesundheits- und Krankenpflegeausbildung jeweils ihren gesonderten Verlauf, dagegen ist die Ausbildung in der Gesundheits- und Krankenpflege- bzw. Gesundheits- und Kinderkrankenpflege in ihrem Verlauf inhaltlich-strukturell generalisierend und differenzierend angelegt.

Tabelle 7: Ausbildungsgliederung/-typen und -abschlüsse in Deutschland.

		Sekundäres Ausbildungssystem			Tertiäres Ausbildungssystem Fachhochschule (FH)/Universität (UNI)					
					FH-Abschlüsse (Beispiele)			Promotion/Habilitation UNI-Abschlüsse (Beispiele)		
Ausbildungsdauer	4 Jahre	Berufsabschlüsse								
	3 Jahre	Altenpfleger/-in	Gesundheits- u. Krankenpfleger/-in	Gesundheits- u. Kinderkrankenpfleger/-in	BA/MA in Nursing and Administration	Dipl. Pflegewirt/-in	Dipl. Pflegewissenschaftler/-in	BA/MA of Science in Nursing	Dipl. Pflege- und Gesundheitswissenschaftler/-in	MA of Public Health mit Schwerpunkt Pflegewissenschaft
	2 Jahre									
	1 Jahr									

(Quellen: AltPflG 2003, KrPflG 2003, DeKa – Stand 05/2003)

Die Ausbildung in der Alten- und Gesundheits- und Krankenpflege dauert als Vollzeitausbildung drei Jahre und als Teilzeitausbildung fünf Jahre. Alle Ausbildungen werden mit einer staatlichen Prüfung abgeschlossen. Es werden Prüfungszeugnisse erteilt und auf dieser Grundlage erfolgt die Erlaubnis zur Führung der gesetzlich geschützten Berufsbezeichnungen: Altenpfleger/-in, Gesundheits- und Krankenpfleger/-in, Gesundheits- und Kinderkrankenpfleger/-in. Diese berufsbildenden Abschlüsse ermöglichen auch nach den neuen Berufsgesetzen keine weiterführende Durchlässigkeit in den Hochschulbereich.

Gegenwärtig gilt für die Frage der Akademisierung der Pflegeberufe die gemeinsame Beschlussvorlage der Kultus-, Gesundheits- sowie Arbeits- und Sozialministerkonferenz für Bund und Länder, wonach keine Studiengänge für eine Erstausbildung mit akademischer Graduierung, sondern nur Studiengänge für Lehr- und Leitungsfunktionen zugelassen werden sollen (KMK/GMK/ASMK 1997b). Hier unterscheiden sich die Haltungen der staatlichen Behörden von den bildungs- und gesundheitspolitischen Konzepten der Pflegeberufsorganisationen. Im Gegensatz zu den meisten Mitgliedsstaaten der Europäischen Union, in denen die Pflegeausbildung überwiegend an Hochschulen stattfindet, gibt es in Deutschland keine vergleichbare gesetzlich geregelte Ausbildung im tertiären Sektor.

Durch die Einführung von Bachelor- und Masterstudiengängen im Rahmen von Modellen, die durch die sog. Erprobungsklausel im neuen Kranken- und Altenpflegegesetz nun ermöglicht werden, bietet sich für die Pflege in Deutschland die Chance, eine internationale Kompatibilität der pflegeberuflichen Ausbildung zu erreichen. Neue Wege sind zurzeit nur dann über regionale Modellprojekte möglich, wenn die jeweiligen Bundesländer zu Innovationen bereit sind. So starteten 2004 die Evangelischen Fachhochschulen in Berlin und Hannover in Kooperation mit Praxiseinrichtungen und mit Genehmigung der Landesregierungen Studienmodelle, die einen akademischen Abschluss mit der Berechtigung zum Führen der Berufsbezeichnung verknüpfen. Berlin bietet erstmalig einen Studiengang mit dem Abschluss »Bachelor of Nursing« an, der gleichzeitig die Vorgaben der Berufegesetze abdeckt. Die Studierenden erwerben neben dem akademischen Bachelor-Grad auch die Berechtigung zur Führung der gesetzlich geschützten Berufsbezeichnung »Gesundheits- und Krankenpfleger/-in« (*Reinhart, Kistler* 2004). Hannover bietet in einem Gesamtkonzept als dualen Studiengang innerhalb von fünf Jahren zwei berufsqualifizierende Abschlüsse an: den Abschluss nach den Berufegesetzen mit dem Erwerb der Berufsbezeichnungen und den »Bachelor of Nursing« (EFH 2003; *Oelke* et al. 2004). Ähnlich dem Modell in Hannover wird die Fachhochschule Neubrandenburg 2005 einen Studiengang mit der Berufszulassung als »Gesundheits- und Krankenpfleger/-in« und dem Abschluss »Bachelor of Nursing and Administration« einrichten (FHNB, siehe www.fh-nb.de). Diese Studiengänge folgen der anstehenden Strukturveränderung im Sinne der Internationalisierung von Hochschulabschlüssen. Beabsichtigt sind damit auch Erweiterungen und Differenzierungen innerhalb des Hochschulsystems (vgl. Kapitel 8).

Außerhalb der Alten- und Krankenpflege geregelte Ausbildungen sind grundständige Studiengänge – also kein Aufbaustudium – an Fachhochschulen, vornehmlich in Hessen, eingerichtet worden, deren Absolventen einen Abschluss als Diplom-Pflegewirt für berufs- und arbeitsplatzübergreifende Funktionen erwerben. Hier handelt es um ein generalistisches Studium, das als Zugang »nur« die Studierbefähigung und keine pflegeberufliche Erstausbildung voraussetzt, keine Unterteilung in Alten-, Kranken- und Kinderkrankenpflegeausbildung und keine Teilung zwischen ambulanter und stationärer Pflege vornimmt. Von den Absolventen wird erwartet, dass sie sich als »change agents« bezüglich der Professionalisierung einbringen und zudem neue übergreifende pflegeberufliche Handlungsfelder erschließen (*Frietzek, Kraushaar* 1993; *Brieskorn-Zinke* et al. 2001:100ff.). Sie erhalten keine Berufszulassung nach dem Berufsgesetz und gelten auch nicht als Pflegefachkraft i. S. des Sozialrechts.

Spezialisierungen und weitergehende alten-, kranken- oder kinderkrankenpflegerische Schwerpunktsetzungen innerhalb der Pflegegrundausbildungen waren aufgrund der bislang geltenden jeweils eigenständigen Ausbildungs- und Prüfungsverordnungen für die Alten-, Kranken- und Kinderkrankenpflege im Prinzip nicht vorgesehen. Lediglich in der Krankenpflegeausbildung war ein theoretischer und praktischer »Schwerpunkt pädiatrische Pflege« gemäß der europäischen Richtlinie (vgl. Kapitel 2) zu absolvieren. Darüber hinaus sind Spezialisierungen nach Abschluss der Ausbildung ausschließlich als berufliche Weiterbildung möglich (vgl. Kapitel 3.6).

Die jetzt bundeseinheitliche Ausbildung der Altenpflege setzt ihren Schwerpunkt ausschließlich auf die Pflege alter und alter kranker Menschen. Die neue Ausbildung in der Gesundheits- und Krankenpflege dagegen umfasst die zu pflegenden Menschen in allen Lebensphasen und -situationen. Demzufolge ist diese jetzt unterteilt in einen generalistischen Teil sowie eine darauf aufbauende Spezialisierungsphase. Es werden zwei Berufsbezeichnungen zur Gesundheits- und Kranken- bzw. Gesundheits- und Kinderkrankenpflegerin erworben.

In manchen Hochschulstudiengängen werden nach einem gemeinsamen Grundstudium Spezialisierungen angeboten: Klinische (praktische) Pflege und Gesundheitsförderung, Pflege- und Gesundheitspädagogik und -beratung (Lehrer- und Beratungstätigkeiten), Pflege- und Gesundheitsmanagement (*Landenberger, Behrens* 2001).

3.3.2 Zulassungsbedingungen

Die bisher geltenden Regelungen für die Ausbildungen in der Alten- sowie Kranken- und Kinderkrankenpflege definierten die Zulassungsbedingungen, also die vorausgesetzte Schulbildung, für die Alten-, Kranken- und Kinderkrankenpflege unterschiedlich. Einige Bundesländer gaben für die Altenpflege ein Mindestalter vor, so mindestens 16 Jahre in Nordrhein-Westfalen. Für die Kranken- und Kinderkrankenpflege galt grundsätzlich ein Mindestalter von 17 Jahren zu Beginn der Ausbildung und die gesundheitliche Eignung für den Beruf.

Erst die gesetzlichen Neuregelungen der Ausbildungen in der Alten- sowie Gesundheits- und Krankenpflege regeln den Zugang zu den Ausbildungen fast identisch, die vorausgesetzte Schulbildung in der Altenpflege ist angehoben auf den mittleren Schulabschluss wie Mittlere Reife oder Fachoberschulreife (FOR). In Tabelle 8 werden die Zugangsvoraussetzungen der Alten- sowie Gesundheits- und Krankenpflegeausbildung gegenübergestellt.

Tabelle 8: Zugangsvoraussetzungen für die Alten- und Gesundheits- und Krankenpflegeausbildung.

Altenpflegeausbildung	Gesundheits- und Krankenpflegeausbildung
	Bewerber sind in gesundheitlicher Hinsicht zur Ausübung des Berufs geeignet
Fachoberschulreife (FOR) oder ein anderer als gleichwertig geltender Bildungsabschluss oder eine andere abgeschlossene 10-jährige Schulbildung, die den Hauptschulabschluss erweitert oder	Realschulausbildung oder gleichwertige, abgeschlossene Schulausbildung (FOR) oder
Hauptschulabschluss oder gleichwertig anerkannter Bildungsabschluss, sofern eine erfolgreich abgeschlossene, mindestens 2-jährige Berufsausbildung oder die Erlaubnis als Altenpflegerhelfer/-in oder Krankenpflegehelfer/-in vorliegt	Hauptschulabschluss oder gleichwertige Schulbildung zusammen mit erfolgreich abgeschlossener Berufsausbildung mit vorgesehener Ausbildungsdauer von mind. 2 Jahren oder Erlaubnis als Krankenpflegehelfer/-in oder erfolgreich abgeschlossene landesrechtlich geregelte Ausbildung von mindestens 1-jähriger Dauer in Krankenpflegehilfe oder Altenpflegehilfe

(Quelle: BGBl AltPflG 2003, BGBl KrPflG 2003)

Die Immatrikulation an Universitäten setzt das Abitur nach Klasse 13 und an Fachhochschulen die Fachhochschulreife (FHR) nach Klasse 12 oder zeitgleich in beruflichen Bildungsgängen voraus (*KMK* 2001). Ebenso begründet ein Fachhochschulabschluss den Zugang zur Universität. Für einige pflegebezogene Studiengänge gilt als weitere Zugangsvoraussetzung die absolvierte berufliche Erstausbildung in einem Pflege- oder Gesundheitsberuf. Hochschulgesetze in mehreren Bundesländern ermöglichen mittlerweile für besonders Befähigte ein Studium auf Probe oder über eine Feststellungsprüfung den Zugang zur Hochschule (Sachsen-Anhalt). In Berlin ist die Zulassung zu einem Studium auf Probe im Zusammenhang mit dem erlernten Beruf und außerhalb der zulassungsbegrenzten Studiengänge im Hochschulgesetz geregelt (Bln. GVBl. 2003, § 11 HG). In weiteren Bundesländern, so z. B. in Hessen und Nordrhein-Westfalen (GV.NW: 1990), wird der Hochschulzugang über eine in Landesgesetzen geregelte pflegerische Weiterbildung erworben (vgl. Kapitel 3.6).

Die **Dauer der Berufsausbildung Kranken- und Altenpflege** ist durch die neuen Gesetze nun einheitlich auf drei Jahre festgelegt (bei Teilzeitausbildung fünf Jahre). Vor der gesetzlichen Neuregelung, also bis zum Jahr 2002, gab es eine Reihe von Bundesländern, in denen die Altenpflegeausbildung nur zwei Jahre umfasste.

3.3.3 Schularten

Die Spannweite der schulischen Bezeichnungen reichte in der Vergangenheit vom »Altenpflegefachseminar« und »Schule für Altenpflege« über »Fachschule für Altenpflege« (so in Berlin) bis zur »Berufsfachschule für Altenpflege« und »Berufsschule für Altenpflege«. Kranken- und Kinderkrankenpflegeschulen waren i. d. R. jeweils eigenständige »*berufliche Schulen der besonderen Art*« und damit Einrichtungen einzelner Krankenhausträger. Darüber hinaus existierten nach den Schulgesetzen einiger Bundesländer Berufsfachschulen für Kranken- und Kinderkrankenpflege, so in Bayern, Mecklenburg-Vorpommern, Thüringen und Sachsen. Berlin verfügt bereits seit 1972 als erstes Bundesland über ein Gesetz über die Lehranstalten für Medizinalhilfspersonen, in dem das Verhältnis der Lehrenden in den Schulen zu den Schülerinnen festgesetzt ist. Dies gilt insbesondere für die Kranken- und Kinderkrankenpflegeschulen. Auslöser dafür waren die Empfehlungen des Europarates zur Vereinheitlichung der Krankenpflegeausbildungen (*Bln. GVBl.* 1972).

Träger der schulischen Ausbildung in der Altenpflege sind die Altenpflegeschulen. Sie schließen Kooperationsverträge mit Trägern der praktischen Ausbildung ab. Anstellungsträger und Träger der gesamten Ausbildung in der Gesundheits- und Krankenpflege sind das Land (z. B. Universitätskliniken), die Kommunen (z. B. Stadt oder Landkreis), gemeinnützige Institutionen (z. B. Ordensgemeinschaften oder Wohlfahrtsverbände) und privatrechtliche Träger (z. B. Privatkrankenhäuser) (vgl. Kapitel 3.3.6).

Die beschriebene Systematik der Alten- und Gesundheits- und Krankenpflegeschulen als »*berufliche Schulen der besonderen Art*« oder Berufsfachschulen nach Landesrecht (*KMK* 1997a) gilt auch nach den neuen Berufsgesetzen. Das bisher in der Altenpflegeausbildung mögliche Fachschulsystem wird eingestellt, die Verortung beider Pflegeausbildungen im Berufsschulsystem nach Berufsbildungsgesetz wird explizit ausgeschlossen. Eine grundständige Pflegeberufsausbildung im Hochschulbereich ist nicht vorgesehen.

Der seit Jahren zunehmend zu verfolgende trägerschaftsorientierte Verbund durch Zusammenlegungen von Schulen – vornehmlich bei den Gesundheits- und Krankenpflegeschulen – lässt größere Betriebseinheiten entstehen. Neu ist in diesem Zusammenhang auch, solche Bildungszentren neben der herkömmlichen Trägerschaft als eingetragenen Verein (e.V.) oder als Gesellschaft (GmbH) zu führen. Von Vorteil dabei ist, dass die Ausbildungen zugleich strukturell und organisatorisch zusammengeführt werden. Als weiterer Vorteil werden betriebwirtschaftliche Synergien gesehen (*BA* 1999). Auch das Bundesland Berlin plant diesbezüglich Strukturmaßnahmen und beabsichtigt die Bildung von fünf bis sechs Verbundschulen mit einer Kapazität von 600 bis 900 Ausbildungsplätzen (*Abgeordnetenhaus* 2003:5).

3.3.4 Horizontale und vertikale Durchlässigkeit

Sowohl die horizontale als auch die vertikale Durchlässigkeit in den Pflegeausbildungen war bisher in Deutschland eher gering. Die Gründe hierfür lagen bis zum Zeitpunkt der gesetzlichen Neuregelung einerseits in der Unübersichtlichkeit der einzelnen in Länderhoheit geregelten und nicht standardisierten Ausbildungsvarianten im Bereich der Altenpflege und andererseits in den jeweils eigenständig durchzuführenden Ausbildungen in der Kranken- und Kinderkrankenpflege. Eine verkürzte Ausbildungszeit bestand, wenn u. a. eine Kranken- bzw. Kinderkrankenschwester zusätzlich noch Hebamme werden wollte. Dies galt umgekehrt auch für Hebammen.

Ein Übertritt in den tertiären Bereich, verbunden mit dem Ausbildungsabschluss in der Alten-, Kranken- und Kinderkrankenpflege, war gesetzlich nicht vorgesehen und i. d. R. nicht möglich. Die Berliner Fachschulen für Altenpflege konnten den Schülerinnen durch ein Zusatzangebot an allgemein bildenden Fächern die Möglichkeit der integrierten Fachhochschulreife bieten. Daten, in welchem Umfang dieses Angebot genutzt wurde, liegen nicht vor.

Absolventen möglicher Helferberufe in der Pflege erhalten mit ihrem Abschluss den Zugang in die Alten- bzw. Gesundheits- und Krankenpflege. Das Altenpflegegesetz ermöglicht darüber hinaus eine Verkürzung bis zu einem Jahr in der Ausbildung der Altenpflege. Während das Altenpflegegesetz für eine Vielzahl von weiteren Gesundheits- und auch Pflegeausbildungen – nach Landes- oder Bundesrecht – eine mögliche horizontale Durchlässigkeit mit Ausbildungsverkürzungen bis zu zwei Jahren ausweist, begrenzt das Krankenpflegegesetz Ausbildungsverkürzungen bis zu zwei Jahren auf die Anrechnung gleichwertiger Ausbildungen. Rechnung getragen wird somit der Vorgabe aus der für die Allgemeine Pflege anzuwendende europäische Richtlinie hinsichtlich der Zugangsvoraussetzungen zur Ausbildung, des Ausbildungsniveaus und der abzuleistenden Ausbildungsstunden und -inhalte (vgl. Kapitel 2).

Auch nach den neuen Ausbildungsgesetzen besteht keine vertikale Durchlässigkeit in den Hochschulbereich für Absolventen der Alten- und Krankenpflegeschulen. Diese Abschlüsse verleihen weder eine fachgebundene (FHR) noch eine Allgemeine

Hochschulreife (Abitur). Den Ausbildungen in der Alten- und Gesundheits- und Krankenpflege ist daher weiterhin ein bildungs- und berufsbiografischer »Sackgassencharakter« (*Krüger* 1997:2) zuzuschreiben. Kennzeichen von Sackgassenberufen ist die Erreichung eines gewissen Ausbildungsstandes. Eine höhere Qualifizierung im Anschluss daran ist nur auf Umwegen, mit erheblichen persönlichen Belastungen über Sonderegelungen der Länder möglich. Bedingt durch traditionelle Berufsstrukturen und die Verweigerung der Durchlässigkeit in den tertiären Bereich durch die bis 2003 geltenden Altenpflegegesetze und das Krankenpflegegesetz haben sich Weiterbildungen als Wege der beruflichen Höherqualifizierung manifestiert. Niedersachsen dagegen ist das einzige Bundesland, in dem die absolvierte Ausbildung als Kranken- oder Kinderkrankenschwester die Zulassung zum Medizinstudium ermöglicht. Im Kontext der europäischen Einigung und den Professionalisierungstendenzen der Pflege mit verändertem Berufsbild und Aufgabenfeld wird von den meisten Autoren die Durchlässigkeit in den Hochschulbereich gefordert (*BA* 1997; *Dielmann* 1999:336ff.; *Stöcker* 2000a:49ff.; *DBR* 2001; *Stöcker, Stolz* 2002:153ff.).

Ein möglicher Weg im Sinne größerer Durchlässigkeit ist der Erwerb der Fachhochschulreife an Sekundarstufe-II-Schulen in beruflichen Bildungsgängen (*KMK* 2001). Aufgegriffen wurde diese Möglichkeit über einen Entschließungsantrag des Bundesministeriums für Gesundheit und Soziale Sicherung (BMGS) an den Deutschen Bundestag. Der Antrag fand die erforderliche Mehrheit, wurde aber bisher in der Umsetzung von den dafür zuständigen Landesministerien (noch) nicht aufgegriffen (*Deutscher Bundestag* 2003). Einen anderen Weg bieten die konsekutiven (gestuften) Studiengänge. Auf den Erwerb berufsqualifizierender Bachelor- und Master-Abschlüsse sind qualifizierende Vorleistungen über Credit Points anzurechnen (*BMBF, KMK, HRK* 2003).

3.3.5 Formale Integration der Praxisausbildung in die Berufsausbildung

Anstellungsträger und Träger der praktischen Ausbildung in der Altenpflege können ambulante oder stationäre Einrichtungen sowie Tagespflegeeinrichtungen sein. Hierzu schließt der Schüler mit einem öffentlichen, freigemeinnützigen oder privaten Träger der praktischen Ausbildung einen Ausbildungsvertrag. Der Träger der praktischen Ausbildung schließt demzufolge einen Kooperationsvertrag mit einer Altenpflegeschule. Die Ausbildung in der Gesundheits- und Krankenpflege unterscheidet nicht zwischen der praktischen und schulischen Ausbildung, hier sind Anstellungs- und Bildungsträger identisch. Der Ausbildungsvertrag wird sowohl für die praktische als auch schulische Ausbildung abgeschlossen (vgl. Kapitel 3.5.4).

Neu ist die festgeschriebene Gesamtverantwortung der Alten- und Krankenpflegeschulen für die Organisation, Gestaltung und Koordinierung der schulischen und praktischen Ausbildung. Die gesetzlichen Vorgaben verlangen eine lernwirksam funktionierende Verknüpfung der schulischen Ausbildung mit den spezifischen Lernangeboten der beruflichen Praxis, um die ausgewiesenen Kompetenzen zu erreichen. Der Lernende soll auf vielfältige Wissensbestände und Erfahrungen zurückgreifen können und zugleich bereit sein, die Situation i. S. des Professionsverständnisses verantwortlich zu bewältigen. Das bedeutet in Konsequenz: Lernort Schule und Lernort Praxis sind für das Erreichen der Ausbildungsziele gemeinsam zuständig und bedingen sich gegenseitig.

Zusätzlich wird der Theorie-Praxis-Transfer dadurch verbessert, dass berufspädagogisch qualifizierte Praxisanleiter zum Einsatz kommen, die in ihrer laufenden Arbeit von den Lehrern der Schule fachlich beraten werden (*Wagner* 2003:485). Das soll insbesondere den Auftrag zur praktischen Ausbildung sichern und vermeiden, dass sich Lernchancen im Kontext bestehender Rahmenbedingungen im Alltagshandeln zerschlagen. Die Gesetze konkretisieren nicht die Anforderungen an die Organisation praktischen Lernens unter Anleitung berufspädagogisch qualifizierter Pflegepersonen (vgl. Kapitel 3.5.4). Die Qualifizierung der Pflegefachkräfte zum Praxisanleiter ist in der Altenpflegeausbildung hinsichtlich der berufspädagogischen Weiterbildung offen. In der Gesundheits- und Krankenpflegeausbildung ist die berufspädagogische Qualifizierung mit mindestens 200 Stunden abzuleisten. Des Weiteren hat der Ausbildungsträger hier ein angemessenes Verhältnis zwischen der Zahl der Schülerinnen und der Zahl an Praxisanleitern je Einsatzbereich vorzuhalten.

3.4 Lehrerqualifikation in der Pflegeausbildung

Der überwiegenden Sonderstellung der Ausbildung folgte bisher die Sonderstellung der Lehrerqualifizierung für diese Einrichtungen. In den Bundesländern, in denen die bisherigen Alten-, Kranken- und Kinderkrankenpflegeschulen als Berufsfachschule, Berufsschule oder als Fachschule den Schulgesetzen unterstanden, mussten die Lehrer ein universitäres Studium und die Lehrbefähigung für ein Erst- und Zweitfach im Lehramt für berufliche Schulen nachweisen. Für den theoretischen Unterricht an Berliner Altenpflegefachschulen waren ausschließlich Studienräte bzw. Diplom-Medizin- oder Diplom-Pflege-Pädagogen zugelassen. Der fachpraktische Unterricht wurde ebenso von Lehrpersonen getragen, die über vergleichbare oder ähnliche Qualifikationen verfügen. Bayern regelt die fehlende universitäre Lehrerqualifikation für seine Berufsfachschulen für Kranken- und Kinderkrankenpflege mit dem Zusatz *»der besonderen Art«* und konnte demzufolge die Lehrbefähigung u. a. an Lehrende ohne Lehramt an beruflichen Schulen übertragen.

Die Lehrenden an *»beruflichen Schulen der besonderen Art«* divergierten in ihren Qualifikationen. Deren Lehrbefähigung für den fachtheoretischen und fachpraktischen Unterricht an Pflegeschulen richtete sich bevorzugt nach internen Schulgegebenheiten und war gelenkt von persönlicher und fachlicher Neigung. Es waren i. d. R. pädagogisch weitergebildete Pflegepersonen zum Lehrer für Pflegeberufe – nicht fach- und erziehungswissenschaftlich qualifiziert i. S. des Lehramtes an beruflichen Schulen – oder Diplom-Pflege-(Medizin)pädagogen, die ein vierjähriges Studium an einer Universität oder Fachhochschule absolviert hatten (*Stöcker* 2001b:223; *Beier, Stöcker* 2002:213ff.). Die Ausbildungs- und Prüfungsverordnung für die Altenpflege in Nordrhein-Westfalen legte zusätzlich die Lehrbefähigung für Psychologen und Pädagogen fest (*Rustemeier-Holtwick* 1997:10).

In der Praxis haben sich Studiengänge der akademischen Lehrerausbildung unabhängig und außerhalb der Ausbildungsgesetze in den Pflegeberufen etabliert (*BA* 1994; *Bals* et al. 1996).

Wesentliche Schritte sind damit getan:
- Pflege hat Fuß gefasst im staatlichen Bildungssystem.
- Pflege hat den vertikalen Durchbruch in den tertiären Bildungsbereich erreicht.
- Pflege ist als Fach Gegenstand wissenschaftlicher Betrachtung und steht im Diskurs mit anderen Wissenschaften (*Stöcker* 2001b:226).

Zu vermuten ist, dass eher der traditionelle Sonderweg der Schulen im Gesundheitswesen dazu geführt hat, die Pflegelehrerbildung überwiegend an Fachhochschulen und weniger an Universitäten zu etablieren. Die dadurch zurzeit bedingte Verortung der Pflegelehrerbildung auf zwei Ebenen des Hochschulbereichs ist grundsätzlich positiv zu bewerten. Daraus resultiert auch die Vielzahl von miteinander konkurrierenden unterschiedlichen Abschlusstiteln. Es gibt universitäre Studiengänge mit dem Abschluss: Lehramt an beruflichen Schulen – Fachrichtung Pflege, Diplom-Pflegepädagoge (UNI), Diplom-Berufspädagoge (UNI) oder Diplom-Medizinpädagoge (UNI). Des Weiteren gibt es Studiengänge an Fachhochschulen mit dem Abschluss Diplom-Pflegepädagoge (FH) oder Diplom-Berufspädagoge (FH).

Die Lehrerqualifikation wurde nun durch das neue Krankenpflegegesetz im Niveau angehoben. Jedoch weisen die Neuregelungen für Lehrer an Altenpflegeschulen einerseits und an Krankenpflegeschulen andererseits nach wie vor Unterschiede auf. Das neue bundeseinheitliche Altenpflegegesetz fordert für die Schulleitung eine pädagogisch qualifizierte Fachkraft mit abgeschlossener Berufsausbildung im sozialen oder pädagogischen Bereich und mehrjähriger Berufserfahrung oder ein abgeschlossenes pflegepädagogisches Studium ein, des Weiteren geeignete pädagogisch qualifizierte Fachkräfte für den theoretischen und praktischen Unterricht. Im novellierten Krankenpflegegesetz dagegen ist für die Schulleitung eine Hochschulqualifikation und für alle Lehrenden des theoretischen und praktischen Unterrichts gemäß der Ausbildungs- und Prüfungsverordnung die pädagogische Hochschulqualifikation erforderlich. Der Bundesgesetzgeber überlässt es den Ministerien der Bundesländer, die erforderliche Lehrerqualifikation für pflegeberufliche Schulen im Detail zu bestimmen. Der Titel »Diplom-Medizinpädagoge (UNI)« erfuhr 2004 mit der Novellierung der Prüfungsverordnung in der Krankenpflegeausbildung eine Renaissance, er steht als Äquivalent für den bisher erforderlichen ärztlichen Fachprüfer im Prüfungsausschuss. Den universitär qualifizierten Lehrern kann gemäß Prüfungsverordnung die Wahrnehmung hoheitlicher Aufgaben übertragen werden, wie z. B. der Vorsitz bei den staatlichen Pflegeprüfungen (*Stöcker* 2004b:143).

Für die bis Ende 2003 traditionell weitergebildeten Lehrer für Pflegeberufe kann individuell eine Besitzstandswahrung gelten, die allerdings im Zusammenhang mit einem Arbeitsplatzwechsel oder im Hinblick auf eine potentielle Schulleitungsfunktion nicht selbstverständlich garantiert ist. Gefährdet ist die Besitzstandswahrung ebenso im Kontext von Planungsstrategien bezüglich der Standorte und Größe der Schulen. Infolge der dann notwendigen Neugenehmigung zur Ausbildungsberechtigung haben die zuständigen Ministerien in den Bundesländern die normativen Vorgaben der neuen Berufegesetze zugrunde zu legen. Eine selbstverständliche Anrechnung der bisher privatrechtlich geregelten Weiterbildung zum Lehrer für Pflegeberufe auf die Dauer und den Inhalt eines Pflegelehrerstudiums ist nach derzeitiger Rechtslage nicht automatisch gegeben. Einige Hochschulen bieten eine Art von »Nachqualifizierung« an, um berufsbegleitend akademische Abschlüsse zu ermöglichen, die der pädagogischen Hochschulqualifikation i. S. der Berufegesetze entsprechen. Fraglich scheinen die unterschiedlichen Vertragsgrundlagen und die variierenden Studienzeiten. Einerseits ist ein Nachdenken darüber wünschenswert, wie die bisher erworbenen Qualifikationen und die Berufserfahrung auf ein Studium anzurechnen sind. Andererseits sollte nicht nur der Erlangung formaler Hochschulabschlüsse Genüge getan werden. Ins Zentrum zu stellen ist die wissenschaftliche Qualifizierung in der Bearbeitung der Studieninhalte. Zu gewährleisten ist die für die Lehreridentität erforderliche wissenschaftliche Sozialisation und der Diskurs mit anderen Wissenschaften. Die Lehrbefähigung an pflegeberufsbildenden Schulen zu erhalten, ist das eine Ziel, genauso relevant sind diese hochschulischen Qualifikationen auch für die Akzeptanz in der öffentlichen Diskussion und der akademischen Anerkennung.

Im europäischen Vergleich ist die für Deutschland selbstverständliche Zentrierung auf Pädagogik eher selten, die fachwissenschaftliche Qualifizierung dominiert. Systemisch erfolgt die Pflegelehrerbildung ausschließlich als Hochschulstudium mit dem Master-Degree, überwiegend an Universitäten. In den Niederlanden existiert ebenso wie in Deutschland parallel auch ein Studium an Fachhochschulen. Je nach Integration in das jeweilige Hochschulsystem gestalten sich die Dauer des Studiums sowie die pädagogische bzw. fachwissenschaftliche Qualifizierung sehr unterschiedlich. In Frankreich und Österreich ist die Lehrerbildung als pädagogische Weiterbildung geregelt. Verortet sind diese Weiterbildungen in Frankreich postsekundär als einjährige berufsbegleitende Maßnahmen, ggf. in Kooperation mit einer Universität, und in Österreich als zweijähriger Universitätslehrgang auf der Tertiärstufe. In Frankreich wird nach staatlicher Prüfung das Zertifikat mit der Berufsbezeichnung »Cadre sante« und in Österreich wird nach dem Gesundheits- und Krankenpflegegesetz die Berufsbezeichnung »Akademische Lehrperson im Gesundheitswesen« erworben. Beides sind nichtakademische Titel (vgl. Kapitel 4.4, 5.4, 6.4).

3.5 Inhalte der Pflegeausbildung

Die Ausbildungsvorgaben in der Alten- und Gesundheits- und Krankenpflege geben den einzelnen Bildungsträgern, Schulen und Lehrern auch in Zukunft ein hohes Maß an individueller curricularer Gestaltungsmöglichkeit, sodass aufgrund des Interpretationsspielraums eine Vergleichbarkeit von Ausbildungen oft erschwert wird. Die jeweils zuständigen Lehrerinnen übernehmen die konzeptionelle und organisatorische Umsetzung des Lehrplans bzw. Curriculums. Sie leisten die individuelle Ausbildungsplanung und sind zuständig für die Abstimmung des Lernangebots der praktischen Einsatzorte mit dem Curriculum im Einzelnen. Dabei sind die Lehrenden an diesen Schulen dem Lehrhorizont der Gesundheitseinrichtungen, die Träger der Ausbildung sind, verpflichtet. Die jeweiligen Strukturen der Einrichtungen bestimmten und bestimmen das Ausbildungsangebot, die Ausbildungsqualität und damit die erreichbare Berufskompetenz (*Stöcker* 2003b:17; vgl. unten).

3.5.1 Ziele der Ausbildung

Das neue Gesundheits- und Krankenpflegegesetz sowie das neue Altenpflegegesetz formulieren explizit Ausbildungsziele. Gemeinsam, wenn auch für die Alten- und Gesundheits- und Krankenpflege unterschiedlich präzisiert, sind die Ausbildungsziele ausgerichtet auf präventive, kurative, rehabilitative und palliative Versorgungssituationen sowie auf ambulante und stationäre Strukturen der Gesundheitsversorgung. Es wird unterschieden in einen eigenverantwortlichen, mitwirkenden und interdisziplinären Aufgabenbereich. Neu aufgenommen sind Aufgaben der Beratung, Anleitung und Unterstützung von zu pflegenden Menschen und ihrer Bezugspersonen. Darüber hinaus weisen die Ausbildungsziele eine zielgruppenspezifische Differenzierung der beruflichen Pflege einerseits in alte und alte kranke Menschen sowie andererseits unabhängig vom Alter zu pflegende Menschen in allen Lebensphasen und -situationen aus.

Die Ausbildung in der Altenpflege ist auf die Kenntnisse, Fähigkeiten und Fertigkeiten in der Pflege alter und alter kranker Menschen und damit i. S. der Qualifikation auf den Lernerfolg in Bezug auf die Verwertbarkeit, d. h. aus der Sicht der Nachfrage in beruflichen, gesellschaftlichen und privaten Situationen ausgerichtet. Die Ausbildung in der Gesundheits- und Krankenpflege bzw. Gesundheits- und Kinderkrankenpflege verfügt über ein gemeinsames, also nicht unterteiltes Ausbildungsziel. Es umfasst fachliche, personale, soziale und methodische Kompetenzen und einen Lernerfolg in Bezug auf die einzelnen Lernenden und ihre Befähigung zu eigenverantwortlichem Handeln in beruflichen, gesellschaftlichen und privaten Situationen (*KMK* 2000:9).

Im neuen Gesundheits- und Krankenpflegegesetz gilt als explizit formulierte Ausbildungsprämisse, dass der zu pflegende Mensch als Individuum zu sehen ist, der seine Erkrankung als Einschränkung von Individualität und Selbstbestimmung erlebt und erleidet. Die psycho-sozialen Komponenten im Umgang mit zu pflegenden Menschen nehmen dabei einen zentralen Stellenwert ein. Dem neuen Gesetz liegt ein Verständnis von Gesundheit und Krankheit zugrunde, die wesentlich durch die betroffene Person mitzugestalten sind und in dem berufliche Pflege verstanden wird als Beziehungs- und Handlungsprozess (*Sieger, Brinker-Meyendriesch* 2004:24). Die eingeforderte Pflegeprozessmethode mit den Elementen der Bedarfsbestimmung, Planung, Umsetzung und Evaluation sichert dabei eine qualitative und quantitative, eine curriculare und didaktische als auch eine professionelle Orientierung (*Stöcker* 2004d:486).

Verlangt wird zugleich über die Ausbildungsziele eine pflegewissenschaftliche sowie bezugwissenschaftliche Orientierung im pflegerischen Handeln. Diese »neue« Qualität zeigt sich durch die Vorgaben, Pflegehandeln im Lehren und Lernen wissenschaftlich zu begründen. Damit wird der Tatsache Rechnung getragen, dass sich inzwischen auch in Deutschland Gesundheits- und Pflegewissenschaft als Hochschuldisziplin mit eigener Forschung etabliert hat und so dazu beiträgt, Theorie und Forschungsergebnisse in die Berufsausbildung und in das berufliche Handeln der Pflegenden aufzunehmen. Beispielhaft sei an dieser Stelle verwiesen auf die Entwicklung, Implementierung und Evaluation von wissenschaftlich fundierten Expertenstandards (*DNQP* 2000ff.). Weitere Beispiele sind u. a. Forschungsergebnisse zu Ernährung, Körperpflege oder Aktivierung/Bewegung (*Landenberger, Krumrei* 2003).

3.5.2 Schulische Ausbildung

Es wird in den Gesetzen unterschieden zwischen schulischer und praktischer Ausbildung. Die schulische Ausbildung ist aufgeteilt in theoretischen und praktischen Unterricht.

Vor der gesetzlichen Neuregelung bedingten die landesrechtlichen Altenpflegeausbildungen unterschiedliche Kombinationen von einzelnen Lehrfächern und unterschiedliche Schwerpunktsetzungen. Die Stundentafel im Bundesland Berlin wies darüber hinaus eine Gliederung in Pflicht- und Wahlfächer mit 2300 Stunden aus, in anderen Bundesländern, so z. B. in Brandenburg und Bremen, waren die Lehrinhalte nach Fächergruppen gegliedert. Die Lehrpläne gestalteten sich in Bayern nach Lernbereichen (Bayern 1986) oder im Saarland mit themenbezogenen Schwerpunkten (*Huber* 2002a:99ff.).

Für die Krankenpflege und Kinderkrankenpflege war eine identische Gesamtstundenzahl von 1600 Stunden vorgegeben und die inhaltliche Differenzierung über einen Fächerkanon entsprach der jeweiligen Berufsrichtung. Somit war die Qualifizierung der Kranken- und Kinderkrankenpflegepersonen von ihrer Ausbildungsstruktur primär funktional und institutionell auf den medizinischen Versorgungsauftrag ausgerichtet (*Huber, Stöcker* 2002:127) und beruhte auf dem überholten Paradigma »kranker Mensch«. Bezüglich der Inhalte bestand im Land Berlin aufgrund der bundeseinheitlichen Gesetzgebung kein Unterschied zu den übrigen Bundesländern.

Diese Gegenüberstellung des theoretischen und praktischen Unterrichts nach den neuen Bestimmungen zeigt, dass für beide Ausbildungen die Gesamtmindeststundenzahl identisch ist, jedoch die binnenstrukturelle Stundenverteilung unterschiedlich vorgenommen wurde. Ein weiterer Unterschied: In der Altenpflege sind die Inhalte ausschließlich über Lernfelder strukturiert und unterteilt sind; in der Gesundheits- und Krankenpflege sind die Inhalte, strukturiert nach kompetenziellen Themenbereichen, stundenmäßig vier übergeordneten Lehrdisziplinen zugeordnet.

3.5.3 Curriculare Themen /»Fächer«-Integration mittels Handlungs- und Lernfeldansatz sowie Problemzug

Lange Zeit wurde der Altenpflegeberuf als sozialpflegerischer Beruf angesehen, wobei eine Abgrenzung des Kompetenzbereichs zu anderen sozialpflegerischen, sozialtherapeutischen und sozialpädagogischen Berufen aufgrund der uneinheitlichen ausbildungsbedingten Qualifikationsstrukturen undeutlich war. In einzelnen Bundeslän-

Tabelle 9: Gegenüberstellung der schulischen Ausbildungsinhalte und Mindeststundenzahl in der Alten- und Gesundheits- und Krankenpflege nach den neuen Berufegesetzen.

AltPflAPrV, Anlage 1 (zu § 1 Abs. 1)		KrPflG, Anlage 1 (zu § 1 Abs. 1)	
A: Theoretischer und praktischer Unterricht:	Std.	A: Theoretischer und praktischer Unterricht:	Std.
1 Aufgaben und Konzepte in der Altenpflege	80	Die Schülerinnen und Schüler sind zu folgendermaßen zu befähigen:	-*
1.1 Theoretische Grundlagen in das altenpflegerische Handeln einbeziehen	120	1. Pflegesituationen bei Menschen aller Altersgruppen erkennen, erfassen und bewerten	
1.2 Pflege alter Menschen planen, durchführen, dokumentieren und evaluieren	720	2. Pflegemaßnahmen auswählen, durchführen und auswerten	–
1.3 Alte Menschen personen- und situationsbezogen pflegen	80	3. Unterstützung, Beratung und Anleitung in gesundheits- und pflegerelevanten Fragen fachkundig gewährleisten	–
1.4 Anleiten, beraten und Gespräche führen	200	4. Bei der Entwicklung und Umsetzung von Rehabilitationskonzepten mitwirken und diese in das Pflegehandeln integrieren	–
1.5 Bei der medizinischen Diagnostik und Therapie mitwirken	120	5. Pflegehandeln personenbezogen ausrichten	–
2 Unterstützung alter Menschen bei der Lebensgestaltung	120	6. Pflegehandeln an pflegewissenschaftliche Erkenntnisse ausrichten	–
2.1 Lebenswelten und soziale Netzwerke alter Menschen beim altenpflegerischen Handeln berücksichtigen	60	7. Pflegehandeln an Qualitätskriterien, rechtlichen Rahmenbestimmungen sowie wirtschaftlichen und ökologischen Prinzipien ausrichten	–
2.2 Alte Menschen bei der Wohnraum- und Wohnumfeldgestaltung unterstützen	120	8. Bei der medizinischen Diagnostik und Therapie mitwirken	–
2.3 Alte Menschen bei der Tagesgestaltung und bei selbst organisierten Aktivitäten unterstützen		9. Lebenserhaltende Sofortmaßnahmen bis zum Eintreffen der Ärztin oder des Arztes einleiten	–
3 Rechtliche und institutionelle Rahmenbedingungen altenpflegerischer Arbeit	120	10. Berufliches Selbstverständnis entwickeln und lernen, berufliche Anforderungen zu bewältigen	–
3.1 Institutionelle und rechtliche Rahmenbedingungen beim altenpflegerischen Handeln berücksichtigen	40	11. Auf die Entwicklung des Pflegeberufs im gesellschaftlichen Kontext Einfluss nehmen	950
3.2 An qualitätssichernden Maßnahmen in der Altenpflege mitwirken	60	12. In Gruppen u. Teams zusammenarbeiten	500
4 Altenpflege als Beruf	40	Die Wissensgrundlagen umfassen	150
4.1 Berufliches Selbstverständnis entwickeln lernen	60	1. Kenntnisse der Gesundheits- und Krankenpflege, der Gesundheits- und Kinderkrankenpflege sowie der Pflege und Gesundheitswissenschaften	200
4.2 Mit Krisen und schwierigen sozialen Situationen umgehen	60	2. Pflegerelevante Kenntnisse der Naturwissenschaften und der Medizin	
4.3 Die eigene Gesundheit erhalten und fördern	200	3. Pflegerelevante Kenntnisse der Geistes- und Sozialwissenschaften	
		4. Pflegerelevante Kenntnisse aus Recht, Politik und Wirtschaft	
Zur freien Gestaltung des Unterrichts		Zur Verteilung	
		Im Rahmen des Unterrichts entfallen 500 Std. auf die Differenzierungsphase in Gesundheits- und Krankenpflege und Gesundheits- und Kinderkrankenpflege	
Gesamtstundenzahl	2100	Gesamtstundenzahl	2100

* keine Aufgliederung der Stunden
(Quelle: BGBl AltPflAPrV, Anlage A 2002:4423ff., BGBl KrPflAPrV, Anlage A 2003)

dern wurde in den letzten Jahren ein gesundheits- und sozialpflegerischer Zuschnitt der Ausbildung aufgenommen. Berlin beispielsweise nahm 1996 das Fach Alten- und Krankenpflege in den Rahmenplan auf (*Bln. Senatsverwaltung* 1996). In der bisherigen Kranken- und Kinderkrankenpflegeausbildung stand das Erlernen pflegerischen Handels im primären Zusammenhang mit der Krankheit und somit in einem komplementären Handlungsbezug zur Medizin und zu den Naturwissenschaften. Den Erkenntnissen der Sozialwissenschaften als Bezugswissenschaft zur Pflege kam ein unterschiedliches Gewicht zu.

Die bislang inhaltlich wie institutionell streng formalisierte Pflegeausbildung entlang eines traditionellen Fächerkanons ist aufgehoben (*Ertl-Schmuck* 2002). Der künftige Lehrauftrag ist eng verbunden mit der Operationalisierung der Ausbildungsziele hinsichtlich eines Lernfeldansatzes in der Altenpflege und eines Kompetenzansatzes in der Gesundheits- und Krankenpflege. Entsprechende normative Vorgaben sind in beiden Berufsgesetzen ausgewiesen (*BGBl* 2003:1444; *BGBl* 2003:1514).

In der Altenpflegeausbildung sollen Ausbildungsinhalte und Lehrformen an zentralen Aufgaben- und Problemstellungen des Berufes ausgerichtet sein. Dafür steht das sog. Lernfeldkonzept. Der bislang vorherrschende funktionale Qualifikationsbegriff wird somit relativiert.

Dagegen setzt die Ausbildung in der Gesundheits- und Krankenpflege seit der gesetzlichen Neuregelung an professionellen Kompetenzen zur professionellen Selbstverantwortung im Berufshandeln an, die der Lernende erwerben soll. Die curriculare Ausrichtung hinsichtlich des Anwendungsbezugs ist gesetzlich offen. Das Handlungs- und Lernfeldkonzept nimmt auch hier in der Orientierung einen breiten Raum ein. Hilfreich in der Ausdifferenzierung von Kompetenzen ist die Erhebung von *Kellnhauser* et al. im Auftrag des Deutschen Bildungsrates für Pflegeberufe (DBR). Die Identifikation der für den Pflegeberuf erforderlichen Kompetenzen resultiert aus empirisch erhobenen Daten und einer internationalen Literaturanalyse. Als relevant und ohne Priorisierung sind im Ergebnis der Studie aufgeführt: Fachwissenschaftliche, ethische, kommunikative, betriebswirtschaftliche, berufspolitische, organisatorische, pädagogisch-didaktische, interdisziplinäre rechtliche und psychosoziale Kompetenzen sowie Forschungs- und Führungskompetenz (*Kellnhauser* et al. 2003:13f.).

Das gemeinsame Curriculum für Theorie und Praxis soll den übergeordneten Rahmen darstellen. Hier finden sich gesellschaftliche, berufspädagogische sowie Professionsansprüche. In der Berufspädagogik gibt es dazu allerdings keine geschlossene Theorie, die berufliche Bildungsprozesse vollständig erklärt.

Derzeitig favorisiert wird das curriculare Konzept des Handlungs- und Lernfeldansatzes, zum einen den Aufgaben des Berufes **und** den Arbeitsabläufen in der Praxis folgend und zum anderen basierend auf dem Grundsatz der Handlungsorientierung mit den Prinzipien des problem-, fall-, oder erfahrungsorientierten Lehrens und Lernens. Die neuen Perspektiven zukünftiger Ausbildungsprozesse sind darin zu sehen, dass die Lernorte Theorie und Praxis durch das gemeinsame Curriculum enger miteinander verknüpft sind:

- Handlungsfelder sind zusammengehörige Aufgabenkomplexe mit beruflichen sowie lebens- und gesellschaftsbedeutsamen Handlungssituationen, zu deren Bewältigung befähigt werden soll. Handlungsfelder verknüpfen stets berufliche, gesellschaftliche und individuelle Problemstellungen mit einander.
- Lernfelder sind didaktisch begründete, schulisch aufbereitete Handlungsfelder und orientieren sich keinesfalls allein an verwertbaren Qualifikationen, die sich aus beruflichen Handlungsfeldern ergeben. Sie fassen darüber hinausgehende komplexe Aufgabenstellungen zusammen, deren Bearbeitung im Unterricht in handlungsorientierten Lernsituationen erfolgt. Sie beinhalten Ziele, Inhalte und Zeitrichtwerte i. S. von Kompetenzbeschreibungen.
- Lernsituationen konkretisieren unter Bezugnahme auf die Handlungs- und Lernfelder. Dies geschieht durch die didaktische Aufbereitung der beruflichen sowie lebens- und gesellschaftsbedeutsamen Handlungssituationen (*Bader, Schäfer* 1998:229).

Im Mittelpunkt pflegerischen Handelns stehen nicht Krankheitsbilder, sondern offene und komplexe Pflegesituationen. Die Individualität und Aktualität von Lernangeboten kann unmittelbar aufgegriffen werden. Die Bearbeitung konkreter Problemstellungen bietet ein handlungsorientiertes Verfahren, in dem darüber hinaus der individuelle Lernvorgang fokussiert wird, also Handlungskompetenz statt Faktenwissen, Fähigkeiten und Fertigkeiten. Die Qualität der konstitutiven Theorie-Praxis-Vernetzung wird davon abhängig sein, inwieweit es gelingt, die unterschiedlichen Perspektiven der Schule (des Lernfeldes) und der betrieblichen Praxis (des Handlungsfeldes) kompatibel mit den Handlungsspielräumen der beruflichen Praxis zu gestalten. In der gelebten Ausbildungspraxis sollte es auch darum gehen:
- welcher Handlungsrahmen den Lernenden in der Ausbildungs- und Pflegepraxis eröffnet wird und
- welches zukünftige Bild von Pflege angestrebt wird.

Neue Curricula werden in den unterschiedlichen Ausbildungsmodellen erprobt, in denen zeitlich befristet die Alten-, Kranken- und Kinderkrankenpflegeausbildung zusammengeführt werden. Erste Beispiele für bereits abgeschlossene Modellversuche liegen bereits vor (*Oelke, Menke* 2002; *Görres* et al. 2003; vgl. Kapitel 8).

Eine vom Deutschen Bildungsrat (DBR) initiierte Umfrage bei den für die Pflegeausbildung zuständigen Landesministerien über deren Aktivitäten zu den neuen Ausbildungsgesetzen ergab ein heterogenes Bild auf der formalen und inhaltlichen Ebene. Die curricularen Konstruktionen zeigen sehr unterschiedliche Ansätze im Grad der Durchdringung gesetzlicher Vorgaben und in den ausgewiesenen Verantwortlichkeiten der Länderministerien (*DBR* 2004b). Beispiele, in denen anstelle eines Fächerkanons die curriculare Organisation der theoretischen Ausbildungsinhalte in Lernbereiche und Lernfelder strukturiert ist, liegen bereits vor (Altenpflege: *BIBB* 2002, *BMFSFJ, KDA* 2003, *MGSFF* 2003a Teil I, *Sächsisches Staatsministerium für Kultus* 2003; Gesundheits- und Krankenpflegeausbildung: *MGSFF* 2003b Teil I, Gesundheits- und Krankenpflege: *BIBB* 2004). Eine konzeptionelle Weiterentwicklung bietet die dritte Auflage des ehemaligen AKOD-Curriculums für den theoretischen Ausbildungsteil (*Faust, Münch* 2004). In der Ausbildung für die Kranken- und Kinderkrankenpflege am Universitätscampus Kiel (*Schönlau, Sieger* 2003) ist das integrierte Curriculum bereits umgesetzt.

3.5.4 Integration von Pflege- und Gesundheitswissenschaft in die Ausbildung

Bisher existiert kein ausgereiftes Konzept der Integration von Pflege- und Gesundheitswissenschaft in die Pflege-Berufsausbildung. Dies kann auch kaum verwundern, verfügen doch die Mehrzahl der Lehrerinnen an Alten-/Krankenpflegeschulen über keine wissenschaftliche Qualifikation. Die neuen Ausbildungsgesetze für die Alten- sowie Gesundheits-/Krankenpflege schreiben jedoch als eines von mehreren gleichgewichtigen Ausbildungszielen vor, dass alle Lehrinhalte auf dem jeweils aktuellen Stand der Pflege- und Gesundheitswissenschaft (einschließlich von Medizin sowie den sog. Bezugswissenschaften) vermittelt werden müssen.

Für das Curriculum bedeutet dies, dass in alle Lehrinhalte wissenschaftliche Theorie, Forschungsergebnisse und -methoden einfließen. Es soll in den neuen Curricula kein Fach Pflege- und Gesundheitswissenschaft geben, da wie oben dargestellt, das überholte Fächerprinzip durch das innovative Lernfeldprinzip ersetzt wird.

Im Folgenden wird stichwortartig dargestellt, welche Wissenschafts- und Forschungsinhalte in die Ausbildung integriert werden sollen.

Vermittelt werden sollen (1) Wissenschaftserkenntnisse, die bislang mit dem Begriff der **Krankheitslehre** bezeichnet werden. Dazu zählen traditionelle Inhalte wie Epidemiologie von Krankheit, Behinderung sowie Gesundheitsrisiken, daneben klassische Fächer wie Anatomie, Pathologie, Biochemie, Pharmakologie, Hygiene u. a.
Dazu zählen (2) **Pflege- und Gesundheitstheorie**. Als Beispiele sollen hier genannt werden: Bedürfnistheorie, Pflegetheorie, Gesundheitstheorie, Kommunikations-/Interaktionstheorie, Sozialisationstheorie, Stresstheorie, Rollentheorie sowie Dienstleistungstheorie.

Der Kernbereich der Pflege- und Gesundheitswissenschaft kann (3) umrissen werden mit den beiden Begriffen »**Problemlösungs-/Pflegeprozess**« und »**Organisation der Pflegetätigkeit**«. Hierzu zählen der Theorie- und Forschungsstand zu:
- Methoden der Pflegebedarfserhebung und pflegerischen gesundheitsförderlichen Diagnostik und Assessment
- Gesundheitsförderungs- und Pflegetherapien/-interventionen und deren nachgewiesene Wirksamkeit (Evidence Based Nursing (EBN))
- Konzepten der Patienteninformation, -beratung, -anleitung, -schulung (educational nursing)
- Praxisstandards, Expertenstandards, Leitlinien und Pathways
- Evaluierungsmethoden und -konzepten zu Überprüfung und Nachweis der Wirksamkeit des professionellen Handelns

- Versorgungssettings und deren Eignung für die Pflege, Gesundheitsförderung von Patientengruppen und Menschen in bestimmten Lebenssituationen: stationäre, ambulante Form der Präventions-, Akutversorgung, Rehabilitation, Palliation in Ausprägung der Normal-, Intensivpflege, Langzeit- und Kurzzeitpflege
- Interprofessionalität, Interdisziplinarität: Kooperation, Koordination mit anderen Berufsgruppen
- Konzepten der Organisation der Pflegetätigkeit: Verlaufssteuerung (traject theory), Überleitungsmodelle, Case Management, Managed Care, Disease-Management-Programme (DMP) u. a.

Dazu zählen (4) Theoriekonzepte und Forschungsergebnisse zu **Qualitätsentwicklung** in Pflege und Gesundheitsförderung mit den Stichworten Sicherung der Leistungsqualität (Pflege, Gesundheitsförderung), Programmevaluierung, Analyse der Patientendokumentation usw.

Als weiteres wichtiges Feld der Pflege- und Gesundheitswissenschaft sind (5) die **Gesundheitssystemforschung** sowie **Modelle der Öffentlichen Gesundheitsförderung** (Public Health) zu nennen.

In die Pflegeausbildung sollten (6) Inhalte und Forschungsergebnisse der **Ausbildungs- und Professionstheorie** einfließen. Als Beispiele seien genannt die Theorien des Lernens sowie internationale Ausbildungsmodelle.

Schließlich zählen (7) zum Theorie- und Forschungsstand der Gesundheits- und Pflegewissenschaft Konzepte von **Management und Leitung** von Organisationen. Beispiele sind die Organisations- und Dienstleistungstheorie.

3.5.5 Praktische Ausbildung und Theorie-Praxis-Transfer

In manchen Bundesländern fand die praktische Ausbildung in der Altenpflege an nur einem praktischen Lernort, d. h. in einer Einrichtung, statt. In diesem Fall spricht man vom singulären berufspraktischen Lernort. In anderen Bundesländern dagegen gibt es eine Pluralität der Lernorte, so wurden z. B. in NRW die Schülerinnen zu gleichen Anteilen in der ambulanten, stationären, geriatrischen und gerontopsychiatrischen Versorgung eingesetzt. In Bayern und in Berlin dagegen war der berufsfachliche Anteil der Ausbildung über Berufspraktika vorgegeben, die Lernortpluralität war davon abhängig, ob die Schülerinnen ihre Ausbildung berufsbegleitend oder in Vollzeit absolvierten. Die Stundenanteile für die praktische Ausbildung differierten z. B. zwischen 640 Stunden in Brandenburg, 2 300 Stunden in Berlin und 2 770 Stunden in Baden-Württemberg, die während der Ausbildung als Ausbildungsabschnitt, so in Mecklenburg-Vorpommern und Sachsen oder nach bestandener Prüfung als Berufspraktikum (Berlin) stattfanden (*FFG* et al. 2000:64-6). Die Länderregelungen in Berlin, Bayern, Bremen, Hessen, Nordrhein-Westfalen und Saarland verlangten für die Sicherstellung der berufspraktischen Ausbildung i. S. der Praxisanleitung geeignete pädagogisch qualifizierte Fachkräfte.

In der Krankenpflege und in der Kinderkrankenpflege war die praktische Ausbildung bundeseinheitlich geregelt und umfasste 3 000 Stunden. Die Inhalte der praktischen Ausbildung richteten sich nach den im theoretischen Unterricht vermittelten Wissensgebieten und forderten den Erwerb pflegerischer Handlungskompetenz für das Berufsfeld Pflege in **stationären und außerstationären Einrichtungen der kurativen Versorgung**. Die praktische Ausbildung in der Kinderkrankenpflege war analog differenziert. Die pädagogische Eignung vorgehaltener praktischer Lernorte bezog sich lediglich auf das strukturelle Lernangebot in medizinischen Disziplinen mit Mindeststunden und weniger auf eine Verständigung über Inhalte und Methoden praktischer Ausbildung.

Die neuen Ausbildungs- und Prüfungsverordnungen enthalten gleich lautende Vorgaben über das Verhältnis von theoretischer und praktischer Ausbildung (BGBl. 2002 AltPflAPrV, BGBl. 2003 KrPflAPrV). Für den schulischen Anteil (theoretischer und praktischer Unterricht) sind jeweils 2 100 Stunden und für den betriebspraktischen Anteil 2 500 Stunden vorgesehen.

Tabelle 10: Gegenüberdarstellung der praktischen Ausbildungsinhalte in der Alten- bzw. Gesundheits- und Krankenpflege.

B: Praktische Ausbildung Altenpflege	Std.	B: Praktische Ausbildung Gesundheits- und Krankenpflege	Std.
1. Kennenlernen des Praxisfeldes unter Berücksichtigung institutioneller und rechtlicher Rahmenbedingungen und fachlicher Konzepte.	–*	I Allgemeiner Bereich 1. Gesundheits- und Krankenpflege von Menscher aller Altersgruppen in der stationären Versorgung in kurativen, rehabilitativen und palliativen Gebieten in den Fächern Innere Medizin, Geriatrie, Neurologie, Chirurgie, Gynäkologie, Pädiatrie, Wochen- und Neugeborenenpflege	800 500
2. Mitarbeiten bei der umfassenden und geplanten Pflege alter Menschen einschließlich der Beratung, Begleitung und Betreuung und mitwirken bei ärztlicher Diagnostik und Therapie unter Anleitung.	–		
3. Übernehmen selbstständiger Teilaufgaben entsprechend dem Ausbildungsstand in der umfassenden und geplanten Pflege alter Menschen einschließlich Beratung, Begleitung und Betreuung und mitwirken bei ärztlicher Diagnostik und Therapie unter Aufsicht.	–	2. Gesundheits- und Krankenpflege von Menscher aller Altersgruppen in der ambulanten Versorgung in präventiven, kurativen, rehabilitativen und palliativen Gebieten	700
4. Übernehmen selbstständiger Projektaufgaben, z.B. bei der Tagesgestaltung oder bei der Gestaltung der häuslichen Pflegesituation.		II Differenzierungsbereich 1. Gesundheits- und Krankenpflege Stationäre Pflege in den Fachgebieten Innere Medizin, Chirurgie und Psychiatrie oder 2. Gesundheits- und Kinderkrankenpflege Stationäre Pflege in den Fachgebieten Pädiatrie, Neonatologie, Kinderchirurgie, Neuropädiatrie, Kinder- und Jugendpsychiatrie	700 500
5. Selbstständiges Planen, Durchführen und Reflektieren der Pflege alter Menschen einschließlich Beratung, Begleitung und Betreuung und mitwirken bei der ärztlichen Diagnostik und Therapie unter Aufsicht.		III Zur Verteilung auf die Bereiche I und II	
Gesamtstundenzahl	2500	Gesamtstundenzahl	2500

* keine Aufgliederung der Stunden
(Quelle: BGBl AltPflAPrV, Anlage A 2002:4423ff., BGBl KrPflAPrV, Anlage A 2003)

Die nachfolgende Gegenüberstellung (Tabelle 10) lässt erkennen, dass die trägergebundene praktische Ausbildung in der Altenpflege in ambulanten und stationären Einsatzorten 2 000 Stunden betragen soll sowie weitere 500 Stunden z. B. für einen Einsatz in psychiatrischen Kliniken mit gerontopsychiatrischen Abteilungen oder in Allgemeinkrankenhäusern, insbesondere mit geriatrischer Fachabteilung oder geriatrischem Schwerpunkt oder geriatrischen Fachklinken. In der praktischen Ausbildung der Gesundheits- und Krankenpflege sind neben der Generalisierungs- und Spezialisierungsphase Mindeststunden in ambulanten und stationären Gesundheitseinrichtungen und des Weiteren Mindeststunden orientiert an unterschiedlichen Disziplinen vorgegeben.

Zur besseren Vernetzung von schulischer und praktischer Ausbildung in der Krankenpflege sehen die neuen Berufegesetze zwei Neuerungen vor. Von Seiten der Praxis muss künftig eine **Praxisanleitung** erfolgen. Von Seiten der Schule ist es erforderlich, dass die Lehrer **Praxisbegleitung** leisten.

Die Zusammenarbeit zwischen Schule und kooperierenden Einrichtungen mit ihren jeweiligen Praxisfeldern hat hohe Priorität. Alle an der Ausbildung Beteiligten benennen ihre unterschiedlichen Erwartungen an die Lernorte der Theorie und Praxis und entwickeln im Dialog Formen der Kooperation, die auf die Ausbildungsziele ausgerichtet sind (*Brinker-Meyendriesch* et al. 2001:167). Die Ausbildungsträger sind gehalten, entsprechende arbeitsorganisatorische, dienstrechtliche bzw. arbeitsrechtliche Rahmenbedingungen festzulegen und diese sicherzustellen. Entsprechend sind Organisations- und Kooperationsmodelle zu entwickeln, die einen gelungenen Theorie-Praxis-Transfer absichern und die konstitutiven Vorgaben erfüllen (*Stöcker* 2004:53–57).

Die Vorhaltung an **Praxisanleitung** für praktische Lernorte ist vorgeschrieben, verlangt wird die Organisation und Durchführung der ausgewiesenen Lerninhalte und darüber hinaus auch die Überprüfung des Lernerfolgs. Allerdings konkretisieren die Gesetze nicht den Bedarf an Praxisanleitung. Von daher wird sich die curriculare Verankerung unterschiedlich entwickeln und an einer Pädagogisierung der Lernorte (Aufbereitung von Arbeits- zu Lernsituationen) sind vorerst qualitative Zweifel angebracht. Die pädagogisch sinnvolle Verknüpfung von theoretisch erlerntem Wissen mit den Anforderungen in den berufspraktischen Lernorten zu vereinbaren, kann mit den ökonomisch-technischen Zwecken des Beschäftigungssystems konkurrieren. Der Anspruch, Wissen in den Kontext von Handeln zu stellen, bricht sich erfahrungsgemäß oft an der Realität der einzelnen Gesundheitseinrichtung. So konnten die Pflegenden bisher die Methode des Pflegeprozesses in der täglichen Arbeit in zahlreichen Einrichtungen nicht umsetzen. Als Grund wird häufig fehlende Zeit sowie eine damit nicht zu vereinbarende Arbeitsablauforganisation angegeben.

Der Deutsche Bildungsrat für Pflegeberufe (DBR) hat dazu ein Positionspapier entwickelt, um allen am Ausbildungsprozess Beteiligten Hilfestellung zur Klärung dieser Fragen und Neuorientierung hinsichtlich der neu geregelten Theorie-Praxis-Verzahnung zu geben. In diesem Positionspapier sind die in den Gesetzen verwendeten Begriffe eindeutig definiert, die Ziele und die quantitativen und qualitativen Aufgaben der Theorie-Praxis-Vernetzung erläutert sowie die Anforderungen an die Praxisanleiter-Qualifikation beschrieben (*DBR* 2004a).

Praxisanleiter sind im Auftrag des Pflegemanagements Mitglied des Pflegeteams eines praktischen Einsatzortes der Schülerinnen. Die bisher auch übliche Ansiedlung als fachliche Stabstelle zwischen den Lernorten Schule und Praxis entspricht nicht der Intention der Berufegesetze. Gleichwohl wird diese Form der Organisation von Seiten der Ausbildungsträger und des Pflegemanagements bevorzugt, nicht zuletzt wegen ihrer ökonomischen und organisatorischen Vorteile.

Es sind unterschiedliche Formen berufspädagogischer Qualifizierungen üblich. Für die als Praxisanleiter beauftragten Pflegepersonen gibt es keine allgemein anerkannte Definition, sodass Berufsbezeichnung, Qualifikation und Aufgabenfeld bisher uneinheitlich waren (*Knigge-Demal* et al. 1993:222). Die bisherige begriffliche Unterscheidung, z. B. zwischen Praxisanleiterin und Mentorin, war in vielen Fällen eine »verkappte« Form der Minimierung berufspädagogischer Qualifikation. Aufgrund der neuen Berufegesetze liegt ein für NRW erarbeiteter Standard zur berufpädagogischen Weiterbildung und zur Praxisanleitung in der Altenpflege (*MGSFF* 2003a Teil II) und Gesundheits- und Krankenpflege (*MGSFF* 2003b Teil II) vor. Weitere Vorgaben – unterschiedlich präzisiert – liegen vor als Handreichung »Lernort Praxis« in Baden-Württemberg, als norddeutsche Handreichung für Bremen, Hamburg, Niedersachsen und Schleswig-Holstein, als Empfehlung in Hessen und als vorläufige Empfehlung in Mecklenburg-Vorpommern.

Die Theorie-Praxis-Verknüpfung ist über **Praxisbegleitung** der Pflegelehrer aus den Schulen sicher zu stellen. Zu deren Aufgaben gehören z. B. Beratung der Praxisanleiter zu pädagogischen und inhaltlichen Fragen der praktischen Ausbildung, Beurteilung und Nachbesprechung von Praktikumsberichten sowie Durchführung von Veranstaltungen zur Vor- und Nachbereitung der berufpraktischen Ausbildung und deren Ziele. Die Lehrer der Schule sind verpflichtet, die Schülerinnen während der Praxisphasen zu begleiten. Praxisbegleitung ist nicht identisch mit praktischem Unterricht (»klinischer Unterricht«), sondern bedeutet die regelmäßige persönliche Anwesenheit der Lehrer in den Einrichtungen. in Form von Einzel- und Gruppenunterricht, Reflexionsgesprächen, Themenbearbeitung und Projektarbeit (*DBR* 2004a:9f.).

3.6 Fort- und Weiterbildung

Grundsätzlich lassen sich drei unterschiedliche Bereiche beruflicher Weiterbildung definieren: Erstens die **Anpassungsweiterbildung** – in der Vergangenheit künftig mit dem Begriff der kontinuierlichen Fortbildung für Berufstätige belegt, zweitens die **Aufstiegsweiterbildung** sowie drittens die **Weiterbildung zum Zwecke der fachlichen Spezialisierung** (*Lenzen* 1995:1610ff.; *Sieger* 2001:15ff.).

Die Weiterbildung für die Alten-, Kranken- und Kinderkrankenpflege wird getrennt, teilweise berufsbildübergreifend organisiert. Sie beruht bis in die heutige Zeit auf gesetzlich geregelten Erstausbildungen mit all ihren Schwächen und Möglichkeiten und ist nur begrenzt zertifiziert. Die damit verbundenen Berufs-Zusatzbezeichnungen sind nur teilweise staatlich anerkannt (*Stöcker* 2002a:31).

Die Anpassungsweiterbildung – traditionell unter dem Begriff Fortbildung geführt – kennzeichnen persönliche Initiativen, die unternommen werden, um Fachwissen zu aktualisieren bzw. zu vertiefen. Dazu gehört u. a. das Lesen von Fachzeitschriften und aktueller Literatur, die Auseinandersetzung mit neuen medizinischen Geräten und Pflegehilfsmitteln, die Reflexion von Fallbesprechungen, die Teilnahme an externen Seminaren sowie an innerbetrieblichen Fortbildungsangeboten der Einrichtungen und Träger. Diese den Berufsalltag kontinuierlich begleitende Weiterbildung führt nicht zum beruflichen Aufstieg bzw. zu einer tariflichen Höhervergütung. Sie ist dennoch Bestandteil der Professionalität.

Die Möglichkeiten der pflegerischen Weiterbildung sind vielfältig, variieren zudem je nach Bundesland. Ebenso variieren die zu erwerbenden Abschlüsse der Weiterbildungslehrgänge. Weiterbildung in Pflegeberufen wird gegenwärtig häufig zur Kompensation von Defiziten in der Ausbildung eingesetzt. Altenpflegerinnen erleben beispielsweise Ausbildungsmängel in der Geronto-Psychiatrie, Rehabilitation und Prävention (*SVRKAiG* 2000/2001a Bd. II: Ziffer 94).

Die erste Initiative für ein einheitliches pflegerisches Weiterbildungssystem ging aus von den Empfehlungen der Deutschen Krankenhausgesellschaft (DKG), ohne selbst Bildungsinstanz zu sein. Der Charakter dieser Empfehlungen hatte und hat zum Teil heute noch eine hohe Verbindlichkeit. Diese fachbezogene Weiterbildung wird berufsbegleitend durchgeführt, der theoretische und praktische Teil umfasst jeweils mindestens 720 Stunden, schließt ab mit einer Prüfung und dem Zertifikat als Fachschwester/-pfleger für z. B. Anästhesie- und Intensivpflege, Funktionsdienste, Gemeindekrankenpflege, Psychiatrische Pflege, Onkologische Pflege, Rehabilitation (*DKG* 1991, 1994, 1995, 1997, 1998).

Seit Ende der 80er-Jahre entstanden in den Ländern staatliche Weiterbildungsregelungen mit unterschiedlich normativem Charakter. So verfügt beispielsweise das Land Berlin bereits seit 1979, zuletzt geändert 1995, über ein Gesetz über die Weiterbildung in den Medizinalfachberufen und in den Berufen in der Altenpflege (Bln. GVl. 1995), ebenso verfügt das Land Rheinland-Pfalz über ein Gesetz über die Weiterbildung in den Gesundheitsfachberufen (*GV.RLP* 1995). Zulassungsvoraussetzung ist die abgeschlossene Krankenpflege- oder Kinderkrankenpflegeausbildung sowie eine ein- bis zweijährige Berufserfahrung. Ziele und Inhalte haben von der Entwicklung der Pflegewissenschaft und -forschung profitiert und sind geprägt von einer pflegewissenschaftlichen Struktur und nicht primär von einem medizinisch-ärztlichen Leitbild. In der Struktur und Organisation unterscheiden sie sich kaum von den DKG-Empfehlungen, jedoch stehen am Ende eine staatliche Prüfung und die staatliche Anerkennung.

Neben den fachbezogenen gibt es auch funktionsbezogene Weiterbildungen zu Leitungspositionen im Bereich der Pflegedienstleitung oder zum Lehrer für Pflegeberufe oder zur Praxisanleitung. Sie sind an Weiterbildungsinstituten angesiedelt und bezüglich Inhalt und Dauer nicht standardisiert. Die Weiterbildung zur Leitung einer Station oder Abteilung kann je nach Institut oder Bundesland berufsbegleitend bis zu zwei Jahre mit 480 Unterrichtsstunden umfassen. Das Berliner Weiterbildungsgesetz dagegen weist 1000 Stunden aus. Dieser Umfang wird jedoch an einigen Instituten nicht realisiert.

Die Teilnahme an diesen Weiterbildungen ist freiwillig. Sie wird auch seitens des Arbeitgebers nicht zwingend vorausgesetzt. Finanziert wird die Teilnahme vom Arbeitgeber, wenn dieser eine betriebliche Qualifizierungsanforderung sieht. Die erfolgreich absolvierte Weiterbildung führt häufig nicht zu einer tariflich höheren Eingruppierung. Darüber hinaus ist eine außerbetrieblich individuelle finanzielle Aufstiegsförderung, jedoch mit individuellem Rechtsanspruch ohne Altersbegrenzung, in grundsätzlich allen Berufsbereichen einschließlich der Pflegeberufe bundesgesetzlich geregelt (BMBF 2002a und b). Eine weitere Form der finanziellen Förderung basiert auf dem Programm der Bundesregierung »*Begabtenförderung berufliche Bildung*« (Stiftung Begabtenförderungswerk berufliche Bildung 2001).

Problematisch an den so institutionalisierten Weiterbildungen ist, dass diese in der Regel in Ermangelung anderer Alternativen zwar von den Praxiseinrichtungen anerkannt, jedoch nicht bundeseinheitlich standardisiert sind. Aus dem bisher beschriebenen Ordnungsmuster pflegerischer Weiterbildungen fällt die an das Handwerk angelehnte Weiterbildung zur/zum »*Meisterin/Meister in der Pflege*« heraus (*Dielmann* 1998:689ff.). Hier stellt sich jedoch die Frage, ob eine Orientierung am Handwerk den Professionalisierungsbestrebungen der Gesundheits- und Pflegeberufe angemessen ist.

Der Deutsche Bildungsrat für Pflegeberufe (DBR) legte 1995 eine Konzeption vor, die es erlaubt, seinen Bedarf an Weiterbildung individuell zu ermitteln und die angebotene Modularisierung von Weiterbildungsinhalten zeit- und kostenökonomisch zu organisieren. Unterschieden wird in arbeitsfeld- und funktionsbezogene Weiterbildungen sowie in ein Pflegefachseminar. Diese Weiterbildungen basieren auf einem Curriculum, das die Komplexität des Aufgabenfeldes und die Erfordernisse lernender Erwachsener berücksichtigt. Sie schließen mit einer Prüfung ab und die Absolventen erhalten ein Zertifikat (*Wagner* 2002:330ff.). Genutzt wird diese Form der Weiterbildung weniger als eigenständige institutionalisierte Weiterbildungsmaßnahme, sondern sie lenkt vielmehr die curricularen Strukturen etablierter Weiterbildungsgänge. Strukturveränderungen im Gesundheitswesen und die Erschließung neuer Handlungsfelder in der Pflege veranlassen die grundsätzliche Überarbeitung.

Eine Besonderheit stellt das Pflegefachseminar dar. Es ist eine der ersten Weiterbildungen, deren Schwerpunkt im pflegerischen Wissen und Können liegt und nicht, wie traditionell, der medizinischen Spezialisierung folgt. Pflegebezogene Inhalte sind wissenschaftlich fundiert aufbereitet und dargestellt. Diese Weiterbildung gilt in Deutschland als Vorläufer der jetzt etablierten pflegewissenschaftlichen Studiengänge (*RBS* 2000:115f.). Ebenso zu nennen ist in diesem Zusammenhang der universitäre Studiengang »Diplom-Krankenpflege« aus der DDR, der bis Anfang der 1990er-Jahre in Berlin an der Humboldt-Universität angeboten wurde.

Durch die inhaltlichen Akzentverschiebungen der Pflege hin zu wissenschaftlich fundiertem Handeln und auch als Folge der großen Strukturumbrüche im Gesundheits- und Sozialwesen wird eine neue Konturierung des Berufsprofils verlangt. Im Sinne der Funktionen und der Ziele des lebenslangen Lernens muss dies auch Konsequenzen haben für die Art und Struktur der Weiterbildungen. Die Organisation von Weiterbildung in Form von Modulen wäre ein Angebot, um die beruflichen und akademischen Systeme miteinander zu vernetzen. Hier liegt vor allem mit der Bologna-Charta, erweitert um die Dimension des lebenslangen Lernens, eine Chance, staatlich normierte und europäisch nach bestimmten Qualitätsstandards ausgewiesene Weiterbildungs- bzw. Spezialisierungsabschlüsse in ein neues umfassendes Abschlusssystem zu integrieren (analog der Facharztausbildung – kein in sich abgeschlossenes System).

3.7 Finanzierung der Ausbildung

Gemäß den Finanzierungsregelungen nimmt der Lernende in den Pflegeberufen den Status eines Arbeitnehmers ein. Demzufolge wäre die Bezeichnung »Auszubildender« zutreffender. In Abgrenzung zum Berufsbildungsgesetz wird der Lernende in den Pflegeausbildungen normativ und vertraglich als Schülerinnen bezeichnet. Im Folgenden werden zuerst die Ausbildungsvergütungen der Schülerinnen in der Alten- und Gesundheits- und Krankenpflege dargestellt. Danach werden die Kosten der Praxisanleitung und die Finanzierung der Schulen beschrieben. Am Schluss wird eine Sonderform der Ausbildungsfinanzierung – und zwar über die Bundesagentur für Arbeit – dargestellt.

Das neue bundeseinheitliche Altenpflegegesetz verlangt verpflichtend eine angemessene, doch nach wie vor nicht tariflich vereinbarte Ausbildungsbeihilfe für die Schülerinnen. Seit 1998 sind nach SGB XI die Kosten für Ausbildungsvergütung in der Altenpflege seitens der zugelassenen Pflegeeinrichtungen berücksichtigungsfähig (§ 82 a SGB XI). In einigen Bundesländern wird ein Verfahren der Umlagefinanzierung geplant, um alle nach SGB XI beteiligten Einrichtungen einzubinden. Die Rechtmäßigkeit des Umlageverfahrens wurde durch das Bundesverfassungsgericht bestätigt (BverfG 2003). Das Verständnis der Arbeitgeber, was unter einer »*angemessenen Ausbildungsvergütung*« gemäß AltPflG zu verstehen ist, variiert stark. Eine bundeseinheitliche, tarifrechtliche Regelung in der Altenpflege analog der Gesundheits- und Krankenpflege wird von Seiten der Gewerkschaften bisher vergeblich gefordert.

Die Schülerinnen in der Kranken- und Kinderkrankenpflege erhalten eine tarifliche und nach Ausbildungsjahren gestaffelte sozialversicherungspflichtige Ausbildungsvergütung. Diese ist für den Ausbildungsträger refinanzierbar im Verhältnis von sieben Schülerinnen zu einer vollbeschäftigten dreijährig ausgebildeten Pflegefachkraft. Aufgrund der Mehrkosten der neuen Ausbildungsregelung von 2004 erhöht sich der Anrechnungsschlüssel ab 2005 auf 9,5 Schülerinnen pro 1 Vollkraft.

Ebenso refinanzierbar sollen die Kosten der Praxisanleitung in der Altenpflegeausbildung über die Pflegeversicherung sein. Allerdings fehlt dazu bisher die entsprechende Änderung von § 82 a SGB XI, d. h. die Möglichkeit, diese Mehrkosten auf die mit den Kassen ausgehandelten Pflegesätze anzurechnen. Wegen dieser Nichtregelung stellt die Finanzierung der Praxisausbildung die ambulanten Pflegedienste vor große Probleme. So positiv die neue Regelung ist, so ungeklärt ist bisher insbesondere für kleine ambulante Dienste, wie sie diese Zusatzleistung umlegen können. Die Kosten für die Praxisanleitung in der Gesundheits- und Krankenpflege sind laut der amtlichen Gesetzesbegründung kalkuliert in den anstehenden Mehrkosten der neuen Ausbildungsregelung. Bisher war die Vorhaltung an Praxisanleitung und die damit verbundene Freistellung regulärer Arbeitsleistung eine freiwillige Leistung der Ausbildungsträger, aber keineswegs ein selbstverständliches Angebot. Zukünftig erforderlich sind hier verpflichtende Vorgaben im Rahmen der Ausbildungsgenehmigungen von Seiten der zuständigen Landesministerien (vgl. Kapitel 3.5.5).

Die Finanzierung der schulischen Ausbildung in der Altenpflege erfolgt aus öffentlichen Mitteln. Das gilt sowohl für die Investitions- als auch für die Betriebskosten der theoretischen Ausbildung. Damit greift hier die Selbstverständlichkeit wie ansonsten auch im System beruflicher Bildung üblich, allerdings stimmt die verwendete Berechnungsgrundlage der Bundesländer nicht immer mit den Erfordernissen der Ausbildung überein. Schwierigkeiten in der Sicherstellung der Finanzierung resultieren aktuell daraus, dass insgesamt die Ausbildungsbereitschaft der Einrichtungen, insbesondere in der ambulanten Pflege nicht ausreichend vorhanden ist. Demzufolge kann die Ausbildungsplatzkapazität, die von den Behörden vorgegeben ist und von den Schulen vorgehalten wird, nicht voll ausgeschöpft werden. Das bedeutet, dass bei der Finanzierungsberechnung der besetzte Ausbildungsplatz zugrunde gelegt wird und nicht die personelle, räumliche und sächliche Vorhaltung, ausgerichtet auf die genehmigte Anzahl von Sollausbildungsplätzen pro Ausbildungsjahr. In der Gesamtdurchführung der dreijährigen Ausbildung werden so für den Schulträger Defizite produziert, die er selbst zu tragen hat.

Alle Finanzierungsfaktoren der Ausbildung in der Gesundheits- und Krankenpflege bleiben dagegen dual geregelt, d. h. die Investitionskosten werden vom jeweiligen Bundesland aus öffentlichen Mitteln getragen, die Betriebskosten wie Ausbildungsvergütungen und die Kosten der theoretischen Ausbildung sind Bestandteil des neuen Krankenhausentgeltsystems und somit eine Leistung der Krankenversicherung. Begründet wird dies im Krankenpflegegesetz damit, dass die Ausbildung eng mit dem Krankenhaus als theoretischer und praktischer Ausbildungsstätte verknüpft ist. Es wurde mit der Neufassung der Krankenhausfinanzierung seit dem 1. Januar 2005 keine grundsätzliche inhaltliche Neuordnung der Ausbildungsfinanzierung vorgenommen: Ausbildungsvergütungen sind auf der Grundlage der Stellenplanrechnung anteilig in allen Fallpauschalen (German Diagnosis Related Groups – G-DRGs) enthalten. Die Mehrkosten der Ausbildungsvergütungen und die Kosten der theoretischen Ausbildung werden im Umlageverfahren über Zuschläge zu den Fallpauschalen allen Krankenhäusern in Rechnung gestellt. Diese sind jährlich durch ein gesondertes Ausbildungsbudget krankenhausindividuell mit den Kostenträgern zu vereinbaren. Ab 2006 sollen dabei die auf der Bundesebene festzulegenden Richtwerte beachtet werden. Nach Abschluss der DRG-Konvergenzphase (Annäherung) im Jahr 2009 sollen die Richtwerte auf verbindliche Kostenpauschalen umgestellt werden. Gezahlte Finanzierungsmittel für die Ausbildung sind aus dem Erlösbudget des jeweiligen Krankenhauses auszugliedern sowie zweckgebunden für die Ausbildung zu verwenden und nachzuweisen (BGBl. 2004b).

Dieses Verfahren bindet für die Zahlungen von Ausbildungsvergütungen alle Krankenhäuser – orientiert an ihren Fallzahlen und durch zu leistende Zuschläge – bei der Finanzierung der Pflegeausbildung ein. Aus Sicht des Gesetzgebers wird das gesetzliche Finanzierungsprozedere transparent, vermeidet eine Quersubventionierung innerhalb des Krankenhauses zu Lasten der Ausbildung und beugt dem Abbau von Ausbildungsplätzen vor. Und weiter: Die schulische Ausbildung aus öffentlichen Mitteln zu finanzieren, sei derzeit politisch nicht umsetzbar. Aus Sicht der Kostenträger (Krankenkassen) wird diese Finanzierungsleistung als versicherungsfremde Leistung der Krankenversicherung bewertet. Es fehlt den Kassen an Transparenz im Verfahren. Aus Sicht der Ausbildungsträger (vertreten durch die Deutsche Krankenhausgesellschaft – DKG) wird dieses Finanzierungsprozedere verursachergerecht bewertet. Sie begrüßen das krankhausindividuell zu vereinbarende Ausbildungsbudget und sehen nur so eine Sicherung der bestehenden Ausbildungsplatzkapazität.

Aus Sicht der Schulen (Lehrerinnen) besteht die Sorge, dass sich die vorgesehene Ermittlung der Richtwerte auf der Grundlage tatsächlicher Ist-Kosten zu Lasten einer erforderlichen Höhe von Pauschalen orientiert an Ausbildungsstandards für eine sachgerechte Ausbildungsfinanzierung entwickelt (*Stöcker* 2001a:498ff., 2003b:15ff.). Gerade die beiden durchgeführten bundesweiten Erhebungen der DKG zu den Ist-Kosten in 2002 und 2003 zeigten, wie sehr die pflegeberufliche Ausbildung in den Strudel der ökonomischen Verflechtungen zwischen der Einführung des neuen Krankenhausentgeltsystems und der finanziellen Absicherung der Ausbildung geraten ist. Die Ergebnisse der Umfrageerhebungen brachten keine belastbaren Daten für die gesetzlich angestrebten bundeseinheitlichen Pauschalen. Des Weiteren argumentierten die ausbildenden Krankenhausträger gegen ein solches Vorhaben, weil die Ausbildungsstrukturen bundesweit eine nicht übereinstimmende Vielfalt ausweisen und die ermittelten Gesamtkosten je Ausbildungsplatz demzufolge eine äußerst hohe Streuung zeigten (*BMGS* 2004).

Eine ergänzende Form der Ausbildungsfinanzierung erfolgt weiterhin über die Arbeitsverwaltung, da die Ausbildung in der Alten- und Gesundheits- und Krankenpflege gemäß § 92 (2) SGB III eine Umschulungsmaßnahme darstellt. Gebunden ist diese Förderung an die Bedingung, dass die Umschulung zwei Drittel der Dauer des Erstberufes nicht überschreiten darf und das bedeutet i. d. R. eine maximale Umschulungszeit von zwei Jahren. Damit kollidieren normative Vorgaben zur Umschulung mit der gesetzlich vorgeschriebenen dreijährigen bundeseinheitlichen Ausbildungsdauer in der Alten- sowie Gesundheits- und Krankenpflegeausbildung. Für eine vorerst bis Ende 2004 vereinbarte Übergangszeit sind diese Ausbildungen für die Dauer von drei Jahren förderungswürdig. Allerdings ist diese Form von Förderung im Zusammenhang mit der Reorganisation der Bundesagentur für Arbeit (BA) und deren Untergliederung bereits seit einiger Zeit stark zurückgefahren worden.

Die gesetzliche Neuordnung der Umschulungsfinanzierung und damit der Sonderregelung für die Pflegeausbildungen ab 2005 ist zurzeit noch nicht abgeschlossen. Es kann jedoch davon ausgegangen werden, dass die Sonderregelung im Zusammenhang mit der grundsätzlich vorgesehenen Umstrukturierung von Umschulungsmaßnahmen wegfällt und die Pflegeausbildung nicht mehr als Weiterbildungsberuf gefördert wird. Der beruflichen Pflege geht, vor allem in der Altenpflege, ein nicht geringes Bewerberpotential verloren.

Politisch erzeugte Rahmenbedingungen spiegeln aktuell ein ganz anderes Bild wider. Die in diesem Kapitel erläuterten Ansätze zur Finanzierung sind bisher weder für die Alten- noch die Krankenpflegeausbildung in der Umsetzung gelungen. Strukturelle Restriktionen und wirtschaftliche Gründe der Einrichtungen haben dazu geführt, dass Ausbildungsplätze offiziell oder verdeckt in den vergangenen Jahren massiv abgebaut worden sind und weiterhin abgebaut werden. Ausbildende Einrichtungsträger sehen sich immer stärker im Wettbewerbsnachteil zu nicht ausbildenden Einrichtungen. Vorgaben der Landesregierung dienen lediglich der Festsetzung genehmigter Ausbildungsplätze. Letztendlich trifft jeder Einrichtungsträger die Entscheidung über die Anzahl besetzter Ausbildungsplätze oder über die Vorhaltung einer Ausbildungsstätte selbst und der Ausbildungsbedarf geht selten aus vom Bedarf zu pflegender Menschen. Des Weiteren ist die Aushandlung krankenhausindividueller Ausbildungsbudgets im Einzelfall abhängig von der Verhandlungskompetenz und unverändert verbunden und intendiert von der primären Kernkompetenz der Einrichtungen. In der Regel nicht eingebunden dabei ist die Schule, die gemäß den Ausbildungsgesetzen die Gesamtverantwortung für die theoretische und praktische Ausbildung zu tragen haben (*BGBl.* 2003, 2004a).

Dadurch wird der professionellen Pflege der Boden unter den Füßen weg gezogen. Vor allem die Sicherstellung der Gesundheits- und Krankenpflegeausbildung ist in ihrem Bestand durch die enge Koppelung an das Krankenhausbudget mehr als nur gefährdet. Mit diesem Vorgehen werden nicht nur die Qualifikationsbedarfe ignoriert, sondern auch die pflegerischen Versorgungsbedarfe (*Stöcker* 2004e:26f.). Unbeachtet bleiben die Ergebnisse internationaler Studien, die den Zusammenhang zwischen Personalqualifikation und Versorgungsqualität belegen. Nachgewiesen wurde hier, dass die Häufigkeit von medizinischen Komplikationen und Todesfällen in Einrichtungen sich umgekehrt proportional zur Zahl und Qualifikation der Pflegenden verhält (*Needleman* et al. 2002; *Cho* et al. 2003).

3.8 Qualitätsentwicklung in der Pflegeausbildung

Die gesetzlichen Regelungen für die Alten- und Gesundheits- und Krankenpflege, das Genehmigungsverfahren zur Ausbildung sowie die Überwachung der Ausbildung von den zuständigen Fachaufsichten in den Bundesländern gewähren eine Mindestausbildungsqualität. Schulen im Gesundheitswesen haben bisher nie den Beweis der Qualität ihrer Leistungen erbringen müssen. Die bisher oft und fast ausschließlich genutzte Orientierung am Bestehen der staatlichen Prüfung ist ein nur wenig geeigneter Qualitätsindikator.

In der Vergangenheit hatten zur Qualitätssicherung der pflegerischen Ausbildung vereinzelt die Fachaufsicht der Bundesländer oder Arbeitsgemeinschaften von Krankenhausträgern über die normativen Vorgaben hinaus Rahmenrichtlinien, Lehrpläne oder Curricula erarbeiten lassen. Zu erwähnen sind hier der Bayrische Rahmenlehrplan (2001), das Hessische Curriculum (1990), das AKOD (Arbeitsgemeinschaft krankenpflegender Ordensleute Deutschlands) Curriculum (*Wodraschke* et al. 1993), das Curriculum nach *Oelke* (1991) oder die empfehlende Ausbildungsrichtlinie des Landes Nordrhein-Westfalen (*Oelke* 1999), berufspädagogische und didaktische Orientierungen sowie fachdidaktische Implikationen für die Pflege in Nordrhein-Westfalen (*Sieger, Zegelin* 1999). Diese Curricula gestalteten überwiegend den theoretischen Teil der Ausbildung, für die praktische Ausbildung lag in Ergänzung zum AKOD-Curriculum ausschließlich ein Beispiel vor (*Grandjean* et al. 1998) (vgl. Kapitel 5.3.2).

Insbesondere die Qualitätsstrategie der Gesundheitsministerkonferenz hatte unmittelbare Auswirkungen auf die kontinuierliche Weiterentwicklung der beruflichen Pflege und Pflegeausbildung und verlangt selbstverständliche Haltungen und Handlungsweisen, die vor dem Hintergrund der Effektivität pflegerischer Interventionen reflektiert werden müssen. Dort sind Ausbildungsziele und -inhalte formuliert, die Qualität, Qualitätsentwicklung und -management umfassen (*GMK* 1999). Expertenstandards zur Dekubitusprophylaxe sowie zum Entlassungs- und Schmerzmanagement sind ebenso in die Lehrpläne der Pflegeausbildung als ein Beitrag wissenschaftlicher Fundierung aufzunehmen (*DNQP* 2000, 2002, 2003, 2004).

Für Pflegeschulen in Deutschland ist es ungewohnt, die Qualität der Ausbildung als Dienstleistung zu messen oder gar messen zu lassen. Erst in Ansätzen gibt es in Deutschland Konzepte der wissenschaftlichen Ausbildungs-Evaluation. Bewertungen haben im Kontext aller Rahmenbedingungen zu erfolgen, um dann in den regionalen, nationalen und internationalen Vergleich einbezogen zu werden (Benchmarking). Form und zeitlicher Rahmen der Qualitätssicherung bleiben bisher den Schulen selbst überlassen. Aktuell sind erste Zertifizierungs- und Akkreditierungsverfahren auch für den Pflegebildungsbereich in der Umsetzung. Einige Schulen haben auf freiwilliger Basis begonnen, Verfahren zur Verbesserung der Ausbildungen einzuführen bzw. haben sich einer externen Evaluation gestellt. Wie in anderen Ländern auch ist aus fachlichen Gründen ein einheitliches Evaluierungssystem erforderlich. Hier könnten Berufsverbände und Wissenschaft eine geeignete nationale Konzeption entwickeln. Für den Weiterbildungsbereich liegt seit 2000 eine von der Bundeskonferenz der Pflegeorganisationen (BUKO: ADS und DBfK) in Zusammenarbeit mit der Katholischen Fachhochschule Norddeutschland in Osnabrück erarbeitete Konzeption vor (BUKO 2000). Diese findet modulhaft im Zusammenhang mit internen und externen Maßnahmen der Qualitätssicherung in Krankenhäusern Anwendung.

Bildungsökonomische Einflüsse der Träger sowie die Varianz an Curricula und deren Umsetzung verlangen zunächst einen Diskurs. Von besonderer Bedeutung ist dabei, die Unterschiedlichkeit einer Zertifizierung eines Krankenhauses (das Produkt ist Pflegequalität, und der Patient gilt als Kunde) und der Evaluation pflegeberuflicher Bildung auszuweisen (*Stöcker* 2000:64ff.).

Abbildung 1 gibt einen Überblick über die Faktoren der Qualitätssicherung pflegeberuflicher Bildung.

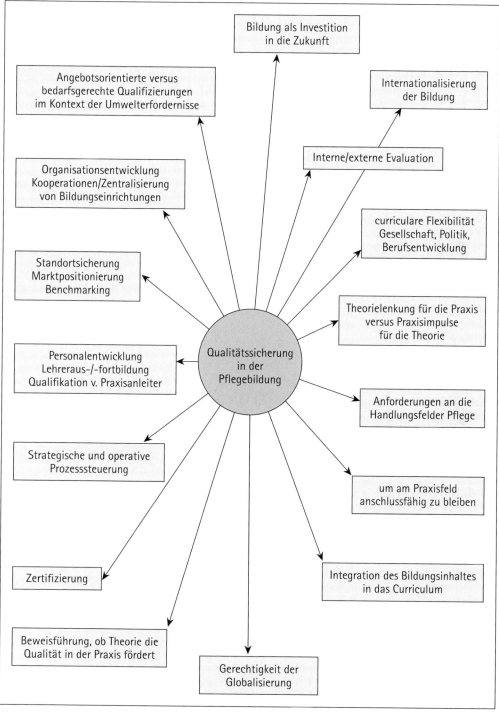

Abb. 1: Qualitätssicherung in der Pflegeausbildung (*Stöcker* 2000b:66).

Die in den neuen Gesetzen formulierten Ausbildungsziele lassen vielfältige Interpretationen zu. Derzeit werden länderspezifische Rahmenlehrpläne, Richtlinien und Handreichungen für die Bildungspraxis entwickelt. Da die Akteure dabei »jeder für sich«, also unkoordiniert und teilweise ohne fachlich-wissenschaftliche Begleitung, vorgehen, ist zu befürchten, dass die gesetzlichen Innovationen untergraben und der Professionalisierung der Pflege damit weitere Hemmschwellen in den Weg gelegt werden. Als Gegenmaßnahme haben der Deutsche Verein für Pflegewissenschaft und -forschung (DV), die Dekanekonferenz Pflegewissenschaft (DeKa) in Kooperation mit den Pflegeberufsorganisationen ADS, BA, BALK und DBfK das Projekt »*Qualitätsstandards für die Pflegeausbildungen*« initiiert. Diese Qualitätsstandards sollen für die Pflegeausbildung an Pflegeschulen, aber auch für die laufenden Modellversuche und für die Erstqualifizierung an der Hochschule Orientierung bieten. Sie können genutzt werden für die curriculare Gestaltung, die interne und externe Evaluation sowie als Qualitätsindikatoren zur Kostenkalkulation der Ausbildung. Sie können eine an pflegewissenschaftlichen und modernen berufspädagogischen Kriterien orientierte Richtung vorgeben und so einen Beitrag zur Professionalisierung der Pflegeberufe leisten. Auf diesem Wege könnte eine Verständigung über bildungstheoretische Grundsätze für die Ausbildung und über ihre fachlich-pflegewissenschaftliche Fundierung über die Bildungssystemgrenzen hinweg gefunden werden, die zudem eine Orientierung für die Lehrenden aber auch für die Berufseinsteiger sein könnte. Zusagen der Förderung von der Robert Bosch Stiftung und der Braun Stiftung liegen vor. Die Projektergebnisse sollen Ende 2005 der Öffentlichkeit vorgestellt werden und die Vertreterinnen von Berufsverbänden, Landesregierungen und Hochschulen bei der Konsensfindung unterstützen (DV 2004).

3.9 Berufliche Eigenverantwortlichkeit in der Pflegeausbildung und Interprofessionalität/Interdisziplinarität

Die Diskussion um professionelle Eigenständigkeit, also um die öffentliche Zuerkennung von Aufgaben, die die Berufsangehörigen in Eigenständigkeit, ohne Weisungsbefugnis anderer Berufsgruppen, durchführen können (vorbehaltene Aufgaben), zieht sich durch die Berufsgeschichte der Pflege in Deutschland.

Diese Debatte war bisher für die Altenpflege im Vergleich zur Krankenpflege weniger relevant. Im bisher sozialpflegerisch geprägten Berufsbild der Altenpflege spielt die Zusammenarbeit mit Ärzten keine zentrale Rolle. Im Gegensatz zur Kranken- und Kinderkrankenpflege war deshalb in der Altenpflege die Befähigung zu selbstständigem und eigenverantwortlichem Handeln deutlich beschrieben (*Igl, Welti* 1998:29). Die über vorbehaltene Aufgabenbereiche oder über ein Berufsausübungsrecht geführte Debatte hat jede Novellierung des Krankenpflegegesetzes begleitet. Seit 1957 gilt stattdessen das gesetzlich geschützte Berufsbezeichnungsrecht.

Das neue Gesetz beschreibt einen eigenverantwortlichen, mitverantwortlichen sowie einen interdisziplinären Aufgabenbereich. Das ist unter Professionsgesichtspunkten ein wesentlicher Schub für die Autonomie des Berufes, daraus ergeben sich jedoch

»noch« keine den professionell Pflegenden vorbehaltenen Aufgabenbereiche. Zu den eigenverantwortlichen Aufgaben zählt die Feststellung des Pflegebedarfs (Pflegediagnostik) bis hin zur Evaluation der Pflege mittels Pflegeprozess und die Qualitätssicherung und -entwicklung pflegerischen Handelns sowie die Beratung, Anleitung und Unterstützung von zu pflegenden Menschen und ihrer Bezugspersonen. Auch die mitverantwortlichen und interdisziplinären Aufgaben kennzeichnen eine pflegerische Eigenverantwortung. Demzufolge hat sich die pflegerische Zuständigkeit in der Abgrenzung vor allem zu den Ärzten, aber auch zu anderen Gesundheitsberufen, von der vertikalen zur horizontalen Ebene der Zusammenarbeit verlagert. Doch von Interdisziplinarität kann erst gesprochen werden, wenn von den anderen beteiligten Berufen oder Institutionen diese Eigenverantwortung der Pflegenden akzeptiert wird. Ansonsten bleibt es bei der Zuweisung von Aufgaben anderer Berufe an Pflegende. Allerdings sind im Sozialrecht bis heute noch die pflegerischen Leistungen über Sammelbegriffe wie Grund- und Behandlungspflege (SGB V) oder als reine Funktion auf der Verrichtungsebene (SGB XI) ausgewiesen. Das steht in Widerspruch zum Ausbildungsziel (*Stöcker* 2003:619).

Die beschriebenen fachlichen Zuweisungen enthalten keine generellen Bewertungen der rechtlichen Verantwortung der Pflegeberufe und definieren über die Berufegesetze keine der professionellen Pflege vorbehaltenen Verantwortungsbereiche. Der amtlichen Begründung der Berufegesetze ist zu entnehmen, dass »*derartige Regelungen in dem vorliegenden Gesetz über die Zulassung zu Heilberufen nach dem Grundgesetz aufgrund der fehlenden Gesetzgebungskompetenz des Bundes auch nicht zulässig sind.*« Verwiesen wird in diesem Sinne auf erforderliche Regelungen im Sozialversicherungsrecht und an die Länderzuständigkeit für Berufsordnungen (*BMGS* 2002:3). Orientierende Vorlagen für eine normative Regelung in den Bundesländern, die die Kompetenzen professionell Pflegender beschreiben, sind der ICN-Ethik-Kodex (2001) sowie die Berufsordnungen von ADS (2002), DBfK (1998) und DPR (2004). Angekündigt ist, dass die **Gesundheitsministerkonferenz der Länder (GMK) 2004** »*Berufsordnung und Positionierung der Pflegeberufe*« behandeln wird. Im Bundesland Bremen ist die Ermächtigung zur Regelung der Aufgaben und Pflichten der Angehörigen der Gesundheitsberufe seit 1995 geregelt (§ 29 (2) Gesundheitsdienstgesetz vom 27. März 1995). Auf dieser Grundlage ist erstmalig eine Berufsordnung für die Berufe der Krankenpflege verabschiedet und in Kraft getreten (*GBl. Brem.* 2004:516–519).

3.10 Rekrutierung von Schülerinnen für die Gesundheits- und Pflegeausbildung

Die Ausbildung in der Altenpflege galt lange Zeit als ein Weiterbildungsberuf, sodass die Bewerber überwiegend über den Arbeitsmarkt rekrutiert wurden. In diesem Zusammenhang erfolgt die Vermittlung oft über die Arbeitsverwaltung. Laut Bundesministerium für Familie, Senioren, Frauen und Jugend (BMFSFJ) nimmt die Altenpflege unter den Weiterbildungsmaßnahmen eine Vorrangstellung ein. Danach betrug im Jahre 2002 der Anteil der Umschulung zur Altenpflegerin/zum Altenpfleger

12,1 % (BMFSFJ-Schreiben an den Deutschen Pflegerat vom 10. Juli 2003). Erst in den letzten zehn Jahren haben sich Schulabgänger auch zunehmend für eine Erstausbildung gewinnen lassen. Genaue Verhältniswerte von Erstausbildung und Weiterbildung lassen sich nicht auffinden. Im Bundesland Berlin und auch in Bayern galt die Ausbildung in der Altenpflege als Umschulungsberuf. Nach In-Kraft-Treten des neuen Gesetzes wird hier erstmalig die Möglichkeit bestehen, unmittelbar im Anschluss an die allgemeine Schulbildung eine Ausbildung in der Altenpflege zu beginnen (*Abgeordnetenhaus* 2003).

Die Ausbildung in der Gesundheits- und Krankenpflege dagegen ist von der Anlage her eine Erstausbildung. Bewerber entscheiden sich i. d. R. im Zusammenhang mit dem allgemeinbildenden Schulabschluss und rekrutieren sich aus Realschulen und Gymnasien, in einzelnen Bundesländern aus Hauptschulen, sofern ein qualifizierter Sekundar-I-Abschluss vorliegt. Vereinzelt wird diese Ausbildung auch als Weiterbildungsberuf genutzt. Des Weiteren auch für Helferqualifikationen, so z. B. für Hauptschülerinnen, die die Krankenpflegehilfeausbildung als Brückenqualifikation in die dreijährige Pflegeausbildung nutzten (*Huber, Stöcker* 2002:201ff.).

Der gravierende quantitativ und qualitativ signifikante Rückgang der Bewerberzahlen bei gleichzeitig angespannter Arbeitsmarktsituation verdeutlicht eine geringe gesellschaftliche Wertschätzung der (nicht ärztlichen) Gesundheits- und Pflegeberufe. Angesichts der demografischen Entwicklung in Deutschland (abnehmende Zahl an Schulabsolventen – Zunahme an älteren Menschen und chronisch Kranken) sind diese Tendenzen Besorgnis erregend. Die Bewerbergewinnung für die Pflegeausbildung wird künftig einen deutlichem Mehraufwand verlangen (*Stöcker, Boucsein* 2002:184f.).

Die Attraktivität des Pflegeberufs geht bei Jugendlichen zurück. Für andere Berufe wird mit beruflichem Aufstieg und Weiterentwicklung geworben. Dagegen dominiert für die Pflegeberufe das traditionelle Bild, das mit ideellen Gratifikationen entgolten wird. Für den Pflegeberuf wird nicht mit realisierbaren Karrierechancen geworben. Aus sich wiederholenden Mangelsituationen werden offensichtlich keine neuen Erkenntnisse gewonnen, Erfahrungen mit Image-Kampagnen brachten keinen Erfolg (*Stöcker, Boucsein* 2002:184f.).

3.11 Pflegeausbildung als Gender Mainstreaming

Die Verberuflichung der Pflege änderte nichts daran, dass es sich um einen klassischen Frauenberuf handelte. Pflege wird bis hin zur Angehörigenpflege durch die Ehefrau, pflegende Töchter und Schwiegertöchter zu Hause wahrgenommen (*Bischoff-Wanner* 2002:16f.).

Der Anteil an Frauen lag 2000 bei fast 90 %, wobei der Anteil an Männern langsam ansteigt. Waren 1996 noch 88,1 % der Beschäftigten in der Gruppe 853 (Krankenschwestern/-pfleger, Kinderkrankenschwestern/-pfleger, Hebammen, Entbindungspfleger) Frauen, so sank deren Anteil 2000 auf 86,7 %. Auf der Konferenz des Ständigen Ausschusses europäischer Pflegeverbände 2003 in Berlin wurden Vergleichsdaten präsentiert: In Großbritannien beträgt der Anteil der Männer in den Gesundheits- und Pflegeberufen ca. 8 %, in den Niederlanden ca. 25 % und in Österreich ca. 20 %. Im internationalen Vergleich stellt sich Malta mit ca. 50 % als »Ausreißer« dar, dagegen sind in Japan so gut wie keine Männer in der Pflege tätig. Eine Differenzierung in Alten- und Gesundheits- und Krankenpflege ist hier nicht möglich, die grundständige Altenpflege ist nur in Deutschland üblich.

Es darf nicht bei Klagen über eine abnehmende Zahl potentieller Fachkräfte in Pflegeberufen in Folge der demografischen Entwicklung bleiben. Künftig wird man es sich nicht mehr leisten können, Pflege nur Frauen zu überlassen. Pflegeberufe gehören in Deutschland – wie dargestellt – traditionell zu den klassischen Sackgassenberufen. Sie werden den Anforderungen und Weiterentwicklungsmöglichkeiten moderner Berufe bisher nicht gerecht. Die Geschlechterperspektive ist in allen Gesellschafts- und Bildungsfeldern wichtig (*Gieseke* 2001).

In den letzten Jahrzehnten wurde erreicht, klassische Männerdomänen auch für Frauen zu öffnen. Hier hat ein Bewusstseinswandel stattgefunden. Umgekehrt sind aber die Frauendomänen weiterhin erhalten geblieben. Aufgrund dieser Ausgangslage wäre im Sektor Gesundheit und Pflege eher eine Förderung der Männer als eine Förderung der Frauen zu empfehlen. Ob dieser Ansatz den zunehmenden Bedarf an professionellen Pflegepersonen ausreichend abdeckt, bleibt abzuwarten. Allerdings: Wo es gelingt, mehr Männer für die Pflege zu gewinnen, nehmen diese vergleichsweise häufig Leitungspositionen wahr.

3.12 Berufsfeld und Entwicklung

Das Gesundheits- und Pflegewesen ist in Deutschland nahezu der einzige expansive Dienstleistungssektor (SVRAiG 1997: Ziffer 30–32; DESTATIS 2004). Angehörige der Pflegeberufe sind in vielen Bereichen des Gesundheitswesens tätig. Entsprechend haben sich die Tätigkeiten im Lauf der Jahre an Entwicklungen des Gesundheitswesens angepasst. Die Pflege leistet ihren gesellschaftlichen Beitrag zur Herstellung von Gesundheit, zur Gesundheitsvorsorge, zur Krankheitsverhütung sowie zur Unterstützung und zur Hilfeleistung bei chronischen Erkrankungen sowie bei Gebrechlichkeit und im Sterbeprozess (*Sieger, Kunstmann* 1998:1).

Zunehmend entsteht Nachfrage nach Leistungen in der Langzeitpflege, im ambulanten Sektor und in der öffentlichen Gesundheitsvorsorge und -förderung (Public Health) (*Schneider* et al. 2002:105; *Brieskorn-Zinke* 2003). Ebenso bedarf es der zunehmenden Unterstützung pflegender Familien durch professionelle Dienste. Diese Unterstützung wird in verschiedenen Bereichen stattfinden: Hilfe bei der körperbezogenen Pflege, Wissensvermittlung und Schulung für die Angehörigen, Beratung über weitere Hilfsmöglichkeiten sozialer und medizinischer Dienste sowie Unterstützung bei sozialen Problemsituationen. Angehörige fordern professionelle Hilfe beispielsweise durch Pflegedienste an bei medizinisch-pflegerischen Aufgaben. Darüber hinaus stellen sie für die zu pflegenden Menschen sowie für die im Haus lebenden Angehörigen einen wichtigen Sozialkontakt dar.

Die Organisation pflegerischer Dienstleistung wird zum Mittelpunkt künftiger Versorgungskonzepte. Die Berufsgruppe ist neben der »hands-on«-Pflege gefordert, ihre Kompetenz in der Begleitung, Beratung, Anleitung sowie in der Überleitung im pflegerischen Handeln bis hin zur Qualitätssicherung stärker als bisher auszuweisen. Auch aus ökonomischer Sicht wird es immer zwingender, über das Bezahlbare der Behandlung und Betreuung nachzudenken. Konzepte sind zu modifizieren und neu zu entwickeln. Evidence Based Nursing, gesicherte Ergebnisse und Methoden sind die einzubringenden Qualitätskriterien. Der Paradigmenwechsel der Gesundheitspolitik fordert von Pflegenden genau dieses Profil der Kompetenz- und Handlungserweiterung bei gleichzeitiger Balance von Kundenorientierung, Leistungsfähigkeit und Wirtschaftlichkeit ein (*Stöcker* 2002c:61).

Obwohl in diesem Kontext (neue) Wege zur Optimierung von Kooperation der beteiligten Gesundheitsberufe als essentielle Bausteine angemahnt werden, findet das Fachwissen der Berufsgruppe Pflege bei der Entwicklung von Disease-Management-Programmen bisher keine und bei Verträgen zur integrierten Versorgung kaum Berücksichtigung. Die pflegerische Expertise dagegen wird für die Konzeptentwicklung beispielsweise für die Überleitung genutzt (*Kunstmann, Sieger* 2003). Programme wie »Gesundheit für alle« (WHO 1998) oder »Familiengesundheitspflege« (WHO 2000b) bleiben in Deutschland außer Acht. Auch ist bisher nicht vorgesehen, dass Pflegende und Ärzte die Lotsenfunktion gemeinsam und gleichberechtigt ausüben.

Eine eindeutige Abstufung der pflegerischen Berufsqualifikationen hat sich bei Neueinstellung in Deutschland bisher nicht durchgesetzt. Die Anstellungsträger praktizieren keine klare Aufgabenteilung zwischen Qualifizierten und Ungelernten. Die Aufgabenzuteilung erfolgt im Wesentlichen willkürlich. Einerseits werden beruflich Pflegende für alle Arten von Arbeiten eingesetzt, auch für solche, für die eine pflegerische Ausbildung nicht unbedingt erforderlich wäre. Andererseits übernehmen Pflegehilfskräfte Tätigkeiten, die eine Ausbildung verlangen würden (SVRKAiG 2000/22001a, Bd. II: Ziffer 94).

Tendenziell stellen bevorzugt Pflegeeinrichtungen nach SGB XI vermehrt minderqualifiziertes Personal ein. Grund ist die Knappheit finanzieller Ressourcen des staatlich reglementierten Gesundheitswesens sowie die Veränderung im Arbeitsfeld (z. B. Überstunden, Teildienste, Personalverknappung) sowie die Auslagerung pflegerischer Kompetenzen in andere Fachbereiche (z. B. Rehabilitation, Beratung) (SVRKAiG 2001/2002a:Ziffer 69).

3.13 Zwischenfazit: Ausbildung der Pflegeberufe in Deutschland und Berlin

Die vorangegangene Analyse der deutschen Pflegeausbildung hat gezeigt, dass sie an den Fortschritt der Pflegeforschung angepasst und stärker fachwissenschaftlich begründet werden muss und dass die neuen Gesetze für die Kranken- und Altenpflege einen wichtigen Schritt in diese Richtung darstellen. Die Ausbildung muss die künftigen Pflegenden befähigen, eigenverantwortlich den individuellen Pflegebedarf mittels Pflegediagnostik und Assessment innerhalb der Methode des Pflegeprozesses festzustellen und daraufhin eine fachlich begründete, mit Arzt und Patient abgestimmte Entscheidung zu treffen, welche Pflege-Behandlung der Patient erhalten soll.

Professionelle Information, Beratung und Anleitung des Patienten und seiner Angehörigen sollen künftig eng mit einer systematischen Leistungsprozesssteuerung verbunden sein. In der Ausbildung müssen künftig die Koordinierung von medizinisch-pflegerischen Behandlungsabläufen sowie Interprofessionalität und Interdisziplinarität vermittelt werden. Pflegende sollen dem Patienten/Pflegebedürftigen Möglichkeiten zur Partizipation und Mitentscheidung bei Fragen der Therapie, Pflege und Betreuung einräumen.

Die in der Ausbildung zu erwerbenden beruflichen Qualifikationen führen möglicherweise zu kontroversen Debatten: Ist das Berufsbild der Pflege innerhalb der Strukturen des Gesundheitssystems und innerhalb der Gesundheitsberufe neu zu ordnen und zu bewerten? Welche Bedingungen für Lernende und Lehrende sind zu schaffen, um neben der beruflichen Qualifikation auch die persönliche Entwicklung zu fördern? Steigert die neue Ausbildungsqualität die Berufsattraktivität?

Seit der Gesetzesnovellierung stimmt die Gesundheits- und Krankenpflegeausbildung inhaltlich stärker mit den europäischen Normen überein, und sie garantiert mit ihrem Abschluss unverändert die automatische Anerkennung innerhalb der EU. Jedoch bleibt es – ungeachtet der generalisierenden und zugleich differenzierenden Ausbildungsstruktur mit eigenem Spezialisierungsabschluss – in der Kinderkrankenpflege im Vergleich zur Krankenpflege beim bisherigen gesonderten EU-Anerkennungsverfahren im Einzelfall. Die Altenpflegeausbildung entspricht zwar analog der Gesundheits- und Kinderkrankenpflege den EU-Vorgaben, der Anerkennung ihres Abschlusses fehlt es jedoch an der Vergleichbarkeit mit anderen EU-Staaten.

Über das EU-Anerkennungsverfahren hinaus, das für die Krankenpflegeausbildung auf inhaltliche Mindestvorgaben aus dem Jahr 1977 beruht, haben sich die Ausbildungsprogramme, vor allem in Orientierung an Konzepten der Weltgesundheitsorganisation, in der Mehrzahl der EU-Staaten weiterentwickelt. Trotz der Ausbildungsreformen schneidet Deutschland wie auch Österreich und Luxemburg vergleichsweise zu Großbritannien und Niederlande sowie allen anderen Staaten einschließlich der EU-Erweiterung nur unterdurchschnittlich ab. Dies gilt insbesondere für die Ausbildungsstrukturen und demzufolge für den gesellschaftlichen Status.

Zur Verringerung dieses Rückstandes innerhalb Europas sind vor allem folgende Ziele anzustreben:
- Anhebung der Zugangsvoraussetzungen zur Ausbildung
- Integration in das staatliche Bildungssystem
- Parallelisierung von beruflicher und hochschulischer Erstausbildung einschließlich struktureller Verankerung und vertikale Durchlässigkeit
- ein System abgestufter Qualifikationsgrade
- eine Qualitätssteuerung über föderale und nationale Bildungsstandards

Es ist festzustellen, dass die Pflegeausbildung in Deutschland und Berlin im Vergleich zur Berufsausbildung in Deutschland generell und auch im Vergleich zum europäischen Ausland eine Reihe von Besonderheiten aufweist, die ein spezifisches Beharrungsvermögen besitzen. Diese erklären sich teilweise aus dem deutschen Sozialrecht, aus der fehlenden Integration in das staatliche Bildungssystem, aus der Zuständigkeit unterschiedlicher Ressorts (BMGS und BMFSFJ) sowie aus der Einflussnahme verschiedener Lobby-Systeme, also Einrichtungsträger, Finanzierungsträger und Berufsgruppen. Die weitere Reformierung der pflegeberuflichen Bildung ist nach wie vor notwendig. Chancen und Probleme der Pflegeberufe sind deshalb breiter in der Öffentlichkeit zu diskutieren, um Gesellschaft und Politik stärker für die Thematik zu sensibilisieren.

Was die in den europäischen Vergleichsländern selbstverständliche **Integration der Ausbildung** anbelangt, wurde in Deutschland trotz aktueller Gesetzesreform die Trennung in eine Kranken- und eine Altenpflegeausbildung beibehalten. Jedoch enthalten die gesetzlichen Neuregelungen wichtige Schritte in Richtung einer Integration. Erstens wurde aus vormals 17 Landes-Altenpflegegesetzen nun ein Bundes-Altenpflegegesetz. Der Übergang von der Länder- auf die Bundeskompetenz und der Übergang von einem Sozial- zu einem Heil- und damit Gesundheitsberuf sind Meilensteine auf dem Weg zur Vereinigung der beiden Ausbildungen und Berufe. Zweitens wurde die vormals ebenfalls eigenständige Kinderkrankenpflegeausbildung in die Krankenpflegeausbildung integriert. Drittens wurden die beiden Ausbildungszweige in wichtigen Einzelregelungen einander angenähert: schulische Zugangsvoraussetzungen, Qualifikationsvoraussetzungen der Lehrer an Kranken- und Altenpflegeschulen und institutionelle Schulform. Ob und inwieweit mit der nächsten Ausbildungsreform die tatsächliche Zusammenführung beider Ausbildungszweige gelingt, wird abhängig sein vom Erfolg wissenschaftlich begleiteter Ausbildungsmodelle (vgl. Kapitel 8.). Wichtig bleibt die weitere Klärung des Berufsgegenstandes Pflege – vertiefende Diskussion theoretischer Zugänge zur Pflege sowie kritische Reflexion tradierter Handlungsmuster. Der Pflegeberuf muss sich von den bisherigen berufsspezifischen Abgrenzungsstrategien, der berufsständischen Furcht vor Autonomieverlust und dem Festhalten an »bewährten« Traditionen verabschieden.

Andere Ausbildungsregelungen hingegen wurden trotz gut begründeter Argumente von der Reform ausgespart. Anstelle der seit langem gewünschten **Einbeziehung in das öffentlich-staatliche Berufsbildungs- und Hochschulsystem** nach Landesrecht, der strukturellen Verankerung von Teilen der Ausbildung im tertiären Bildungssystem und der Ermöglichung einer Erstausbildung an Hochschulen (Bachelor-Studiengänge) wurde der bildungssystemische Sonderweg der Kranken- und Altenpflegeausbildung beibehalten. Die beiden Zweige sind weder selbstverständlicher Teil des staatlichen Bildungssystems noch des sekundären Berufsfachschul- oder Hochschulsystems. Eine der wesentlichen Ursachen dafür ist die vom allgemeinen und beruflichen Bildungssystem völlig abweichende **Finanzierung** der theoretischen Ausbildung (vornehmlich in der Krankenpflege) als versicherungsfremde Leistung über das Finanzierungsprozedere aus den Beitragseinnahmen der gesetzlichen Kranken- und Pflegeversicherung. Die gesetzlichen Bedingungen, die ordnungspolitisch und finanziell die Geschicke der Gesundheitseinrichtungen lenken, haben so unmittelbar Einfluss auf die Ausbildung.

Nach wie vor bieten die Abschlüsse in der Kranken- und Altenpflegeausbildung in Deutschland keine **Durchlässigkeit** in den tertiären Bildungssektor, also zur Fachhochschule oder zur Universität. Jedoch bieten die in beiden neuen Gesetzen enthaltenen Erprobungsklauseln Möglichkeiten, im Rahmen von Ausbildungsmodellen den Absolventen durch zusätzliche Ausbildungsinhalte mit der staatlichen Abschlussprüfung auch die fachgebundene Hochschulreife zu verleihen.

Nicht realisiert durch die neuen deutschen Berufegesetze wurde die Forderung nach einer aufeinander abgestimmten **Stufung unterschiedlicher Qualifikationsniveaus** von den Assistenzberufen über qualifizierte Berufsabschlüsse der Pflegefachberufe bis zum Hochschulabschluss in Gesundheits- und Pflegewissenschaft. Auch nach der gesetzlichen Neuregelung ist der staatliche Abschluss der Berufsausbildung zur Gesundheits- und Krankenpflege oder zur Altenpflege nicht mit der fachgebundenen Hochschulreife verknüpft. Die Erfüllung dieser bildungspolitischen Forderung würde das Ende der bisherigen »Sackgassenausbildung« der Pflegeberufe in Deutschland bedeuten. Damit würde der Maxime der gesellschaftlichen Gleichbehandlung und der Gleichwertigkeit allgemeiner und beruflicher Bildung Rechnung getragen. Zugleich wäre damit die von der EU als Norm angestrebte und in anderen europäischen Ländern selbstverständlich realisierte **Durchlässigkeit** im Bildungssystem erreicht.

Beispielhaft dafür sind Großbritannien und die Niederlande zu nennen: Die Qualifikationsniveaus sind klar definiert nach dem Maß der Übertragung von Wissen/Wissenstransfer, der Komplexität der Patientensituation und dem Grad der beruflichen/positionellen Verantwortung. Während in europäischen Nachbarländern analog zu unterschiedlichen Qualifikationsniveaus auch neue Berufsbilder mit erweiterten Tätigkeiten und Kompetenzen entstanden sind (Nurse Practitioner etc.) (vgl. Kapitel 4), gibt es dies in Deutschland noch nicht.

Wie die Kultusminister der Länder und der Gesetzgeber auf die derzeit am Rahmen der gesetzlichen Erprobungsklausel anlaufenden zeitlich befristeten **Modelle von Bachelor-Studiengängen in Gesundheit und Pflege**, und der damit erstmals geschaffenen Kombination der beruflichen Erstausbildung mit einem ersten akademischen Abschluss reagieren werden, ist derzeit noch nicht abzusehen. Erst einmal haben sich Bund und Länder eine Möglichkeit der zeitlichen Entscheidungsverlagerung geschaffen.

Die **Dauer der Berufsausbildung** ist seit den neuen Gesetzen in Alten- und in Krankenpflege einheitlich auf drei Jahre festgelegt. In einigen Modell-Berufsausbildungen, in denen beide Abschlüsse, Alten- und Krankenpflege, erworben werden können, ist die Ausbildungsdauer dadurch teilweise auf 4 Jahre verlängert. In den Modell-Studiengängen, in denen sowohl der Berufsabschluss als auch ein erster akademischer Grad, der Bachelor, erworben werden kann, dauert das Studium fünf Jahre. In Bezug auf die letztgenannte Studienform erhebt sich teilweise Kritik an der Dauer des Bachelors von nur zwei Jahren, da dieser außerhalb von Modellstudiengängen vier Jahre dauert.

Ein deutlicher Fortschritt wurde erzielt bei den **Qualifikationsanforderungen an die Lehrkräfte für den theoretischen und praktischen Unterricht**. Das neue Ausbildungsziel, das eine Ausbildung entsprechend dem allgemein anerkannten Stand pflegewissenschaftlicher, medizinischer und bezugswissenschaftlicher Erkenntnisse vorschreibt, erfordert wissenschaftlich qualifizierte Lehrkräfte. Die Lehrkräfte in der Altenpflegeausbildung müssen qualifizierte Fachkräfte sein. Eine nähere Definition der Eignung hinsichtlich der wissenschaftlichen und pädagogischen Qualifizierung wurde nicht vorgenommen. In der Krankenpflegeausbildung hingegen benötigen Lehrkräfte eine fachliche und pädagogische Hochschulqualifikation. Diese schwer zu rechtfertigende Ungleichheit wird vermutlich nicht von Bestand sein können.

Der Kern beider Ausbildungsgesetze – Gesundheits- und Krankenpflege und Altenpflege – ist eine **Neufassung der Ausbildungsinhalte**. Dabei sind sich die beiden Ausbildungen näher gerückt. Jedoch enthalten die Regelungen auch auffallende Unterschiede. Während sich Ausbildung und Beruf der Krankenpflege auf alle zu pflegende Menschen richtet, sind die Zielgruppe in der Altenpflege alte und neuerdings zusätzlich alte kranke Menschen. In der Krankenpflegeausbildung wurde die bisherige starke Medizinorientierung reduziert durch eine neue Orientierung am Stand der Pflegewissenschaft, Medizin und weiterer Bezugswissenschaften. Ausbildungsziel in der Krankenpflege ist der Erwerb fachlicher, personaler, sozialer und methodischer Kompetenzen. Sie entspricht mit dieser pädagogischen Ausrichtung an der Handlungs- und Problemlösungskompetenz dem Stand der Berufsbildungs- und Erwachsenenbildungstheorie. Ausbildungsziel in der Altenpflege ist die traditionelle Trias Kenntnisse, Fähigkeiten und Fertigkeiten, ein tendenziell überholtes Bildungskonzept. In der Altenpflegeausbildung tritt an die Stelle der bisher fehlenden Wissenschaftsorientierung und der stark sozialbetreuerischen Ausrichtung nun ebenfalls eine Orientierung an Pflegewissenschaft und Medizin sowie eine fachliche Neuausrichtung an einerseits Beratung, Anleitung und Unterstützung und andererseits Mitwirkung an der medizinischen Behandlung kranker alter Menschen. Neu ist in beiden Definitionen der Ausbildungsinhalte die Benennung eines Feldes der Berufsautonomie, in dem differenziert wird in eigenverantwortliche, Mitwirkungs- und interdisziplinäre/interprofessionelle Aufgaben. Ebenfalls neu ist für beide Ausbildungen die Betonung der professionellen Aufgabe der Beratung, Anleitung und Unterstützung des Patienten, um die Selbstständigkeit und Selbstbestimmung (Krankenpflege) oder die Aktivität und eigenständige Lebensführung (Altenpflege) des Patienten/Klienten zu fördern. Evaluierung und Qualitätssicherung/-entwicklung werden als Ausbildungsinhalte für beide Berufe betont, wenn auch für die Altenpflege zurückhaltender als für die Krankenpflege.

Der **curriculare Rahmen**, innerhalb dessen die Ausbildungsinhalte zu organisieren sind, verlässt den traditionellen Lernbegriff. Die traditionelle Fächereinteilung der schulischen Ausbildung wird Schritt für Schritt weichen. Verlangt wird stattdessen die Konzeption und Umsetzung von Lernsituationen, ausgerichtet auf den Erwerb beruflicher und persönlicher Kompetenzen. Der Kompetenzbegriff in der Krankenpflegeausbildung erlaubt es, an der persönlichen Bildung des Lernenden anzusetzen und darüber die curriculare Struktur der fachbezogenen Ausbildungsinhalte zu bestimmen. In der Altenpflegeausbildung dagegen ist – weniger gelungen – die Konkretisierung in Lernfelder vorgegeben und damit die curriculare Struktur auf einen einzigen Ansatz begrenzt.

Als wichtigen Reformschritt hat der Gesetzgeber zudem die **Integration der Praxisausbildung** in die Gesamtausbildung verbessert. Schulen, die nun die Gesamtverantwortung für Inhalt, Organisation und Koordination der schulischen und der betriebspraktischen Ausbildung übernehmen, schließen in der Altenpflege Kooperationsverträge mit ambulanten und stationären Einrichtungen. In der Krankenpflege sind geeignete arbeitsorganisatorische, dienstrechtliche bzw. arbeitsrechtliche Rahmenbedingungen festzulegen und sicherzustellen.

Mehr Aufmerksamkeit erhalten die **praktische Ausbildung sowie der Theorie-Praxis-Transfer**. Die Lernenden sollen Praktika nicht nur im Krankenhaus bzw. in stationären Altenpflegeeinrichtungen absolvieren, sondern auch in ambulanten und teilstationären Einrichtungen der Prävention, Beratung, Rehabilitation und Palliation. Jeder betriebliche Lernort hat berufspädagogisch qualifizierte Fachkräfte als Praxisanleiter vorzuhalten, deren Qualifikation vom Gesetz nur für die Ausbildung in der Krankenpflege normiert ist. Für die Theorie-Praxis-Verknüpfung sind Praxisbegleitungen der schulischen Lehrkräfte durchzuführen. Die Gesamtverantwortung für die theoretische und praktische Ausbildung erhält nun die Schule.

Die neuen Berufegesetze, die in Deutschland die Ausbildung zur Gesundheits-/Krankenpflege sowie zur Altenpflege regeln, schreiben erstmals vor, dass die Lerninhalte auf der Grundlage des jeweils aktuellen Stands von **Gesundheits-, Pflegewissenschaft, Medizin und weiteren Bezugswissenschaften** vermittelt werden sollen. Dazu sind Lehrer erforderlich, die selbst wissenschaftlich qualifiziert sind. Für die Neufassung der Curricula bedeutet dies, dass in den inhaltlich, pädagogisch und didaktisch aufzuarbeitenden exemplarischen Patientensituationen und Lernfeldern (Beispiele: Ernährung und Stoffwechsel, Aktivität und Bewegung, Wissen/Wahrnehmung und Beziehungsgestaltung) der aktuelle Theorie- und Forschungsstand aus den genannten Wissenschaftsdisziplinen von den Lehrern vermittelt wird. Ziel ist es, den Schülerinnen Wissen und Kompetenzen dazu zu eröffnen, welche pflegerischen Interventionen durch Studien in ihrer Effektivität nachgewiesen worden sind und zu welchen Bereichen pflegerischen Handelns noch wenig Evidenz gegeben ist. Ziel ist außerdem, die Schülerinnen in die Grundlagen der wissenschaftlichen Literaturrecherche und -bearbeitung einzuführen, damit sie später in der Praxis – unterstützt von forschungsorientierten Praktikern – bspw. bei der Formulierung einrichtungsspezifischer Standards den aktuellen Stand von Wissenschaft und Forschung einbeziehen können.

Wegen der **großen Bedeutung der Weiterbildung** für die Lebenschancen der Menschen in unserem Land und in Europa ist der Staat gefordert, auch normierend in den Prozess von Weiterbildungsentwicklung und -gestaltung einzugreifen. Weiterbildung ist als Pflichtaufgabe des Staates gesetzlich verankert, sodass hier ordnungspolitischer Handlungsbedarf gegeben ist. Ein Qualitäts- und Strukturrahmen für pflegerische Weiterbildungen ist sinnvoll und zwingend erforderlich. In der Sache besteht keine Trennung zwischen beruflicher Aus- und Weiterbildung. Allerdings müssen Inhalte der Weiterbildung und damit zu erreichende berufliche Kompetenzen definiert werden. Insgesamt sollte seitens der staatlichen Bildungspolitik eine Grenzziehung erfolgen, welche Berufsqualifikation in der Erstausbildung vermittelt werden muss und welche darüber hinausgehenden zusätzlichen Berufsqualifikationen in Weiterbildung erworben werden können. Jedes einzelne Bundesland muss sicherstellen, dass Voraussetzungen für eine ständige Weiterbildung geschaffen werden und alle Bürgerinnen und Bürger in der gesamten Bundesrepublik auf ein qualitativ und quantitativ ausreichendes Weiterbildungsangebot zurückgreifen können. Dies erfordert eine vorgeschriebene regelmäßige Evaluierung der Weiterbildungen und die Veröffentlichung der Evaluierungsergebnisse. Ein Verzicht auf Neuordnung der Weiterbildung der Pflegeberufe führt zur einseitigen Förderung einer eng funktionalen Weiterbildung, zur geringen Wahlfreiheit in der beruflichen Weiterbildung und zur Vernachlässigung der Chancenwahrnehmung.

Für die gesamte pflegeberufliche Bildung – und diese umfasst die Aus-, Fort- und Weiterbildung bis hin zum Hochschulstudium – gilt unverändert, die **Kernfrage nach der Qualität** beruflicher Bildung zu klären. Der Bedarf an Sicherung und Verbesserung des Bildungsangebotes ist in Deutschland bemerkenswert spät in das öffentliche Bewusstsein gedrungen. Es setzen sich jedoch immer mehr systematische Ansätze durch mit Schlüsselbegriffen wie Verbesserung des Lehrens und Lernens, Lern- und Leistungsstandards, Lebensraum in Theorie und Praxis, Qualität des Institutsmanagements, auf das Lehren und Lernen zentrierte Evaluationskonzepte und Leistungsmethoden und nicht zuletzt für die Lehrer und Lehrerinnen: Professionelle Perspektiven und Personalentwicklung. Qualität der Bildung wird so zunehmend zu einem Leistungsfaktor u n d zu einem Wettbewerbsfaktor. Qualitätssicherungsverfahren wie Akkreditierung (Qualitätskontrolle der Curricula) oder Evaluationen (Stärken-Schwächen-Analyse der Bildungsinstitutionen und ausgewählter Curricula) sichern den Erfolg und mehr Transparenz durch valide Informationen, Rechenschaftslegung, Qualitätssicherung und -verbesserung, Profilbildung, Wettbewerb und Vergleich sowie Steuerung der Ressourcen und Finanzen. Sie sind ebenso auch ein Schritt zur Weiterentwicklung der Bildungsleistungen.

Zur Konkretisierung der in den Gesetzen enthaltenen fortschrittlichen Konzepte und deren Praxisumsetzung sind nun die Berufsangehörigen, die Einrichtungen, die Berufsverbände, Dachverbände sowie Gremien aufgerufen. Wie die nachfolgenden Länderkapitel zeigen, ist die **professionelle Selbstorganisation** in Großbritannien und den Niederlanden wirksamer als in Deutschland. Während die deutschen Pflegenden und deren Organisationen mehr gebunden sind an den Gesetzgeber und ihre Aktivitäten oft langwieriger Abstimmungsprozesse zwischen den Akteuren bedürfen, können sich die Berufsgruppen im Ausland auf die aktuelle und kontinuierliche Selbststeuerung der professionellen Aufgaben konzentrieren. Die Neuregelungen in Deutschland bieten hierfür ein breites Betätigungsfeld. So könnte in Deutschland der Deutsche Bildungsrat für Pflegeberufe (DBR) in der Zusammenarbeit mit der Pflegewissenschaft und der Berufspädagogik sowie den zuständigen Länderressorts die Rahmencurricula ausarbeiten. Dieser könnte auch ein nationales Evaluierungskonzept zur fachlichen Beurteilung der inzwischen bereits unüberschaubaren Vielfalt an Modellausbildungsgängen erstellen. Eine weitere wichtige Aufgabe wäre die

Erarbeitung eines Konzeptes für Gewichtung und inhaltliche Ausfüllung der Anteile der Generalisierung und Differenzierung von Ausbildungsinhalten, künftig ausgerichtet auf e i n Pflegeberufsprofil mit gemeinsamer Grundausbildung und nachfolgenden Zusatzqualifikationen. Empfehlenswert ist in diesem Zusammenhang auch die Entwicklung gestufter und durchlässiger Qualifikationsgrade.

In den nächsten Kapiteln wird die Ausbildung der Pflegeberufe in Großbritannien, den Niederlanden und Österreich dargestellt. Danach wird die Frage diskutiert, welche Elemente der dortigen Pflegeausbildung als Vorbild für die Deutsche/Berliner Reform dienen können und welche Anpassungen notwendig sind, um die Vorbilder für unser System wirksam zu machen. Im Anschluss daran folgt eine Beschreibung von derzeit in Deutschland und Berlin bereits laufenden Ausbildungsmodellen, in denen Teile der genannten Reformschritte experimentell umgesetzt werden.

4 Ausbildung der Pflege- und Gesundheitsberufe in Großbritannien

Jacqueline Filkins, Margarete Landenberger

4.1 Gesundheitssystem in Relation zur Pflege-/Gesundheitsausbildung

Großbritannien verfügt als einziger der hier analysierten Staaten über einen nationalen Gesundheitsdienst, der deutlich vom deutschen, niederländischen und österreichischen Gesundheitssystem abweicht.

4.1.1 Grundtypus des Gesundheitssystems

Das Gesundheitssystem im Vereinigten Königreich von Großbritannien und Nordirland (Großbritannien) baut auf dem Prinzip des im Jahr 1948 geschaffenen nationalen Gesundheitsdienstes (National Health Service, NHS) auf. Der nationale Gesundheitsdienst ist öffentlich und wird weit gehend aus Steuern finanziert. Der NHS untersteht dem Secretary of State for Health (Gesundheitsminister), der vom Department of Health (Gesundheitsbehörde der vier Gesundheitsministerien Englands, Wales, Schottlands und Nordirlands) beraten wird (*Bendig, Edwards* 1998:49). Diese Ministerien organisieren die Bereitstellung von Gesundheitsleistungen und legen die Struktur des NHS fest (*Landenberger, Ortmann* 1999:51; *Schneider* et al. 2002:1ff.).

In Großbritannien betrug der Anteil der Gesamt-Gesundheitsausgaben am Bruttoinlandsprodukt (BIP) im Jahr 2001 ca. 7,6 % (Deutschland: ca. 10,7 %). Zwischen 1998 und 2001 ist dieser Anteil gestiegen, und zwar um 0,7 % (*Schneider, Hofmann* et al. 2002:168; *OECD* 2003). Damit liegt Großbritannien mit den Niederlanden, Dänemark und Schweden im unteren Feld des europäischen Vergleichs. Im Vergleich zu Deutschland mit 10,7 % (2001) scheint das britische Gesundheitssystem kostengünstiger zu sein. Die Labour-Regierung hat im Jahr 2002 die Ausgaben für den NHS um 21 % erhöht. Jedoch konnten die Leistungen dadurch nur um ca. 2 % gesteigert werden (*Filkins* 2002 a:2).

Die geringe Gesundheitsausgabenquote in Großbritannien korrespondiert (wie in den Niederlanden, Dänemark und Schweden) mit der Organisationsform der integrierten Versorgung bzw. dem Hausarztmodell. Der Versicherte hat in diesem Modell keinen freien Zutritt zur ambulanten fachärztlichen Versorgung wie in Deutschland (und Österreich) und muss als Konsequenz Wartezeiten in Kauf nehmen (*Schneider, Hofmann* u. a. 2002:22).

Die Leistungen für die Bevölkerung Großbritanniens im Falle von Krankheit und Pflegebedürftigkeit, d. h. fast die gesamte ambulante und stationäre medizinische und pflegerische Versorgung wird durch den NHS gewährleistet. Alle Einwohner haben kostenfreien Zugang. Bei zahnärztlichen und augenoptischen Leistungen sowie bei

Medikamenten gibt es eine Selbstbeteiligung. Für Bezieher niedriger Einkommen existieren für ambulante Krankenpflege und Sozialpflege Härtefallregelungen (*Stapf-Fine, Schölkopf* 2003:3; *Filkins* 2003c:1). Vermehrt schließen britische Unternehmen für ihre Mitarbeiter zusätzliche private Kranken- und Pflegeversicherungen ab, um eventuelle Wartezeiten bei Operationen und damit krankheitsbedingte Fehlzeiten zu verkürzen. Außerdem schließen britische Bürger vermehrt solche Versicherungen ab, aus demselben Grund und um im Bedarfsfalle Privatpflege zu erhalten (*Filkins* 2003c:1).

In Irland ist das Gesundheitssystem ähnlich. Allerdings liegt der Anteil der Selbstbeteiligung höher und es steht für bestimmte Versicherte eine private Krankenvollversicherung zur Verfügung (*Stapf-Fine', Schölkopf* 2003:3f.).

Leistungsanbieter Krankenhaus sowie stationäre und ambulante Kranken-, Alten- und Behindertenpflege-Einrichtungen:

Der NHS ist in acht Strategic Health Authorities (HA) aufgeteilt. Die regionalen Gesundheitsbehörden sind in ihrem Gebiet für die Versorgungsplanung zuständig. Sie schätzen die Gesundheitsbedürfnisse der Bevölkerung ein und handeln mit den selbst verwalteten Trägergesellschaften (Hospital Trusts und Primary Care Trusts, PCT) die Gesundheitsleistungen aus und geben diese als commissioning agents in Auftrag (*Filkins* 2003c:1; *Bendig, Edwards* 1998:49f.). Die **Hospital Trusts** versorgen die Gebiete mit Krankenhausleistungen (secundary care sector). Die **Primary Care Trusts** sind die lokalen commissioning agents und bieten ambulante Gesundheitsleistungen (primary care sector) und Gemeindedienste (community services) an.

Die Trusts stellen das Personal für die Einrichtungen ein. Sie (und nicht wie Deutschland die Einzeleinrichtung) sind integraler Teil des öffentlichen Gesundheitsdienstes NHS in Großbritannien (*Filkins* 2003b:1).

Die Krankenhausversorgung in Großbritannien findet überwiegend in NHS-Krankenhäusern statt. Jedoch gibt es 230 Krankenhäuser, die nicht öffentlich sind. 65 % dieser Betten werden von privaten, gewinnorientierten Trägern, der andere Anteil von gemeinnützigen Trägern vorgehalten. Auch NHS-Krankenhäuser können in privaten Abteilungen Angebote für Privatpatienten bereitstellen.

In Großbritannien sind Krankenhäuser in drei Versorgungsstufen unterteilt. Die unterste Stufe sind Gemeindekrankenhäuser (community hospitals) mit bis zu 100 Betten. Auf der zweiten Stufe versorgen die »district general hospitals« ein Versorgungsgebiet von jeweils ca. 100 000 Personen. Auf der dritten Versorgungsstufe gibt es »tertiary level hospitals«, Spezialkliniken, die bspw. auf Herzoperationen, Herz- und Lungentransplantationen oder bestimmte Patientengruppen (bspw. Kinder) ausgerichtet sind (*Filkins* 2003c:1). Krankenhäuser der zweiten und dritten Versorgungsstufe, die medizinischen Fakultäten angegliedert sind, übernehmen die Aufgabe von Universitätskliniken oder Lehrkrankenhäusern (*Filkins* 2003c:1; *Stapf-Fine', Schölkopf* 2003:15f.).

Die Patienteninteressen gegenüber dem NHS werden von der »Commission for Patient and Public Involvement In Healthcare« (CPPIH) vertreten. Auf lokaler Ebene gibt es in jedem Krankenhaus offiziell benannte Patientenvertreter (Patient Advisory and Liaisons Persons, PALS). Sie beantworten Patientenfragen und vertreten Patienten in Verhandlungen (*Filkins* 2003c:1; *Landenberger, Ortmann* 1999:51).

In den 1990er-Jahren betrieb die britische Regierung Krankenhausschließungen (vorwiegend im Zuge der Dezentralisierung der psychiatrischen Versorgung) und den Zusammenschluss kleinerer Krankenhäuser. Gleichzeitig wurde der Ausbau kurzzeitchirurgischer Behandlungen forciert (day surgery) (*Stapf-Fine', Schölkopf* 2003:15f.).

Analog zu anderen europäischen Ländern wurde auch in Großbritannien die Bettenzahl reduziert. Waren 1996 noch 264 600 Betten verfügbar, waren es 2000 nur noch 242 600, was einer Reduzierung um 22 000 Betten entspricht (*National Statistics* 2002:129ff.).

Die **Primary Care Trusts (PCT)** stellen Personal ein: Allgemeinärzte, practice nurses (ähnlich den Arzthelferinnen in Deutschland; ML), Nurse Practitioners (Pflegende mit Verschreibungsbefugnis und erweiterten Kompetenzen), Gemeinde-Pflegende, Zahnärzte, Gemeinde-Psychiatrie-Pflegende, Health Visitors (Gesundheitsberater). Die PCT schließen mit Allgemeinärzten (General Practitioners, GP) und Health Centres Verträge ab und erhalten ihr jährliches Budget von den Strategic Health Authorities (*Filkins* 2003c:1; *Stapf-Fine', Schölkopf* 2003:15f.).

Bei den niedergelassenen Ärzten herrscht in Großbritannien das Primärarztsystem vor. Als Primärarzt und Gatekeeper fungiert der Allgemeinarzt (General Practitioner). In Krankenhäusern werden vermehrt Stationen von Pflegenden oder Hebammen geleitet (*Filkins* 2003c:2). Die fachärztliche Versorgung findet grundsätzlich im Krankenhaus, nicht in freier Praxis statt. Neben stationären Belegstationen und -abteilungen gibt es zunehmend Gesundheitszentren (Health Centres) und Arztpraxen (GP-Practices), in denen Allgemeinärzte, Fachärzte, Pflegende und andere Berufsgruppen Patienten ambulant behandeln (*Bendig, Edwards* 1998:50; *Stapf-Fine', Schölkopf* 2003:15).

Die ambulante Gesundheits-, Kranken- und Altenpflege erfolgt in Großbritannien durch Community Services. Dort arbeiten multiprofessionelle Teams aus District Nurses, Heath Visitors, Mitarbeitern der Schulgesundheitspflege, Fußpflege, Familienplanung, Beratung, Vorsorge, Sprachtherapie, Schwangerenbetreuung u. a. Diese Leistungen werden von den **Primary Care Trusts** in ihrem jeweiligen Gebiet koordiniert. Prämissen sind »personengruppen- und wohnortnahe Leistungen«, »Krankheitsvermeidung durch Beratung und Prävention/Prophylaxe« und »Krankenhaus- oder Pflegeheimersetzende Leistungen« (*Levett* 2001:28f.; *Olatunji* 2004:14ff.). Die häusliche Pflege ist für den Klienten in Großbritannien teilweise kostenlos, teilweise muss er für die Leistungen einkommensabhängig einen Anteil selbst tragen (»to pay according to means«) (*Filkins* 2003a:3).

Sowohl Primary Care Trusts als auch Hospital Trusts bieten Praktikumsplätze für die Praxisausbildung der Pflege- und Gesundheitsstudierenden an. Solche Träger, die einen Schwerpunkt auf die Fortbildung ihrer Beschäftigten legen, können zu **Teaching Primary Care Trusts** ernannt werden (*Filkins* 2003c:2).

Nachwuchsbedarf:
Bedarfsplanung und -feststellung in der Pflege- und Gesundheitsausbildung

In Großbritannien wird der öffentliche Sicherstellungsauftrag realisiert durch die Einheit öffentlicher Trägerschaften von Gesundheitseinrichtungen und öffentlicher Finanzierung. Auf zentralstaatlicher Ebene finden öffentliche Krankenhausplanung und Investitionsfinanzierung statt. Die regionalen Untergliederungen sind zuständig für die Umsetzung der nationalen Planungsvorgaben (*Stapf-Fine', Schölkopf* 2003: 15). Die Strategic Health Authorities sind in ihrem Gebiet für die Versorgungsplanung und -bereitstellung zuständig. Sie schätzen die Gesundheitsbedürfnisse der Bevölkerung ein und handeln mit den selbst verwalteten Trägergesellschaften das Angebot an Gesundheitsleistungen aus (*Bendig, Edwards* 1998:49f.).

Die britische Regierung unter Tony Blair hat in den letzten Jahren auf Knappheiten und Mängel im nationalen Gesundheitsdienst NHS reagiert und im Jahr 2003 ein Finanzaufstockungsprogramm für die Jahre 2003 bis 2007 von jährlich zusätzlich 7,5 % des NHS-Ausgabenvolumens beschlossen (vgl. Kapitel 4.10).

Statistische Daten über Ausbildung und Beschäftigung der Gesundheits- und Pflegeberufe

Im Folgenden sollen mit einigen statistischen Daten Tendenzen der Studierenden- und Beschäftigungszahlen in Gesundheits- und Pflegeberufen aufgezeigt werden.

Studierende in der Gesundheits- und Pflegeausbildung

Die Anzahl der sich insgesamt in der Ausbildung befindlichen Pflegepersonen (Students) in Großbritannien ist zwischen 1992 und 2001 rapide gesunken. Betrug ihre Zahl 1991 noch 44 879 Personen, was einem Anteil von 9,6 % an der Gesamtzahl des Pflege- und Hebammenpersonals entspricht, so wurden 2001 lediglich noch 2 201 gezählt, die damit einen Anteil von 0,5 % der insgesamt im Pflege- und Hebammenwesen Beschäftigten bilden. Die Einführung des sog. Projektes 2000 (s. Kapitel 4.2.1) zeigt bisher keine spezifische statistische Auswirkung auf die Anzahl der Beschäftigten (vgl. Tabelle 11).

Die Universitäten berichten von einem starken Anstieg der Absolventen der Nurse Practitioners-Weiterbildung. Beispielsweise am St Martin's College der University of Lancaster ist die Anzahl der Studierenden dieser berufsbegleitenden Teilzeit-Weiterbildung in den Jahren von 2000 bis 2003 von 50 auf 300 Studierende angestiegen. (Da die Weiterbildung noch nicht staatlich anerkannt ist, existieren keine statistischen Daten) (*Filkins* 2003c:5).

Beschäftigte in Pflege und Gesundheitswesen

Im Gesundheitswesen in Großbritannien waren 1999 knapp 2,4 Millionen Personen beschäftigt. Das sind rd. 9 % aller in Großbritannien Beschäftigten. Zwischen 1995 und 1999 gab es einen Rückgang des Beschäftigungsanteils als Ergebnis der Konso-

Tabelle 11: Health and personal social services in Großbritannien 1992-2001 (at 30 Sep) (in thousands).

	1992	1993	1994	1995	1996	1997	1998	1999	2000	2001
Nursing and midwifery staff: (excluding agency): total	467 723	446 056	429 214	387 441	410 962	407 762	409 041	415 788	423 733	437 417
Qualified	300 698	295 245	291 070	282 202	300 371	298 485	299 652	303 645	309 678	320 685
Unqualified	115 431	116 360	116 138	99 946	106 182	106 313	106 777	109 690	111 932	114 532
Learners	44 879	27 560	13 945	4 582	2 805	2 357	2 177	1 962	2 054	2 201
Unknown	6 714	6 891	8 061	710	1.334	607	435	491	69	-

(Quelle: National Statistics: 28.08.2003)

lidierungspolitik von Thatcher. Seit 1999 steigen die Beschäftigungszahlen wieder an, wie aktuelle Quellen ausweisen (*Schneider, Hofmann* et al. 2002:30, 169).

In Großbritannien stellen wie in den anderen Vergleichsländern die Pflegekräfte und Hebammen die größte Berufsgruppe im Gesundheitswesen. Die Gruppe bildete 1999 mit 415.788 Personen 17,3 % an der Gesamtbeschäftigtenzahl im Gesundheitswesen.

Im NHS werden rund 80 % der Patientenversorgung von Pflegekräften erbracht (Royal College of Nursing 2001). Seit Ende der 1980er Jahre blieb die Anzahl der im NHS tätigen Pflegenden relativ konstant. Erst seit kurzem (1995) steigt der Anteil wieder an. Waren 1995 387 441 Personen in der Gruppe der Pflegepersonen und Hebammen registriert, so stieg diese Zahl bis zum Jahr 2001 um 12,9 % auf 437 417 an (s. Tab. 11).

Ein Indikator für die gesundheitspolitische Bedeutung der qualifizierten Pflegekräfte in den einzelnen Ländern ist die sog. Ärztedichte. In Großbritannien sind, bezogen auf 100 000 Einwohner, nur etwa halb so viele Ärzte berufstätig wie in Deutschland (*Schneider, Hofmann* et al. 2002:71f.) Der Anteil des nichtmedizinischen Personals (Krankenpfleger, technisches Personal, Assistenten u. a.) ist relativ stärker gestiegen als der des medizinischen Personals (Ärzte, Zahnärzte) (*Schneider, Hofmann* et al. 2002:176).

In Krankenhäusern des NHS waren im Jahr 1999 69,8 % der Beschäftigtengruppe des nichtmedizinischen Personals tätig, während 18,4 % dieser Beschäftigtengruppe in stationären und ambulanten Pflege- und Gesundheitseinrichtungen sowie 10,5 % in ambulanten Praxen des NHS arbeiteten. Dabei ist seit 1995 der Anteil der in Krankenhäusern Beschäftigten um rund 2 % zurückgegangen. Parallel dazu sind die Anteile der in ambulanten Praxen und ambulanten kommunalen Gesundheits- und Sozialdiensten Beschäftigten um ebenfalls rund 2 % gestiegen. Damit kann der NHS in Großbritannien die gesundheitspolitische Prämisse der Förderung ambulanter Gesundheitsdienste erfüllen (*Schneider, Hofmann* et al. 2002:30, 176).

Tabelle 12: NHS Hospital and Community Health Services:
Total employed staff by main staff groups at 30 September England (thousands).

	1997	1998	1999	2000	2001	2002
Total employed staff	758,1	765,9	782,1	801,5	837,2	882,1
Professionally qualified clinical staff	434,7	441,0	449,0	459,4	475,5	500,3
Qualified Nursing, Midwifery and Health Visiting Staff	246,0	247,2	250,7	256,3	266,2	279,3
Qualified scientific, therapeutic & technical Staff	81,6	84,6	86,8	89,6	93,1	98,4
Medical & dental Staff	57,1	58,7	60,3	62,1	64,1	68,3
Qualified ambulance Staff	14,2	14,1	14,1	14,1	14,3	15,0
Support to clinical staff	215,1	220,3	226,6	234,7	249,2	262,7
NHS Infrastructure support	141,6	139,5	142,1	144,0	149,6	158,0

(Quelle: NHS 28.08.2003)

Die Anzahl der Pflegekräfte, die außerhalb des NHS arbeiten, nahm in den letzten Jahren zu. Im Jahr 1997 beschäftigten private Krankenhäuser, Kliniken und Pflegeheime 51 230 Vollzeitkräfte, was einer Steigerung zwischen 1990 und 1997 in diesem Bereich um 58 % entspricht (*Schneider, Hofmann* et al. 2002:116f.).

Tabelle 12 skizziert die Veränderung der Beschäftigungsraten innerhalb der Krankenhäuser und ambulanten Gesundheitsdienste des NHS in den Jahren 1997 bis 2001. Die Anzahl aller Beschäftigten (total employed staff) stieg dabei von 758 100 um 14,1 % auf 882 100. Dabei ist ein stetiger, ähnlich hoher Anstieg in allen Beschäftigungszweigen zu verzeichnen. Die Zahl der qualifizierten Pflegenden und Hebammen (Qualified Nursing, Midwifery and Health Visiting Staff) nahm beispielsweise um 17,1 %, die der Ärzte und Zahnärzte nahm um 16,4 % zu.

4.2 Rechtliche und politische Situation in der Pflege- und Gesundheitsausbildung

Im Juli 2000 wurde der »NHS-Plan« verabschiedet, der eine Laufzeit von zehn Jahren hat. Damit soll unter anderem die Zahl der Ärzte und Pflegenden erhöht werden.

4.2.1 Rechtliche/institutionelle Einbindung der Pflegeausbildung in das nationale Bildungssystem

Die Einbindung der Pflegeausbildung in das britische Bildungssystem weicht stark ab von jener in Deutschland, den Niederlanden und Österreich (vgl. Kapitel 3, 5 und 6). Großbritannien (ähnlich wie Skandinavien, Italien und den USA) besitzt ein wenig ausgeprägtes Berufsbildungssystem.

Die Ausbildung der Pflege- und anderer Gesundheitsberufe wurde in Großbritannien in den 1990er-Jahren von der schulischen auf die Hochschulebene verlagert. Damals herrschte Personalmangel und die Anhebung der Personalschlüssel an den Krankenhäusern erleichterte diese Umstellung. 1989 wurde das »Project 2000« gestartet. Seitdem existiert eine einheitliche Pflegeausbildung, die in vier Bereiche untergliedert ist: Erwachsenenpflege, Kinderpflege, Psychiatriepflege (Mental Health) und Lernbehindertenpflege (Learning Disabilities). Als weitere Berufe werden Hebamme und Gesundheitsberater (Health Visitor) angeboten (*Schneider* et al. 2002:140). Diese sind als eigenständige Qualifikationen in das Berufssystem eingeordnet.

Im August 2004 trat das neue Register für qualifizierte Pflegekräfte in Kraft. Es umfasst drei anerkannte Berufe:
- Registered Nurse
- Registered Midwife
- Registered Specialist Community Public Health Nurse (frühere Bezeichnung: Health Visitor)

Diese letzte Gruppe umfasst folgende Qualifikationen: Health Visitor, School Nurse, Occupational Health Nurse. Dieser neuen Kategorie gehören ca. 25 000 Berufstätige an. Die Einführung der neuen Hauptgruppe der registrierten, also berufsrechtlich geschützten Pflegeberufe ist ein Zeichen dafür, dass nicht nur Health Visitors, sondern auch andere Berufskategorien aktiv zum Programm der Prävention und Gesundheitsförderung beitragen (*Filkins* 2004:1).

Die staatliche Bildungspolitik steuert das Ausbildungsvolumen mittels vertraglicher Zuteilung von Studienplätzen in allen Fächern des Gesundheitswesen (Ärzte, Pflegekräfte, andere Berufe). Staatliche **Beschäftigungsplanungsbehörden (Workforce Development Confederations; WDC)**, die an die acht regionalen Gesundheitsbehörden (Strategic Health Autorities [SHA]) angegliedert sind, schließen Verträge über die Bereitstellung von Studienplätzen (Commissioning) mit den Universitäten ab (Higher Education Institutions, HEI) (*Filkins* 2003a:1).

Grundlage dieser Verträge, die jeweils für fünf Jahre abgeschlossen und jährlich von den WDC auf ihre Qualität geprüft werden, ist die vom Staat als notwendig angesehene Gesamtzahl an Ausbildungs-/Studienplätzen zur Deckung des Bedarfs des NHS an Pflegekräften, Ärzten usw. Die staatlichen Beschäftigungsplanungsbehörden verhandeln nun mit den einzelnen Universitäten. In den Verträgen werden folgende Punkte vereinbart:
- Anzahl der Studienplätze, die die einzelne Universität im jeweiligem Fach anbieten darf;
- Ort des Studienplatzangebots (welche Universität erhält mehr und welche weniger Studienplätze);
- Preis pro Studierender, den die Universität gegenüber der Behörde abrechnet;
- Vereinbarte Outcomes.

So besteht für jede Universität ein ökonomischer Anreiz, bei der jährlichen Evaluierung der Studienqualität gut abzuschneiden. Die einzelnen Fakultäten und Studiengänge sind bestrebt, die von der Behörde WDC bewilligte Zahl an Studierenden auch tatsächlich immatrikulieren zu können. Je mehr Studienplätze eine Fakultät bewilligt bekommt und je vollständiger diese Plätze auch tatsächlich mit Studierenden besetzt werden können, desto mehr Finanzmittel erhält sie. Über je mehr Studierende und Finanzen eine Fakultät verfügt, desto (relativ) geringer sind die abzudeckenden Allgemeinkosten und desto besser können die Studiengänge mit Lehrenden, Lehrmitteln usw. ausgestattet werden. Dies wiederum erhöht die Attraktivität für die Studierenden.

Vor der Erneuerung des Fünf-Jahresvertrages kommt es zu einer umfassenden Evaluierung. In seltenen Fällen lässt die Regierungsbehörde den Vertrag auslaufen und es können sich andere Universitäten darum bewerben. Jedoch ist dies nach Auskunft der Expertin ein äußerst unwahrscheinlicher Fall, da die jährliche Qualitätsprüfung zu Verbesserungsmaßnahmen seitens der Universität führt (*Filkins* 2002c:2).

Für deutsche Leser ist diese Regelung ungewohnt. Während der NHS gemeinsam mit der staatlichen Beschäftigungspolitik die Ausbildungskapazitäten in Pflege- und anderen Gesundheitsberufen steuert, existiert in Deutschland keine analoge Regelung. Dabei sind die Ausbildungsakteure in Großbritannien die Universitäten, die dann in bilateralen Verträgen Praxisstellen (Krankenhäuser usw.) für die praktische Ausbildung an sich binden (*Filkins* 2003b:2).

4.2.2 Aktuelle Politik/Reformpläne zur Pflege- und Gesundheitsausbildung

Das Regierungsprogramm »Project 2000« von 1989 wurde im Jahr 2000 durch das Programm »Making a Difference« ersetzt. Mit dieser Neuregelung wurde das »Common Foundation Programme« gestartet, das für alle Auszubildenden/Studierenden die Grundkurse auf zwölf Monate verkürzt. Damit wurde das frühere 18-monatige »Zweig«-Programm auf zwei Jahre verlängert. Mit diesem Programm werden Pflegende in den vier Zweigen »Erwachsene, Kinder, Lernbehinderte und psychiatrisch Kranke« innerhalb der Hochschulebene ausgebildet. Jede dieser vier Ausbildungen führt zu einer eigenen Qualifikation, d. h. die Absolventen können nur in diesem Berufsfeld arbeiten (*Filkins* 2003c:3). Mit dem neuen Programm wurden die ganzheitliche Pflege-Sichtweise und die Gesundheitsvorsorge weiter betont. Bis zum Jahr 2006 erhält der NHS eine Zusatzfinanzierung von jährlich 6,3 %. Davon sollen u. a. mehr Stellen für Pflegekräfte und Ärzte finanziert werden (*Department of Health* 2003).

Per Gesetz wurden berufliche Weiterbildungsmöglichkeiten für Pflegende ausgedehnt. Für Health Visitors, District Nurses und Nurse Practitioners, die bereits eine Verschreibungsbefugnis (Nurse Prescribing) haben, wurde 1998 und 2002 mit neuen Verordnungen diese Befugnis erweitert. Sie können die in einer Liste (Nurse Formulary) festgelegten Medikamente und Verbandsmaterialen selbstständig verschreiben. Zudem wurde 2002 ein neues Ausbildungsprogramm verabschiedet, das zum Erwerb der pflegerischen Verschreibungsbefugnis führt (Nurse Prescribing Powers). Der britische Staat hat dafür spezielle Finanzmittel bereitgestellt (*Filkins* 2003a:3; *Schneider, Hofmann* 2002:107f.).

4.2.3 Positionen und Aktivitäten der Berufsverbände und anderer Akteure zur Pflege- und Gesundheitsausbildung

In Großbritannien gibt es für die Angehörigen der Gesundheits- und Pflegeberufe zwei wichtige Berufsorganisationen. Der Rat (die Kammer) für Pflege und Geburtshilfe (Nursing & Midwifery Council; NMC) regelt als staatlich beauftragte Institution alle Berufsbelange. Vor allem verleiht sie den britischen Pflegenden, Hebammen und spezialisierten Gemeindepflegenden die für die Berufstätigkeit erforderliche Registrierung. Es handelt sich dabei um eine »aktive« Registrierung, die mit einer Gebühr verbunden ist. Keine Einrichtung, kein Arbeitgeber darf eine Pflegekraft einstellen, ohne die Registrierung zu überprüfen. Ausländische Pflegekräfte müssen sich ihre Registrierung beschaffen, bevor sie in Großbritannien berufstätig werden dürfen (*Filkins* 2003b:2). Die Registrierung erfolgt nach der dreijährigen Ausbildung und wenn die Pflegenden die gesetzlich vorgeschriebene Fortbildung im Drei-Jahres-Turnus vorweisen können (*Waddington* 2004:26).

Die zweite Berufsorganisation ist das Royal College of Nursing (RCN). RCN ist Berufsverband und Gewerkschaft in einem. Eine Mitgliedschaft ist freiwillig. Daneben gibt es das Royal College of Midwives (RCM) sowie andere Körperschaften wie die Gewerkschaft UNISON. Der RCN vertritt seine Mitglieder offiziell gegenüber Dritten. Berufs- und bildungspolitisch tritt er für mehr Studienplätze und Lehrende ein, um auch in Zukunft die Pflegequalität sichern zu können. Seine Repräsentanten verweisen darauf, dass die derzeitigen Personalplanungen den zunehmenden Bedarf in den Einrichtungen außerhalb des NHS unberücksichtigt lassen (*Bendig, Edwards* 1998:54). Der RCN ist in der Weiterbildung (post registration) tätig, nicht hingegen in der Erstausbildung (vgl. Kapitel 4.4; *Filkins* 2003a:1).

4.3 Struktur der Gesundheits- und Pflegeausbildung

4.3.1 Wege der Berufs- und Hochschulausbildung

Die Ausbildung von Pflegekräften ist in Großbritannien grundsätzlich an Hochschulen/ Universitäten angesiedelt. Hochschulen (Higher Education Institutions, HEI) sind nicht nur der Ort wissenschaftlicher Ausbildung (Bachelor-, Master-Programme), sondern dort finden auch praxisbezogene wissenschaftsfundierte Berufsausbildungen statt, die etwa der deutschen Fachschul- oder Berufsfachschulausbildung entsprechen. Wichtig daran ist, dass in Großbritannien auch für qualifizierte Berufsausbildungen neben dem Erwerb von instrumentellen Kompetenzen zusätzlich eine wissenschaftliche Basis als notwendig erachtet wird. Dieses Verständnis ist in der deutschen Berufsbildung noch wenig verbreitet.

Tabelle 13: Pflege- und Gesundheitsausbildung Großbritannien.

Lernort	Dauer (Jahre)	Abschluss und Differenzierung	
Universität [Higher Education Institutions (HEI)]	4 plus	Promotion: PHD Nursing oder Forschung oder andere professionelle Doktorate	
		Nurse Consultants: Berater-Tätigkeiten meist mit PHD oder Master-Abschluss mit Spezialistenwissen und vertiefter Praxis	
		Master-Programme: Voll- oder Teilzeitstudium in breiter Vielfalt an Spezialisierungen in Pflege und Geburtshilfe	
	4 (bei Teilzeitstudium länger)	Voraussetzung: Registrierung als Pflegefachkraft	Nurse Practitioner: Eigenverantwortliches Diagnost., Verschreiben und Behandeln
			Practice Nurses: Pflegefachliche Teamarbeit mit Arzt
			Occupational Health Nurses: Betriebliche Gesundheitsberatung und Prävention
			Specialist Nurses: In Register eingetragene Spezialisierung z. B. Diabetes, OP-Pflege, Psychiatrie, Onkologie u. a.
			District Nurses: Gemeindepflegende
			Geburtshilfe/Hebamme: Manchmal direkte Qualifikation, meist aber Zusatzqualifikation (1 Jahr) nach Registrierung als Pflegekraft
			u. a.
	3	Registrierte Pflegefachkraft (Registered Nurse/RN)	
		2 Wege	
		Diploma (Dip. HE): Diploma in Higher Education undergraduate = vor-akademischer Grad — und — Bachelor (BSc Hons) graduate = erster akademischer Grad	
		3 Berufe	
		Nurse	Midwife	Specialist Community Public Health Nurse	
		4 Schwerpunkte (Branch Programmes) 2 Jahre	
		Adult Nursing	Child Nursing	Mental Health Nursing	Learning Disability	
		Common Foundation Programme (generalistische Grundausbildung) 1 Jahr	
Betrieb	3 Monate plus	Nursing Assistant Betriebliches Training ohne schulische Ausbildung, außerhalb der Universität (keine besonderen Zugangsvoraussetzungen)	

(Quelle: *Filkins* 2003; *NMC* 2004)

Die überwiegende Mehrzahl der Pflegenden in Großbritannien absolviert eine Ausbildung von drei Jahren, die sowohl aus theoretischen als auch aus Praxisanteilen besteht. Es bestehen **zwei verschiedene Varianten** dieser dreijährigen Ausbildung.

Die erste Variante ist ein akademisches Undergraduate-Studium mit dem Abschluss des **Diploma in Higher Education**. Die zweite Variante ist ein akademisches Studium (Graduate) mit dem Abschluss des **Bachelor of Nursing** (Bachelor Science Honours degree BSC [Hons]). Der Unterschied besteht darin, dass ein vertieftes wissenschaftliches Studium zum Bachelor führt und dass die Eingangskriterien höher sind. Beide Studienzweige führen jedoch zur gleichen Berufsberechtigung als Krankenpfleger. Die Registrierung (Registered Nurse, RN) erfolgt unmittelbar nach dem erfolgreichen Abschluss eines der beiden dreijährigen Studienzweige. In Wales, Nordirland und Schottland gibt es nur den Studienzweig mit Bachelor-Abschluss.

Das erste Jahr bildet die allgemeine **Grundausbildung** (Common Foundation Programme). In den anschließenden zwei Jahren findet die **Schwerpunktausbildung** statt (Branch Programme). Innerhalb von vier möglichen Spezialisierungen (Fachbereiche) erlernen die Studierenden theoretische und praktische Vertiefung (vgl. Tabelle 13).

Im Hauptstudium wählen die Studierenden zwischen folgenden vier Schwerpunkten und können folgende Abschlüsse erlangen (vgl. Tabelle 14):

Tabelle 14: Fachausbildungen und Abschlüsse der Pflegeausbildung in Großbritannien.

Diploma in Higher Education	Bachelor of Nursing
Diploma in Higher Education with professional qualification as	Bachelor (BSc) in Higher Education with professional qualification as
Dip HE RN Adult	BSc RN Adult
Dip HE RN Child	BSc RN Child
Dip HE RN Mental Health (MH)	BSc RN Mental Health (MH)
Dip HE RN Learning Disabilities (LD)	BSc RN Learning Disabilities (LD)
Dip HE RM Midwifery	BSc RM Midwifery
Dip HE RN Health Visiting	BSc RN Health Visiting

(Quelle: Filkins 2003c:4)

Das Studium ist sowohl als Vollzeit- als auch als berufsbegleitendes Studium möglich. Im Falle des Teilzeitstudiums dauern die Ausbildungsgänge länger als drei Jahre. Die Absolventen erhalten als Examen die staatliche Anerkennung als staatlich geprüfte und registrierte Pflegende und den damit verbundenen Abschluss des Diploma oder des Bachelor Degree. Nach Erreichen des Diploma in Higher Education (DipHE) können die Absolventen in einem Aufbaustudium – meist im Teilzeitstudium – den Bachelor (BSc) erreichen.

Die Studiendauer von drei Jahren für den Bachelor-Abschluss in Pflege wird als zu kurz angesehen. Einer vierjährigen Studiendauer würde von Fachleuten der Vorzug gegeben. Jedoch möchte die staatliche Bildungspolitik in Großbritannien die jetzige kürzere Studiendauer beibehalten, weil auf diese Weise die Studiengebühren für das Gesamtstudium niedriger bleiben. Dadurch soll der Gefahr vorgebeugt werden, dass die Anzahl der Studienbewerber zurückgehen könnte (*Filkins* 2003d:1).

Für die Bachelor-Absolventen besteht nach dieser Stufe des Graduate die Möglichkeit, in einem weiteren einjährigen Aufbaustudium als Postgraduate an der Universität den Master Degree zu erlangen.

Der Master Degree ist die Voraussetzung für ein weiteres zweijähriges Aufbaustudium (Promotionsstudiengang) mit dem Abschluss Philosophical Degree (PhD). Master Degree und PhD sind inhaltlich nicht nur auf Pflegewissenschaft (Nursing) bezogen, sondern diese akademischen Abschlüsse sind – wie in Deutschland die Universitätsabschlüsse – auf das breitere Gebiet der Gesundheit (Health Studies) oder auf eine weitere Spezialisierung wie bspw. Rehabilitationswissenschaft bezogen (z. B. MSc Rehabilitation) (*Filkins* 2003c:4; *Rappold* 2003:30f.; *Schneider* et al. 2002:140f.; *Bendig, Edwards* 1998:65).

Ergänzend zum Bachelor Degree (Honours Degree) kann eine Zusatzausbildung bspw. zum Nurse Practitioner abgeschlossen werden. Auch solche Weiterbildungen werden von den Higher Education Institutions, den Hochschulen, angeboten und durchgeführt, also von denselben Ausbildungsstätten, die die Pflegeausbildung durchführen. Mit dieser Ausbildung sind mehr Handlungsautonomie sowie beratende, dispositive und entscheidende Tätigkeiten für den Patienten, ergänzend zur Tätigkeit des Arztes (General Pratitioner, GP) und zur Practice Nurse in ambulanten und stationären Bereichen verbunden. Die Zusatzausbildung dauert zwölf bis 18 Monate in Teilzeit. Sie ist vom RCN anerkannt und akkreditiert, ist jedoch bisher kein eigenständiger, mit der Registrierung eingetragener Beruf (*Royal College of Nursing* 2002:3ff.).

Die Ausbildung zur Hebamme setzt nicht zwangsläufig die Ausbildung zur/zum Krankenschwester/pfleger voraus, sondern ist eine eigene dreijährige Universitätsausbildung. Es besteht jedoch die Möglichkeit, nach dem Pflegestudium die Qualifikation als Hebamme durch eine 78-wöchige Zusatzausbildung zu erlangen. Dies gilt entsprechend für die Ausbildung zum Gesundheitsberater (*Schneider* et al. 2002:140).

4.3.2 Berufszweige/Spezialisierungen

In Großbritannien gliedern sich die Gesundheits- und Pflegeberufe in drei Haupt-Berufsrichtungen:
- Pflegende (Nurse)
- Geburtshelfer/Hebamme (Midwife)
- spezialisierte Gemeindepflegende (Specialist Community Public Health Nurse; frühere Bezeichnung: Health Visitor).

Tabelle 15: Übersicht über die Pflegeausbildung in Großbritannien.

Abschluss	Spezialisierungen (Zweige)			
	Pflege von Erwachsenen (Adult Nursing)	Kinder-Krankenpflege (Children's Nursing)	Psychiatrie (Mental Health Nursing)	Lernbehinderung (Learning Disability Nursing)
Diploma in Higher Education (DipHE) mit Qualifizierung als RN (Adult oder RN (Child) usw.	X	X	X	X
Bachelor of Nursing (BSc hons)	X	X	X	X
Master	X	X	X	X
Ph.D	X	X	X	X

(Quelle: St. Martin´s College 2002:20ff.)

Die Berufsausbildung/das Studium Pflege (Nursing) wird in vier Zweigen angeboten. Der Ausbildungsverlauf sieht im ersten Jahr eine Einführung in diese Spezialgebiete im Rahmen des gemeinschaftlichen »generalistischen« Ausbildungsprogramms vor. Im zweiten und dritten Jahr erfolgt eine Fokussierung auf den später gewählten Zweig. Diese sind: Erwachsenenpflege (Adult Nursing), Kinderpflege (Children's Nursing), Psychiatrische Pflege (Mental Health Nursing) und Behindertenpflege (Learnig Disability Nursing; vgl. auch Kapitel 4.3).

Die vier Zweige »Pflege von Erwachsenen«, »Kinderkrankenpflege«, »Psychiatrie« und »Lernbehinderung« umschließen den gesamten Bereich der Pflege (*Schneider, Hofmann* et al. 2002:140). Es können viele Spezialisierungen durch Weiterbildungsstudium und -kurse erworben werden (vgl. Tabelle 15).

Erwachsenenpflege (Adult nursing) beinhaltet die Pflege und Betreuung akut oder chronisch kranker und verletzter Erwachsener und deren Angehöriger bis zur Rekonvaleszenz, sowohl im Krankenhaus als auch in der Gemeinde.

Bei der Kinderkrankenpflege (Children's Nursing) stehen gesundheitsgefährdete und kranke Kinder sowie deren Familien im Zentrum. Der Einsatzbereich der Kinderkrankenpflege reicht von neonatologischen Intensivstationen bis zum fast Erwachsenen.

Psychiatrische Pflege (Mental Health Nursing) betreut Patienten mit psychiatrischen Problemen in Krankenhäusern und Gemeinden mit dem Ziel einer normalen Lebensführung.

Die Lernbehindertenpflege (Learning Disability Nursing) arbeitet mit Menschen mit Lernstörungen im Schwerpunkt Rehabilitation, um diesen ein möglichst unabhängiges Leben zu ermöglichen (*Schneider, Hofmann* et al. 2002:140).

Innerhalb der Erwachsenen- und Kinderpflege gibt es weitere Spezialisierungsmöglichkeiten, bspw. für Notfallmedizin (Accident and Emergency Departments; A & E). Für Psychiatrie- und Lernbehindertenpflege gibt es ähnliche Möglichkeiten (Forensic Nursing, Community Psychiatric Nursing u. a.m.).

4.3.3 Zulassungsbedingungen

Als Zugangsvoraussetzung für alle Stufen der Gesundheits- und Pflegeausbildungen gilt normalerweise der Abschluss des »General Certificate of Secundary Education« (GCSE). Dies entspricht der Fachhochschulreife in Deutschland. Die Schülerin mit einem Mindestalter von 17,5 Jahren muss dazu fünf Prüfungsfächer mit der Note »Grade C-Level« bestanden haben, die er selbst auswählen kann. Einige Universitäten verlangen von ihren Studierenden höhere Qualifikationen, wie bspw. die um zwei Jahre längere Schulausbildung mit dem Abschluss des »General Certificat of Education« (GCE) und zwar mit Noten auf dem A-Level. Dies entspricht dem Abitur in Deutschland (*Rappold* 2003:30f.; *Bendig, Edwards* 1998:51, 57; vgl. Kapitel 4.3.5).

Generell nimmt jedoch in Großbritannien der bildungspolitische Druck auf die Universitäten zu, die Zugangsvoraussetzungen zu erleichtern. Es werden vermehrt Universitäts-Vorbereitungskurse (Study Skills Modules) angeboten, um solchen Personen, die keinen höheren Schulabschluss haben, den Zugang zum Studium zu ermöglichen (*Filkins* 2003c:2). Tabelle 16 führt die Zugangsvoraussetzungen zu Ausbildungen im Gesundheits- und Pflegebereich in Großbritannien auf.

Neben schulischer Vorbildung wird auch die Berufseignung geprüft. Diese wird im Rahmen der Zulassung mit Hilfe eines strukturierten Bewerber-Interviews getestet. Daran sind Hochschulvertreter und Pflegende aus der Praxis beteiligt (*Schneider, Hofmann* et al. 2002:140f.; *Filkins* 2003c:4).

Es bleibt zum Teil den Universitäten überlassen, welche Qualifikationen sie als Zugangsvoraussetzungen zum Studium verlangen. Einige berühmte Universitäten verlangen höhere Qualifikationen. Außerdem können Krankenhäuser minderqualifizier-

Tabelle 16: Zugangsvoraussetzungen/Zulassungsbedingungen zu Ausbildungen/Studiengängen in Gesundheits- und Pflegeberufen Großbritannien.

Ausbildungs-/Studiengang	Alter	Schulabschluss
Erwachsenenpflege (Adult Nursing)	17,5	5 GCSE (General Certificate of Secundary Education)
Kinderkrankenpflege (Children's Nursing)	17,5	5 GCSE
Psychiatrie-Pflege (Mental Health Nursing)	17,5	5 GCSE
Behinderten-Pflege (Learning Disability Nursing)	17,5	5 GCSE
Geburtshilfe/Hebamme (Midwifery)	17,5	5 GCSE
Gemeindepflegende (Community Public Health Nurse; frühere Bezeichnung: Health Visitor)	17,5	5 GCSE

(Quelle: *Schneider, Hofmann* et al. 2002:140f.; NMC 2004:10ff.)

ten förderungswürdigen Mitarbeitern berufsbegleitend die Ausbildung an Universitäten ermöglichen (*Schneider, Hofmann* et al. 2002:141).

4.3.4 Schularten

In Großbritannien gibt es nur einen Ausbildungsort. Jede Ausbildung in Pflege und anderen Gesundheitsberufen (Beschäftigungstherapie, Radiographers, Physiotherapie u. a.) findet an Universitäten statt (Higher Education Institutions). Beispielsweise ist das St. Martins College mit der Universität von Lancaster verbunden und verleiht akademische Grade dieser Universität (*Filkins* 2003c:4).

4.3.5 Durchlässigkeit

Der britische Staat verlangt von den Hochschulen (Higher Education Institutions) verstärkt eine Öffnung (widening participation). Der Eintritt in das Studium soll einem breiteren Bewerberkreis ermöglicht werden. Pflegende und Gesundheitsberufsangehörige, die keinen Schulabschluss haben, der sie zu einem Hochschulstudium berechtigt, können diese Berechtigung (Study Skills) durch verschiedene Vorbereitungskurse berufsbegleitend an den Hochschulen erwerben. Diese können ein Jahr oder auch länger dauern (*Filkins* 2003c:4; *Bendig, Edwards* 1998:63).

Frühere Qualifikationen können dem Bewerber den Eintritt in die Universität erleichtern. Dazu existiert in Großbritannien ein Nachweissystem, genannt APEL und AP(E)L (approval of prior learning oder approval of experential learning). Die Bewerber reichen ein Nachweisheft (Portfolio) ein, in dem der Berufs- und Lebensweg dokumentiert ist. Ein Komitee der Universität überprüft dieses und kann dafür ein oder mehrere Module innerhalb des Credit-Point-Systems anerkennen. Damit werden die Durchlässigkeit und der Zugang zur Universität erleichtert (*Kollak, Pillen* 1998:17f.; *Filkins* 2003c:4).

4.3.6 Formale Integration der Praxisausbildung in die Berufsausbildung

Die Studierenden zählen nicht mehr zu den Beschäftigten des Krankenhauses und dürfen nicht ohne Betreuung eingesetzt werden. Sie sind Studierende bzw. Praktikanten. Im praktischen Teil der Ausbildung erfolgt der Einsatz nach fachlich-didaktischen Kriterien und nicht nach Belangen der Einrichtung *(Filkins* 2003b:2f.; *Landenberger, Ortmann* 1999:60).

4.4 Lehrerqualifikation in der Pflegeausbildung

Lehrer an Pflegestudiengängen müssen normalerweise über eine Master-Qualifikation (deutsch: Diplom oder Staatsexamen) und zusätzlich wie andere Lehrer auch über eine Lehr- oder pädagogische Qualifikation verfügen (Post Graduate Teaching Certificate) (*Bendig, Edwards* 1998:67). Zusätzlich müssen sie je nach Lehrfach über eine aktive Qualifikation als Nurse oder Community Public Health Nurse/Health Visitor verfügen (*Filkins* 2003a:3). Die ersten Jahre nach Umstellung der Ausbildung von den vormaligen Krankenpflegeschulen auf Universitätsebene war das Lehrpersonal noch ungenügend für die neuen Anforderungen qualifiziert (*Filkins* 2003d:1).

4.5 Inhalte der Pflege- und Gesundheitsausbildung

4.5.1 Ziele der Ausbildung

Ziel des Pflege- und Gesundheitsstudiums in Großbritannien ist die Gewährleistung einer patientenzentrierten Pflege und Betreuung (Care), die auf wissenschaftlichem Wirksamkeitsnachweis (Evidence) beruht, die zur Gesundheitsförderung führt und die kenntnisreiche, fundierte Praktiker (Knowledgeable Practitioners) hervorbringt (*Filkins* 2003c:3).

4.5.2 Überblick über die Ausbildungsinhalte – Besonderheiten

Die Ausbildung/das Studium der Gesundheits- und Pflegeberufe umfasst zwei Phasen. Die erste Phase, das Common Foundation Programme, ist eine für alle gleiche Grundausbildung, ein Grundkurs von einem Jahr. Danach muss sich der Studierende für eine der vier o. g. Fachrichtungen entscheiden. Diese zweite Phase wird Schwerpunktprogramm (Branch Programme) und Educational Specialist Programme genannt und dauert zwei Jahre. Die Studierenden können zwischen den vier Schwerpunkten Erwachsenenpflege, Kinderpflege, Mentale Krankenpflege/Psychiatrische Pflege oder Lernbehindertenpflege wählen.

Großbritannien verfügt über folgende **Stufung der Ausbildungsniveaus** in den Gesundheits- und Pflegeberufen, die alle an der Universität stattfinden (Higher Education Institution, HEI):

Stufe 1: Certificate in Higher Education (HE)
Tätigkeit und Kompetenz: Absolvent kann Fachwissen in systematischer Weise anwenden, Konzepte und Prinzipien auf den individuellen Patienten übertragen (*St. Martins's College* 2003).

Stufe 2: Ausbildung Abschluss Diploma in HE
(nicht zu verwechseln mit dem Diploma in Nursing, das ein 3-jähriges Studium erfordert; vgl. Stufe 3)
Tätigkeit und Kompetenz: Absolvent kann Konzepte und Theorien innerhalb und außerhalb des Kontextes anwenden und evaluieren, in dem er ihn zuerst erlernt hat. Er kann kognitive und übertragbare Fachkompetenzen (Skills) und Problemlösungsstrategien aus gut definierten Problemen aus dem Studiengebiet und Themenfeld generieren, auswählen und auf das Individuum anwenden (*St. Martin's College* 2003).

Stufe 3: Dreijährige Ausbildung mit Abschluss Diploma oder Bachelor Registered Nurse (RN)
Tätigkeit und Kompetenz: Absolvent verfügt über vertieftes und ausgedehntes kritisches Wissen und Kenntnisse. Er kann mit Hilfe geeigneter Ressourcen Konzepte

evaluieren und deren Evidenz bestimmen. Er kann subjektspezifische kognitive und übertragbare Fachkompetenzen (Skills) anwenden und übertragen und für komplexe Situationen und komplexe Probleme Lösungsstrategien umsetzen. Die ausgebildete Pflegekraft (Registered Nurse) trifft selbständige Entscheidungen (St. *Martin's College* 2003).

Stufe 4: Abschluss Master-Level
Tätigkeit und Kompetenz: Absolvent beherrscht »meisterlich« ein komplexes und spezialisiertes Wissensgebiet und eine kritische Aufmerksamkeit gegenüber Themen und Gegenständen an der Spitze des Studiengebiets. Er wendet fortgeschrittene subjektspezifische und kognitive Fachkompetenzen und Fähigkeiten (Skills) an, die ihn zu Entscheidungen in komplexen und unvorhersehbaren Situationen befähigen. Er entwickelt neue Ideen und unterstützt die Herstellung erwünschter Ergebnisse (*St. Martins's College* 2003). Er arbeitet angestellt oder in freier Praxis, übt eine lehrende Rolle aus oder ist in der Forschung tätig (*Bendig, Edwards* 1998:64).

Stufe 5: Abschluss »Doctorate Level«:
Tätigkeit und Kompetenz: Absolvent entwickelt signifikante und originelle Beiträge für ein spezialisiertes Bedarfsfeld. Diese belegen das Verfügen über methodologische Kenntnisse und die Einbindung in kritische Dialoge mit der eigenen Profession (Peers). Er akzeptiert, voll für die Ergebnisse seines Tuns verantwortlich zu sein (*St. Martins's College* 2003). Er entwickelt Forschungsprojekte, Theorie und initiiert auf Forschung beruhende Praxis, entwickelt Evaluierungsinstrumente, publiziert und ist in Lehre und Politik tätig (*Bendig, Edwards* 1998:64).

Es existiert auch ein Helferberuf, der Nursing Assistant oder Health Care Assistent. (Bis heute werden beide Bezeichnungen ohne definitive Unterscheidung in Großbritannien benutzt.) Diese Absolventen haben eine praxisbegleitende ein- oder zweijährige Ausbildung (National Vocational Qualification, level 2 or 3). Sie werden zur Unterstützung der im Gesundheitssystem arbeitenden Professionen eingesetzt (*Filkins* 2003c:3).

Vor der Aufnahme eines postgraduierten Studiums (z. B. Master) ist es üblich, dem ersten akademischen Abschluss (Bachelor) eine Phase der Berufstätigkeit folgen zu lassen (*Bendig, Edwards* 1998:64).

In der Differenzierung der britischen Pflegeausbildung nach Qualifikationsniveaus und inhaltlichen Schwerpunkten ist eine Vorbildfunktion für eine Reform des deutschen Pflegeausbildungssystems zu sehen.

4.5.3 Curriculare Themen/Fächerintegration mittels Problembezug

Der einjährige **Grundkurs**, das Common Foundation Programme, umfasst folgende Module:
- Prinzipien der pflegerischen Betreuung (Care)
- Perspektiven der pflegerischen Betreuung (Care)
- Grundlagen/Voraussetzungen/Rahmenbedingungen der Pflegepraxis

- Weiterentwicklung der Pflegepraxis
- Erzeugung/Förderung von Verhaltensänderungen
- Grundlagen der Kooperation und interprofessionellen Betreuung

(*Bay Community NHS Trust* et al 2001:14; *St. Martin's College* 2003:86)

Dabei sollen folgende Kompetenzen geschult werden (vgl. Tabelle 17):

Tabelle 17: In der Grundausbildung (Common Foundation Programme) zu erwerbende Kompetenzen.

• Interpersonelle Fähigkeiten (Skills): Selbst-Reflexion, Kommunikation, Wahrnehmung
• Professionelles und interprofessionelles Arbeiten: Pflege-Philosophien, Pflegeprozess, Assessment, Rolle der Pflege in den verschiedenen Schwerpunkten, soziologische Grundlagen, Organisationsgrundlagen und Ressourcen
• Praktische Pflege-Techniken: Physiologische Grundlagen, Pflege-Interventionen
• Ethische, rechtliche und politische Vorraussetzungen der Pflege: Ethik, Verhaltensregeln, Gesetze und Verordnungen, Entscheidungen treffen, Dokumentieren
• Gesundheit und Stress-Folgen: Gesundheitsmodelle, Stressoren und menschliche Reaktionen, Gesundheitsförderung, Stress-Management
• Reflektive Persönlichkeitsentwicklung: Studiumstechniken, Selbstbeurteilung, Feedback-Mechanismen, Tagebuchführen, Präsentation, Gruppenarbeit, Problemlösen, Einführung in den Forschungsprozess und Evidence Based Practice

(Quellen: *Bay Community NHS Trust* et al. 2001:14; *St. Martin's College* 2003:86f.)

Ziel ist die Einführung in die Prinzipien der modernen Pflege, unabhängig von dem im Hauptstudium zu wählenden Schwerpunktfach.

Auf diesen Inhalten baut die **Zweige- oder Schwerpunktausbildung** der zweiten Phase (Branch Programme) auf. Diese umfasst bspw. in der Erwachsenenpflege folgende Module (*Bay Community NHS Trust* et al. 2001:14; *St. Martin's College* 2003:17ff.):

- Partnerschaftliches Arbeiten in der Erwachsenen-Pflege
- Pflege/Betreuung von Erwachsenen mit besonderen Bedürfnissen
- Vergleich von Versorgungs-Systemen
- Kontinuierliche Pflege- und Betreuungsverläufe
- Pflege von Erwachsenen mit Akut-Pflege-Bedürfnissen
- Integrative Pflege von Erwachsenen
- Pflege-Settings (Krankenhaus, Gemeindepflege, Pflegeheim, Schule usw.)
- Evidenzbasierung der Pflegepraxis/Forschungsfragestellungen und Forschungsmethodik

Die an der Hochschule stattfindende Nursing Degree-Ausbildung des Graduate-Niveaus (Bachelor) ist ein kombiniertes Programm zum Erwerb der Registrierung zur Pflegekraft sowie dem Degree in Nursing (Bachelor). Sie dauert drei Jahre.

Als methodische und didaktische Prinzipien werden hier insbesondere angewendet:
- Interprofessionelles Lernen (Interprofessional Learning)
- Erkundungsbasiertes Lernen (Enquiry Based Learning)
- Problembasiertes Lernen (Problem Based Learning) (*Filkins* 2003a:3).

4.5.4 Theorie-Praxis-Transfer

Die Ausbildung/das Studium in den Gesundheits- und Pflegeberufen besteht zu 50 % aus Theorie und zu 50 % aus Praxisausbildung in Krankenhäusern, ambulanten Einrichtungen usw. Die Praxisausbildung des Diploma in Higher Education (Nursing) and Bachelor Degree (Nursing) ist gleich. Aufgrund der kombinierten theoretischen und praktischen Wissensvermittlung beträgt die Studienzeit pro Jahr 51 Wochen. Studiengänge anderer Fachrichtungen umfassen in Großbritannien 36 Wochen pro Jahr (*Filkins* 2003a:3; *Bendig, Edwards* 1998:60f.).

Die Praxisausbildung beginnt bereits während des Grundkurses, und zwar nach etwa dem ersten halben Jahr des theoretischen Unterrichts. Die Dauer der Praxiseinsätze variiert von wenigen Tagen zu Beginn der Ausbildung bis zu mehreren Wochen zum Ende der Ausbildung. Sie finden in Krankenhäusern und ambulanten Community Settings statt (*Bendig, Edwards* 1998:59).

Während der Praxisphasen erhält der Studierende eine erfahrene Pflegekraft, seinen Clinical Supervisor oder Mentor, zugewiesen. Dieser ist qualifiziert in Praxisanleitung und Assessment. Dadurch soll der Studierende eine qualitative und gezielte Anleitung in der Umsetzung des Pflegeprozesses und in der technischen Durchführung der Pflegetätigkeiten erhalten (*Filkins* 2002a:2f.; *Bendig, Edwards* 1998:59). Die Hochschulen beschäftigen zusätzlich spezielle Theorie-Praxis-Verbindungs-Tutoren (Link Tutors), um eine bruchlose Theorie-Praxis-Ausbildung zu gewährleisten.

An den Hochschulen sind spezielle Fachkräfte zur Beschaffung, Entwicklung und Beratung der Praxisstellen tätig (Placement Facilitators). Ihre Aufgabe ist es auch, die Praxisstellen zu beurteilen (*Filkins* 2002a:2f.).

Noch immer besteht ein gewisser Mangel an Lehrkräften wie Clinical Supervisors oder Praxisanleiter, da die staatliche Bildungspolitik nur teilweise akzeptiert, dass für den Praxisunterricht in sog. skill laboratories ein anderer Dozentenschlüssel zugrunde gelegt werden muss wie für einen Sprachkurs im Rahmen eines Sprachenstudiums. Ebenso wird von den britischen Experten die Notwendigkeit betont, dass die Praxisanleiter und Mentoren eine regelmäßige Fortbildung benötigen, um immer wieder den jeweils aktuellen Stand von Theorie und Forschung aufnehmen zu können. Diese Fortbildung muss von der Universität organisiert und validiert werden (*Filkins* 2003 d:1).

4.6 Wissenschaft und Forschung in der Ausbildung/Evidenzbasierung

Klinische Gesundheits- und Pflegeforschung konnte sich in Großbritannien – im Unterschied zu den USA – strukturell noch wenig etablieren. Bisher werden mit geringen Forschungsmitteln meistens kleine Projekte an Hochschulen oder den Forschungsabteilungen des Pflegeverbandes Royal College of Nursing (RCN) durchgeführt. Der britische Hochschul-Stipendienrat (Higher Education Funding Council, HEFCE) führte ein Forschungs-Assessment (Research Assessment Exercise) durch und hat als Konsequenz ein Förderprogramm zur Entwicklung von Forschungsinfrastruktur und Forschungskapazität in Aussicht gestellt, das den Pflege- und Gesundheitsberufen zugute kommen soll (*Filkins* 2003a:3).

4.7 Fort- und Weiterbildung

Zu unterscheiden ist in Großbritannien die gesetzlich vorgeschriebene regelmäßig nachzuweisende berufliche Fortbildung in den Gesundheits- und Pflegeberufen zur Weitergewährung der Registrierung als Pflegekraft einerseits und die berufliche Weiterbildung, die dem Erwerb von Zusatzqualifikationen dient, andererseits. Beides, sowohl Fortbildung als auch Weiterbildung, wird von allen Hochschulen (Higher Education Institutions) angeboten.

Seit 1994 existiert in Großbritannien eine gesetzliche Fortbildungspflicht für die Krankenpflege. Kontrolliert wird deren Einhaltung im Rahmen des Post Registration Education and Practice (PREP) -Programmes durch die Pflegekammer, dem Council for Nursing, Midwifery and Health Visiting. Diese Regelung besteht aus drei Elementen:

(1) Preceptorship: In der ersten Phase nach Abschluss der Berufsausbildung/des Studiums erhält die Pflegekraft für einen Zeitraum von mindestens vier Monaten eine Art von berufsbegleitender Supervision von dem ihr zugewiesenen Preceptor/Supervisor. Dazu gehört auch die Teilnahme an regelmäßigen Studientagen (*Bendig, Edwards* 1998:61f.).

(2) Satzungsgemäße Standards zur Aufrechterhaltung der Registrierung: Jede Pflegekraft in Großbritannien muss im Drei-Jahres-Turnus eine berufliche Fortbildung nachweisen. Dazu muss sie mindestens fünf Tage oder 35 Stunden an Fortbildungskursen teilgenommen haben, um im Berufsregister bleiben zu können. Die Pflegenden führen ein Portfolio, ein Ausbildungsbuch, in dem sie alle Nachweise für Aus-, Fort- und Weiterbildungsaktivitäten sowie persönliche Kommentare über die Einschätzung der Kurse aufbewahren (*Bendig, Edwards* 1998:61f.; *Landenberger, Ortmann* 1999:61).

(3) Satzungsgemäße Standards für die Post Registration Education: Es bestehen ebenso Regelungen, die die berufliche Weiterbildung zum Erwerb zusätzlicher Berufsqualifikationen normieren. Weiterbildungen sollen die Berufsangehörigen zu einem hohen Niveau von Urteilsvermögen und Entscheidungsfindung befähigen. Dazu werden Weiterbildungen angeboten, die bspw. zu der Sammelbezeichnung des Specialist Practitioner führen. Er soll die praktische Arbeit durch klinische Qualitätssicherung, Forschung sowie Schulung und Unterstützung der Team-Mitglieder verbessern. Für Tätigkeiten im (ambulanten) Community Nursing ist seit 1998 eine einheitliche Weiterbildung vorgeschrieben. Jede Pflegende, die dort tätig ist, muss seither eine Weiterbildung absolviert haben, die mindestens mit dem first degree

level, dem Bachelor abschließt. Die Weiterbildung dauert mindestens ein akademisches Jahr.

Die Weiterbildungsangebote führen zu Abschlüssen als/in:
- Practice Nurse
- Specialist Community Public Health Nurse (vor August 2004: Health Visitor)
- Specialist Nurse (Intensiv-, Diabetes-, Onkologie-, Brust-, Asthma-, Stomapflege u. a.)
- School Nurse
- District Nurse
- Nurse Practitioner
- Community Children's Nurse
- Nursing Older People
- Community Psychiatric Nurse
- Occupational Health Nurse (*Bendig, Edwards* 1998:62f.; *Filkins* 2004:1f.).

Ausbildung in der Altenpflege

Die Ausbildung in der Altenpflege ist mit der in Deutschland wenig vergleichbar. Voraussetzung ist der Abschluss zur Registered Nurse. Es bestehen bspw. Weiterbildungsmöglichkeiten in gerontologischer Pflege (Nursing Older People), die den Abschluss eines Diplomas oder eines Graduiertenhochschulabschlusses ermöglichen (*Levett, Bartels* 2001:124). Viele Universitäten bieten den Graduierungskurs für Altenpflege-Spezialisten an (*Filkins* 2003c:5). Die akademische Weiterbildung in Altenpflege umfasst spezifische inhaltliche Bausteine wie Normen und Werte der alternden Gesellschaft, Forschungsprojekte aus der Praxis der Altenpflege, den Beziehungsaufbau des Professionellen zum alten Menschen, Vielfalt gesellschaftlicher Lebensformen, Führungsaufgaben für Altenpflegespezialisten sowie eine Abschlussarbeit (*Levett* 2001:229f.; *Levett, Bartels* 2001:125).

Besonders für nichtqualifizierte Pflegende wird eine Ausbildung in Altenpflege mit dem Namen »National Vocational Qualifications (NVQ)« in Form von Schulunterricht in Berufsfachschulen bzw. als Ausbildung am Arbeitsplatz oder als Fernlehrgang angeboten. Es handelt sich hierbei um eine staatlich anerkannte berufliche Qualifikation mit unterschiedlichen Abstufungen von Basiswissen bis zum höheren Fachwissen (*Levett* 2001:30; *Levett, Bartels* 2001:126).

Seit 2002 müssen infolge eines neuen Gesetzes 50 % aller Pflegekräfte in Alteneinrichtungen eine Aus- bzw. Weiterbildung bis zur NVQ-Stufe 2 nachweisen können (*Levett* 2001:30).

Hebammenpflege

Die Qualifikation der Entbindungspflege kann in Großbritannien sowohl als Erstberuf mittels eines Hochschulstudiums als auch durch eine Weiterbildung erworben werden. Die meisten Hebammen haben zuerst ein Studium in Krankenpflege absolviert und danach die spezielle Qualifikation durch eine 78-wöchige Zusatzausbildung erworben (*Schneider, Hofmann* et al. 2002:140f.).

4.8 Finanzierung der Gesundheits- und Pflegeausbildung

Die britischen Hochschulen erhalten für ihre Nursing-Studiengänge vom Staat die Unterrichtskosten pro Studierenden. Die Unterrichts- bzw. Studiengebühren für alle Nursing-Studierenden trägt der NHS. Die Studierenden der Diploma in Higher Education erhalten Stipendien von ca. 6.000 Pfund/Jahr. Die Bachelor-Studierenden können durch NHS-finanzierte steuerfreie Darlehen gefördert werden (*Filkins* 2003c:4; *Bendig, Edwards* 1998:60).

Für das Bachelor-Pflegestudium gibt es keine Stipendien. Deshalb wählen viele Studierende, auch wenn sie später hohe akademische Abschlüsse ablegen, das Diploma, da dieses leichter finanzierbar ist und den Absolventen ebenso alle weiterführenden akademischen Wege offen stehen (*Filkins* 2003c:4).

Nach dem Urteil britischer Experten trägt der hohe Professionalisierungsgrad der Pflegeausbildung in Großbritannien dazu bei, die Kosten im britischen Gesundheitssystem in Schranken zu halten. Ein wesentlicher Grund liegt darin, dass es billiger ist, eine hoch ausgebildete Pflegekraft anzustellen als einen Arzt.

4.9 Qualitätsentwicklung/Evidence Based Nursing in der Pflege- und Gesundheitsausbildung

Im britischen Schulsystem werden die Kenntnisse der Schülerinnen und Studierenden generell landesweit per Gesetz überprüft (*Becker* 2002). Auch die Hochschulen und die dort angebotenen Studiengänge werden regelmäßig auf ihre Qualität hin evaluiert. Dafür gibt es die Governmental Quality Assurance Agency (QAA). Die Studiengänge erhalten Handbücher, um sich auf die Qualitätsprüfung vorbereiten zu können (QAA-Guides). Die Prüfung bezieht sich auf die theoretischen Lehrinhalte, die Praxisvermittlung, die Didaktik der Lehrenden, die Ausstattung mit Lehrmaterial, Labor und Bibliothek sowie die soziale Betreuung der Studierenden (pastoral care).

Die Vorschriften in Großbritannien, die das Gesundheitsministerium den Trusts hinsichtlich Qualitätsverbesserungsmaßnahmen macht, führen zu einem Anstieg der Verwaltungskräfte. Inzwischen gibt es pro Krankenhausbett 1,17 Administratoren. Kritische Stimmen äußern die Ansicht, dass die Qualitätsziele nicht immer zur Qualitäts- und Effizienzsteigerung der Patientenbetreuung führen, sondern eine bürokratische Eigendynamik entwickeln. Dies geht aus einem aktuellen Bericht der Audit Commission hervor (*Edwards* 2003:14).

4.10 Berufliche Eigenverantwortlichkeit in der Praxis der Pflegeberufe und Interprofessionalität/Interdisziplinarität

Eine führende Rolle kommt den Pflegenden und verwandten Gesundheitsberufen in Großbritannien zu in der Primärversorgung, beim Zugang zur Versorgung, bei der Führung von Kliniken, bei der Behandlung kleinerer Verletzungen, bei Spezialbehandlungen und in der Unterstützung von Patienten mit chronischen Erkrankungen. Dort handeln diese Berufsgruppen in definierter Eigenverantwortung. Sie verbessern die medizinische Versorgung auf Krankenhausstationen, in Unfall- und Notfallabteilungen, in Endoskopie-Kliniken und in Psychiatriekrankenhäusern. Im Team mit medizinischen und anderen Kollegen sind sie an der Entwicklung von Richtlinien beteiligt. Sie haben eine Schlüsselfunktion auch im Public-Health-Bereich (*Schneider, Hofmann* 2002:107).

Der Professionalisierungsgrad der Pflege und Gesundheitsberufe in Großbritannien ist beträchtlich höher als in Deutschland. Dies ist daran sichtbar, dass der Staat einerseits und die Pflegekammer andererseits (Nursing Midwifery Council) explizite Aufgaben in der Unterstützung und Steuerung der Berufsangelegenheiten übernehmen.

Die Strategic Health Authorities, die dem Gesundheitsministerium unterstehen, sind zuständig für:
- Feststellung des Pflegebedarfs,
- Garantie der Pflegequalität durch Aufstellen und Überwachen von Pflegestandards,
- Organisation und Bereitstellung der beruflichen Grundausbildung und Weiterbildung,
- das Management der Gesundheitsdienstleistungen,
- Lehre und Forschung,
- Planung und Bereitstellung von Pflegedienstleistungen.

Der Nursing & Midwifery Council (NMC) als Pflegerat oder -kammer ist zuständig für:
- Fragen des beruflichen Zugangs,
- die Einführung und Verbesserung von Ausbildungsstandards und
- Standards für einen Verhaltenskodex,
- das Festlegen der Regeln für die Registrierung,
- das Führen des Registers und von
- Disziplinarverfahren bei Verstößen gegen den professionellen Verhaltenskodex.

2002 wurde das Gesetz zur Verschreibungsbefugnis der Pflegenden (Nurse Prescribing) erweitert. Damit haben Gemeindepflegekräfte (Community Nurses und Health Visitors/seit 2004: Specialist Community Public Health Nurses) die Möglichkeit, Verbandsmaterial und bestimmte Medikamente, die in einer eigenen Liste (Nurse Formulary) festgelegt wurden, zu rezeptieren (*Schneider, Hofmann* et al. 2002: 107f.). Auch die Liste selbst wurde erweitert (*Filkins* 2004:2).

4.11 Rekrutierung von Schülerinnen/Studierenden für Pflege- und Gesundheitsausbildung

In Großbritannien besteht seit einigen Jahren Arbeitskräfteknappheit bei Pflegekräften. Ein Grund dafür ist, dass nicht genügend Berufseinsteiger gewonnen werden konnten. Der andere Grund ist die starke Fluktuation, d. h. der Ausstieg von Pflegenden und Gesundheitsberatern aus dem Beruf. Etwa 40 % der Krankenpflegepersonen gaben an, den NHS innerhalb der nächsten drei Jahre verlassen zu wollen. Derzeit liegt die Arbeitskräftefluktuation im NHS bei jährlich etwa 9 % und hat den höchsten Anteil in Krankenpflegepersonen, die erst kürzlich ihre Ausbildung beendet haben (*Schneider, Hofmann* et al. 2002:116f.) (vgl. Kapitel 4.1.4).

Der Mangel soll durch eine Steigerung der Attraktivität des Berufs behoben werden. Dazu wurden in den letzten Jahren die Gehaltsgruppen der Pflegenden stärker als die vergleichbarer Berufe angehoben. So stiegen die Anfangsgehälter von Krankenschwestern um 12 %. Gleichzeitig wurde der Gehaltstarif reformiert und stärker leistungsbezogen gestaltet (*Schneider, Hofmann* et al. 2002:129f.).

4.12 Pflegeausbildung als Frauenberuf – Gender Mainstreaming

Im Vereinigten Königreich sind 91 % aller staatlich registrierten Pflegenden Frauen. Der Anteil der Männer an dieser Berufsgruppe steigt jedoch. Betrug er im Jahr 1990 noch 8,4 %, so war er bis zum Jahr 2000 auf 9,8 % angestiegen. Im Krankenhaussektor und auch in der Psychiatrie und der Notaufnahme ist er höher als der Durchschnitt (*Schneider, Hofmann* et al. 2002:118ff.).

4.13 Berufsfeld und Entwicklung

Generell ist das Berufsfeld, der Zuständigkeitsbereich der Pflegenden in Großbritannien breiter als in Deutschland. Im Krankenhaussektor gibt es die Positionen der Stationsleitung (Ward Sister) und der qualifizierten Pflegekraft (Staff Nurse). Alle Stationen in britischen Krankenhäusern werden eigenständig von Pflegenden, oder im Falle von Geburtshilfestationen von Geburtshelfern/Hebammen geleitet. Die Pflege des Patienten und deren Qualität wird selbstständig von den Pflegenden bestimmt, die medizinische Versorgung von den Ärzten (*Filkins* 2003c:2; *Landenberger, Ortmann* 1999:58).

In Großbritannien werden folgende Berufs- und Tätigkeitsbereiche der Pflege unterschieden:
- **Gemeindepflegende** (Community Nursing) ist für alle Gemeindemitglieder zuständig; von der frühen Entlassung von Patienten aus dem Krankenhaus

(early discharge) bis zur Pflege von Sterbenden. Zunehmend richtet sich die Arbeit der Gemeindepflegenden auf die Gruppen der älteren Menschen, der Kinder und der AIDS-Patienten. Auch Rehabilitation gewinnt an Gewicht. Gemäß dem Nurse Prescribing Act (1992) dürfen Pflegende, die eine Ausbildung als Gemeindeschwester oder als Health Visitor haben, in einem begrenzten Umfang auch Medikamente und Behandlungen verschreiben.

- **Health Visitor** (seit 2004: Specialist Community Public Health Nurse – Gesundheitsberater) befasst sich mit Gesundheitsvorsorge und Prävention durch Beratung, Unterstützung und Schulung seiner Patienten. Der Health Visitor darf wie die Gemeindepflegende an andere Gesundheitsberufe überweisen. Besondere Verantwortung hat er für die gesundheitliche Überwachung älterer Menschen und Vorschulkinder.
- **Nurse Practitioner** (Pflege-Expertin) arbeiten in hoher Eigenverantwortung sowohl in der Gesundheitsförderung/Prävention als auch im Akutbereich. Sie diagnostizieren, verschreiben und behandeln. Sie sind hauptsächlich in niedergelassenen Arztpraxen beschäftigt, aber auch auf Intensiv-Stationen im Krankenhaus, in der Orthopädie u. a. Die Anzahl dieser Gruppe steigt stark an (*Filkins* 2003a:2; *Murphy* 1994:221f.).
- **School Nurses** beobachten den Gesundheitszustand von Schulkindern und unterrichten sie in gesundheitsrelevanten Fragen.
- **Specialist Nurses** (Pflegende mit Fachweiterbildungen) sind in speziellen Fachbereichen mit speziellen Patientengruppen tätig, bspw. Asthma, Diabetes, Onkologie, Palliativpflege.
- **Nurse Consultants** sind Pflegende, die in spezialisierten Berufsfeldern arbeiten (Innere Medizin, Neonatale Pflege, Traumatologie usw.). Sie verfügen über eine besondere klinische Expertise, verbunden mit einer spezialisierten Ausbildung, meist auf Master-Niveau (*Filkins* 2003a:2).
- Eine Gruppe von Pflegefachkräften, die stark zunimmt, ist die Gruppe der **Practice Nurses**. Sie werden vom niedergelassenen Arzt eingestellt und haben, neben der Assistenztätigkeit für den Arzt, – vergleichbar mit Sprechstundenhelferinnen in Deutschland – eigene Tätigkeitsfelder im Bereich der Vorsorgeuntersuchungen (Blutdruckkontrollen, gynäkologische Untersuchungen, Brust-Screening, urologische Untersuchungen, Impfungen) und Schulung in Gesundheitsfragen (*Filkins* 2003a:2).

Das Berufsfeld der Pflege und Gesundheitsförderung wird auch von der Bezahlung der darin Berufstätigen bestimmt. Im Unterschied zu Deutschland werden die Gehälter dieser Berufsgruppe in Großbritannien immer wieder öffentlich diskutiert. Um Anreize zu Berufskarrieren und Möglichkeiten zum beruflichen Aufstieg zu verbessern, sollen die Gehälter der Pflegenden mit einem neuen Gesetz erhöht werden (*Filkins* 2003a:3).

In Großbritannien wird das »Job Evaluation Handbook« vom Department of Health/NHS Homepage »Agenda of change« veröffentlicht. Darin wird über die Evaluation einzelner Berufsbilder und über Gehaltsniveaus berichtet.

4.14 Zwischenfazit: Pflege- und Gesundheitsausbildung in Großbritannien

In Großbritannien ist das Gesundheitswesen als öffentlicher Gesundheitsdienst organisiert. Der Berufsgruppe der Pflegenden und ähnlichen Berufsgruppen kommt eine größere Bedeutung zu als bspw. in Deutschland und Österreich. Dies liegt vor allem an dem Grundtypus des britischen Gesundheitswesens, nämlich der Organisation eines nationalen staatlichen Gesundheitsdienstes. Dieser ist gekennzeichnet durch einheitliche und durchgängige Strukturen von der kommunalen Basis über Distrikte bis zur zentralstaatlichen Ebene. In Großbritannien weicht die Krankenhausorganisation von der in Deutschland (und Österreich) stark ab. In den Krankenhäusern in Großbritannien sind die Ärzte im Krankenhaus meist Belegärzte. Nur wenige Ärzte im Krankenhaus sind dort fest angestellt. Je nach Vereinbarung arbeiten sie nur als Teilzeitkräfte im Krankenhaus und die übrige Zeit in einem ambulanten kommunalen Gesundheitsdienst oder in privater Praxis.

Die Pflegenden und Hebammen haben eine starke Position in britischen Krankenhäusern und in der Gemeindekrankenpflege. Sie leiten Stationen und organisieren, unterstützt von anderen Berufsgruppen, die patientenbezogenen Prozesse. Zusätzlich unterscheidet sich das britische vom deutschen Krankenhaus dadurch, dass dort viel ambulante Versorgung stattfindet. Fachärzte praktizieren in Großbritannien weniger in freier Praxis, sondern sie behandeln Patienten ambulant in den Räumen des Krankenhauses. Auch darin werden sie von Pflegenden unterstützt, die ein größeres Maß an eigenverantwortlichen Aufgaben wahrnehmen als in Deutschland.

Auch im ambulanten Sektor sind die Pflegenden in enger Kooperation mit Ärzten und anderen Gesundheitsberufen tätig, sowohl in Arztpraxen als auch in Gemeinde-Gesundheitsdiensten (Community Services, Health Centres). Dort arbeiten sie in interprofessionellen Teams, die nicht wie in Deutschland in erster Linie nur Altenpflege übernehmen, sondern Gesundheitsvorsorge, Familienberatung, Sprachtherapie, Schwangerenbetreuung einschließlich pflegerischer Altenbetreuung – jeweils mit hoher Eigenverantwortung.

Die Primary Care Trusts (PCT) sind eine einflussreiche dezentrale Dachorganisation, in der Hausärztevereinigung, Krankenhausärzte, ambulante Pflegedienste, Gesundheitsamt und andere ambulante Gesundheitseinrichtungen zusammengelegt sind, um eine koordinierte Versorgung der Bevölkerung auf Bezirksebene zu erreichen. In Deutschland ist der Zusammenschluss solch unterschiedlicher Akteure undenkbar. Die PCT regeln die Bereitstellung von ambulanter und hausärztlicher Versorgung, die vertraglichen Beziehungen mit den Krankenhäusern und verteilen das Budget, das sie vom Gesundheitsministerium erhalten.

Die Pflegenden haben aufgrund chronischen Ärztemangels und aufgrund einer staatlichen Politik, die der teuren Krankenhaus- und Spezialistenversorgung entgegentritt, in vielen Berufsfeldern Fuß fassen können. Dies sind neben der klassischen Krankenversorgung viele Aufgaben im Bereich von Public Health. Beispiele sind Gesundheitsüberwachung, Gesundheitsberatung und Durchführung von öffentlichen Gesundheitsprogrammen wie das nationale Programm für Herzerkrankungen oder das Anti-Raucher Programm.

In Großbritannien gibt es dezentrale Behörden, die Strategic Health Authorities (SHA), die Beschäftigungsbedarf und in Verbindung damit Ausbildungsbedarf planen und die Planungen umsetzen. Dazu besteht ein System der Verteilung von Ausbildungs-/Studienplätzen an die Universitäten und zwar nach Leistungsfähigkeit der Universitäten in den einzelnen Studiengängen, die in regelmäßigen Evaluierungen bestimmt wird. Für die einzelne Universität als Träger der Pflegeberufsausbildung besteht so ein Anreiz, gute Evaluierungsergebnisse zu erzielen, weil sie dadurch mehr staatliche Mittel erhält und so mehr Ausbildungsplätze bereitstellen kann, was wiederum zu einer Qualitätssteigerung führen kann (relative Senkung des Overhead, also mehr Ressourcen für den einzelnen Studierenden).

Der nationale Gesundheitsdienst in Großbritannien weist Vorteile, aber auch Nachteile auf. So wird das Versorgungsniveau der Bevölkerung insgesamt niedriger als in Deutschland eingeschätzt. Es gibt lange Wartezeiten auf Behandlungen und Operationen. Ein Vorteil ist jedoch aus Sicht der Pflegeprofession das insgesamt höhere quantitative und qualitativer Gewicht dieser Berufsgruppen, die stimmig in das öffentliche Bildungssystem integrierte Ausbildung sowie das hohe Qualifikationsniveau der Pflege- und Gesundheitsberufe. In den letzten Jahren konnten zusätzliche Ausbildungsreformen und Innovationen der Berufsstruktur umgesetzt werden. Diese verdanken sich sicher auch dem Rückgang der Schülerinnen-/Studierendenzahlen in den Pflegeberufen in den 1990er- und Anfang 2000er-Jahren.

In Großbritannien besteht der Berufsbereich, den wir mit Pflege umschreiben, seit August 2004 aus drei Grundberufen, Nurse (Pflegekraft), Midwife (Geburtshelfer/Hebamme) und Specialist Community Public Health Nurse (Bezeichnung vor 2004: Health Visitor – Gesundheitsberater). Jedoch ist der Leitberuf Nursing. Die anderen beiden Abschlüsse können auch – aufbauend auf Pflege – in Form einer öffentlich geregelten Weiterbildung erworben werden. Besonders der Ausbildungsschwerpunkt der Gemeindepflege und Public Health sowie die 2004 erfolgte Neuordnung dieses Grundberufs ist ein deutliches Zeichen für die hohe Bedeutung von allgemeiner Gesundheitsförderung und Prävention in Großbritannien, die wir in Deutschland nicht kennen und die – so die Hoffnung der Fachleute in Deutschland – durch das geplante Präventionsgesetz an Gewicht zunimmt.

Für die Berufsausbildung zur Pflegefachkraft (Registered Nurse, RN) kann der Studierende zwischen zwei Wegen wählen, entweder mit einem Abschluss des akademischen Undergraduate-Studiums mit dem Diploma in Higher Education (DipHE) oder – ebenfalls als praxisbezogene Berufsausbildung, jedoch mit stärkerer wissenschaftlicher Fundierung – verbunden mit dem Abschluss des Bachelors (BScHons) als erstem akademischen Grad. Daran kann ein Master- und Promotionsstudium angeschlossen werden, doch hier ist die Selektivität des britischen Hochschulsystems vergleichsweise hoch, da dafür bestimmte Noten Vorraussetzung sind und für diese Studiengänge hohe Studiengebühren anfallen.

In diesem Zusammenhang ist es wichtig, der häufig ausgesprochenen Meinung entgegenzutreten, die Pflegeausbildung in Großbritannien sei vollständig wissenschaftsorientiert. Zwar finden alle Ausbildungen in Pflege- und Gesundheitsberufen an den Higher Education Institutions statt, also an Höheren Bildungseinrichtungen, die zugleich Hochschule/Universität sind, jedoch ist die »Hochschule« in Großbritannien teilweise etwas anderes als in Deutschland und Österreich. Dort übernimmt die »Hochschule« neben rein wissenschaftlichen Ausbildungen einen großen Teil dessen, was in Deutschland und Österreich an Ausbildungen im berufsbildenden System inklusive Fachschulen, Berufsfachschulen u. ä. stattfindet. Der Grund hierfür ist, dass Großbritannien kein bzw. ein lediglich gering ausgeprägtes Berufsbildungssystem hat. Wichtig jedoch ist, dass in Großbritannien für qualifizierte Berufsausbildungen neben dem Erwerb von berufspraktischen Kompetenzen auch eine wissenschaftliche Basis als notwendig erachtet wird. Dieses Verständnis ist in der deutschen Berufsbildung noch wenig verbreitet.

Das erste Ausbildungsjahr in beiden Wegen, dem undergraduate (hochschulische Grundstufe) und dem graduate-Weg (Stufe des ersten akademischen Grads) mit Bachelor-Abschluss, erfolgt generalistisch. Danach, im zweiten und dritten Jahr, erfolgt die Ausbildung im Zweigprogramm. Die zur Wahl stehenden Schwerpunkte sind Erwachsenenpflege (Adult Nursing), Kinderpflege (Children's Nursing), Psychiatrische Pflege (Mental Health Nursing) und Behindertenpflege (Learning Disability Nursing).

Zudem existiert auch ein Helferberuf, der Health Care Assistant, der zusammen mit Pflegefachkräften und anderen im Gesundheitssystem arbeitenden Professionen eingesetzt wird, diese unterstützt und für das Wohlbefinden des Patienten sorgt (NHS 2000: Nursing and Midwifery).

Die Zugangsvoraussetzung für alle Stufen der Pflegeausbildung ist in Großbritannien ein Abschluss, der der Fachhochschulreife in Deutschland entspricht, sowie ein Mindestalter von 17,5 Jahren. Der Abschluss muss jedoch mit einer Mindestnote verbunden sein. Manche Hochschulen verlangen einen höheren Abschluss, der dem deutschen Abitur entspricht. Auch hier wird in manchen Fällen noch zusätzlich eine vergleichsweise hohe Durchschnittsnote verlangt. Um die Bildungschancen für Personen mit niedrigeren Schulabschlüssen zu erhöhen, werden auf politische Initiative zunehmend Universitäts-Vorbereitungskurse angeboten. Zusätzlich führen die Hochschulen Berufseignungstests durch.

Was den **Theorie-Praxis-Transfer** anbelangt, also die Qualität der (schulischen) Praxisausbildung, wurde laut Expertenurteil in Großbritannien bisher von der staatlichen Bildungspolitik zu wenig berücksichtigt, dass zur wirksamen Umsetzung von Praxisvermittlung in sog. Skills Laboratories ein höherer Dozentenschlüssel notwendig ist als für theoretische Fächer.

Die praktische Ausbildung außerhalb der Hochschule findet abwechselnd mit den schulischen Phasen in Krankenhäusern, aber auch in ambulanten Community Services statt. In Großbritannien zählen Studierende nicht zu den Beschäftigten bspw.

eines Krankenhauses, während sie dort ihre Praxisausbildung absolvieren. Sie dürfen nicht ohne Betreuung durch Praxisanleiter eingesetzt werden. Die Praxiseinsätze erfolgen nach einem Praktikumsplan, der an Ausbildungszielen und nicht an den Belangen der Einrichtung ausgerichtet ist.
Praxisanleiter/Mentoren benötigen eine verpflichtende jährliche Weiterbildung, die sie befähigen soll, in ihrer Vermittlung des Theorie-Praxis-Transfers an die Studierenden immer auf dem aktuellen Theorie- und Forschungstand zu sein.

Auch die **berufliche Weiterbildung** ist staatlich normiert und die erwerbbaren Qualifikationen sind anerkannt und akkreditiert. Dabei ist zu unterscheiden zwischen der gesetzlich vorgeschriebenen im Drei-Jahres-Turnus nachzuweisenden beruflichen Fortbildung, an die die Weitergewährung der staatlichen Registrierung, also das Berufsrecht, gebunden ist, und der beruflichen Weiterbildung, die zum Erwerb von Zusatzqualifikationen dient. Beides, Fortbildung und Weiterbildung, werden von den Hochschulen angeboten, also von denselben Bildungseinrichtungen, an denen die Pflegeausbildung/das Pflegestudium stattfindet. Die Absolventen erhalten mehr berufliche Handlungsautonomie und erweiterte Entscheidungsbefugnisse. Die angebotenen Weiterbildungsabschlüsse zeigen, dass in Großbritannien staatlicherseits die Bereitschaft besteht, auf neue Bedarfe innovative Antworten zu geben.

In dieser aufeinander abgestimmten Ausbildungsstruktur ist eine Vorbildfunktion für die Reform des deutschen Pflegeausbildungssystems zu sehen, insbesondere auch aufgrund der **bruchlos gegebenen Durchlässigkeit**. Absolventen von Assistenzberufen können durch Anerkennung von Ausbildungsmodulen mittels Credit Points ins nächste Niveau überwechseln. Nurses können nach Ausbildungsabschluss eine Weiterbildung anschließen oder nach Abschluss des Bachelor-Studiengangs in einen Master-Studiengang übergehen – bei Vorliegen entsprechend guter Abschlusszeugnisse. Nach Erwerb des Master-Abschlusses kann – wiederum bei Vorliegen eines guten Examens – eine Promotion angeschlossen werden.

Die **Lehrerqualifikation** ist in Großbritannien eindeutig geregelt, da der Schultyp, dort die Hochschulen, einheitliche Anforderungen in dieser Hinsicht stellen. Die Lehrer an Gesundheits- und Pflegestudiengängen verfügen normalerweise über eine Master-Qualifkation (Diplom oder Staatsexamen) und zusätzlich wie alle (Hochschul-)Lehrer in Großbritannien über eine Lehrqualifikation (Post Graduate Teaching Certificate). Laut Expertenurteil war das Lehrpersonal in den ersten Jahren nach Umstellung der vormaligen Krankenpflegeschulen auf Universitätsebene noch ungenügend für die neuen Anforderungen qualifiziert.

Die **Inhalte der Pflegeausbildung** sind nicht gesetzlich geregelt. Der berufsbezogene Anteil der Studieninhalte entspricht Rahmenvorgaben der britischen Kammer für Pflege und Geburtshilfe (NMC; vgl. Kapitel 4.2.3). Die akademisch-hochschulischen Anteile der Studieninhalte gestaltet die Hochschule entsprechend ihrer Autonomie eigenständig. Als verbindliche Rahmenregelung gibt es in Großbritannien weiterhin eine Definition von fünf Ausbildungsstufen. Die Qualifikationsziele und späteren beruflichen Kompetenzen, die mit diesen stimmig aufeinander aufbauenden Stufen verbunden sind, sind definiert mittels der Kriterien Wissenstransfer, Komplexität der

Patientensituation und berufliche Verantwortung. Während die unteren Stufen der Pflegeausbildung nur solches Wissen vermitteln, das die Absolventen später im Beruf anwenden können, also für Tätigkeiten vorbereiten, in denen kein oder wenig Wissenstransfer erforderlich ist, vermitteln die oberen Stufen der Pflegeausbildung (Master und PhD, also Promotion) Wissen für komplexe und spezialisierte Wissensgebiete und vor allem Wissen darüber, wie sich die qualifizierte Fachkraft in der späteren Tätigkeit in Praxis und Forschung immer wieder neues Wissen erwirbt. Dasselbe gilt für das Definitionsmerkmal Komplexität der Patientensituation. Die unteren Ausbildungsstufen werden qualifiziert für nicht bis wenig komplexe Patientensituationen, während die höheren Stufen für komplexe und sich häufig ändernde Patientensituationen qualifiziert werden. Und ähnlich verhält es sich in Hinblick auf das Definitionsmerkmal berufliche Entscheidungskompetenz und Verantwortung. Während die unteren Ausbildungsstufen über wenig berufliche Eigenverantwortung verfügen, steigt diese in höheren Ausbildungsstufen an.

Weiterhin sind die Studieninhalte der Pflegeausbildung nach dem Handlungs- oder Kompetenzansatz aufgebaut. Die Schwerpunkte in der Grundausbildung im ersten Studienjahr liegen auf Methodik der Pflege und Gesundheitsförderung gemäß dem Problemlösungs- oder Pflegeprozess, Assessment, Interventionen für unterschiedliche Patientengruppen und Behandlungssituationen. Parallel dazu werden interpersonelle Kompetenzen vermittelt (Selbst-Reflexion, Kommunikation, Wahrnehmung) sowie Studientechniken wie Problemlösen, Feedback-Techniken, Selbstbeurteilung, Gruppenarbeit, Einführung in den Forschungsprozess sowie Einführung in Evidence Based Practice.

In der anschließenden Schwerpunktausbildung von zwei Jahren erwirbt der Studierende Handlungskompetenzen in der Berufsarbeit mit verschiedenen Patientengruppen und Versorgungsintensitäten. Dabei wird mehr als in Deutschland der Aspekt des partnerschaftlichen Arbeitens mit den Patienten, der Kontinuität von Pflege- und Behandlungsverläufen sowie die Koordination der Arbeit im interdisziplinären Team betont. Die Evidenzbasierung der Pflegepraxis sowie die Bearbeitung von Forschungsfragestellungen werden vertieft.

In Großbritannien wird nach modernen methodischen und didaktischen Prinzipien gelehrt und gelernt. Stichworte sind interprofessionelles, erkundungsbezogenes und problembasiertes Lernen.

Die **Finanzierung der Pflegeausbildung** unterscheidet sich stark von der in Deutschland. In Großbritannien wird das gesamte Schul-, Berufsausbildungs- und Hochschulwesen aus Mitteln der staatlichen Bildungspolitik sowie teilweise aus Studiengebühren seitens der Studierenden finanziert. Eine gewisse Analogie zur deutschen Regelung der Ausbildungsvergütung stellen die Stipendien für die vorakademische (undergraduate) Diploma-Studierenden dar. Dagegen erhalten Bachelor-Studierende keine Stipendien. In Großbritannien konkurrieren die Hochschulen sowohl über ihre Qualität als auch über die Höhe der Studiengebühren miteinander.

Die Pflegenden in Großbritannien verfügen über eine beträchtliche berufliche Handlungskompetenz und Eigenverantwortlichkeit. Sie haben eigenständige Aufgaben in der Prävention und Primärversorgung in Gemeinde, Schule und Betrieb. Sie verschreiben in einem definierten Rahmen Medikamente und Therapien, versorgen Menschen mit kleinen Verletzungen, führen Spezialbehandlungen durch und pflegen chronisch Kranke. Sie leiten selbst Krankenhäuser, Altenheime und ambulante Einrichtungen, wirken selbstständig im interdisziplinären Team mit und sind an der Entwicklung von Richtlinien beteiligt. Die Regulierung von Kompetenzen und Verantwortlichkeiten liegt nur teilweise beim Staat. Wie für das gesamte angelsächsische System typisch existiert eine starke, staatlich anerkannte Selbstregulierung der Pflege- und Gesundheitsberufe seitens des Nursing and Midwifery Council.

Trotz dieser positiven Ausbildungs- und Berufsbedingungen bestehen in Großbritannien **Arbeitskräfteknappheit bei Pflegekräften und Rekrutierungsprobleme bei Studierenden**. Auch die Hochschulen unternehmen große Anstrengungen, die Zahl der Auszubildenden/Studierenden zu steigern. Um die Zahl der Berufsaussteiger zu senken und die der Berufsanfänger zu steigern, wurden in den letzten Jahren die Anfangsgehälter für Pflegende angehoben und der Gehaltstarif reformiert.

Das **Berufsfeld der Pflege und Gesundheitsberufe** ist gekennzeichnet durch stärkere Differenzierung, was die Art der Berufs- und Tätigkeitsbereiche anbelangt. Dies zeigen die zahlreichen Berufsbezeichnungen wie Gemeindepflegende, Gemeinde-Psychiatriepflegende, Specialist Community Public Health Pflegende (vor August 2004: Health Visitor), Nurse Practitioner, die ähnliche Aufgaben wahrnimmt wie der niedergelassene Allgemeinarzt; Schulpflegende, Betriebspflegende, Fachpflegende für Intensiv-, Diabetes-, Onkologiepflege u. a. sowie Pflege-Consultants, die Experten- und Beratungstätigkeiten in Praxis und Gesundheitspolitik wahrnehmen.

Als vorbildlich betrachten wir in Großbritannien zudem die Tatsache, dass der Staat seine Regelungs- und Steuerungsfunktion im Bereich der Pflege- und Gesundheitsberufsausbildung wahrnimmt. Es gibt hierfür gebündelte staatliche und regionale Zuständigkeiten. Außerdem besteht ein positiv zu bewertender Policy-Mix. Die Pflegekammer oder der Pflege- und Geburtshilferat (Nursing & Midwifery Council, NMC) ist eine selbstverwaltete, staatlich anerkannte Institution, die Ausbildungs- und Berufsbelange regelt und die Berufsanerkennung vergibt (Registered Nurse). Pflegerat und Pflegeberufsverband (Royal College of Nursing (RCN) sind in zahlreichen konzeptuellen Entscheidungsgremien mit Sitz und Stimme beteiligt.

5 Ausbildung Pflege- und Gesundheitsberufe in den Niederlanden

Anneke de Jong, Margarete Landenberger*

5.1 Gesundheitssystem in Relation zur Pflege-/Gesundheitsausbildung

5.1.1 Grundtypus des Gesundheitssystems

Das Gesundheitssystem in den Niederlanden baut auf dem Prinzip der Sozialversicherung auf, verbunden mit Wettbewerbselementen. Es ist durch ein abgestuftes System einer sozialen Grundsicherung und ergänzender gesetzlicher und privater Zusatzversicherungen gekennzeichnet. In den Niederlanden existiert anteilsmäßig der größte gemeinnützig-private Krankenversicherungsmarkt Europas (*Schneider, Hofmann* et al. 2002:20ff.; *Weller* 1999:18ff.).

Die Krankenversicherung baut auf drei verschiedenen Elementen auf: Das erste Element ist die allgemeine gesetzliche und private Krankenversicherung. Diese deckt die Akutversorgung, also die »normalen« Krankheiten ab, die stationär oder ambulant behandelt werden. Sie machen ca. 15 % aller anfallenden Kosten des Gesundheitswesens aus. In diesem Zweig sind 100 % der Bevölkerung (pflicht-)versichert. Darauf baut als zweites Element die seit 1967 bestehende Versicherung nach dem »Allgemeinen Gesetz zu besonderen Krankheitskosten« (AWBZ) auf. Mit diesem Gesetz wurde eine Volksversicherung geschaffen, in der 100 % der Bevölkerung gegen chronische Krankheiten, teure Behandlungen und langfristige, vom Alter unabhängige Pflegebedürftigkeit abgesichert sind. Der Kostenanteil hier beträgt ca. 85 % aller Kosten für Krankheit und Pflege. Als drittes Element bestehen freiwillige Grund- oder Zusatzversicherungen bei gesetzlichen oder privaten Versicherungsträgern (*Lahmann, Pieper* et al. 1998:254).

Im Jahr 2001 betrug der Anteil der Gesundheitsausgaben am Bruttonationalprodukt 8,9 %. Damit liegen die Niederlande mit Großbritannien, Dänemark und Schweden im unteren Feld des europäischen Vergleichs. Im Vergleich zu Deutschland mit 10,9 % (2001) erscheint das niederländische Gesundheitssystem bei ähnlichem oder teilweise höherem Leistungsniveau kostengünstiger zu sein (*Schneider, Hofmann* et al. 2002:21f., 168). Dies ist in zweierlei Hinsicht bemerkenswert: In den Niederlanden ist das Einkommensniveau höher als im EU-Durchschnitt. Darüber hinaus ist das Versorgungssystem umfassend bei einer gleichzeitig geringen Selbstbeteiligung.

---

* Der Dank gilt der Unterstützung durch *Myriam Crijns*, LEVV Utrecht und *Francis Mensink*, Hogeschool van Utrecht.

Die Niederlande haben bspw. einen gut ausgebauten ambulanten Pflegesektor, dessen Ausgabenanteil an den Gesundheitsausgaben im internationalen Vergleich mit 15,4 % hoch ist (*Schneider* 1994:365; 1998:131).

Die Gesundheitssicherung der Bevölkerung erfolgt durch gesetzliche Versicherungsleistungen für die ambulante und stationäre Krankenversorgung sowie für die ambulante, teilstationäre und stationäre Pflege. Darüber hinaus besteht die Möglichkeit freiwilliger Zusatzversicherungen. Die soziale Grundversicherung deckt für die Mehrheit der Bevölkerung etwa 80 % der Leistungen ab. Sowohl Pflichtversicherte als Privatversicherte schließen nach Bedarf bei ihrem Versicherungsträger Zusatzversicherungen ab – im Wesentlichen für Zahnersatz und homöopathische Leistungen. Eine Besonderheit des Systems besteht in einem umfassenden Angebot an ambulanter und stationärer Versorgung für Pflegebedürftige aller Altersgruppen (*Stapf-Fine, Schoelkopf* 2003:12f.).

5.1.2 Leistungsanbieter Krankenhaus sowie stationäre und ambulante Kranken- und Alten-/Behindertenpflege-Einrichtungen

Wesentliche Merkmale des niederländischen Gesundheitssystems sind darin zu sehen, dass die Kassen mit Leistungsanbietern ihrer Wahl Verträge abschließen können und es sich um ein Primärarztsystem handelt. Der Zugang der Patienten zu stationären Behandlungen und Behandlungen durch einen Facharzt wird erst durch die Überweisung seitens des Hausarztes ermöglicht. Fachärzte praktizieren nur in Krankenhäusern. Sie erbringen dort ambulante und stationäre Leistungen. Diese Organisation ist sehr Kosten sparend, da sämtliche Geräte im Krankenhaus optimal genutzt werden können (*Lahmann, Pieper* et al. 1998:255).

Die Akut-Krankenpflege in den Niederlanden wird in rund 150 Krankenhäusern angeboten. Diese sind zu 12 % in öffentlicher (Kommunen) und zu 88 % in freigemeinnütziger Trägerschaft. Private gewinnorientierte Krankenhäuser sind seit 1971 per Gesetz verboten. Etwa drei Viertel sind allgemeine Krankenhäuser, 22 % Sonderkrankenhäuser und rund 5 % sind Universitätskliniken.

Im Krankenhaus arbeiten rd. 80 % der Ärzte als selbstständige Belegärzte. Lediglich rd. 20 % der Krankenhausärzte sind dort angestellt. Es wird jedoch angestrebt, alle Fachärzte in Krankenhäusern zu Angestellten zu machen. Aufgrund des Belegarztwesens handelt es sich nur bei einem geringen Anteil der dort behandelten Patienten um stationäre Patienten. Die Mehrzahl der Patienten wird im Krankenhaus ambulant behandelt, d. h. sie kommt zur vor- oder nachstationären Behandlung in die Ambulanzen und Tageskliniken. In den Niederlanden gibt es, ähnlich wie in Großbritannien, lange Wartelisten für nicht dringende Operationen (*Stapf-Fine', Schoelkopf* 2003:13ff.).

Die ambulante Pflege (Thuiszorg – Versorgung zu Hause) ist gegliedert in über 100 staatlich anerkannten Thuiszorg-Organisationen. Die meisten haben sich zur Landelijke Vereniging voor Thuiszorg (LTV) (Nationaler Verein für ambulante Pflege) vereinigt. Die LTV deckt damit 95 % der ambulanten Pflege sowie 75 % der Wochenbettpflege ab. Die Einrichtungen variieren nach Größe und Leistungsangebot. Zu den Aufgabenbereichen gehören häusliche Pflege aller Altersgruppen, Wochenbettpflege, laufende Untersuchung des Gesundheitszustandes des Kindes, Aktivitäten der Gesundheitsvorsorge und Beratung, Haushaltshilfe sowie der Verleih von Pflegeausrüstung (*Streit, Haijer* 2001:95).

Die Anzahl der Pflegebetten in Alten- und Pflegeheimen ist höher als in allen anderen europäischen Ländern. Ein Grund dafür ist unter anderem die Vorschrift, für 7 % der Bevölkerung über 65 Jahren Betten in Altenheimen vorzuhalten (Regelung seit 1977) (*Schneider* et al. 1995:365, 381). *Schuurmans* und *Duijnstee* (2003) gehen davon aus, dass von den über 65-jährigen Menschen in den Niederlanden etwa 15 % ambulante Pflegeempfänger sind, 5 % in Seniorenanlagen und 2 % in Pflegeheimen leben. Im Vergleich dazu lag der Anteil der Pflegebetten in Alten- und Pflegeheimen in Großbritannien bei 5 %.

5.1.3 Bedarfsfeststellung in der Gesundheitsversorgung unter Beteiligung der Pflege- und Gesundheitsberufe

Die Krankenhausbedarfsplanung ist in den Niederlanden zentral reguliert. Die zentralstaatliche Ebene legt die Rahmenbedingungen fest, also Gebietseinteilung, Bedarfsnormen in Bezug auf Betten- und Fachärztezahl, Pflege-Kapazitäten sowie Finanzierung. Auf dieser Grundlage entwickeln dann die Provinzen Krankenhausbedarfpläne, die dem Gesundheitsministerium zur Genehmigung vorgelegt werden müssen (*Stapf-Fine', Schoelkopf* 2003:33).

Das in den Niederlanden bestehende Prinzip der »vraaggestuurde zorg« (nachfrageorientierte Pflege/Versorgung) gewährleistet individuelle Pflege- und Versorgungspakete auf der Basis einer institutionalisierten Pflegebedarfsanalyse. Aus deutscher Sicht ist das Besondere daran, dass Gesundheitsversorgung und Altenpflege, Sozialbetreuung und Unterstützung bei Lebensaktivitäten in einem einheitlichen Programm gewährt werden. Dabei wird immer mehr nach dem »Ein-Schaltersystem« gearbeitet. Das bedeutet, dass sich mehr und mehr Organisationen (Krankenhäuser, Pflegeheime, ambulante Pflegedienste) zu Versorgungsketten zusammenschließen. Damit stehen alle Daten eines Patienten an einem Ort zur Verfügung.

Die Pflege- und Versorgungspakete für ambulante Pflege und für Heimaufnahmen werden durch unabhängige Kommissionen, die Indicatiecommissies, bewilligt (RIO: Regionaal Indicatie Orgaan). Sie sind kommunal finanziert und bestehen aus Pflegenden und Sozialarbeitern. Hier wird der Pflegebedarf erfasst und als Gutachten formuliert. Dieses Gutachten ersetzt die ärztliche Verschreibung häuslicher Pflege. Die Kosten für diese Leistungen werden über die gesetzliche Versicherung erstattet. Unter Berücksichtigung der ICF (International Classification of Functioning, Disability and Health = der Nachfolger der ICIDH der WHO) sowie der Evidenzbasierung gewährleisten die Indicatiecommissies die Erfassung pflegerischer, somatischer und psychosozialer Aspekte des Unterstützungsbedarfs pflegender Angehöriger sowie der räumlichen Umgebung des Patienten (*Streit, Haijer* 2001:100).

Generell verfolgen die Niederlande in der Gesundheits- und Pflegepolitik die Strategie der De-Institutionalisierung, d. h. der Förderung weniger institutionalisierter, medikalisierter und kostenintensiver Einrichtungsformen und Leistungen. Damit einher geht eine Politik der Verschiebung von der angebotsorientierten zur nachfrageorientierten Pflege und Gesundheitsförderung (*Koetsenruijter* 2001:1; *Landenberger, Ortmann* 1999:68).

5.1.4 Statistische Daten über Ausbildung und Beschäftigung

Die Datenlage zu Ausbildung und Beschäftigung in den Pflege- und Gesundheitsberufen ist in den Niederlanden gut. Das NIVEL (Niederländisches Institut für Forschung im Gesundheitsbereich) stellt einen jährlichen Bericht über die Arbeitsmarktsituation in diesem Bereich zur Verfügung. Das LCVV (seit 2003 LEVV: Landelijk Expertisecentrum Verplegen en Verzorgen) publiziert jedes Jahr Fakten und Daten über pflegende und versorgende Berufe.

5.1.4.1 Schülerinnen/Studierende in Pflege- und Gesundheitsausbildung

Tabelle 18 gibt einen Eindruck über die Anzahl der Studierenden in den unterschiedlichen Niveaus der Pflegeausbildung in den Niederlanden. In den 1990er-Jahren sank die Zahl der Studierenden dramatisch. Waren 1990 noch insgesamt 60 873 Studierende registriert, so waren es 2001 mit 51 930 14,7 % weniger. Zurückzuführen ist dieser Rückgang u. a. auf das schlechte Image des Berufes (andere Berufe erscheinen attraktiver) und auf die sinkenden Geburtenraten in den 1970er-Jahren. Das Steigen und Fallen der Anzahl von Bewerbungen für einen Pflegeberuf ist ein sich wiederholendes Phänomen, das auch mit der ökonomischen Lage zu tun hat: Je besser die gesamtwirtschaftliche Lage, desto weniger Studierende sind im Pflegebereich zu verzeichnen (*Windt* 2002:42). Bei der derzeitigen schlechten gesamtwirtschaftlichen Lage steigt die Bewerberzahl wieder an.

Bei fallenden Bewerberzahlen reagiert das Berufsfeld gemeinsam mit der Politik. Es wird mit »Imagekampagnen« und mit Spezialkursen für Berufsrückkehrer geworben. Wie aus Tabelle 18 zu entnehmen ist, war 1998 mit 48 321 Auszubildenden die Talsohle erreicht. Seitdem steigen die Auszubildendenzahlen wieder an.

5.1.4.2 Beschäftigung und Arbeitsmarkt in Pflege und Gesundheitswesen

Die Anzahl der Beschäftigten im Pflegebereich in den Niederlanden stieg seit den 1980er-Jahren stetig an (*Landenberger, Ortmann* 1999:69; *Windt* et al. 2002). Auch in den Jahren zwischen 1995 und 1999 wies die Beschäftigungsrate in diesem Sektor eine Expansion auf, im Unterschied zu den meisten anderen europäischen Ländern, in denen das geringere Wirtschaftswachstum und die Finanzknappheit in den öffentlichen Haushalten auf die Beschäftigung im Gesundheitswesen durchschlug (*Euro-

Tabelle 18: Gesamtzahl Schülerinnen in den Niederlanden nach Ausbildungsniveau, 1990–1992.

	1990	1995	1998	1999	2000	2001
Niveau 5	8 210	8 392	9 150	9 365	9 036	8 328
bbl	0	0	919	1 523	2 175	2 378
bol	8 210	8 392	8 231	7 842	6 861	5 950
Niveau 4	19 445	13 770	12 412	14 262	15 352	15 853
bbl	19 445	13 770	8 847	9 130	9 247	9 736
bol	0	0	3 565	5 132	6 105	6 117
Niveau 3	27 710	24 075	20 062	19 806	20 031	20 310
bbl	12 608	9 217	7 951	9 984	11 224	12 800
bol	15 102	14 858	12 111	9 822	8 807	7 510
Niveau 2	5 508	5 342	6 697	5 882	5 087	5 835
bbl	3 647	832	1 095	1 418	1 995	3 118
bol	1 861	4 510	5 602	4 464	3 092	2 717
Niveau 1	0	0	0	0	900	1 604
bbl	0	0	0	0	348	644
bol	0	0	0	0	552	960
Total 1–5	60 873	51 579	48 321	49 315	50 406	51 930
bbl	35 700	23 819	17 893	28 783	27 592	25 632
bol	25 173	27 760	30 428	20 532	22 814	26 298

bbl = Berufsbegleitender Ausbildungsweg; bol = Schulischer Ausbildungsweg/Lernen und Praktikum
(Quelle: *Windt* u.a. 2002:90)

stat 2000:226; *Schneider, Hofmann* et al. 2002:25). Laut *Windt* et al. (2002:42) ist diese Wachstumstendenz in wirtschaftlich knappen Perioden ein sich wiederholendes Phänomen. Ähnlich wie die Studierendenzahl entwickelt sich die Beschäftigtenzahl antizyklisch: Bei ökonomischer Prosperität nimmt sie ab, bei Stagnation steigt sie an. Tabelle 19 skizziert die Veränderung der Anzahl der Beschäftigten in Pflege und Versorgung.

2000 arbeiten mehr als 396 000 Personen in der Pflege und Versorgung, insgesamt in über 214 000 Vollzeitstellen (1990 waren das 321 000 Personen in ca. 178 000 Vollzeitstellen). Eingerechnet der Korrektur von Arbeitszeitverkürzungen (von 38 auf 36 Stunden/Woche), der wachsenden Krankheitsausfälle und der Abnahme der mitarbeitenden Studierenden ergibt sich ein Beschäftigungswachstum von 4,4 % für den Zeitraum von 1995 bis 2000. Dabei ist im Bereich der Beschäftigten in Pflegeheimen ein besonders substantielles Wachstum festzustellen.

Tabelle 19: Zahl der Beschäftigten in Pflege und Versorgung, 1990–2000, in den Niederlanden

	1990	1995	1998	1999	2000
Beschäftigte	321 141	362 931	385 036	390 963	396 118

(Quelle: *Windt* et al. 2002:44)

5.1.4.3 Bedarfsfeststellung und Bedarfsprognosen für Pflegefachkräfte

Die niederländische Bevölkerung nimmt immer noch zu. Für das Jahr 2040 werden 18 Millionen Einwohner erwartet. Der Anteil der über 65-jährigen Personen betrug 1990 12,8 %, im Jahr 2000 betrug er bereits 13,6 %. Für das Jahr 2010 wird der Anteil der über 65-Jährigen auf 14,8 % an der Gesamtbevölkerung steigen. In dieser Gruppe haben fast 70 % der Personen eine oder mehrere chronische Krankheiten. Der Anteil der Personen mit chronischen Krankheiten steigt kontinuierlich an. Im Jahr 1990 hatten 36 % der Bevölkerung, 2000 fast 41 % mindestens eine chronische Krankheit. Mitbürger ausländischer Herkunft (9 % in 2001) haben dabei mehr Gesundheitsprobleme als Niederländer. Die Zahl der Einpersonenhaushalte ist seit 1990 um 20 % gestiegen. Aus diesen Entwicklungen wird ein steigender Pflege- und Versorgungsbedarf abgeleitet.

Dem steht die Tatsache gegenüber, dass der Anteil nicht besetzter Stellen 1999 1,3 % und 2000 1,6 % betrug. Bei unveränderter Situation wird für 2005 ein Mangel an Pflegenden von 7 % erwartet (*Windt* et al. 2002).

Die demografischen Entwicklungen, der erwartete Personalmangel bei den Pflegenden sowie die Zunahme von chronisch kranken Menschen führen zur Entwicklung neuer Aufgaben im Bereich der Pflege. In den Ausbildungsinstituten rechnet man mit einer Zunahme beratender Tätigkeiten von Pflegenden. Dem entsprechend werden Weiterbildungsprogramme entwickelt.

Der Bedarf an Auszubildenden wird von den Berufsfachschulen, Fachhochschulen und Arbeitgebern regional geplant. Die Zahl der neuen Studentinnen wird in jedem Jahr erneut festgelegt. Die Akteure sind verpflichtet, bei der Planung des Ausbildungsbedarfs in den Regionen zusammenzuarbeiten.

5.2 Rechtliche und politische Situation in der Pflege- und Gesundheitsausbildung

5.2.1 Rechtliche/institutionelle Einbindung der Pflege- und Gesundheitsausbildung in das nationale Bildungssystem

Die Grundausbildung in der Pflege ist in den Niederlanden über Gesetzgebung und Ausbildungsstruktur in das nationale Berufsbildungssystem eingebettet. Das Gesetz über Gesundheitsberufe von 1997 (Beroepen Individuele Gezondheidszorg = Berufe individueller Gesundheitsfürsorge; BIG) regelt die rechtliche Position der einzelnen Berufe im Gesundheitswesen. Dieses einheitliche, für alle Gesundheitsberufe geltende Gesetz steuert insbesondere Berufstitel, Aufgabenbereiche der einzelnen Berufe sowie die Rahmenvorgaben für die Ausbildungsstätten.

1996 wurde in den Niederlanden der Endbericht der Commissie Kwalificatiestructuur, eine vom Ministerium für Bildung, Kultur und Wissenschaft sowie vom Ministerium für Gesundheit, Gemeinwohl und Sport beauftragte Kommission zur Reform des Ausbildungssystems in den Pflegeberufen, verabschiedet. Der Bericht mit Namen »Qualifiziert für die Zukunft« regelt die neue Ausbildungs- und Qualifikationsstruktur (*Ministerium für Bildung, Kultur und Wissenschaft* 1997). Als Konsequenz dieses Berichts wurden die bislang an Krankenhäuser und Langzeitpflegeeinrichtungen angegliederten Ausbildungsstätten abgeschafft zugunsten von vollständig dem sekundären und tertiären Bildungssystem zugeordneten Ausbildungsstätten. Damit verbunden war auch der Übergang der Regelungskompetenz vom Gesundheitsministerium zum Ministerium für Bildung, Kultur und Wissenschaft.

Der Bericht gliedert das Ausbildungssystem, analog zum Europäischen SEDOC-System (Système Européen de Diffusion des Offres et des Demandes d'emploi en Compensation internationale) in fünf Niveaus, wobei Niveau 5 der Bachelor-Ebene entspricht. Auf allen Niveaus wird breit, also generalistisch ausgebildet. Damit können die Absolventen in allen Bereichen der Pflege eingesetzt werden.

Die Niveaus 1 bis 4 werden durch das Berufsbildungsgesetz (Wet Educatie Beroepsonderwijs, WEB), Niveau 5 wird durch das Hochschulgesetz (Wet Hoger onderwijs en wetenschappelijk onderzoek, WHW) bestimmt. Über den HBO-raad (Interessen- und Arbeitgebervereinigung der Fachhochschulen) wird die Niveau-5-Ausbildung überwacht, die Ausbildung der Niveaus 1 bis 4 vom BVE-raad (Gremium für Berufsbildung und Erwachsenenbildung).

Das Gesetz BIG schreibt eine periodische Registrierung aller Gesundheitsberufe vor. In einem Entwurfstext zur Umsetzung ist formuliert worden, dass es zur Erlangung einer Lizenz zur Ausübung des Pflegeberufs nötig sei, Berufserfahrung und Teilnahme an Auffrischungskursen im Zeitraum von 1 600 Stunden in fünf Jahren nachzuweisen. Dieser Entwurf liegt den Partnern derzeit (2004) vor und wird heftig diskutiert. Dieses Gesetz (Art. 14) erlaubt es darüber hinaus allen Berufsgruppen des Gesundheitswesens, ein eigenes System der Kontrolle und Regulierung der Ausbildung, der Autorisierung und der Registrierung von Spezialisierungen innerhalb ihres Berufszweiges zu entwickeln (*Landenberger, Ortmann* 1999:76). Für die Pflegeberufe übernimmt diese Aufgabe der AVVV (Zentraler Pflege-Berufsverband). Regelungen, die die jeweiligen Berufsverbände erlassen, müssen offiziell publiziert werden. Im niederländischen Pflegeverband wird derzeit mit den Berufsgruppen die Frage der Anerkennung des neuen Studienzweigs Master Advanced Nursing Practice als Spezialisierung verhandelt.

5.2.2 Aktuelle Politik/Reformen/Reformpläne zur Pflege- und Gesundheitsausbildung

In den 1990er-Jahren ist es in den Niederlanden gelungen, durch Konsensbildung zwischen einer Vielzahl von Akteuren und Kostenträgern zu einer integrierten generalistischen und durchlässigen Ausbildung für die Pflege- und Gesundheitsberufe zu kommen. Dieser Konsens wurde 1996 in dem Dokument »Qualifiziert für die Zukunft« festgelegt (die deutsche Übersetzung dieses Dokumentes folgte ein Jahr später: *Ministerium für Bildung, Kultur und Wissenschaft* 1997). Vorher bestanden – ähnlich wie in Deutschland noch heute – eine Vielzahl unverbundener Ausbildungszweige.

5.2.3 Positionen und Aktivitäten der Berufsverbände

Die Reform der Pflege- und Gesundheitsausbildung kam in den Niederlanden dank eines gelungenen »Ziehens an einem Strang« aller beteiligten Akteure zustande. Dazu wurde eine Kommission gebildet aus Beteiligten des Bildungsministeriums, des Gesundheitsministeriums und des Niederländischen Pflegeverbands AVVV. Aus den in Experimenten gesammelten Erkenntnissen und durch Diskussionen legte diese Kommission fest, wie das neue Ausbildungssystem aussehen soll. 1996 verabschiedete diese vom Ministerium VWS (Gesundheit, Gemeinwohl und Sport) und dem Ministerium OC&W (Bildung, Kultur und Wissenschaft) benannte Kommission als Produkt ihrer Zusammenarbeit den Bericht »Qualifiziert für die Zukunft«, der als Grundlage für die ab 1997 durchgeführten Änderungen diente. Derzeit (2004) wird diese Reform von den gleichen Partnern evaluiert. Dabei werden auch Änderungsvorschläge gemacht.

Die Regierung der Niederlande wird von verschiedenen Gremien in Fragen der Gesundheitspolitik beraten. In allen Gremien sind Pflegende durch Vertreter von Gewerkschaften oder Berufsverbänden vertreten. Ärzte sind in diesen Gremien numerisch stärker repräsentiert. Grundlage für diese Vertretung ist das o. g. Gesetz BIG (s. Kapitel 5.2.1), das allen Berufsgruppen Mitwirkung an Kontrolle und Regulierung der Ausbildung, der Autorisierung und der Registrierung von Spezialisierungen innerhalb ihres Berufszweiges einräumt (*Landenberger, Ortmann* 1999:76).

Der Nationale Raad voor de Volksgezondheid (NRV) berät die Regierung in Fragen der Gesundheit der Bevölkerung und die Gesundheitsberufe betreffenden Themen wie Ausbildung, Organisation, Gesetzgebung, Berufsausübung sowie zu Beziehungen zwischen den verschiedenen Berufen. Dieses nachgeordnete ständige Komitee für Pflegeangelegenheiten hat wichtige Entscheidungen über pflegerelevante Themen der Gesundheitspolitik beeinflusst. Von ihm stammt das für die Entwicklung der Pflegeberufe richtungsweisende Profil der Pflege, das 1988 publiziert wurde. 1999 ist dieses Profil von der Berufsgruppe selbst aktualisiert worden. Zudem existieren weitere beratende Gremien, deren Schwerpunkte die Gesundheitsausgaben und Preise im Gesundheitswesen, die Entwicklung neuer Einrichtungen und sozioökonomische sowie gesundheitswissenschaftliche Fragen sind (*Landenberger, Ortmann* 1999:76).

Über 50 Organisationen unterschiedlicher Größe vertreten die verschiedenen Interessen der Pflegenden (z. B. Intensiv-, Psychiatrie-, Diabetespflege, Lehrerinnen in den Pflegeberufen, Pflegewissenschaftlerinnen). Es gibt mehrere Gewerkschaften, von denen drei besonders einflussreich sind: CNV Publieke Zaak, ABVA/KABO und NU'91. CNV Publieke Zaak und NU'91 beschäftigen sich auch mit berufsinhaltlichen Themen.

Die Berufsorganisationen und Gewerkschaften haben sich im »Dachverband der Pflegenden und Sozialberufe AVVV« zusammengeschlossen. Dieser vertritt die Pflege in politischen und anderen Entscheidungsgremien. Seine Hauptaufgabe besteht in der Gestaltung von Ausbildung und professioneller Praxis. Er äußert sich derzeit zur Reform der Grundausbildung in der Pflege, beteiligt sich an der Diskussion zur periodischen Registrierung und hat vor kurzem ein »Signalisierungsinstrument für die Minimale Pflegequalität« für den ambulanten Bereich entwickelt.

5.3 Struktur der Pflegeausbildung

Die Niederlande haben seit 1997 ein komplexes, jedoch integriertes, aufeinander abgestimmtes Ausbildungssystem. Die Pflegeausbildung in den Niederlanden ist teilweise im berufsbildenden und teilweise im hochschulischen Bildungssystem angesiedelt. Allerdings gibt es diese Begrifflichkeit in den Niederlanden nicht. Berufsausbildung und Studium werden als gestuftes Kontinuum angesehen.
Die Stufen bestehen aus jeweils unterschiedlichen Zugangsvoraussetzungen und Abschlüssen. Es handelt sich um eine generalistische Ausbildung, die durch einen modularen Aufbau mit einem Credit-Point-System gekennzeichnet ist. Die fünf Niveaus der Ausbildung bauen aufeinander auf und sind aufeinander abgestimmt. Sie sind aber gleichzeitig in sich selbstständige Angebote mit jeweils eigener Abschlussqualifikation.
So wird für die Schülerinnen und Studierenden das Durchlaufen aufeinander folgender Programme ermöglicht, wobei bei Vorliegen definierter Credit Points (Credits) teilweise verkürzte Programme angeboten werden.

Damit ist in den Niederlanden selbstverständlich, was in Deutschland ein Problem mit zahlreichen Folgeproblemen und Nachteilen für die Schülerinnen darstellt: In den Niederlanden ist die berufliche Pflegeausbildung voll integriert in das reguläre öffentliche Berufsbildungssystem und Hochschulsystem. Es wird damit eine generalistische, nicht auf die Interessen der Institution reduzierte Ausbildung angeboten (*Landenberger, Ortmann* 1999:72).

5.3.1 Wege der Berufsausbildung und Hochschulausbildung

5.3.1.1 Ein integriertes System

Die Ausbildung findet seit 1997 an (beruflichen) Fachschulen und an Fachhochschulen, und nicht mehr wie vorher an krankenhausgebundenen Ausbildungsstätten statt. Im Bereich von Gesundheitsförderung und Pflege existierten in den Niederlanden in den letzten 30 Jahren unterschiedliche Ausbildungsmöglichkeiten. In den Jahren 1991 bis 1995 wurden zunächst sechs unterschiedliche Pilotprojekte zur Reformierung der Grundausbildung durchgeführt. Zwischen 1995 und 1996 wurden die Ergebnisse dann zu einem gemeinsamen Modell auf nationaler Ebene zusammengeführt. Seit 1997 besteht somit landesweit ein neues Ausbildungssystem für Pflegeberufe. Es beinhaltete zu Beginn vier Niveaus der Qualifikation (2–5), seit 2000 fünf Niveaus (1–5). Je nach Niveau unterscheiden sich die Verantwortung der

Pflegekräfte, die Komplexität der Patientensituation und der Transfer des theoretischen und praktischen Wissens (*Schneider* 2002:136f.) (Tabelle 20).

Insgesamt sind es fünf Niveaus, die sich nach Qualifikation unterscheiden und die auf dem europäischen SEDOC System basieren. Bei Niveau 1 bis 4 handelt es sich um grundständige Berufsausbildungen, geregelt durch das Berufsbildungsgesetz WEB. Niveau 5 ist ein berufsbefähigendes Bachelor-Studium – verbunden mit der Möglichkeit des darauf aufbauenden Master-Abschlusses – an der Fachhochschule oder Universität, geregelt durch das Hochschulgesetz WHW (vgl. Kapitel 5.2.1).

5.3.1.2 Zwei Ausbildungswege

Für die beruflichen Niveaus 1 bis 5 bestehen jeweils zwei alternative Ausbildungswege, die den gleichen Abschlusstitel bieten (Tabelle 20).

Der eine ist der betriebliche Ausbildungsweg. Die Niederländer nennen ihn **berufsbegleitenden Ausbildungsweg »Lernen und Arbeiten«** (Beroepsbegeleidende Leerweg, BBL) (*Koetsenruiter* 2001:3). Die Studierende (in den Niederlanden spricht man immer von Studierenden) schließt einen Dienstvertrag mit einer Gesundheitseinrichtung als Arbeitgeber, der auch die Ausbildung bezahlt. Die Ausbildung findet an einer Berufsfachschule (ROC = Regionaal Opleidingscentrum) und alternativ an der Fachhochschule statt. In den Niederlanden gibt es 46 Berufsfachschulen und 19 Fachhochschulen, die den Bereich Pflege anbieten. Es handelt sich dabei um eine praxisorientierte Ausbildung. Sie findet an zwei Lernorten statt, dem Betrieb, also der ausbildenden Einrichtung und der Berufsfachschule, die in Blockphasen besucht wird.

Die Auszubildenden sind Angestellte in der Einrichtung, in der sie außerhalb der Berufsschulzeiten arbeiten. Sie absolvieren im Rahmen der generalistischen Ausbildung Austauschpraktika mit BBL-Studentinnen in anderen Gesundheitseinrichtungen (Krankenhäusern, Pflegeheimen, Seniorenanlagen, ambulanten Pflegediensten). Bei dieser Ausbildungsform kommt dem praktischen Teil mit ca. 70 % ein größeres Gewicht zu als dem theoretischen Unterricht mit 30 %.

Der zweite berufliche Ausbildungsweg ist die **schulische Ausbildung »Lernen und Praktikum«** (Beroepsopleidende Leerweg, BOL). Auch diese Ausbildung findet an

Tabelle 20: Zwei Wege der beruflichen Pflegeausbildung in den Niederlanden

Anteile »Lernen und Arbeiten«	Berufliche Pflegeausbildung	
	Betriebliche »duale« Ausbildung (Beroepsbegeleidende Leerweg, BBL)	Schulische Ausbildung (Beroepsopleidende Leerweg, BOL)
Anteil Lernen (Schulische Ausbildung)	Niveau 1–4: ca. 30 % theoretischer Anteil Niveau 5: min. 1535 Stunden	Niveau 1–4: ca. 70 % theoretischer Anteil Niveau 5: min. 1535 Stunden
Anteil Arbeiten/Praktikum	ca. 70 % Praxis-Unterricht Niveau 5: 2300 Stunden	ca. 30 % Praxis-Unterricht Niveau 5: 2300 Stunden

(Quelle: *Ministerium für Bildung, Kultur und Wissenschaft* 1997:6)

Tabelle 21: Qualifikationsniveaus, Ausbildungsdauer und Tätigkeitsprofile in den Niederlanden.

Beruf/Abschluss	Niveau	Schulart	Dauer	Funktion/Tätigkeit
Assistierende (Zorghulp)	1	Berufsschule	1 J.	vorwiegend häusliche, hauswirtschaftliche Pflege
Pflegehelfer (Helpende)	2	Berufsschule	2 J.	vorwiegend häusliche Pflege
Sozialpfleger (Verzorgende)	3	Berufsfachschule	3 J.	Medizinisch wenig komplexe Pflegesituationen
Pflegekundige (Verpleegkundige MBO)	4	Berufsfachschule und FH	4 J.	Medizinisch komplexe Pflegesituationen
Pflegekundige (Verpleegkundige HBO-V)	5	Berufsfachschule und FH	4 J.	Casemanagement, medizinisch hochkomplexe Pflegesituationen

(Quelle: *Ministerium für Bildung, Kultur und Wissenschaft* 1997)

einer Berufsfachschule (ROC = Regionaal Opleidingscentrum) und alternativ an der Fachhochschule statt. Die Studierenden absolvieren während der Berufsfachschulausbildung Praktika. Sie zahlen Schulgebühren. Hier überwiegt im Vergleich zur praktischen Ausbildung der Anteil des theoretischen Unterrichts/Studiums im Verhältnis 30 % zu 70 %, in Niveau 5 sind die Praxisanteile für beide Lernwege gleich. Gesetzlich verantwortlich für die praktische Ausbildung in beiden Ausbildungsvarianten sind die Krankenhäuser bzw. Einrichtungen, in denen sie stattfindet (*Koetsenruijter* 2001:2f.).

Diese zwei gleichwertigen beruflichen Ausbildungswege führen zu Abschlüssen des Qualifikationsniveaus 2, 3 und 4, genannt MBO-V (Middelbare Beroepsopleiding-Verpleegkunde = Mittlere Berufsbildung Pflege, finden an Regionale Opleidingscentra, ROC, vergleichbar mit der deutschen Berufsfachschule) statt (vgl. unten) und auch zum Abschluss auf Niveau 5, genannt HBO-V (Hogere BeroepsOpleiding-Verpleegkunde = höhere Berufsbildung Pflege) und finden an der Fachhochschule statt (Tabelle 21).

Seit 1972 existiert die generalistische, akademisch-wissenschaftliche Ausbildung, anfangs an zwei Fachhochschulen, inzwischen an 19 Fachhochschulen. Diese Ausbildung ist in der Bildungsreform von 1997, mit geringen Änderungen im Curriculum, in das neue System eingepasst worden. Dieser Ausbildungszweig führt zum Abschluss des Qualifikationsniveaus 5, genannt HBO-V (Höhere Berufsbildung Pflege).

Derzeit (2004) wird an Fachhochschulen und Universitäten die Bachelor-, Master-Struktur nach der Bologna-Erklärung von 1999 etabliert. Dazu werden auf der bildungspolitischen Ebene neue Abschlusstitel festgelegt.

Die Ausbildung für Pflegende mit Berufsabschluss oder berufsbefähigendem Hochschulabschluss ist **generalistisch**. Die Pflegenden sind aufgrund ihrer Ausbildung in der Lage, in allen Settings und mit allen Patientengruppen zu arbeiten (*Streit, Haijer* 2001:99f.).

Tabelle 22: Qualifikationsniveaus in der Pflegeausbildung.

Level									
Level 8									Individuelle PhD Programme (Promotionsprogr.)
Level 7								Masterprogramme FH o. Universität Teilzeit 2–4 Jahre 2000–3500 SBU (evtl. verkürzt bei Vorliegen von Niveau 6 Credits)	
Level 6							Bachelor + Kursen FH unterschiedlicher Dauer (1/2 bis 1 Jahr Teilzeit)		
Level 5						4 Jahre FH Pflegekundige 6720 SBU			
Level 4					4 Jahre ROC Pflegekundige 6400 SBU				
Level 3				3 Jahre ROC Sozialpfleger 4800 SBU					
Level 2			2 Jahre ROC Pflegehelfer 3200 SBU						
Level 1	1 Jahr ROC Assistierende								

SBU: Studienbelastungsstunden: Kombination von »Kontaktstunden« (in der Fach(hoch)schule, und Vor- und Nachbereitungsstunden)
(Quellen: basierend auf: *Ministerium für Bildung, Kultur und Wissenschaft* 1997:9f.; Experteninformation)

Die Ausbildungsniveaus sind aufeinander aufbauend. Jede Stufe qualifiziert für ein definiertes Tätigkeitsfeld, differenziert nach Verantwortlichkeit, Komplexitätsgrad der Pflegesituation sowie Ausmaß des erforderlichen Theorie-Praxis-Transfers. Der Grad der **Verantwortlichkeit** differiert nach definierten Entscheidungs- und Handlungskompetenzen. Die **Komplexität** gibt das Ausmaß an, in dem berufsmäßiges Handeln auf Routinetätigkeit oder Standardverfahren beruht oder ob – bei hoher Komplexität – solche Handlungsanleitungen nicht vorliegen und die Pflegenden für die Patientensituation ein singuläres Vorgehen kreativ entwickeln müssen. **Transfer** gibt das Ausmaß an, in dem eine Fachkraft in der Lage ist, Kenntnisse, Kompetenzen und Fähigkeiten auf unterschiedliche Situationen anzupassen und zu übertragen (vgl. unten). Die fünf Qualifikationsstufen, Niveau 1 bis 5, spiegeln unterschiedliche, ausbildungsbedingte Qualifikationsniveaus wider (Tabelle 22).

Tabelle 22 zeigt die Niveaus 1 bis 5 sowie weitere Niveaus 6 bis 8, die als Hochschulabschlüsse auf den Bachelor-Grad aufbauen (es wird in den Niederlanden noch diskutiert, ob die Bezeichnung »Niveau 6–8« angemessen ist).

Weiterbildungsprogramme, die auf den Niveaus 1–4 aufbauen, werden berufsvertiefend verstanden. Sie führen nicht zu einem Niveauwechsel.

Die Niveaus 1–5 sind wie folgt definiert:
- **Niveau 1: Zorghulp (PflegeassistentIn oder Assistierende)**
  Die Absolventen leisten hauswirtschaftliche Hilfe/Pflegehilfe. Sie bieten den Patienten keine (Grund-)Pflege an, sondern Assistenz in der Pflege der Umgebung. Die Ausbildungsdauer beträgt ein Jahr.
- **Niveau 2: Helpenden (Helfende) in der Heim- und häuslichen Pflege**
  Die Absolventen sind ausgebildet für die Versorgung im häuslichen Umfeld des Pflegebedürftigen oder in einem alternativen Lebensumfeld, z. B. Pflegeheime oder Wohnheime für geistig Behinderte. Die Tätigkeiten der Pflegehelfer in diesem Bereich umfassen die Förderung und Unterstützung der Selbstständigkeit des Pflegebedürftigen, wobei der Schwerpunkt auf Haushaltsführung und Körperpflege liegt. Die Ausbildungsdauer beträgt zwei Jahre.
- **Niveau 3: Verzorgenden (Versorgende in der individuellen Gesundheitspflege)**
  Gesundheitspfleger bieten Hilfestellung an, wenn der Pflegebedürftige in seinem primären Umfeld (dem eigenen Haushalt oder einer alternativen Lebensumgebung) einer ergänzenden Hilfestellung bedarf. Ausgangspunkt ist die Erhaltung und Förderung der Selbstständigkeit des Pflegebedürftigen. Wo diese im somatischen oder psychosozialen Bereich zu kurz kommt, können die Gesundheitspfleger diese unterstützen oder einen Ausgleich für die eingeschränkten Fähigkeiten oder die Behinderung des Bedürftigen bieten.
  Gesundheitspfleger IG sind auf dem Gebiet der individuellen Gesundheitspflege tätig und sind darüber hinaus in der Lage, eine Anzahl krankenpflegerischer und spezifischer psychosozialer Tätigkeiten auszuüben. Der Beruf des Gesundheitspflegers IG wird im Gesetz BIG geregelt. Die Ausbildungsdauer beträgt drei Jahre.
- **Niveau 4: Verpleegkundige (Pflegefachkräfte)**
  Hierbei handelt es sich um Pflegekräfte mit beruflicher Fachausbildung, deren Verantwortungsbereich die Planung und Umsetzung des Pflegeprozesses ist. Die Absolventen handeln in direktem Kontakt zum Patienten und unterstützen ihn in medizinisch komplexen Situationen. Sie sind in der Lage, berufliche Kenntnisse und Fähigkeiten in unterschiedlichen Situationen anzuwenden. Sie organisieren und koordinieren die für den Pflegebedürftigen notwendigen Arbeiten – einzeln oder als Team-Mitglied. Sie erhalten die Registrierung über die Regelungen des Gesetzes BIG. Die Ausbildungsdauer beträgt vier Jahre.
- **Niveau 5: Pflegende mit Hochschulausbildung**
  Die Absolventen mit dem Hochschulabschluss Bachelor gestalten den Pflegeprozess und planen selbstständig Pflegeinterventionen, organisieren diese und

setzen sie um. Sie sind in der Lage, in medizinisch komplexen Situationen und Situationen, für die es keine Standards und Handlungsvorschriften gibt, Diagnosen zu stellen und geeignete Interventionen auszuwählen und umzusetzen. Bei der Durchführung erfüllen sie eine Vorbildfunktion (Pflegeexpertin). Sie haben beratende, leitende, koordinierende und qualitätssichernde Aufgaben in der Akutpflege, Gesundheitserziehung und Information/Beratung des Patienten oder Pflegebedürftigen. Sie nehmen eine Regiefunktion wahr, indem sie den Pflegebedarf ermitteln, den Pflegebedürftigen an die geeignete Einrichtung überweisen und den Beitrag der einzelnen Disziplinen koordinieren. Sie erhalten die Registrierung über die Regelungen des Gesetzes BIG. Die Dauer des Studiums beträgt vier Jahre (*Ministerium für Bildung, Kultur und Wissenschaft* 1997:7ff.).

Seit der Einführung des Gesetzes BIG gilt für Pflegende des Niveaus 4 und 5, wie bei den Ärzten, das Ordnungsstrafrecht zu (*Koetsenruijter* 2001:4).

5.3.2 Spezialisierungen und Reformvorhaben

In den Niveaus 4 bis 5 absolvieren die Studentinnen in den ersten drei Ausbildungsjahren ein breit angelegtes »generalistisches« Programm. Danach haben sie im letzten Ausbildungsjahr die Wahl zwischen vier Spezialisierungsbereichen (»differentiatie«) (*Ministerium für Bildung, Kultur und Wissenschaft* 1997:11ff.).

- Intensive klinische Pflege (außerhalb von Intensivstationen),
- Schwangeren-, Wochenbett-, Kinder- und Jugendlichen- Pflege,
- Pflege von psychiatrische Patienten und geistig Behinderten (inkl. geronto-psychiatrische Patienten),
- Pflege von chronisch kranken Menschen und geriatrischen Patienten.

In diesem Bereich werden Wahlmodule angeboten und ein Praktikum absolviert. Dies kann in Niveau 5 auch ein Auslandspraktikum sein.

Derzeit wird in den Niederlanden diskutiert, ob für die Niveaus 4 und 5 (Pflegekundige betrieblicher und schulischer [FHS] Ausbildungsweg) zusätzlich zu den o. g. vier Spezialisierungsbereichen als weiterer Bereich die Altenpflege angeboten werden soll (*de Jong* 2004:1).

Die Spezialisierung kann den Anfang einer Karriere in diesem Bereich bedeuten, ist aber nicht richtungsweisend für weitere Berufsmöglichkeiten. Alle Absolventen können sich für alle Praxisfelder (allgemeine Krankenpflege inklusive Kinderkrankenpflege, Psychiatrische Krankenpflege, Geistig- Behinderten- und Altenpflege) sowohl im stationären wie ambulanten Bereich bewerben und später jederzeit das Arbeitsfeld wechseln. Die Absolventen sind für die Praxis Anfänger, die etwa sieben bis zwölf Monate brauchen, um in den Bereich eingearbeitet zu werden. Wer nach einigen Jahren das Praxisfeld wechselt, benötigt erneut eine bestimmte Zeit zur Einarbeitung. Diese Einarbeitungszeiten, die auf Erfahrungswerten beruhen, sind bei den einstellenden Einrichtungen allgemein anerkannt.

Auch in Niveau 3 gibt es eine Wahlmöglichkeit: Nach zwei Jahren können die Studentinnen zwischen drei Schwerpunkt-Pflegesituationen wählen:
- Individuelle Pflege (IG) oder
- Pflege der Patientenumgebung bzw.
- Organisation der Haushalte von Patienten/Klienten.

Die beiden letztgenannten Schwerpunkte sind mit dem Titel Verzorgende verbunden, wobei die Absolventen der Richtung »Individuelle Pflege« den Zusatz VIG erhalten (Verzorgende Individuele Gezondheidszorg).

Derzeit wird die im Jahr 1997 durchgeführte Reform evaluiert. Diskussionsthema ist das Ausmaß der **Generalisierung** der Ausbildung. In den unteren Ausbildungsniveaus scheint eine zu starke Generalisierung für Schülerinnen unattraktiv zu sein. Außerdem gibt es organisatorische Probleme bei der Beschaffung von Praktikumsstellen in der notwendigen fachlichen Breite. Diskutiert wird, wie generalisiert besonders die Ausbildung in Niveau 3 sein soll: Studierende müssen jetzt auch Praktika in der stationären und ambulanten Alten-, Wochen- und Geistig-Behinderten-Pflege absolvieren. Viele Studierende wissen aber im Vorfeld genau, was sie wollen. Teilweise melden sie sich wegen dieser breiten Pflichtangebote nicht für die Ausbildung an oder brechen die Ausbildung ab. Auch die Trennung auf dem Niveau 3 in »Individuelle Pflege« und »Haushaltsorganisation« wird stark diskutiert. Sie soll aufgelöst werden.

Ein zweites Diskussionsthema ist die **Spezialisierung**. Momentan geht man für die Niveaus 4 und 5 davon aus, dass der geriatrische Patient in drei der Spezialisierungsbereiche gepflegt wird und dass die dazu passende Theorie automatisch mit einfließt. Der Vorschlag wird diskutiert, die Spezialisierungsmöglichkeiten um die »geriatrische Pflege« zu erweitern. (Zu den Reformvorhaben, an dem die gleichen Partner beteiligt sind wie damals bei der Entwicklung des neuen Systems siehe Kapitel 5.2.1). Im Moment finden dazu landesweit Expertenmeetings statt.

5.3.3 Zulassungsbedingungen

Die für die einzelnen Niveaus der Gesundheits- und Pflegeausbildung erforderlichen Zulassungsbedingungen sind unterschiedlich. Folgende Schulabschlüsse werden vorausgesetzt:
- Niveau 1: 10 Jahre Schulunterricht
- Niveau 2: 10 Jahre Schulunterricht (Schulpflicht in den Niederlanden besteht bis zum 16. Lebensjahr)
- Niveau 3: MAVO (entspricht etwa dem qualifizierten Hauptschulabschluss in Deutschland)
- Niveau 4: HAVO (entspricht etwa der Fachhochschulreife in Deutschland) oder MAVO
- Niveau 5: VWO (= Abitur) oder HAVO

In den Ausbildungsinstitutionen werden Bewerbungsgespräche durchgeführt. Studierende über den berufsbegleitenden Lehrweg bewerben sich bei einer Gesundheitseinrichtung.

5.3.4 Schularten

Alle Ausbildungen finden an Berufsfachschulen (ROC's) und Fachhochschulen (Hogescholen) statt. An den Berufsfachschulen werden Schülerinnen der Niveaus 1 bis 4 ausgebildet. Es handelt sich um Berufsausbildungen auf einer mittleren Ebene. Neben den Gesundheits- und Pflegeberufen werden dort auch kaufmännische und technische Ausbildungen angeboten.

An Fachhochschulen finden Bachelor-Programme statt, die sowohl berufsqualifizierend sind als auch den ersten akademischen Grad verleihen. Anschließend an den Bachelor-Abschluss können an Fachhochschulen und Universitäten der Master-Abschluss sowie die Promotion (PhD) erworben werden.

Berufsfachschulen und Fachhochschulen bilden organisationsunabhängig aus, haben aber für einen effizienten und sinnvollen Aufbau des Curriculums kontinuierlich Kontakte mit der Praxis in so genannten Arbeitsfeldkommissionen. In diese werden Experten aus der Praxis berufen, die mit Lehrerinnen gemeinsam Curriculumsinhalte überprüfen und aktualisieren.

5.3.5 Durchlässigkeit

Grundsätzlich kann man von Niveau zu Niveau wechseln. Ermöglicht wird dies durch Teilqualifikationen oder Module, aus denen die Ausbildungsgänge zusammengesetzt sind. Beispielsweise kann eine Studierende, die Niveau 5 angefangen hatte, aber die Prüfung nicht bestanden hat, in Niveau 4 weitermachen. Die Studierenden nehmen die Credits (Credit Points) aus der bisherigen Ausbildung mit und bekommen diese angerechnet. Des Weiteren könnte man (theoretisch) in Niveau 1 anfangen und über ständiges Weiterstudieren bis zum Niveau 5 gelangen, aber immer nur nach erfolgreichem Abschluss des vorherigen Niveaus. Auch hier werden Credits aus den früheren Ausbildungen angerechnet. Somit verkürzt sich die Dauer des folgenden Programms. Die Möglichkeit, in ein anderes Ausbildungsniveau zu wechseln, ist damit in den Niederlanden gegeben (*Ministerium für Bildung und Wissenschaft* 1997:10).

5.3.6 Formale Integration der Praxisausbildung in die Berufsausbildung

Sowohl Studierende des betrieblichen als auch des schulischen Ausbildungswegs arbeiten in der Praxis nach allgemeinen Lernzielen, die auf der Grundlage des Rahmencurriculums vom Ausbildungsinstitut festgelegt werden. Dabei vereinbaren die Studierenden mit ihren Praxisanleitern individuell, welche allgemeinen und persönlichen Lernziele für sie in einer bestimmten Zeit zu erreichen sind. Die Praxisaufgaben dürfen dabei die Fähigkeiten und Fertigkeiten der Studierenden nicht überschreiten. Die Studierenden sind selbst verantwortlich für die Erfüllung der Aufgaben. Sie dürfen jederzeit Aufträge ablehnen, denen sie sich noch nicht gewachsen fühlen. Lernziele werden in einem Nachweisheft (Portfolio), das die Studierenden mit sich führen, festgehalten. Diese können in der gleichen Ausbildungsphase, aufgrund der sich individuell entwickelnden Fach-, Sozial- und Persönlichkeitskompetenz, für die einzelnen Studierenden unterschiedlich festgelegt sein. Auf Stationsebene werden die Studierenden von einer diplomierten Pflegenden als Praxisanleiterin betreut.

Jede Gesundheitsorganisation, in der Studentinnen arbeiten bzw. Praktika absolvieren, verfügt über einen oder mehrere Praxisdozenten. Das sind diplomierte Pflegende, die eine Lehrerausbildung absolviert haben und die schwerpunktmäßig die Praxisanleiter auf der Station unterstützen. Meistens sind sie bei Beurteilungsgesprächen dabei. In Problemfällen arbeiten sie gemeinsam mit der betroffenen Studentin.

Zwischen Ausbildungsinstituten und Praxiseinrichtungen bestehen auf zwei Ebenen enge Kontakte. Zum einen auf der generellen Planungsebene (Verteilung der Praktikumsplätze) und zum anderen auf der inhaltlichen Ebene (Kooperation Dozent – Praxisdozent – Praxisanleiter). Über diese Kontakte findet ein intensiver Austausch im Rahmen der Praxis-Theorie-Vernetzung statt.

5.4 Lehrerqualifikation in der Pflege- und Gesundheitsausbildung

Lehrer an Berufsfachschulen und Fachhochschulen für Gesundheits- und Pflegeberufe in den Niederlanden müssen sich nach der Grundausbildung durch Weiterbildung qualifizieren. Ihren Tätigkeitsbereich finden sie entweder in der schulischen Lehre oder als Praxisbegleiter. Die Lehrerausbildung findet an Fachhochschulen in einer berufsbegleitenden Form oder an Universitäten statt.

In der schulischen Lehre arbeiten Lehrerinnen für Pflege (Grad 2 FHS-, Grad 1 Universitätsabschluss), Nurse Scientists (besonders an Fachhochschulen) sowie Psychologen, Soziologen, Ärzte, Kunstpädagogen u. a. Im Fachhochschulbereich wird für Lehrerinnen meistens ein universitärer Abschluss vorausgesetzt, im Berufsschulbereich ein Fachhochschulabschluss. Als Praxisbegleiter arbeiten Pflegende als Praxisdozenten (Voraussetzung: Lehrerausbildung FH) oder als Praxisanleiter (ohne Zusatzausbildung, siehe auch Kapitel 5.3.6.). Lehrer, die kein Lehrerstudium nachweisen können, müssen einen didaktischen Kurs von 300 Stunden absolvieren.

In der Diskussion um die Lehrerqualifikation spielt in den Niederlanden die Frage der Praxis-Theorie-Vernetzung und des Wissenstransfers eine große Rolle. Vorgeschlagen wird, Lehrer für eine bestimmte Zeit in der Praxis arbeiten zu lassen, damit sie im direkten Patientenkontakt bleiben. Sie könnten dann eine gewisse »Kombifunktion« analog der englischen Lectioner-Practitioner einnehmen (*Mensink* 1996).

5.5 Inhalte der Pflege- und Gesundheitsausbildung

In den Niederlanden gibt es ein kooperativ entwickeltes Rahmen-Curriculum, das für alle Berufsfachschulen und Hochschulen verbindlich ist (*Ministerium für Bildung und Wissenschaft* 1997:13ff.). Das Rahmen-Curriculum enthält eine Beschreibung der Schlüsselqualifikation der einzelnen Ausbildungsniveaus sowie eine Differenzierung in Teilqualifikationen. Die Qualifikationen sind folgenden Lernfeldern zugeordnet:
1. Methodische Berufsausübung
    1.a Informationssammlung
    1.b Pflegeplanung
    1.c Durchführen von Pflege
        1.c.1 Basale Pflege (somatisch und psychosozial)
        1.c.2 Pflegetechnisches Handeln
        1.c.3 Pflege des Umfelds
    1.d Evaluieren von und Berichten über geleistete Pflege
2. Prävention, Patientenschulung und -beratung
3. Koordination und Organisation der Pflege
4. Praxisanleitung
5. Qualitätsmanagement
6. Expertiseförderung (Aktualisierung des eigenen Wissens und das der Mitarbeiter)

Die (Teil-)Qualifikationen stellen Kompetenzbeschreibungen dar. In der niederländischen Pflegeausbildung erfolgte also bereits vor vielen Jahren die Abkehr von Fächern und Fachbereichen. Daraus entstanden Studienprogramme, die von einzelnen Berufsfachschulen und Fachhochschulen weiter konkretisiert werden und die ihren Niederschlag finden nach dem Rahmcurriculum in Lehrbüchern der Pflegekunde (wie z. B. *Arets, Obex* et al. 1999) und Skripts zu einzelnen Pflegeproblemen.

5.5.1 Ziele der Ausbildung, Besonderheiten

Ziel der Ausbildung ist die Vermittlung von wissenschaftlich gesicherten Kenntnissen, Kompetenzen und Fertigkeiten in der Pflege und Betreuung von gesundheitlich gefährdeten, kranken und pflegebedürftigen Menschen. Die Ausbildung zielt nicht mehr wie früher auf ein einziges Arbeitsgebiet (Allgemeinkrankenhaus, Psychiatrische Klinik, Pflegeheim oder Häusliche Pflege), sondern auf ein breites berufliches Praxisfeld. Die Absolventen sollen in allen Arbeitsbereichen und für alle Patientengruppen eingesetzt werden können. Jede Ausbildungsinstitution kann Ziele und eine Ausbildungsphilosophie für sich formulieren, solange diese innerhalb der Grenzen des Gesetzes und der Richtlinie »Qualifiziert für die Zukunft« bleiben. Die heutigen Zielsetzungen werden meist im Rahmen des Kompetenzkonzepts formuliert (*Ministerium für Bildung, Kultur und Wissenschaft* et al. 1997:5ff.).

5.5.2 Theoretischer und praktischer Unterricht

Die theoretischen Fächer werden von den Ausbildungsinstituten so ausgewählt, dass sie den Schlüssel- und Teilqualifikationen des Rahmen-Curriculums gerecht werden.

Im Rahmen-Curriculum sind für die Niveaus 3 bis 5 folgende Pflegebereiche in Teilqualifikationen je nach Ausbildungsniveau formuliert:

Niveau 3: 1. Pflege Gebärender, Wöchnerinnen und Neugeborener
Niveau 3–5: 1. Pflege chronisch Kranker, körperlich Behinderter und Pflege von Rehabilitationspatienten
2. Pflege geriatrischer Pflegebedürftiger
3. Pflege geistig Behinderter
Niveau 4–5: 1. Pflege Pflegebedürftiger vor und nach chirurgischem Eingriff, Untersuchung und Behandlung
2. Pflege Pflegebedürftiger mit einer Geisteskrankheit
3. Pflege Schwangerer, Gebärender, Wöchnerinnen und Neugeborener
4. Pflege von Kindern und Jugendlichen

(*Ministerium für Bildung, Kultur und Wissenschaft* et al. 1997:13ff.).

Der Unterricht ist in Modulen aufgebaut. Aus den einzelnen Modulen werden jeweils auch die Lernziele für die anschließenden Praxiseinsätze abgeleitet.

Der praktische Unterricht findet beim berufsbegleitenden Ausbildungsweg (»Lernen und Arbeiten«) in der Einrichtung statt, bei der die Studierenden während ihrer Ausbildung beschäftigt sind. Darüber hinaus gibt es Austauschprogramme mit BBL-Studierenden in anderen Feldern des Gesundheitswesens. Beim schulischen Ausbildungsweg (»Lernen und Praktikum«) findet der praktische Unterricht ebenfalls in Einrichtungen statt, jedoch in Form von Praktika. Immer steht hier das praxisbezogene Üben im Vordergrund.

Praktika finden im Wechsel mit Theorie-Blöcken statt. Aus der Theorie erhält der Studierende Lernziele und Aufgaben zur Reflexion der Praxiserfahrung. Ein Mentor begleitet die Studierenden im Praktikum.

Krankenhäuser und Pflegeeinrichtungen, ebenso ambulante Einrichtungen und Einrichtungen für Menschen mit geistiger Behinderung sind verantwortlich für die Bereitstellung der Arbeits- und Lehrplätze (*Koetsenruijter* 2001:2). Die Ausbildungsstätten sollen die Praxiseinsätze so steuern, dass die Studierenden die gesamte Breite der Berufspraxis kennen lernen können.

Der Rahmenlehrplan nennt als wichtigste Elemente der Praxiseinsätze für die Niveaus 3–5:

Pflegedauer: kurz oder langfristig
Einheit: Individuum oder Gruppe
Alterskategorien: 0–4, 5–18, 18–65, und >65 Jahre
Pflegekategorien: laut Erlass Ausbildungsanforderungen für Krankenpfleger/Krankenschwestern
Setting: stationär, teilstationär oder ambulant

(*Ministerium für Bildung, Kultur und Wissenschaft* et al. 1997:12).

5.5.3 Curriculare Themen, Fächerintegration mittels Problembezug

Unterricht und Lehre werden von verschiedenen Konzepten bestimmt. Besonders im Ausbildungsniveau 5, dem Bachelor-Studium, werden das problembasierte Lernen und das erfahrungsorientierte Lernen praktiziert. Ebenfalls wird das Critical-Thinking vermittelt (professionelles Denken in Alternativen). Daneben besteht jedoch auch klassischer Unterricht. Das Üben von manuellen Fertigkeiten findet in Skills Labs (Trainingslaboratorien) statt. Vermehrt gehen die Lehrenden dazu über, interdisziplinäre Lehr- und Lernformen zu praktizieren.

Die meisten Hochschulen in den Niederlanden stellen seit 2003 das Curriculum von einer Ausrichtung an Schlüsselqualifikationen auf berufliche Handlungskompetenzen um. Neben den vorgegebenen curricularen Rahmeninhalten gibt es in den Niederlanden zum Thema Bachelorausbildungen allgemeine Beschreibungen von Kompetenzen (*Pool* et al. 2001).

5.5.4 Theorie-Praxis-Transfer

Evidence Based Practice (EBP) ist ein wichtiges Thema für alle Ausbildungsniveaus, insbesondere für die Niveaus 4 und 5. In der Fachdebatte wird betont, dass EBP – ohne dessen Bedeutung schmälern zu wollen – lediglich ein Drittel der pflegerischen Tätigkeiten ausmacht. Deswegen sollen die erfahrungsgeleiteten Bestandteile des Berufswissens nicht vernachlässigt werden.

Immer mehr Fachhochschulen entwickeln Programme zur Verbesserung des Evidence-Based- Unterrichts. An den Fachhochschulen wird eine absolvierte pflegewissenschaftliche Ausbildung als Bedingung für eine Dozententätigkeit gesehen.

Fachhochschulen haben seit 2002 die Möglichkeit, Lectoren einzustellen (vergleichbar mit Fachhochschul-Professoren in Deutschland). Diese übernehmen Aufgaben im Bereich Praxisforschung und sie haben den Auftrag, Wissen aus diesem Bereich in die Studiengänge so wie in die Praxis einfließen zu lassen.

Zum besseren Praxis-Theorie-Transfer wird das Modell des angelsächsischen »Lecturer practioner« in den Niederlanden diskutiert. Lehrer sind nach diesem Modell zugleich in der Praxis tätig und Praktiker werden stärker als bisher in Unterricht/Lehre einbezogen (*Mensink* 1996).

Die meisten Berufsfachschulen und Fachhochschulen kooperieren bei der Curriculumsentwicklung mit Vertretern aus verschiedenen Praxisfeldern, damit die Abstimmung von Praxis und Theorie gewährleistet wird.

5.6 Fort- und Weiterbildung

In den Niederlanden kennt man ähnlich wie in Deutschland die Begriffe der Fortbildung (Vertiefung bestehenden Wissens) und Weiterbildung (eigenständige Angebote zum Erwerb einer neuen Qualifikation). Für alle Ausbildungsniveaus werden Weiterbildungsprogramme angeboten. Kurse werden an Berufsschulen, Fachhochschulen, aber auch von Fachorganisationen und privaten Beratungsbüros angeboten. Weiterbildungen gelten meistens als niveauvertiefend. Sie führen die Pflegenden in der Regel nicht zu einem höheren Niveau.

Verwirrend dabei ist, dass es in den Niederlanden Tendenzen gibt, Absolventen von Post-HBO Programmen sowie mit Fach- oder akademischen Weiterbildungen (Masterausbildung) mit Niveau 6 und höher zu deuten. Es bestehen in den Niederlanden derzeit (Stand: 2004) Überlegungen, absolvierte Weiterbildungsprogramme für die Erlangung eines höheren Qualifikationsniveaus anzuerkennen (vgl. Tabelle 21), besonders zur Erreichung des Niveaus 5, also den Pflegekundigen des schulischen (Fachhochschul-)Abschlusses. Wie auch aus der Debatte in Deutschland bekannt ist, sind solche »Schnell-Qualifikationen« umstritten.

Mit an der Hochschule absolvierten Weiterbildungsprogrammen können Kreditpunkte (Credits) erworben werden, die dann in einer Ausbildung anerkannt werden. Die Weiterbildungsprogramme werden im Umfang von 450 bis 2000 Belastungsstunden angeboten (Kombination aus Unterrichts- und Vor- und Nachbereitungsstunden).

Es gibt grundsätzlich fünf Richtungen für die Weiterbildung, die sich an den Niveaus 3–5 orientieren:
- **Klinische Spezialisierung** (3–5)
  Hier gibt es eine Vielfalt an Auswahlmöglichkeiten: Onkologiepflege, Stomapflege, Diabetespflege, Intensivpflege, Pädiatrie, Geburtshilfe und Gynäkologie, Müdigkeit, Menopause, Geriatrie, Psychiatrie u. a.;
- **Management und Verwaltung** (3–5)
  mit Angeboten für das mittlere und höhere Management;
- **Pflegepädagogik** (3–5)
  entweder an einer Fachhochschule oder an einer Universität;
- **Pflegeinnovationen** (3–5, aber Schwerpunkt bei 4–5)
  Fokus liegt auf Praxis-Theorie-Vernetzung und Implementierung von Änderungsprozessen;
- **Pflegewissenschaft** und die ›professional Masters‹ Ausbildung (Advanced Nursing Practice, ANP) bildet u. a. für die Funktion »Nurse Practitioner« aus (nur aufbauend auf Niveau 5).

Je nach Niveau und Anbieter können große Unterschiede in Dauer, Inhalt und Kosten für Weiterbildungen festgestellt werden. Im Bereich der klinischen Spezialisierung gibt es bislang keine einheitliche Normierung der Anerkennung. Der niederländische Pflegeverband AVVV bemüht sich, auch im Rahmen des Gesetzes BIG, die Stufen der Spezialisierung festzulegen und Programme einem Anerkennungsverfahren zu unterziehen. Im Fachhochschulbereich (post-HBO) werden Inhalte sowohl in klinischen Spezialisierungen als auch in den Bereichen Management, Pflegeinnovationen und Pflegepädagogik im Moment über Akkreditierungsverfahren gesteuert.

In diesem Zusammenhang ist die LRVV (eine nationale Vereinigung zur Regelung pflegerischer Weiterbildungen) entstanden. Dies ist eine Initiative der AVVV, des Niederländischen Vereins der Krankenhäuser (NVZ), des Vereins der Universitätskliniken (VAZ) und des Vereins der Ausbildungsinstitute Pflegerischer Weiterbildungen (VOVV). Das LRVV verfolgt mehrere Ziele. Es strebt an, dass Krankenhäuser und Ausbildungsinstitute qualitativ gute Weiterbildungen anbieten, dass die gesellschaftliche Bedeutung (bspw. die Honorierung der Absolventen) festgelegt wird, dass Dauer und Kosten normiert werden, dass Zusammenhänge im Weiterbildungssystem entstehen und die Kontinuität im Angebot (in Zusammenhang mit dem Personalbedarf) gewährleistet wird.

Im Fachhochschulbereich werden zunehmend Zusammenhänge und Durchlässigkeiten kreiert. So studieren Studenten einer Post-HBO-Weiterbildung nach Möglichkeit generalistische Themen gemeinsam mit Studierenden anderer pflegerischer Weiterbildungen. Die Prüfungen unterscheiden sich jedoch, je nach der gewählten Weiterbildung. Es wird angestrebt, dieses Konzept auf alle Gesundheitsausbildungen der jeweiligen Ausbildungsinstitute zu erweitern. Abschlusskriterien der gemeinsamen Module sind, in Orientierung an der Zielsetzung der von den Studierenden ausgewählten Programme, dabei durchaus verschieden.

In den letzten Jahren sind neue Berufe in Pflege und Gesundheitswesen entstanden: Nurse Practitioner (ausgebildet auf Masterniveau, übernehmen u. a. in bestimmten Kontexten medizinische Aufgaben), Praktijkondersteuner Huisartsenpraktijk (ausgebildet auf HBO-Niveau, sind Pflegende in der Hausarztpraxis mit eigener Sprechstunde; ihr Fokus liegt auf der Versorgung chronisch kranker PatientInnen; in Deutschland wird versucht, diese Funktion unter dem Begriff »Tandempraxis« momentan (Stand: 2004) in Pilotprojekten zu testen) und Physician Assistent (masterausgebildete Personen, die eine HBO-Ausbildung im Gesundheitswesen absolviert haben – z. B. Pflege, Physiotherapie, Anästhesie – sie sind im medizinischen Bereich tätig und übernehmen medizinische Aufgaben im Bereich der Diagnostik und Behandlung). Darüber hinaus entstehen immer wieder neue Weiterbildungsprogramme.

Die »neuen Berufe« werden durchaus kritisch gesehen. Es stellt sich die Frage, ob die Entwicklung von Berufen wie der Nurse Practitioner und auch der Physician Assistent die Professionalisierung des Pflegeberufes voranbringen, oder ob nicht eher Pflegende zu »kleinen Ärzten« weitergebildet werden. In der Diskussion sowie im Berufsalltag wird die Position der Nurse Practitioner allerdings immer deutlicher: Es geht um einen Pflegenden, der im pflegerischen Handlungsfeld innerhalb ausgewählter (pflegerischer und/oder medizinischer) Fachgebiete medizinische Aufgaben selbstständig übernimmt. Die Teilnehmerzahl des Studiengangs »Master in Advanced Nursing Practice« wächst rapide: die meisten Studierenden werden vom Arbeitgeber zu diesem Studiengang entsendet (de Jong 2004:3).

5.7 Finanzierung der Pflegeausbildung

Das Unterrichtsministerium finanziert die Ausbildungen aller Niveaus, sowohl BBL- als auch BOL-Studentinnen bezahlen selbst die Studiengebühren (ca. Euro 1.000/Jahr). Sie erhalten unter bestimmten Voraussetzungen staatliche Ausbildungs-/Studienbeihilfe (analog dem BaföG in Deutschland). Für BBL-Studenten zahlt die Gesundheitseinrichtung die Ausbildung, mit der sie einen Ausbildungsvertrag abgeschlossen haben.

Weiterbildungsprogramme und Aufbaustudiengänge legen marktkonforme Preise zugrunde. Ausbildungsinstitute versuchen hier, mindestens kostenneutral zu arbeiten. Für ein zweijähriges (berufsbegleitendes) Masterstudium fallen bspw. Studiengebühren von insgesamt ca. 11.000 Euro an.

5.8 Qualitätsentwicklung/-verbesserung und Evidence Based Nursing in der Pflege- und Gesundheitsausbildung

Die Qualität der Grundausbildungen und auch der Weiterbildungsprogramme bzw. Aufbaustudiengänge in der Pflege wird durch zwei Institutionen überwacht. Zum einen gibt es eine interkollegiale Überprüfung in Form von Visitatiecommissies (mit Vertretern der Ausbildungen besetzte Ausschüsse, die die Pflegeausbildungen jeweils anderer Schulen/Institute evaluieren); zum anderen gibt es Akkreditierungsverfahren für weiterbildende Fachhochschul- und Universitätsprogramme. Darüber hinaus werden Untersuchungen zur Studierendenzufriedenheit durchgeführt. Die Ergebnisse aller drei Verfahren werden veröffentlicht und funktionieren damit als Benchmarks.

National werden derzeit Programme entwickelt, die es Ausbildungsinstituten ermöglichen, Module auf Aktualität und Evidenz zu überprüfen und eine effektive Praxis-Theorie-Vernetzung zu fördern.

Als Hilfsmittel für die Handhabung der Qualität werden Pflegestandards für die Pflegepraxis entwickelt. In der Pflege ist das die Aufgabe der Berufsgruppe. Auf nationaler Ebene ist für die zentrale Entwicklung und Implementierung u. a. das CBO zuständig. Auch das LEVV arbeitet in diesem Bereich. Es sammelt in einzelnen Einrichtungen entwickelte Standards und bewertet diese auf Evidenz. Die Qualitätssicherung der Gesundheitseinrichtungen ist in einem Qualitätssicherungsgesetz geregelt. In der Grundausbildung auf Niveau 4–5 wird diese Thematik aufgegriffen und die Fähigkeit der Entwicklung bzw. Aktualisierung, Anwendung und Evaluation sowie das Testen der inhaltlichen Konsistenz von Standards gelehrt.

5.9 Berufliche Eigenverantwortlichkeit in der Praxis der Pflege- und Gesundheitsberufe und Interprofessionalität/Interdisziplinarität

In der Berufspraxis tragen die Pflegenden die Verantwortung für die pflegerischen Aufgaben. Pflegende des Niveaus 4–5, die gegen Berufsstandards verstoßen, können laut Gesetz BIG wie Ärzte über das Ordnungsstrafrecht belangt werden. Patienten bzw. Angehörige können gegen sie Klagen einreichen. Ärzte sind verantwortlich für korrekte medizinische Maßnahmen, Pflegende dürfen »vorbehaltene Handlungen« laut einer Auflistung (»algemene maatregel van bestuur«), die im Staatscourant publiziert wird, in eigener Verantwortung durchführen, aber auch ablehnen.

In Krankenhäusern findet eine systematische multidisziplinäre Abstimmung statt. Bestimmte Bereiche werden grundlegend von Pflegenden geplant und organisiert, so z. B. die Pflege und Betreuung chronisch Kranker oder das Entlassungsverfahren von Patienten. Pflegende sorgen bei Bedarf für Unterstützung durch andere Disziplinen.

Studierende im Pflegebereich werden sowohl in der Grundausbildung (Niveau 4–5) als auch in Weiterbildungsprogrammen/Studiengängen auf diese professionellen Aufgaben (fachinhaltliches Wissen, Kommunikationsfähigkeit, Verhandlungsfähigkeit usw.) vorbereitet.

Zunehmend werden medizinische Aufgaben, die bisher Ärzten vorbehalten waren, auf dafür zusätzlich ausgebildete Pflegende übertragen. In Januar 2003 erschien der Bericht »Taakherschikking in de Gezondheidszorg« (Aufgabenverschiebung im Gesundheitswesen), der als Gutachten für die Regierung angefertigt wurde. Er stellt den Rahmen dar für neue Berufsprofile (wie Nurse Practitioner und Physician Assistant) sowie für eine neue Handhabung bislang medizinischer Aufgaben.

5.10 Rekrutierung von Schülerinnen/Studierenden für Pflege- und Gesundheitsausbildung

Die Rekrutierung von Schülerinnen/Studierenden für Grundausbildungen findet über Schulen statt. In Zeiten knapper Mittel geschieht dies über Werbung und vor allem über Mund-zu-Mund-Propaganda.

Einrichtungen des Gesundheitswesens versuchen zusammen mit Arbeitsämtern, Beratungsbüros und Ausbildungsinstituten, ehemalige Pflegende erneut für den Beruf zu gewinnen und bieten maßgeschneiderte Auffrischungskurse an. Teilzeitarbeit ist möglich, sogar erwünscht. Die meisten Einrichtungen bieten Arbeitszeiten an, die zu den Schulzeiten der Grundschulen passen.

5.11 Pflege/Gesundheitsausbildung als Frauenberuf – Gender Mainstreaming

Pflege ist auch in den Niederlanden ein Frauenberuf. Etwa 84 % der BIG-registrierten Pflegenden (Niveau 4–5) sind Frauen (*Windt* 2002).

5.12 Berufsfeld und Entwicklung

Wichtige Entwicklungen im Berufsfeld Pflege sind zurückzuführen auf den politischen Einfluss des Prinzips der »nachfrageorientierten Pflege«. Ideen in diese Richtung entwickelten sich schon seit Ende der 1980er-Jahre und sind in die politische Entscheidungsfindung eingeflossen. Sie führen zu dem Prinzip der Versorgungsketten (vgl. Kapitel 5.1.3).

Auch die Verschiebung medizinischer Aufgaben in Richtung Pflege gehörte zu den bestimmenden Faktoren des Berufswandels in der Pflege und führte zu neuen Funktionen und Studiengängen (vgl. oben).

Der entscheidende Impuls für die niederländische Ausbildungsreform ist die Verschiebung der Grenzen zwischen den einzelnen Arbeitsfeldern. Das Ausbildungssystem basiert auf der Feststellung, dass die Grenzen zwischen den einzelnen Arbeitsfeldern fließend werden. Es kommt bspw. immer häufiger vor, dass man einen chronisch kranken Patienten mit geistiger Behinderung und psychiatrischer Problematik im ambulanten Bereich pflegt.

So werden neue Wohnformen für geistig Behinderte, für alte Menschen, für chronisch Kranke entwickelt und konkretisiert. Auch sie werden zu veränderten Rollenerwartungen an die Pflegenden führen.

5.13 Zwischenfazit: Pflegeausbildung in den Niederlanden

In den Niederlanden sind Berufsbildungssystem und Hochschulsystem getrennt, also teilweise vergleichbar mit Österreich und Deutschland. Jedoch ist die Ausbildung der Pflege- und Gesundheitsberufe voll in das reguläre Berufsbildungssystem integriert. Außerdem besteht trotz Trennung des Berufsbildungs- und des Hochschulsektors eine gelungene **Kombination und Verzahnung der beiden Sektoren**. Die berufliche Ausbildung der Pflegenden erfolgt zusammen mit zahlreichen anderen Berufsausbildungen an großen Berufsfachschulen. Die hochschulische Bachelor-Ausbildung ist an Fachhochschulen angesiedelt. Der Master-Abschluss kann an Fachhochschule und Universität, die Promotion an der Universität abgeschlossen werden.

Durch eine umfassende Reform haben die Niederlande vor einigen Jahren das vormals zersplitterte Ausbildungssystem der Gesundheits- und Pflegeberufe in eine Stufenform von **fünf klar gegliederten und aufeinander aufbauenden Qualifikations-Niveaus** gebracht. Gemäß den Vorgaben der EU sind die Stufen 1 bis 4 im berufsbildenden und Stufe 5 im hochschulischen System verortet. Durch je unterschiedliche Zugangsvoraussetzungen und Anrechnungsvorgaben ist eine **hohe Durchlässigkeit** von einem zum nächsten Niveau gegeben.

Die Qualifikationsniveaus sind mittels **eindeutiger Definitionsmerkmale** gekennzeichnet. Sie unterscheiden sich nach Komplexität des zu bearbeitenden Patientenproblems, nach dem Ausmaß des dazu notwendigen Wissens sowie der Fähigkeit, Wissen auf sich immer wieder wandelnde Problemlagen zu transferieren und nach dem Umfang der Entscheidungskompetenz und Verantwortung, die Pflegende in ihrer jeweiligen Tätigkeit übernehmen. Wichtig in diesem Zusammenhang ist es, dass auch das Praxisfeld in den Niederlanden den Berufseinsatz in den verschiedenen Qualifikationsniveaus ermöglicht. Die Pflegeberufe spielen im Vergleich zu Deutschland im primären Sektor des Gesundheitswesens, also der Gesundheitsvorsorge, der Prävention sowie der häuslichen Versorgung traditionell eine wichtige Rolle. Dasselbe gilt im Krankenhaus und in Alten- und Behinderteneinrichtungen.

Die Niederlande bieten ein interessantes Beispiel, was das **Verhältnis zwischen Generalisierung und Fachgebietsorientierung** bzw. Spezialisierung in der Pflege- und Gesundheitsausbildung anbelangt. Anders als in Österreich und Deutschland gibt es im Tätigkeitsfeld der Pflege nur einen Grundberuf und eine Grundausbildung. Bei der vierjährigen beruflichen Pflegefachausbildung sind die ersten drei Jahre eine generalisierte Ausbildung.

In der generalisierten Phase wird neben dem Wissenserwerb besonders großer Wert gelegt auf die Vermittlung von berufsbezogenen persönlichkeitsbildenden Fähigkeiten, insbesondere der Reflexion und der Kommunikation, aber auch der Techniken zur eigenständigen Erschließung von Wissen. Das Ziel in den Niederlanden ist es, die Absolventen im Hinblick auf spätere Berufschancen nicht auf ein zu enges Fachgebiet festzulegen, sondern ihnen Flexibilität zu eröffnen.

Modellhaft für die deutsche Reform können Struktur und Inhalt des niederländischen **Rahmenlehrplanes** für die Pflegeberufe sein, der für alle Ausbildungsniveaus aus einem einzigen Katalog von Lehrinhalten besteht. Manche Inhalte oder Kompetenzbereiche werden in allen Niveaus auf jeweils sich steigerndem Komplexitätsgrad angeboten, andere werden nur bspw. für Niveau 1 oder Niveau 5 angeboten. Dieser Lehrplan zeichnet sich durch hohe Transparenz aus.

Für **Lehrerinnen** an den Berufsfach- und Fachhochschulen in der Pflege wird eine **Hochschulqualifikation** verlangt. Dies gilt für Theorie- und Praxislehrer, wobei diese im deutschen Denken übliche Zweiteilung in den Niederlanden nicht besteht. Jedoch auch die an den Schulen angestellten Praxisanleiter und Mentoren benötigen eine Hochschulqualifikation.

Eine Besonderheit in den Niederlanden ist das hohe Maß an professioneller Selbststeuerung sowie Kooperation der Regierungs- und Ministeriumsebenen **mit den zahlreichen Ad hoc- und dauerhaften Vereinigungen in Ausbildung und Praxis der Gesundheitsförderung und Pflege.**

Diese intermediären Instanzen belegen die Bereitschaft der Berufsgruppe, an der Weiterentwicklung von Struktur und Inhalten der Gesundheits- und Pflegeausbildung aktiv und verantwortlich mitzuwirken. Auf der anderen Seite zeichnen sich die staatlichen Akteure in einem höheren Maß als bspw. in Deutschland dadurch aus, dass sie (neben den Ärzten, die über eine effizientes Lobbysystem verfügen) auch Vertreter der Pflege- und Gesundheitsberufe sowie der Lehrenden an Berufsschulen des Gesundheitswesens in ausbildungspolitische Entscheidungsprozesse einbeziehen. Die Arbeit der Vereinigungen und Gremien besteht nicht allein aus Teilnahme an Beratungen, in reaktiven Stellungnahmen und Presseerklärungen, sondern aus substanziellen inhaltlichen Beiträgen, die als Richtlinien quasi Gesetzeskraft erhalten. Ein eindrucksvolles Beispiel ist das Rahmencurriculum für die Pflegeausbildung in den Niederlanden mit dem Titel »Qualifiziert für die Zukunft«, an dem zahlreiche nichtstaatliche Berufs- und Fachvereinigungen mitgewirkt haben (*Ministerium für Bildung und Wissenschaft* 1997).

6 Ausbildung Pflege- und Gesundheitsberufe in Österreich

Christa Them, Margarete Landenberger

6.1 Gesundheitssystem in Relation zur Pflege-/Gesundheitsausbildung

Die Republik Österreich ist ein Bundesstaat mit neun Bundesländern. Die Sicherung der Gesundheit der Bevölkerung ist eine öffentliche Aufgabe und überwiegend durch öffentliche Mittel finanziert. Den Hauptteil der Finanzierung tragen die Sozialversicherungen. In Österreich gibt es das Prinzip der Pflichtversicherung, das auf dem Prinzip der Solidarität und des sozialen Ausgleichs beruht. Von der Pflichtversicherung sind ca. 99 % der österreichischen Bevölkerung erfasst. Mit Ausnahme des Krankenanstaltenbereichs ist das Gesundheitswesen in Gesetzgebung und Vollziehung Bundessache. Der Krankenanstaltenbereich ist gesondert geregelt. Der Bund ist für die Grundsatzgesetzgebung zuständig, die Länder haben die Kompetenz der Ausführungsgesetzgebung, die Vollziehung ist ausschließlich Ländersache.

Die Gesundheitspolitik Österreichs unterteilt sich in die Bereiche primäre Prävention (Gesundheitsaufklärung, Gesundheitsvorsorge), sekundäre Prävention (Krankheitsfrüherkennung), kurative Gesundheitspolitik (Vorraussetzung für rasche Behandlung und Heilung schaffen) und Rehabilitation (*Draxl* 1997:18ff.). Generell gibt es zwei Zielvorgaben, die einen erheblichen Einfluss auf das Gesundheitswesen und dessen Entwicklung mit sich bringen und den Großteil der österreichischen Bevölkerung erfassen:
- Weitere Verbesserung der Gesundheit der Bevölkerung und Sicherung des aktuellen Status vor neuen Gefahren, wie Umweltfaktoren und Infektionen.
- Gleichzeitige Stabilisierung und Reduktion der Kosten des Gesundheitswesens und verbesserte Effizienz im Gebrauch der gesundheitlichen Ressourcen.

Diese Prämissen gelten auch für die Ausbildung in den Gesundheitsberufen. Es wird vermittelt, dass jeder Einzelne für sich und seine Gesundheit eigenverantwortlich und die Bevölkerung über eine entsprechende Gesundheitserhaltung, -förderung und -wiederherstellung aufzuklären ist. Für die medizinische, pflegerische und therapeutische Versorgung müssen entsprechende Einrichtungen flächendeckend und in ausreichender Anzahl vorhanden sein. Es gilt dabei der Grundsatz »so viel stationär wie nötig und so viel ambulant wie möglich« (*Them, Mißmann* et. al. 2000:11).

6.1.1 Grundtypus des Gesundheitssystems

Die Versorgung der Bevölkerung mit Gesundheitsleistungen erfolgt durch Krankenanstalten, niedergelassene Ärzte, Ambulatorien, Apotheken sowie Heilvorkommen und Kurorte. Grundsätzlich hat jede Person in der Bevölkerung im Krankheitsfall einen Rechtsanspruch auf Behandlung. Die ärztlichen Verrichtungen sind im Ärztegesetz von 1989 (Ausbildungsverordnung 1994) und die Tätigkeiten der Pflegefachkräfte (Gehobener Dienst für Gesundheits- und Krankenpflege, Pflegehilfe) im Gesundheits- und Krankenpflegegesetz (GuKG) von 1997 geregelt. Im Österreichischen Gesundheitswesen nehmen die Krankenanstalten in der medizinischen Versorgung der Bevölkerung eine vorherrschende Stellung ein. Berufsgruppen im Krankenhaus setzen sich aus Personen (a) des Gehobenen Dienstes für Gesundheits- und Krankenpflege, (b) der Sanitätshilfsdienste, (c) der Pflegehilfe, (d) der medizinisch-technischen Berufe, (e) den Ärzten sowie (f) Verwaltungspersonen zusammen.

Eine weitere Einrichtung des Österreichischen Gesundheitswesens ist das selbstständige Ambulatorium. Hierbei handelt es sich um eine organisatorisch selbstständige Einrichtung, die der Untersuchung und Behandlung von Patienten dient, die keiner Einweisung ins Krankenhaus bedürfen. Die Arzneimittelversorgung wird durch öffentliche sowie Anstalts- und Hausapotheken gesichert. Die 55 in Österreich vorhandenen Kurorte dienen der Aufrechterhaltung und Gesundheit der Bevölkerung sowie der Heilung und Besserung von Krankheiten, durch die Nutzung natürlicher Heilvorkommen (Heilquellen, Heilmoore). Diese Heilvorkommen müssen jedoch eine wissenschaftliche anerkannte Heilwirkung erfüllen (*Draxl* 1997:21ff.).

6.1.2 Leistungsanbieter Krankenhaus sowie stationäre und ambulante Kranken-, Alten- und Behindertenpflege-Einrichtungen

Um eine wirkungsvolle Gesundheitsversorgung der Bevölkerung zu erzielen, bedarf es einer engen Zusammenarbeit in den unterschiedlichen Betreuungseinrichtungen. Dieses erfordert einen fließenden Informationsaustausch und die entsprechende Kooperation der einzelnen Gesundheitsberufe miteinander. Innerhalb des Gesundheitssystems werden die einzelnen Versorgungsleistungen auf verschiedenen Stufen erbracht. Das beinhaltet, dass die Leistungen einer nächsthöheren Versorgungseinheit erst beansprucht werden, wenn sie auf der vorgelagerten Stufe nicht mehr erbracht werden können. Es wird auf eine durchgängige Betreuungskette geachtet, um eine Mehrgleisigkeit zu vermeiden. Das Krankenhaus ist eine sehr teure Stufe der Gesundheitsversorgung. Die dem Gesundheitssystem zur Verfügung stehenden Mittel sind begrenzt, dem gegenüber steht, dass die Ansprüche an das Gesundheitswesen steigen. Deshalb wird in den diversen Ausbildungen im Gesundheitswesen das ökonomische Prinzip der Wirtschaftlichkeit und Zweckmäßigkeit des Mitteleinsatzes gelehrt (*Draxl* 1997:41f.).

6.1.3 Nachwuchsbedarf: Bedarfsplanung in der Pflegeausbildung

Die zukünftigen Bedürfnisse im Gesundheitswesen zu hinterfragen und mit derzeitigen Angeboten zu vergleichen, Abweichungen zu definieren, um rechtzeitig die Infrastruktur, aber auch die personellen Voraussetzungen zu schaffen und anzupassen, waren stets die Aufgaben der Gesundheitspolitik. Der zurzeit aktuelle Bevölkerungsstand und entsprechende Bevölkerungsprognosen liefern den Verantwortlichen aus Politik, Verwaltung, Bildung und Wirtschaft die Basis, um zukünftige Trends in der Entwicklung der Bevölkerung vorherzusehen. Sie bilden damit die Voraussetzung, um rechtzeitig auf geänderte Notwendigkeiten, wie etwa im Bildungswesen, in der Gesundheitspolitik oder in der Altersversorgung, reagieren zu können. Demoskopische Prognosen weisen auf ein stetiges Älterwerden der Population hin, es existieren jedoch keine konkreten Angaben zur Versorgungsbedarfsentwicklung. Im Sommer/Herbst 2004 lief aufgrund eines prognostizierten Mehrbedarfs an Pflegepersonen eine bundesweit angelegte Imagekampagne für Pflegeberufe, um vermehrt junge Menschen, aber auch Berufswiedereinsteigerinnen und -umsteigerinnen für den Pflegeberuf anzusprechen und zu gewinnen. Die in den Printmedien genannten Zahlen schwanken zwischen 3000 und 10.000 zusätzlich erforderlichen Stellen im Pflegebereich (Pressemeldungen ÖGKV 2003, 2004).

6.1.4 Statistische Daten über Ausbildung und Beschäftigung

Die im Folgenden dargestellten Zahlen der im Gesundheitswesen tätigen Personen stammen größtenteils vom Österreichischen Bundesministerium für Soziale Sicherheit und Generationen. Außerdem wurden Meldungen von der Österreichischen Ärztekammer und der Österreichischen Dentistenkammer sowie dem Österreichischen Hebammengremium zur Verfügung gestellt.

6.1.4.1 Schülerinnen/Studierende in Pflege- und Gesundheitsausbildungen

Im Schuljahr 2001/2002 existierten (lt. *Statistik Austria* 2003) insgesamt 99 pflegespezifische Ausbildungseinrichtungen mit 9060 Gesundheits- und Krankenpflegeschülerinnen. Davon befanden sich 82 % in den ersten drei Jahren der Ausbildungen zum Gehobenen Dienst für Gesundheits- und Krankenpflege.

Tabelle 23: Gesundheits- und Krankenpflegeschulen, Pflegehilfe-, Sonderausbildungslehrgänge und Medizinisch-Technische Akademien 2001/2002.

Gliederung	Pflegespezifische Ausbildungs-Einrichtungen	Medizinisch-Technische Akademien einschl. Hebammenakademien
Anzahl	99	50
Klassen/Lehrgänge	304	114
Schülerinnen/Studierende männlich	1 384	380
Schülerinnen/Studierende weiblich	7 676	2 193
Schülerinnen/Studierende insgesamt	9 060	2 573
Schülerinnen/Studierende 1. Ausbildungsjahr	2 884	951
Schülerinnen/Studierende 2. Ausbildungsjahr	2 308	792
Schülerinnen/Studierende 3. Ausbildungsjahr	2 243	787
Lehrgangsteilnehmer im Pflegehilfelehrgang	978	–
Lehrgangsteilnehmer im Sonderausbildungslehrgang (vgl. Kap. 6.4)	647	43

(Quelle: *Statistik Austria* 2003:122, 126)

Diese sind:
(a) Allgemeine Gesundheits- und Krankenpflege – diese Berufsgruppe stellt den größten Anteil an diplomierten Pflegepersonen,
(b) Kinder- und Jugendlichenpflege,
(c) Psychiatrische Gesundheits- und Krankenpflege.

Rund 11 % absolvierten einen Pflegehilfelehrgang und rd. 7 % einen Sonderausbildungslehrgang (z. B. zur Anästhesiepflege, Intensivpflege, Operationspflege, Hygienefachpflegeperson u. a.). An den 50 Österreichischen Medizinisch-Technischen Akademien (Physiotherapie, Logopädie, Ergotherapie, medizinisch-technische Analyse u. a.) waren im Ausbildungsjahr 2001/2002 insgesamt 2 573 Studierende immatrikuliert. Davon befanden sich 98 % im ersten bis dritten Ausbildungsjahr und die übrigen 2 % waren Studierende in einem Sonderausbildungslehrgang. Für die Ausbildung von Hebammen existierten in Österreich sieben Hebammenakademien mit insgesamt 154 Studierenden im Jahr 2001/2002.

6.1.4.2 Beschäftigung und Arbeitsmarkt in Pflege und Gesundheitswesen

Die Verteilung des Personals des Gehobenen Dienstes für Gesundheits- und Krankenpflege, der Pflegehilfe, der Medizinisch-Technischen Dienste und der Sanitätshilfsdienste sowie der Anstaltshebammen in den Österreichischen Krankenanstalten ist in Tabelle 24 dargestellt.

6.1.4.3 Bedarfsprognosen: Bedarf an Pflegenden/Gesundheitsberufen

Die *Statistik Austria* prognostiziert bei der Bevölkerungsentwicklung, dass der Prozentanteil der über 60-Jährigen in der Österreichischen Bevölkerungsstruktur von 20,7 % im Jahre 2000 auf 32,2 % im Jahre 2030 ansteigen wird. Das Durchschnittsalter der Österreicher wird in den kommenden 30 Jahren von 39,6 auf 45,3 ansteigen. Im Jahre 1996 erstellte das Österreichische Bundesinstitut für Gesundheitswesen (ÖBIG) im Auftrag der Tiroler Landesregierung einen Bedarfs- und Entwicklungsplan zum Thema »Pflegevorsorge in Tirol«. Ziel dieser Initiative war es, eine Grundlage für die Steuerungsmaßnahmen des Landes im Hinblick auf die Entwicklung eines bedarfsgerechten Angebotes integrierter ambulanter und stationärer Hilfs-, Betreuungs- und Pflegedienste für pflegebedürftige Personen in Tirol bis zum Jahre 2010 zu definieren.

Im Rahmen der Studie wurde der aktuelle Stand der Infrastruktur für pflegebedürftige Personen erhoben, die Zielvorgaben für die Entwicklung der Infrastruktur definiert sowie die Basis für die Feststellung von Versorgungsdefiziten und für die Planung und Umsetzung von gezielten Maßnahmen zum Ausbau des Leistungsangebotes geschaffen. Dabei wurden in der Studie jene Dienste und Einrichtungen untersucht, die zentrale Bestandteile einer bedarfs- und bedürfnisgerechten Betreuung pflegebedürftiger Personen, sowohl im Senioren- als auch im Behindertenbereich bilden (*Draxl* 2002:5ff.). Resultierend aus der Pflegebedarfsstudie für das Land Tirol wurde vom Tiroler Landtag unter dem Motto: »Pflegeoffensive des Landes Tirol« 2003 ein neuer Ausbildungsstandort für Pflegeausbildungen in Hall in

Tabelle 24: Personal des Gehobenen Dienstes für Gesundheits- und Krankenpflege einschließlich der Sanitätshilfsdienste und der Hebammen an Österreichs Krankenanstalten (einschließlich der Spitalsabteilungen in den Pflegeheimen der Stadt Wien) (Stand 31.12.2001).

Bundesland	Gehobene Dienste für							
	Allgemeine Gesundheits- und Krankenpflege	Kinder- und Jugendlichenpflege	Psychiatrische Gesundheits- und Krankenpflege	Medizinisch-Technische Dienste	Pflegehilfe	Sanitätshilfsdienste	Anstaltshebammen	Insgesamt
Männlich								
Burgenland	70	–	–	23	43	55	–	191
Kärnten	218	1	38	95	250	196	–	798
Niederösterreich	572	6	220	193	268	512	–	1 771
Oberösterreich	658	3	216	202	248	404	–	1 731
Salzburg	277	1	111	80	182	136	–	787
Steiermark	295	5	162	137	613	394	–	1 606
Tirol	539	4	133	156	180	237	–	1 249
Vorarlberg	238	3	124	47	105	115	–	632
Wien	1 307	12	367	345	548	839	–	3 418
Zusammen	4 174	35	1 349	1 300	2 437	2 888	–	12 183
Weiblich								
Burgenland	796	62	–	173	127	18	32	1 208
Kärnten	2 381	236	84	572	935	174	94	4 476
Niederösterreich	4 913	294	256	1 268	837	336	193	8 097
Oberösterreich	5 100	590	273	1 544	1 361	431	203	9 502
Salzburg	2 269	162	213	559	467	124	61	3 855
Steiermark	4 988	656	279	1 502	2 006	422	127	9 980
Tirol	3 094	387	66	675	356	172	98	4 848
Vorarlberg	1 255	82	114	227	489	165	55	2 387
Wien	10 362	1 208	541	2 993	2 133	618	210	18 065
Zusammen	35 158	3 677	1 826	9 513	8 711	2 460	1 073	62 418
Insgesamt								
Burgenland	866	62	196	–	170	73	32	1 399
Kärnten	2 599	237	122	667	1 185	370	94	5 274
Niederösterreich	5 485	300	476	1 461	1 105	848	193	9 868
Oberösterreich	5 758	593	489	1 746	1 609	835	203	11 233
Salzburg	2 546	163	324	639	649	260	61	4 642
Steiermark	5 283	661	441	1 639	2 619	816	127	11 586
Tirol	3 633	391	199	831	536	409	98	6 097
Vorarlberg	1 493	85	238	274	594	280	55	3 019
Wien	11 669	1 220	886	3 360	2 681	1 457	210	21 483
Insgesamt	39 332	3 712	3 175	10 813	11 148	5 348	1 073	74 601
davon geistlich	355	4	6	67	48	43	3	526

(Quelle: *Bundesministerium für soziale Sicherheit und Generationen* [einschließlich der Spitalsabteilungen in den Pflegeheimen der Stadt Wien] 2002).

Tirol beschlossen. Dieser Standort soll dem Tiroler Arbeitsmarkt zusätzlich zu bereits sechs bestehenden Pflegeausbildungsstätten in Tirol jährlich mindestens 120 zusätzlich ausgebildete Pflegepersonen des Gehobenen Dienstes für Gesundheits- und Krankenpflege und mindestens 60 zusätzlich ausgebildete Pflegehelferinnen garantieren. Mit Oktober 2004 haben 70 Schülerinnen mit den Ausbildungen zum Gehobenen Dienst für Gesundheits- und Krankenpflege und 70 Lehrgangsteilnehmerinnen der Ausbildung zur Pflegehilfe an diesem neuen Ausbildungsstandort für Pflegeausbildungen begonnen. Im März 2005 folgen 30 Personen mit der dreijährigen speziellen Grundausbildung in der Psychiatrischen Gesundheits- und Krankenpflege und 30 Personen mit der Verkürzten Ausbildung zum Gehobenen Dienst für Gesundheits- und Krankenpflege. Bei letzterer Gruppe handelt es sich um ausgebildete Pflegehelferinnen, die sich nach mindestens zweijähriger Berufspraxis als Pflegehelferin in zweijähriger Ausbildungszeit zur diplomierten Pflegeperson qualifizieren können.

6.2 Rechtliche und politische Situation der Pflege- und Gesundheitsausbildung

6.2.1 Institutionelle Einbindung der Pflegeausbildung in das nationale Bildungssystem

Die Ausbildungen in den Gesundheitsberufen (mit Ausnahme der Ärzteausbildung) sind nicht in das reguläre nationale Bildungssystem integriert. Alle Ausbildungen finden in den entsprechenden Ausbildungsverordnungen der jeweiligen Bundesgesetze ihre Regelung.

6.2.2 Aktuelle Reformen/Reformpolitik zur Pflegeausbildung

2001/2002 gab es heftige politische Diskussionen wegen der Positionierung der Pflegeberufe innerhalb des Gesundheitssystems. Im Zuge des Wahlkampfes 2003 wurden nachhaltige Reformen des Gesundheitswesens versprochen und die Frage aufgeworfen, welchen Stellenwert die Gesundheits- und Krankenpflege künftig einnehmen wird. Da die Probleme durch die Alterspyramide offensichtlich sind und in den kommenden Jahren noch deutlicher hervortreten werden, muss sich der Einfluss der Pflege innerhalb der Gesellschaft erhöhen (*Ecker* 2002 a:5).

Von Seiten der Politik wurde vorgeschlagen, die knapper werdenden Stellenpläne zu entlasten und dafür Arbeitslose in Hilfsberufe der Pflege umschulen zu lassen. Dieses stieß innerhalb der Berufsgruppe der Pflegepersonen auf Widerstand, da es sich um eine unüberlegte Lösung handelt, die langfristig gesehen nicht die beste zu sein scheint. Des Weiteren wurde über eine Senkung des bisherigen Zugangsalters (momentan 17 Jahre) für die Ausbildungen zum Gehobenen Dienst für Gesundheits- und Krankenpflege nachgedacht, was wiederum vonseiten der Berufsgruppe kontrovers gesehen wird, da Pflegepersonen im Umgang mit Patienten eine gefestigte Persönlichkeit haben sollen und diese mit 15 Jahren nicht gegeben ist (*Ecker* 2002b:5).

Der Pflegebedarf in der gesamten Republik steigt enorm, aber der Zulauf zur jetzigen Pflegeausbildung ist bedingt durch geburtenschwache Jahrgänge Anfang der 1980er-Jahre eher als rückläufig zu bezeichnen. Daher besteht die Notwendigkeit, die Ausbildung in Gesundheitsförderung und Pflege zu reformieren, um mit der Modernisierung die Qualifikation und Attraktivität der Gesundheits- und Krankenpflegeberufe zu steigern. Dieser Schritt ist dringend notwendig, da Österreich sowie Deutschland und Luxemburg in der Europäischen Union diesbezüglich die Schlusslichter bilden. Ein mögliches Bildungskonzept für Gesundheits- und Krankenpflegeberufe wurde von einer Expertengruppe im Auftrag des Österreichischen Bundesinstitutes für Gesundheitswesen im Jahr 2002 erarbeitet. An einem weiteren Bildungskonzept wird seit 2004 im Auftrag des Bundesministeriums für Gesundheit und Frauen gearbeitet und es wird aktuell öffentlich zur Diskussion gestellt (vgl. Kapitel 6.3.2).

6.2.3 Positionen und Aktivitäten der Berufsverbände und anderer Akteure zur Pflege- und Gesundheitsausbildung

Der in der Fachdiskussion artikulierte erhöhte Personalbedarf – vor allem im Pflegeheim- und im extramuralen Bereich – die geringe Verweildauer von Pflegepersonen im Beruf, geplante drastische Einsparungsmaßnahmen im Gesundheitswesen u. a. stellen die politisch Verantwortlichen vor schwierige Aufgaben. Vom Frühjahr bis zum Herbst 2004 lief eine bundesweite groß angelegte Imagekampagne für die Pflegeberufe. Vermehrt sollen, wie bereits in Kapitel 6.2.2 erwähnt, vor allem beschäftigungslose Menschen für den Pflegeberuf gewonnen werden. Dabei wird seitens des Wirtschaftsministeriums die Arbeitsplatzsicherheit, die dieser Beruf mit sich bringt, markant hervorgehoben. Nach Meinung der Autorinnen ist dies kein geeigneter Ansatz. Wichtig wäre, den Beruf für Maturantinnen (Abiturientinnen), Wiedereinsteigerinnen (im Speziellen für am Pflegeberuf interessierte Personen) attraktiv zu machen. Zusätzlich werden die Gesundheits- und Krankenpflegeschulen aufgefordert, die Ausbildungszahlen deutlich zu erhöhen. Vor allem die Schulen im Osten Österreichs beklagen sich aber gleichzeitig über einen deutlichen Bewerberrückgang, sowie ein spürbares Sinken des Niveaus der Bewerberinnen. Durch das Fehlen einer für Jugendliche und Erwachsene zeitgemäßen und im Bildungssystem durchlässigen Ausbildungsform haben viele andere Berufe mit einem besseren Image den Beruf der Gesundheits- und Krankenpflege längst überflügelt (*Danzer* 2003:38).

6.3 Struktur der Pflegeausbildung

Durch das In-Kraft-Treten des Gesundheits- und Krankenpflegegesetzes in Österreich im Jahr 1997 wurde eine neue gesetzliche Gesundheits- und Krankenpflege-ausbildung geschaffen. Die Ausbildungen zum Gehobenen Dienst für Gesundheits- und

Krankenpflege (Ausbildungen in der Allgemeinen Gesundheits- und Krankenpflege, der Kinder- und Jugendlichenpflege und der Psychiatrischen Gesundheits- und Krankenpflege) dauern drei Jahre. Im Krankenpflegegesetz von 1973 waren die Ausbildungen in der Allgemeinen Pflege und der Kinderpflege vierjährig festgelegt (Anm. d. Verf.: Die Psychiatrische Ausbildung dauerte damals wie heute drei Jahre). 1997 erfolgte die gesetzliche Streichung des ersten Ausbildungsjahres, das bis zu diesem Zeitpunkt der Vertiefung der Allgemeinbildung sowie der Vorbereitung auf die Fachausbildung für Schülerinnen diente. Das Ausbildungsgesamtstundenausmaß der dreijährigen Diplompflegeausbildungen wurde von vormals 5100 Stunden auf 4600 Stunden reduziert. Von der Reduktion an Stunden war vornehmlich der praktische Ausbildungsbereich betroffen.

Das offene Curriculum

Nach bundeseinheitlichen Ausbildungsrichtlinien auszubilden, war schon lange der Wunsch der Ausbildungsverantwortlichen in Österreich. Offene Curricula für die Allgemeine Gesundheits- und Krankenpflegeausbildung und die Psychiatrische Gesundheits- und Krankenpflegeausbildung wurden in drei Jahre dauernden Prozessen bundesweit entwickelt und bilden an allen Schulen Österreichs die Grundlage des theoretischen und praktischen Unterrichts. An einem bundesweiten Curriculum für die Kinder- und Jugendlichenpflegeausbildung wird seit 2004 gearbeitet.

Das vorliegende Curriculum für die Ausbildung in der Allgemeinen Gesundheits- und Krankenpflege ist das Ergebnis eines auf Bundesebene breit angelegten, in unterschiedlichen Arbeitsgruppen organisierten Entwicklungsprozesses, in dem rund 190 Vertreterinnen der Gesundheits- und Krankenpflege aus Theorie und Praxis sowie Expertinnen unterschiedlicher Fachrichtungen direkt oder indirekt eingebunden waren. Der Entwicklungsprozess war in fünf Phasen gegliedert (erster Entwurf, Zwischenberichte 1999, 2000, 2001 und 2004).

Das Curriculum bietet als wesentlichen Beitrag zur Qualitätsentwicklung und -sicherung im Rahmen der Pflegeausbildung Österreichs:
- den transparenten Orientierungs- und Konzeptionsrahmen der Entwicklungs- und Redaktionsarbeit,
- die curricularen Vorgaben der gesetzlichen Ausbildungsverordnung,
- Merkmale, Fähigkeiten und Fertigkeiten der für eine duale Ausbildung relevanten Kompetenzerwerbsstufen,
- den Praxiskatalog mit Einführung und Glossar,
- die 21 Unterrichtsfächer – laut Fächerkanon der Verordnung – mit Einführung,
- ein Autorenverzeichnis,
- ein Literaturverzeichnis (ÖBIG 2003:13ff.).

6.3.1 Wege der Berufsausbildung und Hochschulausbildung

Im Rahmen der Curriculumsentwicklung zum offenen Curriculum für die Ausbildung in der Allgemeinen Gesundheits- und Krankenpflege wurde in der Abschlussphase vom Koordinationsteam eine Zukunftswerkstatt zur Pflegeausbildung durchgeführt.

Die **Ausgangssituation** wurde wie folgt definiert:
- Die Lebenserwartung, insbesondere der Anteil hochbetagter Menschen zwischen 75 und 85 Jahren, steigt.
- Die Anzahl behinderter Menschen steigt.
- Selbst bei gleich bleibender Hilfsbereitschaft der Familie ist ein Sinken ihrer Betreuungskapazität abzusehen.
- Der Bedarf an Pflege und Betreuung wurde schon Anfang 2000 nicht vollständig gedeckt. Das heißt, es besteht noch kein bedarfsgerechtes Angebot an Dienstleistungen für pflegebedürftige Menschen.
- Der Bedarf an Dienstleistungen wird voraussichtlich kontinuierlich steigen.

Zusätzlich wird ein Rückgang der Bewerberinnenzahlen an Pflegeschulen Österreichs aufgrund geburtenschwacher Jahrgänge, attraktiverer Bildungsangebote im öffentlichen Bildungswesen und nichtadäquater Öffentlichkeitsarbeit für den Pflegeberuf und dessen Ausbildung konstatiert. Ausgehend von der o. g. Ausgangssituation wurden **folgende Ziele**, die für das österreichische Pflegeausbildungssystem der Zukunft von Bedeutung sind, formuliert:

(a) **Pflegende der Zukunft müssen unterschiedlichsten Qualifikationserfordernissen gerecht werden.**
Es ist dringend angezeigt, Hilfs- und Pflegeerfordernisse graduell zu differenzieren und der jeweils erforderlichen Kompetenz bzw. Qualifikation der Pflegenden bzw. Betreuenden gegenüberzustellen.

(b) **Die Attraktivität des Pflegeberufs muss gesteigert werden.**
Der Pflegeberuf muss für möglichst viele Menschen unterschiedlichen Alters attraktiv sein, indem er individuellen Neigungen, Interessen, Ressourcen und Werten entspricht. Es wird z. B. nur schwer möglich sein, junge Menschen für einen nichtmaturawertigen Beruf zu begeistern, wenn parallel attraktivere Bildungsangebote existieren.

(c) **Ausbildung und Beruf dürfen weder über- noch unterfordern.**
Dem Anforderungsniveau in der Praxis muss die adäquate Pflegekompetenz gegenüberstehen, damit Pflegesituationen erfolgreich bewältigt werden können und Berufszufriedenheit resultiert.

(d) **Normalisierung des Bildungsweges Pflege**
Unter dem Begriff »Normalisierung« wird in diesem Zusammenhang mit Pflegeberufen die Aufhebung der Bildungssackgasse durch Integration der Pflegeausbildung ins Regelschulwesen verstanden.

Um die vier genannten Ziele einer Lösung zuzuführen, wurde im Zuge der Zukunftswerkstatt zur Pflegeausbildung 2003 von einer ExpertInnengruppe das Modell einer Bildungspyramide für Pflegeberufe entwickelt (*Rottenhofer* 2004:18ff.). Das Symbol der »Pyramide« soll signalisieren, dass das Bildungssystem für Pflegeberufe nicht nur breit für Basiskräfte geplant ist, sondern es auch einer Spitze der »Pflegewissenschaft und -forschung« bedarf. Die einzelnen Qualifikationsstufen innerhalb dieser Pyramide sollen sinnvoll aufeinander aufbauen und durchlässig aufeinander abgestimmt sein. Der Zugang zum Pflegeberuf muss in jeder Qualifikationsstufe bzw. -ebene im Sinne des lebenslangen Lernens auch berufsbegleitend möglich sein. Die Durchlässigkeit sollte nicht nur vertikal, sondern auch horizontal innerhalb einer Qualifikationsstufe angelegt sein. Konkretere Ausführungen zur möglichen Bildungspyramide der Pflegeberufe sind unter Kap.6.3.2 dargestellt.

Ein weiteres Bildungskonzept »Gesundheits- und Krankenpflege der Zukunft« – erstellt von einer Arbeitsgruppe im Auftrag des Bundesministeriums für Gesundheit und Frauen, 2004, sieht ein EU-kompatibles Ausbildungssystem auf postsekundärer und tertiärer Bildungsebene vor. Auch dieses Konzept wird in Kap. 6.3.2 konkreter erläutert (BM für Gesundheit und Frauen 2004).

6.3.1.1 (Geplante) Studiengänge der Pflegewissenschaft in Österreich

Im folgenden Abschnitt sind die teilweise erst in der Planungsphase befindlichen Studiengänge der Pflegewissenschaft an Österreichs Universitäten bzw. Fachhochschulen dargestellt. (Anm.: Manche Studiengänge befinden Ende 2004 erst in der Entwicklungs- bzw. Akkreditierungsphase). Mit der Einführung des Pflegewissenschaftsstudiums wird es in Österreich endlich möglich sein, den Pflegeberuf zu professionalisieren und aufzuwerten. Damit wird auch der Lückenschluss zur EU und zu den Beitrittskandidaten hergestellt und österreichische Pflegepersonen bleiben im In- und Ausland wettbewerbsfähig.

(a) Wien

Individuelles Diplomstudium Pflegewissenschaft an der Universität Wien
An der Universität Wien besteht seit dem Wintersemester 1999/2000 die Möglichkeit eines Universitätsstudiums sowie der akademischen Fortbildung. Das Forschungsinstitut für Pflege- und Gesundheitssystemforschung (IPG) der Johannes Kepler Universität Linz gliedert sich in zwei Abteilungen. Dabei handelt es sich um die Abteilung Gesundheitssystemforschung Linz sowie die Abteilung Pflegeforschung Wien.

Nach langen Bemühungen ist es in Linz im Wintersemester 1999/2000 gelungen, an der Universität Wien ein »Individuelles Diplomstudium Pflegewissenschaft« zu etablieren. Bis 2004 haben etwa 400 Studentinnen von diesem Studium Gebrauch gemacht, welches mindestens acht Semester dauert und mit dem akademischen Grad »Magister/Magistra der Philosophie« abschließt. Das Tätigkeitsprofil und Berufsfeld für das Fach »Pflegewissenschaft« befindet sich
- (a) in der Lehre und im Unterricht in Gesundheits- und Krankenpflegeschulen,
- (b) in Wissenschaft und Forschung (an Universitäten und Instituten),
- (c) in beratenden und unterstützenden Funktionen von Klienten mit Erkrankungen, bei denen pflegerisches Expertenwissen gefragt ist (Diabetesschulung, Beratung von Parkinson-Patienten u. a.),
- (d) in der Organisation und im Management von Akutkrankenhäusern und extramuralen Einrichtungen sowie
- (e) in der Erweiterung des Wissenschaftsbereiches Pflege und
- (f) im Kontakt mit Experten anderer Länder.

Die Absolventinnen des Studiums Pflegewissenschaft werden durch inhaltlich und methodisch umfassende wissenschaftliche Berufsvorbildung in den Bereichen pflegerisch-medizinisches Fachwissen, pflegewissenschaftliche Konzepte, Psychologie, Soziologie, Ethik und Geschichte auf diese Aufgaben vorbereitet. Sie besitzen nach Beendigung des Studiums gesundheits- und pflegewissenschaftliche Kenntnisse und können Expertinnen- und Leitungsfunktionen in den Praxisfeldern der Gesundheits- und Krankenpflege (bspw. in Gesundheits- und Krankenpflegeschulen, Weiterbildungsinstitutionen) übernehmen. Die in Österreich erst entstehende Gesundheits- und Pflegeforschung kann durch Studien und Forschungsprojekte der Praxis zur Entwicklung der wissenschaftlichen Disziplin Pflege beitragen (www.wienkav.at/kav/ausbildung).

Geplantes reguläres Studium der Pflegewissenschaft an der Universität Wien
Ab WS 2005/06 ist ein reguläres Studium der Pflegewissenschaft an der Universität Wien geplant. Zu diesem Zweck werden die Universität Wien und die Medizinische Universität Wien eng kooperieren. Diese Zielvorstellung wurde durch die Einrichtung einer Stiftungsprofessur von den Stiftern (Caritas und Rotes Kreuz) nachhaltig unterstützt (http://caritas.cyberhouse.at/).

(b) Graz

Fächerkombination »Pflegewissenschaft«
Bereits seit 1986 werden am Institut für Erziehungswissenschaften der Karl-Franzens-Universität Graz pflegewissenschaftliche Vorlesungen angeboten. Diese waren zu Beginn speziell für Lehrende in der Pflege vorgesehen und fanden an der Abteilung für Schulpädagogik statt. Die Fächer der Pflegewissenschaften wurden aufgrund der seit langem bewährten, positiven Erfahrungen in anderen Ländern in die Fakultät der Geisteswissenschaften aufgenommen.
Im Studienjahr 1990/91 wurde im Auftrag des Bundesministeriums für Wissenschaft und Forschung, Abteilung I, ein Projekt entwickelt, das den Studienversuch »Pflegewissenschaft als zweite Studienrichtung« an der Karl-Franzens-Universität in Graz einrichten sollte. Als Studienziel für das Diplomstudium »Pflegewissenschaften« wurde die Vorbereitung der Studierenden für die wissenschaftliche Laufbahn in Lehr- und Führungsaufgaben im Bereich der Gesundheits- und Krankenpflege definiert.
Das viel versprechende Projekt wurde von einer Fachgruppe getragen. Aus vorwiegend finanziellen Gründen wurde dieses Projekt nicht umgesetzt.
Angeboten und fortgesetzt wurde die so genannte Fächerkombination als Minivariante mit bis zu sechs Wochenstunden pro Semester mit pflegewissenschaftlichen Vorlesungen und Seminaren am Institut für Erziehungswissenschaften der Karl-Franzens-Universität Graz.

Reguläres Studium der Pflegewissenschaft an der Universität Graz
Im Rahmen eines Festaktes kündigte Frau Landeshauptmann Waltraud Klasnic in ihrer Ansprache an, sich für einen regulären Lehrstuhl für Pflegewissenschaften in Graz einzusetzen. Für das Auditorium war es höchst erfreulich, dass eine Politikerin sich bereit erklärte, entsprechende Maßnahmen im Sinne der Pflege zu setzen. Unmittelbar darauf folgten konkrete Taten. Der Lehrstuhl für Pflegewissenschaften ist eines der feststehenden Projekte für 2004 der Steiermärkischen Landesregierung. Die Kosten von etwa 200.000 Euro pro Jahr werden vom Land Steiermark aus dem

»Zukunftsfond« für die Dauer von fünf Jahren finanziert. Das »Studium regulare« der Pflegewissenschaften wurde ab WS 2004/05 an der Medizinischen Universität Graz eingerichtet, bei interuniversitärer Kooperation mit der Karl-Franzens-Universität (www-gewi.kfunigraz.ac.at/ggespa/studium.html). Über 200 Studierende haben im WS 2005/06 das reguläre Studium der Pflegewissenschaft in Graz inskribiert.

Ein Problem stellt die Tatsache dar, dass in den pflegewissenschaftlichen Studiengängen sowohl in Wien als auch in Graz vermehrt Studierende ohne Pflegediplom anzutreffen sind. Dies liegt darin begründet, dass die Zugangsberechtigung zu einem ordentlichen Studium in Österreich die allgemeine Universitätsreife darstellt (Universitätsgesetz 2002:§ 65). Zusätzlich ein Pflegediplom als Zulassungsvoraussetzung zu fordern, wäre nicht rechtens. Aus heutiger Sicht werden Absolventinnen von pflegewissenschaftlichen Studiengängen ohne Pflegediplom kaum Chancen am Arbeitsmarkt vorfinden, da für alle Aufgabenbereiche des Gehobenen Dienstes für Gesundheits- und Krankenpflege das Pflegediplom die Voraussetzung darstellt (dies umfasst auch Lehr- und Managementtätigkeiten). Aus volkswirtschaftlicher Sicht ist das Anbieten eines Studiums, welches kaum Arbeitsfelder für Absolventinnen vorsieht, nach Meinung der Autorinnen nur schwer vertretbar. Um dieses Problem einer Lösung zuzuführen, wird von den Verantwortlichen pflegewissenschaftlicher Studiengänge in Österreich die Möglichkeit von verkürzten Diplompflegeausbildungen für künftige Absolventinnen pflegewissenschaftlicher Studiengänge ohne Pflegediplom in Erwägung gezogen.

(c) Innsbruck/Hall i. Tirol

Studium der Pflegewissenschaft an der Privaten Universität für Gesundheitswissenschaften, Medizinische Informatik und Technik (UMIT)
Die UMIT bietet ab WS 2004/05 in Österreich im Bereich der Pflegewissenschaft ein Bakkalaureats-, Magister- und Doktoratsstudium der Pflegewissenschaft an. Vorrangiges Ziel des Studiums der Pflegewissenschaft an der UMIT ist die wissenschaftlich fundierte und umfassende Weiterentwicklung der Pflegepraxis. Die UMIT bietet eine profunde wissenschaftlich geprägte Ausbildung an, die den Studierenden Theorie, Fachwissen und praktische Kenntnisse für die Bewältigung der komplexen beruflichen Aufgabenstellungen im Berufsalltag vermittelt.

Das Bakkalaureatsstudium der Pflegewissenschaft
Das **Bakkalaureatsstudium** der Pflegewissenschaft dauert sechs Semester und dient als praxisbezogene, akademische Grundausbildung für die verschiedenen Tätigkeitsfelder der Pflege (Praxis: intra-, extramural; Lehre; Management). Im Fokus steht die Förderung von methodischem und reflektiertem Pflegehandeln.
Das Einstiegskriterium zum Beginn des **Bakkalaureatsstudiums** der Pflegewissenschaft an der UMIT stellt ebenso wie in Wien und Graz die allgemeine Universitätsreife dar. Um vornehmlich bereits in der Pflege qualifizierte Personen für das Studium der Pflegewissenschaft anzusprechen, entsprechen die ersten beiden Semester des **Bakkalaureatsstudiums** vom Inhalt und den Prüfungen dem letzten Ausbildungsjahr der Ausbildungen zum Gehobenen Dienst für Gesundheits- und Kran-

kenpflege in Österreich. D. h. Auszubildende legen bereits im letzten Jahr ihrer Diplompflegeausbildung zusätzlich zu den im Rahmen der Diplompflegeausbildungen vorgeschriebenen Prüfungen universitäre Prüfungen an der UMIT ab. Nach Erhalt des Gesundheits- und Krankenpflegediploms und Bestehen der vorgeschriebenen Prüfungen des ersten Jahres des **Bakkalaureatsstudiums** der Pflegewissenschaft fahren die Studierenden im dritten Semester des Studienplans fort.

Bereits diplomierte Pflegepersonen mit allgemeiner Hochschulreife können nach Absolvierung von universitären Zulassungsprüfungen in das 3. Semester des **Bakkalaureatsstudiums** der Pflegewissenschaft einsteigen.

Das Magisterstudium Pflegewissenschaft

Das Magisterstudium Pflegewissenschaft dient dem Erwerb von vertieften wissenschaftlichen Kenntnissen, Fähigkeiten und Fertigkeiten für die Tätigkeit als Pflegewissenschaftlerin. Die Absolventinnen des Studiums der Pflegewissenschaft sollen in die Lage versetzt werden, Methoden und Werkzeuge zu bewerten, um zur Lösung von Problemen, Fragestellungen, etc. der Pflegepraxis beitragen zu können (www.umit.at).

Das Doktoratsstudium Pflegewissenschaft

Aufbauend auf das Magisterstudium der Pflegewissenschaft folgt das **Doktoratsstudium der Pflegewissenschaft**. Dieses dient der Fähigkeit zu vertiefter, selbständiger, wissenschaftlicher Arbeit.

(d) Krems

Fachhochschulstudiengang »Beratung, Schulung, Management in der Gesundheits- und Krankenpflege«

Der Fachhochschul-Bakkalaureats-Studiengang Pflegewissenschaften mit der Studienrichtung »Pflegeberatung, -schulung und -management« erstreckt sich als berufsbegleitetes Studium auf sechs Semester. Der Studiengang richtet sich sowohl an Personen, die eine Berufsberechtigung im Gehobenen Dienst für Gesundheits- und Krankenpflege haben, als auch an Personen ohne diese Vorbildung. Letztere Personengruppe hat im ersten Semester zusätzliche Lehrveranstaltungen zu absolvieren.

Der Fachhochschul-Bakkalaureats-Studiengang Pflegewissenschaften beruht auf drei Säulen: 1. »Pflegewissenschaft und Beratung«, 2. »Schulung/Training« und 3. »Management«. Den Ausgangspunkt bildet eine gründliche pflegewissenschaftliche Fundierung, in welcher die Gesundheits- und Krankenpflege in ihrer gesamten Breite von Pflegephänomenen, Arbeitsgebieten und Verknüpfungen mit Bezugswissenschaften beleuchtet und entsprechende Beratungskompetenz entwickelt wird. Davon abgeleitet werden die zentralen Studienschwerpunkte »Management« und »Schulung/Training« vermittelt. Die Studierenden sollen befähigt werden, einerseits in Arbeitsfeldern des Pflegemanagements innerhalb und außerhalb von Institutionen, andererseits in Arbeitsfeldern der Pflegelehre und -beratung tätig zu werden (Niederösterreichische Landesakademie für Höhere Fortbildung in der Pflege 2004:132).

6.3.2 Spezialisierungen und Reformvorhaben

Im folgenden Teil werden zwei mögliche Bildungsmodelle für die Gesundheits- und Krankenpflegeberufe der Zukunft vorgestellt.

Die Bildungspyramide für Pflegeberufe (Rottenhofer 2004)
Die nachfolgend dargestellte Bildungspyramide (s. Abb.2) hat die EU-Richtlinie, die eine einheitliche Stufung der Ausbildungen der Pflegeberufe in fünf Niveaus vorsieht, zur Grundlage (s. weiter dazu Kapitel 6.11). Realität kann die hier angeführte Pyramide in ihrer Gesamtheit nur dann werden, wenn seitens der politisch Verantwortlichen die Weichen dafür gestellt werden, dass künftig Pflegeausbildungen an Bundesschulen in Form von berufsbildenden höheren Schulen (BHS-Schulen) bzw. in Form von Kollegs stattfinden können. Bis dato trägt das entsprechende Bundesland die Verantwortung für alle Pflegeausbildungsstätten im eigenen Bundesland. Die BHS- bzw. Kollegvarianten hätten zur Konsequenz, dass der Ländereinfluss auf die Ausbildungen im Pflegebereich (hinsichtlich Überprüfung der Qualitätskontrolle,

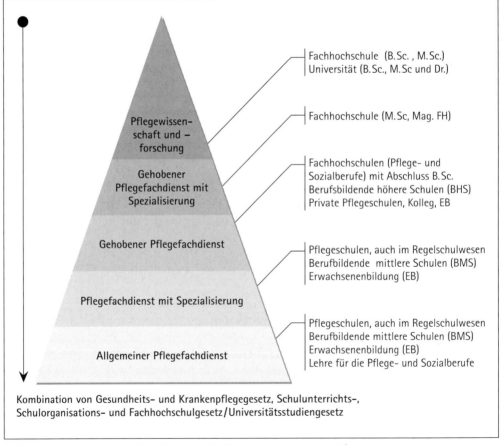

Abb. 2: Bildungspyramide für Pflegeberufe (*Rottenhofer* 2004:18ff.).

Vorgabe von Bewerberinnenzahlen je Ausbildungsjahr etc.) nicht mehr wie bisher gegeben wäre.

Die Bildungspyramide Pflegeberufe – im Auftrag des Österreichischen Bundesinstitutes für Gesundheitswesen (ÖBIG) für Österreich entwickelt – gliedert sich in fünf Qualifikationsstufen:

- **Stufe 1: Allgemeiner Pflegefachdienst im Sinne der generalistisch ausgebildeten Assistent Nurse** (voraussichtliche Ausbildungsdauer zwei Jahre).
- **Stufe 2: Spezialisierter Pflegefachdienst im Sinne der spezialisiert ausgebildeten Assistent Nurse** (zusätzlich zu Stufe 1, ca. einjährige Ausbildungsdauer).
- **Stufe 3: Gehobener Pflegefachdienst** (mit Matura als Abschluss oder Matura bzw. Maturaäquivalent als Zugangsvoraussetzung) (Ausbildungsdauer für das Kollegmodell: drei Jahre, für das BHS-Modell: fünf Jahre) (s. Kapitel 6.3.2).
  Bei Durchführung der Ausbildungen an Fachhochschulen soll Absolventinnen nach dreijähriger erfolgreicher Studienzeit der Titel eines »B.Sc.« verliehen werden.
  Ebenso soll Personen nach erfolgreichem Abschluss eines dreijährigen Pflegekollegs an privaten und/oder öffentlichen Bildungseinrichtungen bzw. nach erfolgreichem Abschluss einer fünfjährigen Berufsbildenden Höheren Schule (BHS) der lückenlose Übergang in Stufe 4 der Bildungspyramide ermöglicht werden.
  - Pflegekolleg: Eintrittskriterium: Allgemeine Hochschulreife. Dieser Ausbildungstyp dauert drei Jahre und beinhaltet vornehmlich pflegespezifische Unterrichtsfächer. Die Absolventinnen erhalten nach Abschluss der dreijährigen Ausbildung ein Diplom im Gehobenen Dienst für Gesundheits- und Krankenpflege (Allgemeine Pflege oder Kinder- und Jugendlichenpflege oder Psychiatrische Gesundheits- und Krankenpflege).
  - BHS: Berufsbildende Höhere Schule: Eintrittsalter 14 Jahre. Dieser Ausbildungstyp gewährleistet Auszubildenden den lückenlosen Übergang von der Grundschule in diesen Schultypus. Die Ausbildung selbst dauert fünf Jahre. Die Absolventinnen erhalten nach Abschluss der fünfjährigen Ausbildung, welche allgemein bildende Fächer und pflegespezifische Fächer beinhaltet, ein Diplom im Gehobenen Dienst für Gesundheits- und Krankenpflege (Allgemeine Pflege oder Kinder- und Jugendlichenpflege oder Psychiatrische Gesundheits- und Krankenpflege) einschließlich des Maturazeugnisses.
- **Stufe 4:** Gehobener Pflegefachdienst mit Spezialisierung und Matura bzw. Maturaäquivalent im Sinne des spezialisiert ausgebildeten gehobenen Pflegefachdienstes. Aufbauend auf Stufe 3 erfolgen an Fachhochschulen für diplomierte Pflegepersonen die Ausbildungen für Spezialbereiche der Pflege. (voraussichtliche Ausbildungsdauer: Master of Science, Magister FH: zwei Jahre).
- **Stufe 5:** Pflegewissenschaft und Pflegeforschung (M. Sc., Mag., Dr.). Aufbauend auf Stufe 3 (bzw. auf Stufe 4) erfolgt ein Studium der Pflegewissenschaft und -forschung an Universitäten und/oder Fachhochschulen (Ausbildungsdauer Master of Science/Magister/Magistra der Pflegewissenschaft: zwei Jahre – Doktor/Doktorin der Pflegewissenschaft: zwei Jahre).

Folgende Aspekte im Rahmen der hier diskutierten Bildungspyramide gehören einer weiteren Klärung zugeführt:
(a) Die Vielfalt an möglichen Ausbildungsvarianten zum Gehobenen Pflegefachdienst (als Fachhochschulprogramm, als Pflegekolleg in öffentlichen und/oder privaten Einrichtungen, in Form von BHS-Programmen) erscheint den Autorinnen problematisch. Es ist bundesweit einheitlichen Ausbildungsprogrammen mit bundesweit einheitlichen Abschlüssen, die bundesweit einheitliche Aufgabenprofile zur Folge haben, der Vorzug zu geben. Unter dem Gesichtspunkt des Vereinten Europas werden früher oder später die Ausbildungen zum Gehobenen Pflegefachdienst an Universitäten bzw. Fachhochschulen (mit einem B.Sc.-Abschluss) zu erfolgen haben.
(b) Die Ausbildungen für Spezialbereiche der Pflege (Stufe 4) an Fachhochschulen anzubieten, stellt nach Meinung der Autorinnen nur dann einen Sinn dar, wenn alle Pflegeausbildungen (ab Stufe 3) ausschließlich auf universitärer Ebene (gemeint sind Fachhochschule und Universität) angeboten werden.

(2) Das Bildungskonzept »Gesundheits- und Krankenpflege – Zukunft« (Arbeitspapier BM für Gesundheit und Frauen 2004)
Folgend dargestelltes Bildungskonzept (Abbildung 3) wurde unter dem Gesichtspunkt erarbeitet, ein EU-kompatibles Ausbildungssystem für Pflegeberufe (Pflegeausbildungen finden auf postsekundärer und tertiärer Bildungsebene statt) zu schaffen. Die Durchlässigkeit von Ausbildungen soll zu einer Imagesteigerung der Pflegeberufe beitragen.

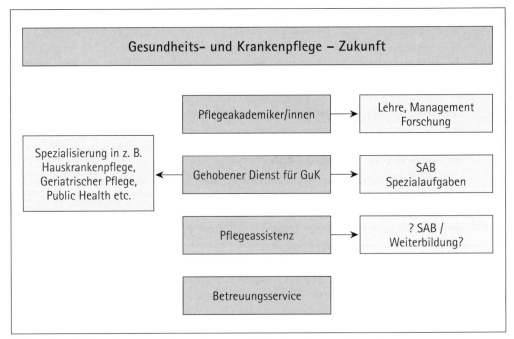

Abb. 3: Das Bildungskonzept »Gesundheits- und Krankenpflege – Zukunft« (BM für Gesundheit und Frauen 2004).

Das Bildungskonzept des Bundesministeriums für Gesundheit und Frauen sieht die Pflegeberufe in vier Stufen gegliedert vor:
- Stufe 1: Betreuungsservice: Im Rahmen der Ausbildungen zum Betreuungsservice erwerben Personen pflegerisches Grundwissen im Ausmaß von ca. 120 Unterrichtsstunden. Ziel der Stelle: Serviceleistungen und Hilfestellung bei einfachen grundpflegerischen Tätigkeiten.
- Stufe 2: Pflegeassistenz: Das im GuKG (1997) geregelte Berufsbild der Pflegehilfe soll durch das Berufsbild der Pflegeassistenz ersetzt werden. Die vorgesehenen Tätigkeitsbereiche sollen ähnliche wie im GuKG (1997:§ 84) geregelte sein. Ob verpflichtende Sonderausbildungs- und Weiterbildungslehrgänge für Pflegeassistentinnen vor allem für die Bereiche Kinder- und Jugendlichenpflege und Psychiatrische Gesundheits- und Krankenpflege einzuführen sind, wurde zum Stand 2004 von den Mitgliedern der Arbeitsgemeinschaft noch keiner Klärung zugeführt.
- Stufe 3: Gehobener Dienst für Gesundheits- und Krankenpflege: Zugangsvoraussetzung zu dieser Ausbildung stellt gem. dem vorliegenden Konzept ausschließlich die allgemeine Universitätsreife dar. Absolventinnen der Ausbildung zum Gehobenen Dienst für Gesundheits- und Krankenpflege können sich im Rahmen von Ausbildungen universitären Charakters für Spezialbereiche der Pflege, wie etwa Intensiv-, Anästhesiepflege u. ä. weiterqualifizieren. Sie können ebenfalls Zusatzqualifikationen für die Bereiche Hauskrankenpflege, Public Health, Family Health Nurse u.ä erwerben.
- Stufe 4: Pflegeakademikerinnen: Im Rahmen von pflegewissenschaftlichen Studiengängen werden Pflegeakademikerinnen für die Bereiche Lehre, Manangement und Forschung ausgebildet.

Folgende Aspekte im Rahmen der hier diskutierten Bildungspyramide gehören einer weiteren Klärung zugeführt:
(a) Absolventinnen von Ausbildungen, die zum Betreuungsservice qualifizieren, mit Pflegekompetenz (d.i. Hilfestellung bei einfachen grundpflegerischen Tätigkeiten) auszustatten, erscheint den Autorinnen sehr problematisch. Problematisch deshalb, da diese Personengruppe sehr wenig pflegerisches Wissen im Rahmen der Ausbildung vermittelt erhält. Eine genaue gesetzliche Definition von einfachen pflegerischen Tätigkeiten vorzunehmen, wird kaum realisierbar sein. Der Praxisalltag wird immer Beispiele parat haben, die im Zuge des Gesetzes nicht geregelt sind. Insgesamt erscheint es den Autorinnen zielführender diese Berufsgruppe mit keinerlei Pflegekompetenz auszustatten.
(b) Gemäß vorliegendem Bildungskonzept sollen pflegewissenschaftliche Studiengänge Personen für die Bereiche Lehre, Management und Forschung qualifizieren. Die Qualifizierung von Advanced Practice Nurses fehlt im vorliegenden Bildungskonzept und darf keinesfalls unberücksichtigt bleiben. Vor allem der Praxisbereich (sowohl im intramuralen als auch extramuralen Bereich) bedarf dringend akademisch qualifizierter Personen.

6.3.3 Zulassungsbedingungen

Um zurzeit an einer Schule für Gesundheits- und Krankenpflege zugelassen zu werden, müssen die im GuKG § 54 verankerten nachfolgenden Bedingungen erfüllt sein:
- Eine für die im Gehobenen Dienst für Gesundheits- und Krankenpflege erforderliche körperliche und geistige Eignung. (Im GuKG 1997 ist nicht deklariert, was unter erforderlicher körperlicher und geistiger Eignung zu verstehen ist. In den meisten Schulen für Gesundheits- und Krankenpflege wird zur Feststellung der körperlichen Eignung von Bewerberinnen ein ärztliches Attest eingefordert. Die geistige Eignung wird mittels Aufnahmetest und Aufnahmegespräch überprüft.)
- Die zur Erfüllung der Berufspflicht erforderliche Vertrauenswürdigkeit und Unbescholtenheit. (Vertrauenswürdig ist, wer unbescholten ist – die Bewerberinnen haben hierfür ein polizeiliches Führungszeugnis vorzulegen.)
- Eine erfolgreiche Absolvierung von mindestens zehn erfolgreich abgeschlossenen Schulstufen.
- Vollendung des 17. Lebensjahres.

Diese Eignungen sind für die Zulassung zu den Ausbildungen in den Gehobenen Dienst für Gesundheits- und Krankenpflege erforderlich und werden von der jeweiligen Gesundheits- und Krankenpflegeschule geprüft.

6.3.4 Schularten

Die Republik Österreich verfügt über zwei Schultypen im Gesundheitswesen:
  (a) die Schulen für den Gehobenen Dienst für Gesundheits- und Krankenpflege,
  (b) die Akademien der Gehobenen Medizinisch-Technischen Dienste.
Die Ausbildungen zum Gehobenen Dienst für Gesundheits- und Krankenpflege haben an Schulen für Gesundheits- und Krankenpflege zu erfolgen. Schulen für Gesundheits- und Krankenpflege dürfen nur an oder in Verbindung mit Krankenanstalten errichtet werden, welche
- die zur praktischen Unterweisung notwendigen Fachabteilungen oder sonstigen Organisationseinheiten besitzen,
- mit den für die Erreichung des Ausbildungszweckes erforderlichen Lehr- und Fachkräften sowie Lehrmitteln ausgestattet sind und
- entsprechende Räumlichkeiten für die Auszubildenden besitzen (GuK-AV 1998: § 49).

6.3.5 Durchlässigkeit

Vor In-Kraft-Treten des GuKG 1997 war die Durchlässigkeit in den diversen Pflegeausbildungen sowohl aus horizontaler als auch vertikaler Sicht gering bzw. gar nicht gegeben. Seit 1997 gilt, dass
- Pflegehelferinnen,
- Sanitätsunteroffiziere,
- Kinder- und Jugendlichenpflegepersonen,
- Personen der Psychiatrischen Gesundheits- und Krankenpflege,

- Hebammen und
- Mediziner

eine verkürzte Ausbildung in der Allgemeinen Gesundheits- und Krankenpflege absolvieren können. Die Ausbildungen dauern je nach Berufsbild ein, eineinhalb bzw. zwei Jahre (GuK-AV:§ 44–48). Ebenso können Pflegepersonen mit Allgemeinem Pflegediplom im Rahmen einer einjährigen Sonderausbildung entweder das Kinder- und Jugendlichenpflegediplom bzw. das Psychiatrische Gesundheits- und Krankenpflegediplom erwerben.

6.3.6 Formale Integration der Praxisausbildung in die Berufsausbildung

Mehr als die Hälfte der Ausbildungszeit zum Gehobenen Dienst für Gesundheits- und Krankenpflege (2600 Stunden) findet statt an:
- einschlägigen Fachabteilungen oder sonstigen Organisationseinheiten einer Krankenanstalt,
- Einrichtungen, die der stationären Betreuung pflegebedürftiger Menschen dienen und
- Einrichtungen, die Hauskrankenpflege, andere Gesundheitsdienste oder soziale Dienste anbieten.

Diese Einrichtungen haben die zur praktischen Unterweisung von Schülerinnen notwendigen Voraussetzungen zu erfüllen, mit den für die Erreichung des Ausbildungszieles erforderlichen Lehr- und Fachkräften sowie Lehrmitteln ausgestattet zu sein und entsprechende Räumlichkeiten für die Schülerinnen aufzuweisen (GuK-AV 1998:§ 43[1]).

Durchführung der praktischen Ausbildung

Die Organisation der praktischen Ausbildung erfolgt durch die jeweilige Gesundheits- und Krankenpflegeschule. Gesundheits- und Krankenpflegeschülerinnen stehen in einem Ausbildungsverhältnis zum Rechtsträger. Sie scheinen im Rahmen der praktischen Einsätze in o. g. Bereichen im Stellenplan nicht auf.
Im Rahmen der praktischen Ausbildung dürfen Schülerinnen nur zu Tätigkeiten herangezogen werden, die
- im unmittelbaren Zusammenhang mit den Ausbildungen in der Gesundheits- und Krankenpflege stehen und
- zur Erreichung der Ausbildungsziele erforderlich sind.

Schülerinnen haben im Rahmen der praktischen Ausbildung Aufzeichnungen über die durchgeführten Tätigkeiten zu führen. Diese sind von der entsprechenden Lehr- oder Fachkraft schriftlich zu bestätigen (GuK-AV 1998:§19).

Jede Abteilung/Einrichtung trägt Verantwortung dafür, dass Schülerinnen im Praxisalltag so ausgebildet werden, dass sie dem Berufsbild des Gehobenen Dienstes für Gesundheits- und Krankenpflege nach Beendigung ihrer Ausbildungszeit entsprechen. Generell gilt, dass jede diplomierte Pflegeperson Schülerinnen im Rahmen der Ausbildung anzuleiten und zu begleiten hat (GuKG 1997:§14[2]). Weiterhin ist gesetzlich geregelt, dass mindestens 2 % der praktischen Ausbildungszeit von Schülerinnen (ca. 50 Stunden je Schülerin in drei Ausbildungsjahren) durch Lehrkräfte für Gesundheits- und Krankenpflege anzuleiten sind (GuK-AV 1998:§19[2]). Lehrkräfte unterrichten entsprechend dieser gesetzlichen Regelung sowohl am Lernort Schule als auch am Lernort Praxis. Ein fließender Austausch von theoretischem und praktischem Wissen für Schülerinnen, Lehrkräfte und Pflegepersonen der Praxis ist die Folge.

An vielen praktischen Ausbildungsstätten gibt es Mentoren, die die Hauptverantwortung für die praktische Ausbildung aller Schülerinnen im entsprechenden Fachbereich innehaben. Mentoren sind zumeist nicht für die Schülerinnenanleitung vom Stationsalltag freigestellt, sie tragen aber Verantwortung dafür, dass Schülerinnen geeignete Lernsituationen im Praxisalltag erleben können. Sie tragen auch Verantwortung dafür, dass Schülerinnen als Lernende auf den Abteilungen/in den Einrichtungen gesehen werden. Zusätzlich haben sie auch die Kenntnisse und Fertigkeiten der Schülerinnen im entsprechenden Fachbereich zu überprüfen und über deren Leistungen schriftliche Aufzeichnungen zu führen. Mentoren beurteilen die Praktika der Schülerinnen im entsprechenden Fachbereich.

6.4 Fort- und Weiterbildung

Die gesetzlichen Regelungen zu Fort-, Weiter- und Sonderausbildungen für Pflegeberufe sind im GuKG 1997: Abschnitt 5 verankert.

Fortbildungen

Im GuKG 1997:§ 63 heißt es, dass Angehörige des Gehobenen Dienstes für Gesundheits- und Krankenpflege verpflichtet sind, Fortbildungen zur
- Information über die neuesten Entwicklungen und Erkenntnisse insbesondere in der Pflegewissenschaft sowie der medizinischen Wissenschaft oder
- Vertiefung der in der Ausbildung erworbenen Kenntnisse und Fertigkeiten

innerhalb von jeweils fünf Jahren in der Dauer **von mindestens 40 Stunden** zu besuchen. Über den Besuch der Fortbildung ist eine Bestätigung auszustellen.

Diese gesetzliche Regelung entspricht aber keineswegs einer bundesweiten Registrierungspflicht. Für die Einhaltung des vorgeschriebenen Fortbildungsausmaßes (40 Stunden pro fünf Jahre) ist die jeweilige Pflegeperson eigenverantwortlich. Die Pflegedirektion ist seitens des Gesetzgebers angehalten, Fortbildungen der Pflegepersonen im eigenen Unternehmen im definierten Stundenausmaß zu gewähren und entsprechend zu dokumentieren.

Weiterbildungen

Im GuKG 1997:§ 64 steht, dass Angehörige des Gehobenen Dienstes für Gesundheits- und Krankenpflege berechtigt sind, Weiterbildungen zur Erweiterung der durch die Ausbildung erworbenen Kenntnisse und Fertigkeiten zu absolvieren. Diese haben mindestens vier Wochen zu umfassen. Weiterbildungen können im Rahmen eines Dienstverhältnisses erfolgen. Nach Abschluss einer Weiterbildung ist eine Prüfung abzunehmen. Über die erfolgreich abgeschlossene Prüfung ist ein Zeugnis auszustellen.

Weiterbildungen sind u. a.:
- Onkologische Pflege,
- Geriatrische Pflege,
- Kontinenz- und Stomaberatung,
- Kardiologische Pflege.

Sonderausbildungen

Im GuKG 1997:§ 65 wurde geregelt, dass Angehörige des Gehobenen Dienstes für Gesundheits- und Krankenpflege verpflichtet sind, eine Sonderausbildung zu absolvieren, sofern sie in einem erweiterten Tätigkeitsbereich (Spezial-, Lehr- oder Führungsaufgaben) tätig sind (GuKG 1997:§ 17[1–8]).

Spezialaufgaben sind:
- Kinder- und Jugendlichenpflege,
- Psychiatrische Gesundheits- und Krankenpflege,
- Intensivpflege,
- Anästhesiepflege,
- Pflege bei Nierenersatztherapie,
- Pflege im Operationsbereich,
- Krankenhaushygiene.

Voraussetzung für die Ausübung von Spezialaufgaben in der Kinder- und Jugendlichenpflege und der Psychiatrischen Gesundheits- und Krankenpflege ist die erfolgreiche Absolvierung der Sonderausbildung in diesen Spezialbereichen. Dass seit 1997 ausschließlich spezial ausgebildete Pflegepersonal in der Kinder- und Jugendlichenpflege bzw. in der Psychiatrischen Gesundheits- und Krankenpflege tätig sein darf, führte österreichweit zu großen Schwierigkeiten in der Personaleinsatzplanung, da vielerorts bis 1997 auch bis dahin gesetzlich erlaubt allgemein ausgebildete diplomierte Pflegepersonen in diesen Pflegebereichen tätig waren.

Diese gesetzliche Regelung der Verpflichtung zur Sonderausbildung ist unter dem Gesichtspunkt zu sehen, dass sich die Pflegeverbände der Kinder- und Jugendlichenpflege und der Psychiatrischen Gesundheits- und Krankenpflege im Rahmen der Gesetzwerdung massiv zu Wort meldeten. Es wurde postuliert, dass es nicht sein könne, dass Kinder- und Jugendlichenpflegepersonen bzw. Psychiatrische Gesundheits- und Krankenpflegepersonen **nicht** in der allgemeinen Pflege tätig, umgekehrt aber allgemeine diplomierte Pflegepersonen sehr wohl in allen pflegerelevanten Bereich tätig sein dürfen.

Spezialaufgaben in der Intensivpflege, Anästhesiepflege, der Pflege bei Nierenersatztherapie, der Pflege im Operationsbereich und in der Krankenhaushygiene dürfen von diplomierten Pflegepersonen bereits vor Absolvierung der entsprechenden Sonderausbildung ausgeübt werden. Die erfolgreiche Absolvierung der Sonderausbildung ist **innerhalb von fünf Jahren** nach Aufnahme der Tätigkeiten nachzuweisen. Aus Sicht der Garantie an Pflegequalität in diesen Bereichen kann die Verpflichtung der Absolvierung der Sonderausbildung von diplomierten Pflegepersonen in o. g. Bereichen nur gutgeheißen werden. In Zeiten, welche durch das Ansetzen des roten Sparstifts im Gesundheitswesen geprägt sind, führt diese gesetzliche Regelung für die Träger von Krankenanstalten bzw. anderer Gesundheitseinrichtungen zu erheblichen finanziellen Mehrausgaben.

Lehraufgaben sind insbesondere:
- Lehrtätigkeit in der Gesundheits- und Krankenpflege,
- Leitung von Gesundheits- und Krankenpflegeschulen,
- Leitung von Sonderausbildungen,
- Leitung von Pflegehilfelehrgängen.

Führungsaufgaben sind insbesondere:
- Leitung des Pflegedienstes an einer Krankenanstalt,
- Leitung des Pflegedienstes an Einrichtungen, die der Betreuung pflegebedürftiger Menschen dienen.

Voraussetzung für die Ausübung von Lehr- und Führungsaufgaben ist eine rechtmäßige zweijährige vollbeschäftigte Berufsausübung im Gehobenen Dienst für Gesundheits- und Krankenpflege oder entsprechend länger bei Teilzeitbeschäftigung und die erfolgreiche Absolvierung der entsprechenden Sonderausbildung.

Der Besuch von Sonderausbildungen im Pflegebereich erfolgt vielfach im Rahmen eines Dienstverhältnisses von Pflegepersonen. Den Abschluss einer Sonderausbildung bildet eine kommissionelle Prüfung. Über die erfolgreich abgeschlossene Prüfung ist ein Diplom auszustellen. Nach erfolgreich absolvierter Sonderausbildung sind diplomierte Pflegepersonen berechtigt, die absolvierte Fachrichtung in Klammer als Zusatzbezeichnung anzuführen. Personen die eine Sonderausbildung für Lehraufgaben absolviert haben, können auch die Zusatzbezeichnung »LehrerIn für Gesundheits- und Krankenpflege« führen.

6.5 Lehrerqualifikation in der Pflege- und Gesundheitsausbildung

Lehraufgaben wurden bereits in Kapitel 6.4 beschrieben. Um als Pflegeperson an einer Gesundheits- und Krankenpflegeschule tätig zu sein, bedarf es der Absolvierung einer Sonderausbildung gemäß GuKG § 71–72. Die Sonderausbildung für Lehraufgaben umfasst 1600 Stunden in Theorie und Praxis.

Mit Stand 2003 wurden in Österreich alle »Sonderausbildungslehrgänge für Lehraufgaben« als »Universitätslehrgänge für Lehrende in der Gesundheits- und Krankenpflege« an den Universitäten Wien, Salzburg, Innsbruck, Graz, Klagenfurt und Linz angeboten.

Die Gesundheits- und Krankenpflegeschule ist laut GuK-AV 1998:§ 6 berechtigt, neben Lehrkräften für Gesundheits- und Krankenpflege (a) Ärzte, (b) Angehörige des Gehobenen Medizinisch-Technischen Dienstes, (c) Psychologen und Psychotherapeuten sowie (d) Personen mit abgeschlossenem Studium der Pädagogik, Pharmazie, Rechtswissenschaft oder Soziologie und (e) sonstige fachkompetente Personen, die über eine fachspezifische Ausbildung für das betreffende Unterrichtsfach verfügen, mit Lehraufgaben zu betrauen.

Die in Kapitel 6.3.1.1 bereits dargestellten Studiengänge der Pflegewissenschaft in Wien, Innsbruck/Hall in Tirol, Graz und Krems (Fachhochschule) werden mittelfristig sowohl die Universitätslehrgänge für Lehrkräfte der Gesundheits- und Krankenpflege als auch für Führungskräfte der Gesundheits- und Krankenpflege ablösen. In Innsbruck beispielsweise wurden bereits 2004 beide Universitätslehrgänge (für lehrendes als auch leitendes Personal im Gesundheitswesen) aus dem Studienprogramm der Medizinischen Universität genommen und durch das Bakkalaureats- und Magisterprogramm der Pflegewissenschaft an der Privaten Universität für Gesundheitswissenschaften, Medizinische Informatik und Technik, Hall i.Tirol, ersetzt.

6.6 Finanzierung der Pflegeausbildung

Das GuKG (1997) bestimmt in § 49 Abs. 2, dass Schulen für Gesundheits- und Krankenpflege nur an oder in Verbindung mit Krankenanstalten errichtet werden dürfen. Auch aus finanzieller Sicht sind Gesundheits- und Krankenpflegeschulen – wie jede andere Abteilung der Krankenanstalt auch – ein Teil der Krankenanstalt. Da an den öffentlichen Krankenanstalten eingerichtete Schulen zwar Teil der Krankenanstalt sind, deren Kosten jedoch über das bundeseinheitliche System der »Leistungsorientierten Krankenanstaltenfinanzierung (LKF)« abgegolten werden, werden die Kosten der Schulen beispielsweise im Bundesland Tirol über einen eigenen Subfinanzierungstopf des Tiroler Krankenanstaltenfinanzierungsfonds gesondert abgegolten. Gemäß der Richtlinie des Tiroler Krankenanstaltenfinanzierungsfonds leistet der Tiroler Krankenanstaltenfinanzierungsfond (TKF) an die Fondskrankenanstalten Abgeltungen u. a. für die Nebenkostenstellen »Schulen«. Die Kosten der Nebenkostenstellen Schulen der Fondskrankenanstalten werden weitgehend aus den Nebenkostenabgeltungen des TKF bezahlt. Nicht vom TKF bezahlt werden Aufwendungen für Gebäudemiete oder Gebäudeleasing und Investitionen. Von den übrigen laufenden Aufwendungen (vermindert um die erzielten Erlöse) der Schulen werden ca. 90–95 % über den TKF abgegolten. In dem Ausmaß, in welchem die Nebenkostenstellenabgeltungen des TKF nicht ausreichen, ist der dadurch entstandene Abgang – da die Schulen einen Teil der Krankenanstalten darstellen – durch den Rechtsträger abzudecken.
Bei den Leistungen, welche die Gesundheits- und Krankenpflegeschule den Schülerinnen vergütet, handelt es sich um Taschengeldzahlungen, welche monatlich entrichtet werden. Die Höhe des Betrages hängt vom einzelnen Bundesland bzw. dem jeweiligen Träger der Ausbildungsstätten ab. Die Schülerinnen sind zusätzlich unfall-, kranken- und rentenversichert. Die Verpflegung erfolgt durch Bezahlung eines Mitarbeitertarifs. Die Dienstkleidung wird während der praktischen Ausbildung kostenlos zur Verfügung gestellt.

6.7 Rekrutierung von Schülerinnen/Studierenden für die Pflegeausbildung

Die Aufnahme in die Ausbildung erfolgt durch eine Aufnahmekommission der Gesundheits- und Krankenpflegeschule. Diese ist bemüht, die am besten geeigneten Bewerberinnen auszuwählen. Zu diesem Zweck kann das Gremium zusätzliche informelle Entscheidungskriterien festlegen. Bei einer guten schulischen Vorbildung von Bewerberinnen ist jedoch grundsätzlich davon auszugehen, dass eine Aufnahme erfolgen wird (Österreichische Krankenpflegezeitschrift Extra- Ausgabe 2000:14).

Zukünftige Vorstellungen von Pflegeverantwortlichen – die Pflegeausbildung in Österreich betreffend – gehen dahin, dass es in Hinblick auf die Rekrutierung genügend an Zahl geeigneter Teilnehmerinnen zukünftig mehrere Wege der beruflichen Erstausbildung geben soll (vgl. Kapitel 6.3.2 und 6.11).

In einer möglichen Novellierung zum Gesundheits- und Krankenpflegegesetz 1997 soll wie bereits in 6.3.1.1 beschrieben, eine verkürzte Diplompflegeausbildung für Absolventinnen pflegewissenschaftlicher Studien gesetzlich aufgenommen werden. Gemäß GuKG 1997 dürfen nur Personen im Gehobenen Dienst für Gesundheits- und Krankenpflege tätig sein, die ein Diplom im Gehobenen Dienst für Gesundheits- und Krankenpflege (Allgemeine Pflege, Kinder- und Jugendlichenpflege bzw. Psychiatrische Gesundheits- und Krankenpflege) an Gesundheits- und Krankenpflegeschulen erworben haben.

Nun stellt das Einstiegskriterium zum Beginn eines ordentlichen Studiums der Pflegewissenschaft nicht das Gesundheits- und Krankenpflegediplom, sondern die Allgemeine Hochschulreife dar. Demnach können Absolventinnen pflegewissenschaftlicher Studien, die kein Gesundheits- und Krankenpflegediplom erworben haben, nicht in der direkten Pflege arbeiten. Die Aufnahme einer verkürzten Ausbildung für Absolventinnen pflegewissenschaftlicher Studien wird seitens der eigenen Berufsgruppenangehörigen ambivalent begrüßt, bedarf aber im Sinne der Durchlässigkeit des Ausbildungssystems dringender Notwendigkeit.

6.8 Zurückgewinnung von ehemaligen Pflegenden in die Berufstätigkeit (Auffrischungsqualifizierung)

Um Angehörigen des Gehobenen Dienstes für Gesundheits- und Krankenpflege mit allgemeinem oder psychiatrischem Diplom nach einer längeren Arbeitspause den Wiedereinstieg in ihren Beruf zu ermöglichen, werden bundesweit Wiedereinstiegskurse angeboten. Hierbei ist wichtig in der Festlegung der Lehrziele zwischen Ausbildungsprogrammen, die den extramuralen Bereich (Alten-, Pflegeheim-, Sprengelbereich) bzw. die den intramuralen Bereich (Krankenhausbereich) betreffen, zu unterscheiden. So umfasst z. B. ein Wiedereinstiegskurs für Pflegepersonen, die im Alten- und Pflegeheimbereich arbeiten wollen, 280 Stunden Theorie und 80 Stunden Praktikum (*Landessanitätsdirektion Tirol* 2002:28).

6.9 Unterstützung bei Berufsübergang der Ausbildungsabsolventinnen

Prinzipiell gilt, dass die Ausbildungen zum Gehobenen Dienst für Gesundheits- und Krankenpflege auf die Aufgaben und Tätigkeiten von diplomierten Pflegekräften entsprechend vorbereiten sollen. So müssen Schülerinnen im dritten Ausbildungsjahr mindestens fünfmal zur praktischen Ausbildung während der Nachtzeit herangezogen werden (GuK-AV 1998:§28). Außerdem darf jede Schülerin im letzten Ausbildungsjahr Wahlpraktika im Mindeststundenausmaß von 200 Stunden absolvieren. Hierbei wählen die Schülerinnen zumeist Fachbereiche (Abteilungen), in welchen sie nach Erhalt des Gesundheits- und Krankenpflegediploms zu arbeiten beabsichtigen.

Das diplomprüfungsbezogene Praktikum, welches frühestens fünf Monate vor Beendigung der Ausbildung in der Dauer von 160 Stunden zu absolvieren ist, dient der Vorbereitung auf die praktische Diplomprüfung. Bei diesem Praktikum werden die Schülerinnen gezielt von Lehrkräften der Gesundheits- und Krankenpflege und Mentoren hinsichtlich Erreichung der Ausbildungsziele begleitet. Die praktische Diplomprüfung stellt den Höhepunkt der Ausbildungszeit dar. Dabei haben die Schülerinnen die Pflege der von ihnen zugeteilten Patienten eigenverantwortlich zu planen, durchzuführen und zu evaluieren.

Am Tag der Diplomierung verlassen die Diplomandinnen die Gesundheits- und Krankenpflegeschule. Am Ausbildungszentrum West für Gesundheitsberufe der TILAK in Innsbruck werden z. B. die Diplomandinnen in ihren letzten Ausbildungstagen zu ihrer (geplanten) Stellenwahl befragt. Zusätzlich wird jede Absolventin befragt, ob ihre Adresse der Personalentwicklungsabteilung der Tiroler Landeskrankenanstalten GmbH (TILAK = Träger der Schule) weitergegeben werden darf, um über entsprechende Stellenangebote, Weiterbildungsmaßnahmen in regelmäßigen Abständen informiert zu werden.

6.10 Pflege/Gesundheitsausbildung als Frauenberuf – Gender Mainstreaming

Ein »Frauenberuf« genießt weniger Ansehen und bringt niedrigere Bezahlung. Ein Beruf, der weniger Ansehen genießt und niedrigere Bezahlung bringt, wird zum Frauenberuf. Dieser Circulus vitiosus bürgerte sich in Österreich im frühen 19. Jahrhundert ein, als die »Verweiblichung« des Wärterstandes eintrat.

Einige Institutionen, insbesondere der Rudolfiner-Verein und das »Pflegeinstitut« im Wiener Allgemeinen Krankenhaus, verlangten von ihnen zugeordneten Schwestern die Ehelosigkeit. Wer heiratete, schied aus dem betreffenden Verband (Verband der Rudolfinerinnen bzw. »Blaue Schwestern«) aus. In der Praxis wurde jedoch den meisten diplomierten Pflegerinnen (die Wärterinnen waren vielfach verheiratet) durch harte Regelungen und Maßnahmen die Ehe unmöglich gemacht. Laut Verordnung von 1914 durften in eine Krankenpflegeschule nur solche Personen aufgenommen werden, denen »nicht die Fürsorge für ein unmündiges Kind oder die Führung eines eigenen Haushalts obliegt«. Die Zulassung zur Diplomprüfung war an die gleichen Bedingungen gebunden. Die so genannte »Ehrendekoration«, die insbesondere Vorrechte bei der Anstellung mit sich brachte, wurde nur verliehen, wenn die oben genannten Bedingungen zutrafen. Fielen sie weg, musste man die »Ehrendekoration« zurückgeben. Manche Anstalten erlaubten das Wohnen außerhalb der Anstalt nicht. Einzelne Personen (*Kathinka von Rosen, Henriette Weiss*) setzten sich im Gebiet des heutigen Österreich für die Schaffung eines »bürgerlichen« Berufs »Krankenpflege« ein (http://www.pflegewissenschaft.ac.at/tutorium/skripten/walter/handout9.DOC).

Pflege ist auch heute noch in Österreich ein von Frauen dominierter Beruf. Da in Österreich keine Registrierung von diplomierten Pflegepersonen erforderlich ist, können keine bundesweiten exakten Zahlen zum Frauen- bzw. Männeranteil im Pflegeberuf gegeben werden. Österreichweite Statistiken zeigen einen Trend von ca. 80 % weiblichen und ca. 20 % männlichen Pflegepersonen.

6.11 Berufsfeld und Entwicklung

Die Pflegekompetenzen in der seitens des Österreichischen Bundesinstitutes für Gesundheitswesen forcierten Bildungspyramide für Pflegeberufe (s. Kapitel 6.3.2) sind im vorliegenden Konzeptentwurf folgendermaßen definiert:

Stufe 1: Allgemeiner Pflegefachdienst im Sinne der generalistisch ausgebildeten **Assistent Nurse** mit:
- Beobachtungsaufgaben und Durchführung von verordneten/angeordneten Pflegeinterventionen bei definierten Zielgruppen sowie
- allgemeinen Betreuungsaufgaben und Informationsarbeit im interdisziplinären Kontext.

Stufe 2: Spezialisierter Pflegefachdienst im Sinne der spezialisiert ausgebildeten **Assistent Nurse** mit Zielgruppen und/oder Settingorientierung:
- Beobachtungsaufgaben und Durchführung von verordneten/angeordneten Pflegeinterventionen im Pflege- und z. B. Sozialbereich bei definierten Zielgruppen wie z. B. mobiler Pflegefachdienst, geriatrische Pflege, Behindertenarbeit und -pflege sowie
- spezielle Betreuungsaufgaben im z. B. psychosozialen Bereich und Informationsarbeit im interdisziplinären Kontext.

Stufe 3: Gehobener Pflegefachdienst im Sinne der generalistisch ausgebildeten »**Generalist Nurse**« und denkbar in zwei Stufen –
- Erste Stufe: Pflegesituationen mit niedrigem Komplexitätsgrad (Routineuntersuchungen),
- zweite Stufe: Pflegesituationen mit hohem Komplexitätsgrad.

Gesundheits- und Krankenpflege in Stufe 3 unter dem Gesichtspunkt des Pflegeprozesses:
- Erhebung des Pflegebedarfs (bio-psycho-sozial),
- Pflegeplanung,
- Durchführung geplanter Pflegeinterventionen bei definierten Zielgruppen,
- Evaluation der geleisteten Pflege,
- Qualitätssicherung (im Pflegeprozess),
- Anleitungs- und Schulungsaufgaben.

Assistenzfunktionen im medizinischen/ärztlichen Bereich und Durchführung angeordneter, spezieller Pflegeinterventionen runden das Berufsbild ab.

Stufe 4: Gehobener Pflegefachdienst mit Spezialisierung im Sinne des spezialisiert ausgebildeten gehobenen Pflegefachdienstes mit Zielgruppen und/oder Settingorientierung:
- Gesundheits- und Krankenpflege steht unter dem Aspekt des Pflegeprozesses und der Assistenzfunktion (wie Stufe 3) bezogen auf:
  - definierte Zielgruppen, wie z. B. Kinder, Erwachsene mit chronisch oder psychiatrisch definierten Erkrankungen sowie alte Menschen mit gerontopsychiatrisch definierten Erkrankungen,
  - definierte Intentionen und Settings wie z. B. Familiengesundheitspflege als Modell Family Health Nurse und Intensivpflege.
  - Sowohl *die Gesellschaft* mit den unterschiedlichen Ebenen der öffentlichen Verwaltung (Gemeinde-, Bezirks-, Landes-, Bundesebene) mit den Zielen der Gesundheitsförderung, der Prävention sowie Qualitätssicherung als auch *die Einzelperson* im Sinne des z. B. Case- und Caremanagements stehen im Mittelpunkt pflegerischen Handelns.

Stufe 5: Pflegewissenschaft und Pflegeforschung (MSc., Mag., Dr.)
mit u. a. folgenden Schwerpunkten:
- Betriebswirtschaftslehre mit Gesundheits-, Sozial-, Prozess- bzw. Krankenhausmanagement,
- Erziehungswissenschaft, Pädagogik und Lehre,
- Gesundheitswissenschaften und »Public Health« etc. (*Rottenhofer* 2004:16ff.).

Die Pflegekompetenzen wurden seitens des Bundesminsteriums für Gesundheit und Frauen entwickelten Bildungskonzeptes für Pflegeberufe (s. Kapitel 6.3.2) folgendermaßen definiert:

Stufe 1: Betreuungsservice: Serviceleistungen, Hilfestellung bei einfachen grundpflegerischen Handlungen.

Stufe 2: Pflegeassistenz: Tätigkeitsbereich angelehnt an das Berufsbild der Pflegehilfe (GuKG 1997:§ 82, 84).

Stufe 3: Gehobener Dienst für Gesundheits- und Krankenpflege: Pflegeassessment, diagnostischer Prozess, Pflegeplanung, Evaluation im Sinne der Anordnungsbefugnis und -verantwortung, Anleitung, Schulung, Aufsicht. Durchführungskompetenz auf Ebene der Interventionen in komplexen Pflegesituationen. Für Spezialbereiche der Pflege bedarf es wie bisher im GuKG geregelt entsprechender gesetzlich verpflichtender Weiterqualifikationen.

Stufe 4: Pflegeakademikerinnen: Pflegewissenschaft und Forschung, Lehre und Management.

6.12 Inhalte der bestehenden Pflegeausbildung

Mindestens 2000 Stunden entfallen auf den theoretischen, mindestens 2480 auf den praktischen Ausbildungsteil, mindestens 120 Stunden sind als schulautonomer Bereich von jeder Ausbildungsstätte nach Bedarf frei wählbar. Die Zusammenstellung der einzelnen Unterrichtsfächer und Unterrichtsstunden in den drei Ausbildungsjahren ist für die Allgemeine Gesundheits- und Krankenpflege im BGBl II/Anlage 1, für die Kinder- und Jugendlichenpflege im BGBl II/Anlage 2, sowie für die Psychiatrische Gesundheits- und Krankenpflege im BGBl II/Anlage 3 verankert.

Den Inhalten der Ausbildungen in der Allgemeinen Gesundheits- und Krankenpflege und der Psychiatrischen Gesundheits- und Krankenpflege liegen offene Curricula zugrunde (s. 6.3). Ein Curriculum für die Kinder- und Jugendlichenpflegeausbildung ist derzeit im Entwicklungsprozess.

Das Curriculum in der Allgemeinen Gesundheits- und Krankenpflege ist offen in Bezug auf
  (a) Planungsdimensionen des Unterrichts und der Beteiligung der Schülerinnen an diesen.
    In den Unterrichtsfächern sind strukturierte, jedoch offen gehaltene Themen vorgegeben, die Gewichtung der einzelnen Themen mit Unterrichtseinheiten hat Empfehlungscharakter. Methodik und Angaben für die Beteiligung der Schülerinnen an Planungsdimensionen wurden offen gelassen bzw. im didaktischen Kommentar der Unterrichtsfächer verankert.
  (b) verbindliche Festlegung aller Unterrichtsinhalte und -ziele.
    In den Unterrichtsfächern wurden Grobziele und Themen mit taxativer Aufzählung von Inhalten festgelegt. Die Feinzielformulierung und definitive Inhaltsentscheidung obliegt dem Schul- und Praxisteam und den Schülerinnen.
  (c) Methoden und Handlungsziele des Unterrichts.
  (d) Pflegetheorien, die dem Curriculum zugrunde gelegt oder in der Ausbildung, im Unterricht behandelt werden.
    Der Curriculumskonstruktion wurde kein Pflegemodell bzw. keine spezifische Pflegetheorie zugrunde gelegt. Im zentralen Fach »Gesundheits- und Krankenpflege« wurde besonderer Bedacht auf für Pflege typische Strukturen, Begriffe und Themen genommen.

(e) Standardisierte Pflegediagnosen bzw. Klassifikationsschemata für Pflege, die im Pflegeprozess zur Anwendung kommen.
Im Curriculum sind keine standardisierten Klassifikationsschemata der Pflege verankert. Diese Entscheidung obliegt den Ausbildungsverantwortlichen vor Ort (*ÖBIG* 2003:24).

6.12.1 Didaktik und Fächerkanon der aktuellen Pflegeausbildungen

Die im Unterricht angewandten Lehr- und Lernmethoden beruhen auf den allgemeinen vorgegebenen Arbeitsweisen und müssen die höchstmögliche Lern-Transferleistung sicherstellen. Dabei handelt es sich um Praktiken wie Frontalunterricht, Rollenspiel, Projektunterricht, Referate, praktische Übungen, problemorientierter Unterricht, Provokation und Diskussion, Moderation, Präsentation sowie Mind Mapping. Jede Lehrperson hat freie Methodenwahl in der Unterrichtsausführung. Es wird jedoch empfohlen, das Medium nach 20 Minuten Unterricht zu wechseln, um die Konzentration der Lernenden besser steuern zu können. Für die Unterrichtsgestaltung gelten Grundprinzipien, die sich in prozess-, inhalts-, handlungsorientierten, sowie gehirngerechten Unterricht und situationsgerechten Medieneinsatz unterteilen. Außerdem ist seitens der Lehrperson auf eine den Unterrichtsmethoden adäquate Sozialform zu achten. Dabei entscheidet die Lehrperson, ob in Partnerinnenarbeit, Klein- oder Großgruppen oder in Einzelarbeit gearbeitet wird (Expertengespräch 1: *Buchberger*).

Tabelle 25 veranschaulicht den Fächerkanon der aktuellen Allgemeinen Gesundheits- und Krankenpflegeausbildung mit der jeweils gesetzlich definierten Mindeststundenanzahl je Unterrichtsfach.
Prinzipiell gilt es anzumerken, dass im GuKG 1997 Unterrichtsfächer medizinischer Ausrichtung eine Stundenreduktion zugunsten pflegespezifischer Unterrichtsfächern erfuhren. Neu in den Fächerkanon aufgenommen wurden die Unterrichtsfächer »Hauskrankenpflege«, »Elektronische Datenverarbeitung, fachspezifische Informatik, Statistik und Dokumentation«, »Grundlagen der Pflegewissenschaft und Pflegeforschung«, »Palliativpflege«, »Gerontologie, Geriatrie und Geronto-Psychiatrie«, »Gesundheitserziehung und Gesundheitsförderung im Rahmen der Pflege«, »Arbeitsmedizin«, »Berufsspezifische Ergonomie und Körperarbeit«, »Kommunikation, Konfliktbewältigung, Supervision und Kreativitätstraining«. Die Unterrichtsfächer »Pflege von alten Menschen« und »Englisch« erfuhren eine deutliche Erhöhung im Stundenausmaß.

Im GuKG 1997 wurde geregelt, dass jede Schülerin verpflichtende Stunden in der extramuralen Pflege und in der Langzeitpflege zu absolvieren hat. Das Gesetz von 1973 sah diese praktischen Ausbildungsbereiche nicht vor. Am Ende der Ausbildung ist eine praktische Diplomprüfung gesetzlich verpflichtend vorgeschrieben, ein diplomprüfungsbezogenes Praktikum im Ausmaß von 160 Stunden soll die Schülerinnen auf die Prüfungssituation entsprechend vorbereiten (GuK-AV 1998:§ 23). Ebenfalls neu ist das Wahlpraktikum für die Schülerinnen.

Tabelle 25: Allgemeine Gesundheits- und Krankenpflege – Theoretische Ausbildung.

Unterrichtsfach	1. Jahr Stunden	2. Jahr Stunden	3. Jahr Stunden	DP
1. Berufsethik und Berufskunde der Gesundheits- und Krankenpflege	40 TN	20 EP	20 TN	
2. Grundlagen der Pflegewissenschaft und Pflegeforschung	40 EP	20 TN	20 EP	
3. Gesundheits- und Krankenpflege	240 EP	130 EP	130 EP	DP
4. Pflege von alten Menschen	30 TN	20 EP	–	DP
5. Palliativpflege	20 TN	20 EP	20 TN	DP
6. Hauskrankenpflege	–	20 TN	20 TN	DP
7. Hygiene und Infektionslehre	60 EP			
8. Ernährung, Kranken- und Diätkost	30 EP			
9. Biologie, Anatomie und Physiologie	100 EP			
10. Allgemeine und spezielle Pathologie, Diagnose und Therapie einschl. komplementärmedizinischer Methoden	120 EP	130 EP	110 EP	
11. Gerontologie, Geriatrie und Geronto-Psychiatrie		30 EP		
12. Pharmakologie	20 TN	20 EP		
13. Erste Hilfe, Katastrophen- und Strahlenschutz	30 EP		10 TN	
14. Gesundheitserziehung und Gesundheitsförderung im Rahmen der Pflege, Arbeitsmedizin	20 TN		20 TN	DP
15. Berufsspezifische Ergonomie und Körperarbeit	40 TN	30 TN	20 TN	
16. Soziologie, Psychologie, Pädagogik und Sozialhygiene	50 EP	20 TN	20 TN	
17. Kommunikation, Konfliktbewältigung, Supervision und Kreativitätstraining	40 TN	40 TN	40 TN	
18. Strukturen und Einrichtungen des Gesundheitswesens, Organisationslehre	10 TN		20 TN	DP
19. Elektronische Datenverarbeitung, fachspezifische Informatik, Statistik und Dokumentation,	20 TN	20 TN		
20. Berufsspezifische Rechtsgrundlagen	20 TN	20 EP		
21. Fachspezifisches Englisch	40 EP	20 EP	20 EP	
Gesamtstunden pro Ausbildungsjahr	970	560	470	
Gesamtstunden		2 000		

EP: Einzelprüfung (schriftlich, mündlich oder Projektarbeit); TN: Teilnahme; DP: Diplomprüfung
(Quelle: Österreichische Krankenpflegezeitschrift Extra-Ausgabe 2000:15)

In der Kinder- und Jugendlichenpflegeausbildung wurden ebenfalls jene Unterrichtsfächer, die bereits bei der Allgemeinen Gesundheits- und Krankenpflegeausbildung angeführt wurden, neu in den Fächerkanon aufgenommen. Die praktische Ausbildung in der Kinder- und Jugendlichenpflege sieht ähnliche Neuerungen wie die Allgemeine Gesundheits- und Krankenpflegeausbildung vor: ein Wahlpraktikum, ein diplomprüfungsbezogenes Praktikum und ein Praktikum in der Hauskrankenpflege je Schülerin.

Tabelle 26: Allgemeine Gesundheits- und Krankenpflege – Praktische Ausbildung.

Im Rahmen der praktischen Ausbildung werden die theoretischen Lehrinhalte in die berufliche Praxis umgesetzt, wobei eine umfassende Anleitung und Aufsicht durch Lehr- und Fachkräfte gewährleistet sein muss.

Ausbildungseinrichtung	Fachbereich	Stunden
Abteilungen einer Krankenanstalt	Akutpflege im operativen Fachbereich	600
Abteilungen einer Krankenanstalt	Akutpflege im konservativen Fachbereich	600
Einrichtungen, die der Betreuung pflegebedürftiger Menschen dienen	Langzeitpflege/rehabilitative Pflege	400
Einrichtungen, die Hauskrankenpflege, andere Gesundheitsdienste oder soziale Dienste anbieten	Extramurale Pflege, Betreuung und Beratung	160
Nach Wahl der Schülerin Wahlpraktikum		200
Nach Wahl der Schule: • Abteilungen oder sonstige Organisationseinheiten einer Krankenanstalt • Einrichtungen, die der stationären Betreuung pflegebedürftiger Menschen dienen • Einrichtungen, die Hauskrankenpflege, andere Gesundheitsdienste oder soziale Dienste anbieten	Akutpflege/Langzeitpflege rehabilitative Pflege/extramurale Pflege	360
Nach Wahl der Schule	Diplomprüfungsbezogenes Praktikum	160
Gesamt		2 480

Schulautonomer Bereich: Hier kann jede Schule für sich autonome Inhalte der Theorie bzw. der Praxis festlegen.

Bereich	Sachgebiet/Fachbereich	Stunden
Nach Wahl der Schule: • theoretische Ausbildung • praktische Ausbildung	Nach Wahl der Schule: Vertiefender oder erweiternder Unterricht als schulautonomer Schwerpunkt	120

(Quelle: Österreichische Krankenpflegezeitschrift Extra- Ausgabe 2000:16)

Der Fächerkanon in der Psychiatrischen Gesundheits- und Krankenpflegeausbildung weist die Fächer »Berufsspezifische Ergonomie und Körperarbeit«, »Gesprächsführung, psychosoziale Betreuung und Angehörigenarbeit«, »Supervision«, »Kreativitätstraining«, »Elektronische Datenverarbeitung, fachspezifische Informatik, Statistik und Dokumentation« neu auf. Der praktische Ausbildungsplan in der Psychiatrischen Gesundheits- und Krankenpflege weist ebenfalls ein Wahlpraktikum und ein diplomprüfungsbezogenes Praktikum je Schülerin auf. Der Bereich der extramuralen Pflege erfuhr eine immense Aufwertung. Je Schülerin sind mindestens 520 Ausbildungsstunden in der extramuralen Pflege zu absolvieren (vormals waren es 60 praktische Ausbildungsstunden).

6.12.2 Zentrale Fächer des Curriculums, traditionelle Fächer oder Fächerintegration mittels Problembezug

Grundlage des Verständnisses von Pflege bilden nach dem vom Österreichischen Bundesinstitut für Gesundheitwesen (ÖBIG) erstellten Curriculum die Elemente Menschenbild, Gesundheits- und Krankheitsverständnis sowie das Verständnis von Umwelt und Umgebung. Diese drei miteinander eng verknüpften Teile der Basisphilosophie der Pflege (*Arets, Obex u. a.* 1999:114) bestimmen individuell unterschiedliche Haltungen, Handlungen und Entscheidungen von Pflegepersonen. Die professionelle Berufsausübung ist daher getragen, beeinflusst und begründet von dieser Basisphilosophie.

Menschenbild

Der Mensch
- in seiner Gesamtheit und Individualität besitzt von Natur aus ein unabdingbares Recht auf Leben, Würde und freie Entfaltung.
- hat das Bedürfnis nach Eingebundensein in die Gesellschaft.
- hat ein Recht auf Selbstbestimmung und individuelle Entwicklung. Diese müssen stets gewahrt und gefördert werden.
- Die Achtung der Menschenwürde ist Ausgangspunkt pflegerischen Handelns.

Verständnis von Gesundheit und Krankheit

Gesundheit ist Ausdruck des subjektiven Wohlbefindens und Systemgleichgewichts (*Neumann* 1997:197ff). Krankheit ist der Ausdruck subjektiven Unbehagens bzw. objektiver Beeinträchtigung. Beide, sowohl Gesundheit als auch Krankheit unterliegen ständigen Veränderungen.

Verständnis von Umwelt und Umgebung

Als Umwelt – im Zusammenhang mit Pflege – sind jene Faktoren zu bezeichnen, die für die menschliche Ausdrucksweise relevant sind und sich auf wichtige Bezugspersonen, Lebensumstände und die unmittelbare Umgebung beziehen. Aus diesem, den Menschen umgebenen Kontext resultieren soziale, kulturelle, wirtschaftliche und ökologische Faktoren, die Gesundheit, Beziehungsmuster, Biografie, Entwicklung etc. einer Person, einer Familie bzw. Gruppe und der Gesellschaft beeinflussen.

Kompetenzerwerbsstufen für Schülerinnen der Gesundheits- und Krankenpflege
Folgende didaktische Prinzipien sind im Curriculum des ÖBIG festgeschrieben:
- Vom Gesunden zum Kranken,
- vom Bekannten zum Unbekannten,
- vom Einfachen zum Komplexen,
- von der Struktur zum Detail (ÖBIG 2003:26).

Dementsprechend liegt der Schwerpunkt des theoretischen Unterrichts im ersten Ausbildungsjahr bei Gesundheits- und Krankenpflegefächern. Abgerundet wird der Lehrplan durch medizinische, human- und sozialwissenschaftliche Grundlagenfächer sowie durch Fächer wie Rechtsgrundlagen, EDV, Statistik etc.

Die Schwerpunktsetzung auf Gesundheits- und Krankenpflegefächer bleibt im zweiten und dritten Jahr bestehen, bereits vorhandenes Basiswissen der Schülerinnen wird einer inhaltlichen Vertiefung zugeführt. Die Anzahl theoretischer Stunden reduziert sich jedoch zugunsten praktischer Ausbildungsstunden. Ähnliches gilt für medizinische, human- und sozialwissenschaftliche Fächer sowie für Fächer wie Rechtsgrundlagen, EDV, Statistik etc.

6.13 Praktische Ausbildung/Theorie-Praxis-Transfer

Vielfach findet an Gesundheits- und Krankenpflegeschulen die Ausbildung von Schülerinnen in zeitlich festgelegten theoretischen und praktischen Blöcken statt (duales Ausbildungssystem). Während der theoretischen Blöcke werden die Unterrichtsfächer in einem geplanten Verlauf mit exakt vorgegebener Wochen- und Jahresplanung gelehrt. Die praktischen Einsätze absolvieren die Schülerinnen im Rahmen einer 40-Stunden-Woche. Schülerinnen sind über einen längeren Zeitraum (Anm.: die Mindeststundenanzahl eines Praktikums eines Fachbereiches beträgt 160 Stunden) den einzelnen Fachbereichen zugeteilt und erfahren so eine Integration in den bestehenden Pflegealltag. Im Vordergrund der praktischen Ausbildung sollte die kontinuierliche Begleitung und Pflege von Patienten durch Schülerinnen stehen.

Die Gesamtleitung der Ausbildung (sowohl in Theorie als auch Praxis) obliegt der jeweiligen Direktorin der jeweiligen Gesundheits- und Krankenpflegeschule. Die Praktikumseinsätze aller Schülerinnen werden von Verantwortlichen der jeweiligen Gesundheits- und Krankenpflegeschule organisiert. Empfehlenswert wäre, wie dies an der Gesundheits- und Krankenpflegeschule Innsbruck der Fall ist, dass ein Koordinator für die praktische Ausbildung (diese Stelle ist bei der Pflegedirektion der Unikliniken Innsbruck angesiedelt) für die Qualität der praktischen Ausbildung von Schülerinnen sowohl im intra- als auch extramuralen Bereich verantwortlich zeichnet. Zu dessen Arbeitsaufgaben zählen u. a. die regelmäßige Überarbeitung von praktischen Lerntagebüchern, Kontrolle über die Beurteilungsprozesse von Schülerinnen in den einzelnen Fachbereichen, die stetige Evaluation der Praktikumseinsätze bei Schülerinnen u. a. Bei auftretenden Problemen, den praktischen Ausbildungsprozess betreffend, wird der Koordinator zur fachlichen Expertise (sowohl für Schülerinnen als auch diplomierte Pflegepersonen) herangezogen (*Them, Missmann* et al. 2000:23). Zusätzlich leitet er Arbeitskreise mit Lehrkräften der Gesundheits- und Krankenpflege, Mentoren und Schülerinnen.

6.14 Qualitätsentwicklung in der Pflege- und Gesundheitsausbildung

Es besteht keine gesetzliche Verpflichtung zur Durchführung von Schülerinnenzufriedenheitsmessungen. Am Ende von Ausbildungsjahren finden jedoch in den meisten österreichischen Gesundheits- und Krankenpflegeschulen Zufriedenheitsuntersuchungen bei Schülerinnen statt. So werden beispielsweise seit 2004 an der Gesundheits- und Krankenpflegeschule Innsbruck Evaluierungen EDV-unterstützt durchgeführt. Dabei wird die generelle Zufriedenheit der Schülerinnen mit der Ausbildung und der Ausbildungsstätte (die Ausstattung und den Dienstleistungsbereich betreffend) abgefragt. Zusätzlich werden die Lehrpersonen, die in der entsprechenden Klasse unterrichtet haben, hinsichtlich ihrer fachlichen und pädagogisch-didaktischen Eignung einer Evaluation unterzogen. Die Ergebnisse stehen sofort im Anschluss an die durchgeführte Evaluation den Ausbildungsverantwortlichen zur Verfügung. Schülerinnen werden über schulinterne Ergebnisse mittels hauseigenem Intranet informiert. Die Evaluierungsergebnisse von Lehrkräften bzw. Vortragenden werden nicht öffentlich bekannt gegeben. Es gilt der Grundsatz: Evaluierungsergebnisse mit den Noten 1 bis 2,5 werden dem Vortragenden mittels Post bzw. mittels E-Mail zugesandt. Bei Evaluierungsergebnissen ab 2,6 wird die Lehrperson zu einem persönlichen Gespräch in die Direktion geladen, um Gründe für das (relativ) schlechte Abschneiden der Lehrperson zu eruieren und dieser in der Folge entsprechende Unterstützung sei es in fachlicher aber auch pädagogischer Hinsicht anbieten zu können.

Die Qualität der Praxiseinsätze aus Sicht der Schülerinnen wird ebenfalls EDV-unterstützt nach Beendigung evaluiert. Auch hierbei gilt Ähnliches wie zuvor beschrieben. Bei Evaluierungsergebnissen von praktischen Ausbildungsbereichen von 2,6 und schlechter nimmt der Koordinator der praktischen Ausbildung Kontakt mit der Stationsleitung und den Mentoren auf und bespricht mit diesen die Evaluierungsergebnisse im Detail. Regelmäßig schlechte Evaluierungsergebnisse von Abteilungen bzw. Bereichen durch Schülerinnen unterschiedlicher Jahrgänge können zur Folge haben, dass keine Schülerinnen bis auf weiteres diesem Bereich zum Praktikum zugeteilt werden. Schulübergreifende Beurteilungsverfahren sind derzeit nicht geplant.

6.15 Berufliche Eigenverantwortlichkeit in der Praxis der Pflege- und Gesundheitsberufe und Interprofessionalität/Interdisziplinarität

Für die drei Sparten des Gehobenen Gesundheits- und Krankenpflegedienstes gelten folgende Aufgaben und Tätigkeiten gleichermaßen. Der Unterschied liegt nur auf dem Schwerpunkt der zu betreuenden Patientengruppe. Laut GuKG 1997 wird in den §§ 13 bis 16 der Tätigkeitsbereich für die diplomierten Pflegepersonen in drei Bereiche unterteilt, den eigenverantwortlichen, mitverantwortlichen und interdisziplinären Tätigkeitsbereich.

Zum eigenverantwortlichen Bereich (GuKG 1997:§ 14) einer diplomierten Pflegeperson gehören Aufgaben wie
- Erheben der Pflegebedürfnisse und des Grades der Pflegeabhängigkeit des Patienten oder Klienten sowie Feststellung und Beurteilung der zur Deckung dieser Bedürfnisse zur Verfügung stehenden Ressourcen (Pflegeanamnese),
- Feststellung der Pflegebedürfnisse (Pflegediagnose),
- Planung der Pflege, Festlegung von pflegerischen Zielen und Entscheidung über zu treffende Maßnahmen (Pflegeplanung),
- Durchführung der Pflegemaßnahmen,
- Auswertung der Resultate der Pflege (Pflegeevaluation),
- Information über Krankheitsvorbeugung und Anwendung von gesundheitsfördernden Maßnahmen,
- psychosoziale Betreuung,
- Dokumentation des Pflegeprozesses,
- Organisation der Pflege,
- Anleitung und Überwachung des Hilfspersonals,
- Anleitung und Begleitung der Schülerinnen im Rahmen der Ausbildung und
- Mitwirkung an der Pflegeforschung.

Der mitverantwortliche Aufgabenbereich (GuKG 1997:§ 15) umfasst die Durchführung diagnostischer und therapeutischer Maßnahmen nach ärztlicher Anordnung. Die Pflegekraft ist, entsprechend ihrer Ausbildung und ihres Könnens, nach ärztlicher Anordnung für die Durchführung ihrer Tätigkeit verantwortlich. Der Arzt trägt die Anordnungsverantwortung, die Pflegekraft die Durchführungsverantwortung. Dieser Bereich umfasst
- das Verabreichen von Arzneimitteln,
- Vorbereitung und Verabreichung von subkutanen, intramuskulären und intravenösen Injektionen,
- Vorbereitung und Anschluss von Infusionen bei liegendem Gefäßzugang (mit Ausnahme von Transfusionen),
- Blutentnahme aus der Vene und aus den Kapillaren,
- Setzen von transurethralen Blasenkathetern, Instillation und Spülung,
- Durchführung von Darmeinläufen und
- Legen von Magensonden.

Der interdisziplinäre Aufgabenbereich (GuKG 1997:§ 16) umfasst jene Bereiche, die sowohl die Gesundheits- und Krankenpflege als auch die anderen Bereiche des Gesundheitswesens betreffen. Diplomierte Pflegepersonen tragen Durchführungsverantwortung für alle von ihnen in diesem Bereich gesetzten pflegerischen Maßnahmen. Konkrete Tätigkeiten des interdisziplinären Aufgabenbereichs sind
- Mitwirkung bei Maßnahmen zur Verhütung von Krankheiten und Unfällen sowie Erhaltung und Förderung der Gesundheit,
- Vorbereitung der Patienten und ihrer Angehörigen auf die Entlassung aus einer Krankenanstalt oder einer Einrichtung, die der Betreuung pflegebedürftiger Menschen dient,
- Gesundheitsberatung und
- Beratung und Sorge für die Betreuung während und nach einer physischen oder psychischen Erkrankung.

Die Definition eines eigenverantwortlichen Tätigkeitsbereiches im Jahr 1997 war für die Entwicklung professioneller Pflege in Österreich von größter Bedeutung. Sieben Jahre nach In-Kraft-Treten des GuKG zeigt sich aber, dass viele Ärzte und Angehörige anderer Gesundheitsberufe noch nicht wissen, dass Angehörige des Gehobenen Dienstes für Gesundheits- und Krankenpflege einen eigenverantwortlichen Tätigkeitsbereich zuerkannt erhielten.

6.16 Zwischenfazit: Pflegeausbildung Österreich

Das In-Kraft-Treten des Gesundheits- und Krankenpflegegesetzes 1997 führte für Angehörige der Gehobenen Dienste für Gesundheits- und Krankenpflege in der Berufsausübung zu vielfältigen positiven Änderungen.

Der bis dahin vorherrschende Ansatz »berufliche Pflegearbeit hauptsächlich als beruflich funktionale Qualifikation unter ärztlicher Verantwortung« (Ertl-Schmuck 2002) zu sehen, wurde verlassen und der eigenverantwortliche Aufgabenbereich der Pflege in den Vordergrund gerückt. Die Tätigkeit umfasst in erster Linie die eigenverantwortliche Diagnostik, Planung, Organisation, Durchführung und Kontrolle aller Pflegemaßnahmen im intra- und extramuralen Bereich, die Gesundheitsförderung und -beratung im Rahmen der Pflege, die Pflegeforschung sowie die Durchführung administrativer Tätigkeiten. Die Definition eines mitverantwortlichen Tätigkeitsbereiches (Durchführung diagnostischer und therapeutischer Maßnahmen nach ärztlicher Anordnung) und eines interdisziplinären Tätigkeitsbereiches (die Kooperation und Abstimmung mit an der Pflege beteiligten Berufsgruppen) runden das Berufsbild ab.

Das Gesetz von 1997 mit seinen Ausbildungsverordnungen kann durchwegs als zukunftorientierend gesehen werden, jedoch liegt klar auf der Hand, dass richtungweisende Neuerungen (wie beispielsweise die Implementierung von pflegewissenschaftlichen Studiengängen, die Lehrkräfteausbildung auf Hochschulniveau festzulegen, EU-konforme Zugangsvoraussetzung zu den Pflegeausbildungen u. a.) unberücksichtigt blieben.

So waren bzw. sind die Berufsgruppenverantwortlichen mehr denn je gefragt, die Pflege(-ausbildung) in Österreich richtungweisend für Europa zu lenken. Die Öffnung der akademischen Schiene für Pflegeberufe war ein erster wichtiger Schritt. In der Folge müssen Verantwortliche im Gesundheitswesen von der unbedingten Notwendigkeit des Einsatzes von Pflegepersonen mit akademischen Qualifikationen überzeugt werden. Die Praxisfelder intramurale und extramurale Pflege (direkte Pflege am Patienten) sehen derzeit keine bzw. nur wenige Aufgaben und Tätigkeiten für akademisch qualifizierte Pflegepersonen vor.

Das Bildungsangebot im Pflegebereich orientiert sich am quantitativen und qualitativen Pflegebedarf. Die zurzeit bestehenden Ausbildungen im Pflegebereich entsprechen nach Meinung der Autorinnen punktuell den Anforderungen im Gesundheitswesen von heute. Der kurative Ansatz steht in den meisten Fällen nach wie vor im

Vordergrund. Die Fokussierung der Pflegeausbildungen auf Familien, Gruppen und Gesellschaft und die Berücksichtigung der jeweiligen Zielsetzung der Pflege (Gesundheitsförderung, Prävention, begleitende und rehabilitative Pflege sowie Palliativpflege) ist zwar in der Theorie der Diplompflegeausbildungen vorgesehen, der Praxisalltag bietet aber zu wenige Möglichkeiten der entsprechenden Umsetzung. Die Ausbildungen in der Pflegehilfe sehen derzeit keine Fächer wie Gesundheitsförderung, Prävention vor. Hier ist dringender Handlungsbedarf, zumal jene Personengruppe vielfach mit alten, aber nicht immer kranken Menschen arbeitet.

Positiv und unverzichtbar erscheint den Autorinnen die duale Ausbildungsform aller Pflegeausbildungen in Österreich. Die Praxis hat einen großen Stellenwert, theoretisch Gelerntes wird vor Ort im Pflegealltag praktisch umgesetzt.

Aktuell den Ausbildungsbereich für Pflegeberufe zu überdenken und abhängig vom Bedarf und den Anforderungen an das Berufsbild in neue Richtungen zu lenken, ist ein stetiger Auftrag an Verantwortliche im Pflegebereich. So gilt es sich Gedanken darüber zu machen, wie einem bereits jahrelang bestehenden Trend der zeigt, dass diplomierte Pflegepersonen nach dreijähriger Ausbildungszeit vornehmlich Anstellungen im Krankenhausbereich favorisieren, entgegen gewirkt werden kann. Eine breite Öffnung des Zugangs zum Pflegeberuf wäre eine mögliche Konsequenz. Abhängig von der jeweiligen Bildungsstufe von an der Pflege interessierten Menschen sollte die Pflegeausbildung auf verschiedenen Ebenen (mit unterschiedlichen Handlungskompetenzen) erfolgen. Das Fehlen einer für Jugendliche und Erwachsene im Bildungssystem durchlässigen Ausbildungsform lässt viele in andere Berufe mit einem besseren Image abwandern.

Die durchlässigen Ausbildungssysteme der im Kapitel 6.3.2 dargestellten Bildungsmodelle der Zukunft könnten mögliche Ansätze dafür sein, den Bedarf an künftigen Pflegepersonen in den unterschiedlichen Praxisfeldern der Pflege in Zukunft zu sichern und die professionelle Pflegeversorgung der Bevölkerung Österreichs zu gewährleisten. Wie bereits in 6.3.2 kritisch betrachtet, sollten jedoch die in Stufe 3 des Bildungsmodells des ÖBIG angedachten multivariaten Ausbildungen zum Gehobenen Pflegefachdienst noch gründlich überdacht werden. Die EU-Ausbildungsrichtlinien sprechen von einer mindestens zwölfjährigen schulischen Vorbildung für Bewerberinnen der Ausbildungen zum Gehobenen Dienst für Gesundheits- und Krankenpflege. Allein unter diesem Gesichtspunkt hat nach Meinung der Autorinnen das BHS-Modell, das 14-jährige junge Menschen im Rahmen einer fünfjährigen Ausbildung zur diplomierten Pflegeperson qualifizieren soll, keine Berechtigung.

Es erscheint unabdingbar, dass bundesweit **stufenweise** einheitliche Ausbildungsprogramme mit **stufenweisen** einheitlichen Abschlüssen, die abhängig von der Ausbildungsstufe entsprechende Pflegekompetenzen zur Folge haben, geschaffen werden. Die Autorinnen gehen davon aus, dass in Zukunft (der Zeithorizont ist noch nicht ganz klar absehbar) die Ausbildungen zum Gehobenen Pflegefachdienst, wie bereits in den meisten EU-Staaten der Fall, vornehmlich an Universitäten und Fachhochschulen stattfinden werden. Diplompflegeausbildungen in Form von Kollegs (öffentlichen bzw. privaten Charakters) werden in der Übergangsphase vermehrte Ausbildungsformen darstellen. Kollegs gelten somit als entsprechende Vorbereitungsmaßnahme für künftige Fachhochschul- bzw. Universitätsausbildungsprogramme. In der Folge darf jedoch nicht verabsäumt werden, die Diplompflegeausbildungen auf Fachhochschul- bzw. Universitätsniveau zu bringen. Würde dies mittelfristig nicht Realität, wären künftige Absolventinnen von Diplompflegeausbildungen in Österreich nicht wettbewerbsfähig am europäischen Arbeitsmarkt.

Unter dem Gesichtspunkt der zukünftigen akademischen Diplompflegeausbildungen bedarf es einer dringlichen Klärung hinsichtlich der Lehrkräftequalifikation. Wie in Kapitel 6.5 aufgezeigt, sieht der österreichische Gesetzgeber aktuell keine akademische Weiterqualifikation für Lehrkräfte der Gesundheits- und Krankenpflege vor. Mittelfristig wird es sein, dass die zurzeit (2004) angebotenen Universitätslehrgänge durch pflegewissenschaftliche Studiengänge abgelöst werden. Langfristig ist anzustreben, dass Lehrkräfte über einen Masterabschluss der Pflegewissenschaft verfügen. Ähnliches gilt für Pflegepersonen im Managementbereich und für Advanced Practice Nurses.

7 Ländervergleich: Lehren aus Deutschland, Großbritannien, den Niederlanden und Österreich für die Reform der Pflegeausbildung in Deutschland und Berlin

Margarete Landenberger

7.1 Ländervergleich von Form/Struktur der nationalen Pflegeausbildungen

Die Beschreibung der Pflegeausbildung unserer Vergleichsländer zeigt zweierlei. Zum einen erkennen wir dort Problemlösungen in Bezug auf Struktur und Inhalt der Ausbildung, die Anregungen geben zur Wahrnehmung von Alternativen. Zum anderen liefert uns der internationale Vergleich analytische Kategorien, die die derzeitige Fachdebatte bereichern. Zu den im Folgenden dargestellten Ergebnissen der komparativen Analyse ist weitergehende ausbildungsbezogene Forschung notwendig, wie gezeigt werden wird. Welche »Lehren« lassen sich also aus dem vorliegenden Ländervergleich für die notwendige Ausbildungsreform in Deutschland ziehen?

7.1.1 Grundtypen von Pflegeausbildung und -studium/ Kombination Berufsbildungs- und Hochschulsystem

In Deutschland ist der Grundtypus der Pflegeausbildung eine dreijährige Berufsausbildung. Was die **bildungssystemische Zuordnung** anbelangt, gehört sie zum sekundären Bildungssystem. Die deutsche Pflegeausbildung stellt eine Mischform dar zwischen dem Typus des dualen Systems (Berufsschule und parallele betriebliche Praxisausbildung) und der Berufsfachschule. Sie ist nicht in das staatliche Bildungssystem integriert. Deshalb handelt es sich bei der deutschen Pflegeausbildung um eine Sonderform.

Die Pflegeausbildung in Österreich ist ähnlich organisiert wie in Deutschland. Auch dort ist die Ausbildung dreijährig. Die Gesundheits- und Krankenpflegeschulen stellen eine Sonderform dar. Die Ausbildung ist auch dort nicht in das reguläre staatliche Bildungssystem integriert.

Großbritannien besitzt für den klassischen Grundberuf der Pflegefachkraft (Registered Nurse; RN) zwei dreijährige Ausbildungswege, ein vorakademisches Undergraduate-Studium mit dem Abschluss des Diploma in Higher Education (Dip HE RN) sowie ein akademisches Graduate-Studium mit dem Abschluss des Bachelors of Nursing (BSc RN). Das Ausbildungssystem in den Pflege- und Gesundheitsberufen ist regulär in das staatliche Bildungssystem integriert. Alle Stufen oder Niveaus sind an einer Ausbildungsstätte, der Higher Education Institution (HEI), angesiedelt. In Deutschland wird manchmal davon gesprochen, in Großbritannien sei die gesamte Pflegeausbildung an der Universität bzw. akademisiert. Dies ist nicht zutreffend. Diese »Höheren Bildungseinrichtungen« sind multifunktionelle Institutionen, die sowohl Aufgaben der »vorakademischen« Berufsfachausbildung als auch der akademischen Fachhochschul- und Universitätsausbildung übernehmen. In Großbritannien existieren deshalb keine gesonderten Berufsschulen, Berufsfachschulen, Fachhochschulen u. a. Entsprechend groß und komplex sind diese Institutionen dort und entsprechende Mehrfachangebote können sie zur Verfügung stellen, z. B. auch zahlreiche »vorhochschulische« und hochschulische Weiterbildungen (vgl. unten).

Auch in den Niederlanden ist seit einer grundlegenden Reform im Jahr 1997 die Pflegeausbildung in das reguläre staatliche Bildungssystem integriert. Der Grundtypus der klassischen vierjährigen Pflegeausbildung besteht aus zwei alternativen, aber gleichwertigen Wegen, dem betrieblichen Weg mit einem höheren Anteil an Praxisausbildung sowie dem schulischen Weg mit einem höheren Anteil an schulischer Ausbildung (vgl. unten).

Die **Kombination von Berufs- und Hochschulausbildung** in Deutschland weist noch gravierende Abstimmungsmängel auf. Neben dem Grundtypus der Pflegeausbildung, die als Sonderform dem Gesundheitswesen zugeordnet ist, sind in Deutschland seit den 1990er Jahren hochschulische Studiengänge für Pflege, Klinische Gesundheits- und Pflegewissenschaft, Gesundheits- und Pflegepädagogik sowie Gesundheits- und Pflegemanagement an Fachhochschulen und Universitäten entstanden. Erstens fehlt eine passgerechte systematische Stufung der Qualifikationsniveaus in den Rahmenausbildungsordnungen und Curricula (vgl. Kapitel 7.3). Zweitens mangelt es an der bildungspolitisch wünschenswerten Durchlässigkeit vom Berufsabschluss zur Hochschule (vgl. Kapitel 7.4). Drittens fehlen bei den einstellenden Einrichtungen und Trägern Tätigkeitsprofile und Handlungsfelder von Pflegekräften mit Berufsausbildung und solchen mit Hochschulabschluss.

In Österreich besteht das Problem der fehlenden Kombination und Abstimmung zwischen beruflicher und hochschulischer Pflegeausbildung ähnlich wie in Deutschland. Dort hat die Gründungswelle von Pflegestudiengängen an Fachhochschulen und Universitäten um einige Jahre später als in Deutschland begonnen und ist derzeit in vollem Gange.

In zwei der Vergleichsländer, in Großbritannien und Niederlande, gibt es eine systematische Kombination von Pflegeausbildung als qualifizierte Berufsausbildung und als Hochschulausbildung. **Wichtig ist, dass in diesen Ländern diese bildungssystemische Unterscheidung von geringer Bedeutung ist. Vielmehr werden die verschiedenen Ausbildungsstufen als ein Kontinuum begriffen.**

In Großbritannien sind »vorakademische« Berufsausbildung in den Pflege- und Gesundheitsberufen und akademische Studiengänge in diesen Disziplinen in gelungener Weise kombiniert. Dies wird dadurch erleichtert, dass es dort kein gesondertes berufliches Ausbildungssystem gibt. Vielmehr übernimmt in Großbritannien eine multifunktionale Ausbildungseinrichtung, die Higher Education Institution (HEI) sowohl die Ausbildungen, die wir in Deutschland Berufsausbildungen nennen, als auch die akademischen Ausbildungen, also Hochschulstudiengänge.

Die Niederlande können für die deutsche Reform deshalb zum Vorbild genommen werden, weil dort zwar – ähnlich wie in Deutschland – Berufsbildungs- und Hochschulsystem getrennt sind, aber die Pflegeausbildung in allen Zweigen und Stufen voll integriert in das **reguläre Berufsbildungssystem sowie in das Hochschulsystem** eingegliedert ist. Außerdem, und dies ist ein weiteres Vorbild, besteht eine funktionierende **Verknüpfung zwischen den beiden Ausbildungssystemen.** Das berufsbildende System besteht aus großen multifunktionellen regionalen Berufsbildungszentren (ROC). Dort werden alle Pflege-Berufsniveaus von der einjährigen Assistenz bis zur vierjährigen Pflegefachkraftausbildung ausgebildet. Die ebenfalls vierjährige Bachelor-Grundausbildung in der Pflege erfolgt an Fachhochschulen. Das Hochschulsystem besteht aus Fachhochschulen (FH) und Universitäten. Der Master kann in weiteren zwei (Vollzeitstudium oder Teilzeitstudium) oder vier Jahren (Teilzeitstudium) erworben werden.

Alle Niveaus, auch im Übergang von Berufsfachschul- zur Hochschulebene, sind in den Niederlanden bruchlos koordiniert. Es besteht dort volle Durchlässigkeit, ein bildungspolitischer Standard, von dem Deutschland in Bezug auf die Pflege- und Gesundheitsberufe noch weit entfernt ist.

Die staatliche Bildungspolitik in den Niederlanden hat dieses integrierte Gesamtsystem im Jahr 1997 durch eine umfassende Reform geschaffen, eine Innovation, die in Deutschland nach wie vor kaum vorstellbar ist, weil hier eine zersplitterte Zuständigkeit einerseits zwischen Fachministerien (Bildung und Forschung, Gesundheit und Soziale Sicherung sowie Familie, Frauen, Senioren und Jugend) und andererseits zwischen Bundes- und Länderebene herrscht. Wohl hauptsächlich dieser Zersplitterung ist es geschuldet, dass in Deutschland bis heute die Pflegeausbildungen an einem Sondertyp von Ausbildungsstätten angesiedelt sind, die im Fall der Gesundheits- und Krankenpflegeausbildung unter der Trägerschaft von Krankenhäusern stehen und nicht aus allgemeinen Steuermitteln, sondern aus den Pflegesätzen der Einrichtungen, also über die gesetzliche Kranken- und Pflegeversicherung finanziert werden. In Österreich stehen Gesundheits- und Krankenpflegeschulen ebenfalls unter der Trägerschaft von Krankenhäusern, die Budgetmittel für die Führung der Schule kommen aus allgemeinen Steuermitteln (vgl. Kapitel 7.1.9).

In Deutschland und Österreich muss die Kombination von Berufsbildungs- und Hochschulsystem bei der Pflegeausbildung als wenig funktional bezeichnet werden. Hier herrscht großer struktureller Reformbedarf.

7.1.2 Integration/Generalisierung versus getrennte Ausbildungen in Fachgebietsorientierung/Spezialisierung

Der internationale Vergleich liefert für die Fragen zum anzustrebenden Verhältnis zwischen Generalisierung und Fachgebietsorientierung/Spezialisierung wertvolle Anregungen.

In Deutschland ist die Pflegeausbildung **keine generalistische oder integrierte Ausbildung**. Vielmehr handelte es sich bis 2003, also vor der Reform der beiden Berufegesetze der Kranken- und Altenpflege, um drei getrennte Berufsausbildungen für (Erwachsenen-)Krankenpflege, Kinderkrankenpflege und Altenpflege. Obwohl keine Pflegeausbildung, müsste auch die Ausbildung der Hebamme und des Entbindungspflegers hier genannt werden, quasi als vierte getrennte Ausbildung. Seit 2004, seit den Gesetzesnovellierungen, wurden die Ausbildungen für (Erwachsenen-)Krankenpflege und Kinderkrankenpflege zu einer Ausbildung mit zwei Ausbildungsabschlüssen zusammengelegt. Die Altenpflegeausbildung besteht nach wie vor als getrennte Ausbildung. Seit der Reform ist die Altenpflege nun eine bundeseinheitlich geregelte dreijährige Ausbildung in einem Heilberuf (vormals Sozialberuf). Durch die Ausbildungsreform ist die deutsche Altenpflegeausbildung ein wichtiges Stück auf die Gesundheits-/Krankenpflegeausbildung hin entwickelt worden. Wie die in Kapitel 8 beschriebenen, durch den Gesetzgeber ermöglichten Modellversuche zeigen, bestehen nun vor allem in der Grundstufe der beiden Ausbildungen Kranken- und Altenpflege so starke Übereinstimmungen, dass integrierte Modellausbildungen durchführbar sind, in der die beiden Ausbildungen zusammengelegt werden. Schulen und Träger erproben in befristeten Modellvorhaben verschiedene Gestaltungen von integrierter oder generalistischer Ausbildung (vgl. Kapitel 8). Jedoch sind außerhalb der wenigen Modellversuche nach wie vor beide Ausbildungen auch in der Grundstufe getrennt und gemeinsame Lehr- und Ausbildungsinhalte sind nicht integriert.

Dass in Deutschland die Integration oder Generalisierung – im Unterschied zu zahlreichen europäischen Ländern – der Pflegeausbildung noch nicht realisiert ist, ist der Grund dafür, dass diese Termini zu Leitbegriffen in der deutschen Reformdebatte geworden sind. Die mit den Ausbildungen verbundenen Abschlüsse bergen die Gefahr in sich, dass die Absolventen auf die Gesundheits- und Krankenpflege oder auf die Altenpflege festgelegt sind und bei der Berufseinmündung sowie bei späteren Wechseln des Arbeitsfeldes über wenig Spielraum, wenig Flexibilität verfügen.

Bildungs- und berufspolitisch sind Berufs- und Studienabschlüsse wünschenswert, die einen flexiblen Einsatz im Berufsfeld ermöglichen. Spezialisierungen sollen möglichst erst auf einen eher breit angelegten (generalistischen) berufsbefähigenden Abschluss folgen.

Dieses Grundmuster prägt im Ausland und in Deutschland die meisten Berufsausbildungen und ebenso alle Hochschul-/Universitätsstudiengänge außerhalb der Pflegeausbildung. Beispielsweise verzweigen sich in Deutschland die Handwerksgrundberufe. Jedoch gilt dieses Prinzip auch für Universitätsstudiengänge. So gliedert sich das Medizinstudium in ein gemeinsames Grundstudium, ein eher generalistisches, nur wenige Schwerpunktsetzungen ermöglichendes Hauptstudium mit einem berufsbefähigendem Staatsexamen sowie in die spezialisierte Facharztausbildung, die erst danach folgt. Ähnlich verhält es sich bei anderen Fachhochschul- und Universitätsstudiengängen.

In der deutschen Pflegeausbildung fehlte dieses Grundmuster bislang. Die Schülerinnen entschieden sich von Beginn der Ausbildung an für das Fachgebiet Erwachsenen-, Kinder- oder Altenpflege. Erst durch die neuen Gesetze in der Gesundheits- und Krankenpflege sowie der Altenpflege ist die Voraussetzung für das Grundmuster geschaffen worden, das nun in Deutschland in Modellausbildungen weiter erprobt wird (vgl. Kapitel 8). In Österreich sind die pflegerischen Berufsfachausbildungen getrennt in drei Grundberufe, die Allgemeine Gesundheits- und Krankenpflege, die Kinder- und Jugendlichenpflege sowie die Psychiatrische Gesundheits- und Krankenpflege.

In Großbritannien und den Niederlanden findet **eine erste Phase der Pflegeausbildung generalistisch statt,** also breit bezogen auf alle Patientengruppen sowie alle Versorgungssettings. Danach folgt in der zweiten Phase eine Verzweigung in mehrere Fachgebiete oder Spezialisierungen. Die Schülerinnen/Studierenden müssen sich für eine Spezialisierung entscheiden.

Großbritannien verfügt, in gewisser Ähnlichkeit zu Deutschland, zwar über differenzierte berufsbefähigende (Diploma in Higher Education; Bachelor) zur Pflegefachkraft (Nurse), Midwife (Geburtshelfer/in, Hebamme) und Health Visitor/Specialist Community Public Health Nurse (Gesundheitsberater, Public Health-Fachkraft). Jeder dieser Studiengänge ist vom ersten bis zum letzten Studienjahr getrennt und jeder Abschluss qualifiziert für ein je spezifisches Berufsfeld. Jedoch beginnt der Studiengang Nurse (Pflegefachkraft) mit einer integrierten/generalistischen einjährigen Phase, die alle Studierenden gemeinsam besuchen, und daran anschließend folgen vier Zweig-Programme, also Fachgebiete oder Spezialisierungen in Erwachsenen-, Kinder-, Psychiatrie- und Lernbehindertenpflege.

Die Niederlande sind das einzige der hier analysierten Länder, das eine generalistische Pflegeausbildung hat. Es gibt nur einen Grundberuf in der Pflege. Es gibt keine eigenständige Ausbildung für bspw. Kinderkranken- oder Altenpflege. Die Absolventen sind so qualifiziert, dass sie in allen Settings und mit allen Patientengruppen arbeiten können.

Wenn wir das Verhältnis zwischen Generalisierung und Fachgebietsorientierung in Großbritannien und den Niederlanden betrachten, ergeben sich drei Variablen. Erstens ist die Anzahl der Grundberufe unterschiedlich, die die Ausbildungsanfänger wählen können. In Großbritannien sind dies (ähnlich wie in Deutschland) drei Grundberufe: Nurse, Midwife und Health Visitor/Specialist Community Public Health Nurse. In Österreich stehen ähnliche drei Grundberufe Gesundheits- und Krankenpflege, Kinder- und Jugendlichenpflege sowie Psychiatrische Gesundheits- und Krankenpflege zur Auswahl. Die in Deutschland bestehenden Grundberufe sind bekannt. Im Unterschied dazu gibt es in den Niederlanden (ab Niveau 4) nur einen Grundberuf, die Pflegekundige (Verpleegkundige).

Zweitens ist die **Dauer, die zeitliche Relation zwischen generalisierter und fachorientierter Phase** in den Vergleichsländern unterschiedlich. In Großbritannien beträgt diese ein Jahr von insgesamt drei Jahren sowohl bei der »vorakademischen« (undergraduate) Diploma HE-Pflegeausbildung als auch bei der akademischen Bachelor-Ausbildung (BSc), die beide mit der Berufszulassung der Registered Nurse (RN) abschließen. In Großbritannien wurde die Dauer der generalistischen Phase erst vor kurzem von vorher 1,5 auf nun ein Jahr verkürzt.

In den Niederlanden hingegen ist die generalistische, fachlich breit angelegte Phase sehr viel länger. Bei der vierjährigen Ausbildung der Pflegefachkraft, sowohl im nichthochschulischen Berufsbildungssystem als auch im Fachhochschulsystem mit dem Abschluss des Bachelor, beträgt die generalistische Phase drei Jahre und die Fachorientierungs-/Spezialisierungsphase ein Jahr.

Die dritte Variable, die sich im internationalen Vergleich ergibt, ist die **Benennung der wählbaren Fachorientierungen oder Spezialisierungen**. In Großbritannien können die Studierenden des Grundberufs Nursing nach dem ersten Studienjahr wählen zwischen Erwachsenen-, Kinder-, Psychiatrischer und Lernbehindertenpflege. Hingegen bestehen in den Niederlanden nach dem dritten Ausbildungs- bzw. Studienjahr folgende Wahlmöglichkeiten: Intensive Krankenhauspflege (außerhalb ITS), Schwangeren-, Kinder- und Jugendlichenpflege, Psychiatrische und Behindertenpflege incl. Geronto-Psychiatrie sowie Chronisch-Krankenpflege incl. Geriatrie. Diese Fachgebiete sind in den Niederlanden so gestaltet, dass sie für die spätere Berufstätigkeit keine Festlegung bedeuten. Weitere Spezialisierungen sind in allen Vergleichländern durch Weiterbildungsangebote möglich (vgl. Kapitel 7.7).

Der Vergleich zeigt, dass es nur in Deutschland und Österreich eine Differenzierung der Pflege in drei Grundberufe gibt (Deutschland: Erwachsenen-, Kinderkranken- und Altenpflege; zusätzlich der Beruf der Hebamme/des Entbindungspflegers; Österreich: Allgemeine Gesundheits- und Krankenpflege, Kinder- und Jugendlichenpflege, Psychiatrische Gesundheits- und Krankenpflege), während die Vergleichsländer jeweils in einem pflegerischen Grundberuf ausbilden, der erst nach einer generalistischen Phase Spezialisierungsmöglichkeiten aufweist. Altenpflege als eigenen Ausbildungsberuf gibt es nur in Deutschland.

In allen Vergleichsländern werden zeitliches Verhältnis zwischen generalisierter und Fachgebietsphase sowie Zuschnitt der Fachgebiete/Spezialisierungen diskutiert oder wurden vor kurzem geändert. Daran zeigt sich, dass Ausbildungsprogramme nicht »auf Dauer« gestellt werden können, sondern dass sie Flexibilität benötigen, damit Änderungen im Zuge veränderter Gesundheits- und Pflegebedarfe, aber auch veränderter berufspädagogisch-wissenschaftlicher Erkenntnisse möglich sind. Schließlich zeigt der internationale Vergleich die Notwendigkeit für die deutschen Akteure, sich auf europäischer Ebene noch mehr als bisher auszutauschen, um von Vorbildregelungen und eventuell auch Fehlern anderer Länder zu lernen.

7.1.3 Stufung der Pflegeausbildung nach definierten, unterschiedlichen Qualifikationsniveaus und Hochschulabschlüsse ohne oder mit Berufszulassung

Wie oben (Kapitel 2) gezeigt wurde, regeln die EU-Richtlinien den Beruf der Allgemeinen Pflegefachkraft (General Nurse) und nur diesen über Zugangsvoraussetzung, Ausbildungsdauer, -inhalte und -abschluss. Darüber hinaus hat die überwiegende Anzahl der EU-Länder (so auch Großbritannien und die Niederlande) gelenkt von der WHO-Programmatik, über die Anhebung der allgemeinbildenden Zugangsvoraussetzung (Sekundarstufe-II-Abschluss) die Pflegeausbildung in das höhere Bildungssystem integriert. In Deutschland und Österreich blieb dies bisher unberücksichtigt. Das so von der WHO verfolgte Ziel ist es, die evidenzbasierten, also in ihrer Wirksamkeit wissenschaftlich belegten, Pflegeinterventionen in die Praxis umzusetzen, dabei wissenschaftliche Ergebnisse zwischen Medizin, Pflege-/Gesundheitswissenschaft und anderen Bezugswissenschaften auszutauschen sowie das gemeinsame Studium für ausgewählte Inhalte anzustreben.

Von besonderer Bedeutung werden die über den Bologna- und Kopenhagen-Prozess initiierten Aktivitäten der Europäischen Bildungsminister zur hochschulischen und beruflichen Bildung sein. Damit wird ein europäisches Bildungsrahmenprogramm geschaffen, das horizontal und vertikal strukturell miteinander verzahnt ist. Zu erwerbende Leistungspunkte (credit points) in den unterschiedlichen Bildungsbereichen und -maßnahmen garantieren die gegenseitige Berücksichtigung absolvierter Quaifikationen und Kompetenzen. Hier eröffnen sich für die pflegeberufliche Bildung neue Perspektiven: Der erste berufsqualifizierende Hochschulabschluss, der Bachelor, mit weiteren Möglichkeiten des Masters und Doktorats sowie die Erweiterung und Vereinheitlichung des Zugangs beruflich Qualifizierter zur Hochschule.

In Deutschland ist eine stimmige Stufung der Pflegeausbildung in die oben genannten Qualifikationsniveaus nicht realisiert. Aufgrund der Länderzuständigkeit für Bildungs- und Hochschulpolitik kann ein einheitliches Vorgehen nicht vorausgesetzt werden. Dies gilt ähnlich für Österreich. In Ansätzen besteht eine aufeinander abgestimmte Stufung zwischen Pflegehelfer- (Pflegeassistenz)-Ausbildung und Pflegefachausbildung. Nicht abgestimmt hingegen ist in Deutschland und Österreich die Stufung zwischen Berufsausbildungs- und Hochschulebene. Aufgrund dieser mangelnden Konsistenz besteht derzeit in Deutschland die systemfremde Besonderheit, dass Bewerber für das Studium der Gesundheitsförderung und Pflege an manchen Fachhochschulen und Universitäten eine abgeschlossene Pflegeausbildung **und** die (Fach-) Hochschulreife mitbringen müssen. Andererseits wird als ebenso kritisch gesehen, dass Absolventen von einigen deutschen Hochschulstudiengängen in Pflege und Gesundheitsförderung einen Abschluss erhalten, der sie nicht zur direkten patientenbezogenen Berufstätigkeit befähigt. Ähnliches gilt für Österreich. Hier sind in den neuen pflegewissenschaftlichen Studiengängen vermehrt Studierende ohne Pflegediplom anzutreffen. Dies liegt darin begründet, dass den Zugang zu einem ordentlichen Studium in Österreich die allgemeine Universitätsreife darstellt. Um dieses Problem einer Lösung zuzuführen, wird aktuell die Möglichkeit von verkürzten

Diplompflegeausbildungen für künftige Absolventinnen pflegewissenschaftlicher Studiengänge ohne Pflegediplom in Erwägung gezogen.

Großbritannien und die Niederlande haben diese Qualifikationsniveaus in der Pflege- und Gesundheitsausbildung umgesetzt, wenn auch mit gewissen Abweichungen in der Definition der Niveaus.

Großbritannien verfügt über eine systematische Stufung der Pflegeausbildung nach definierten, aufeinander aufbauenden Qualifikationsniveaus. Die Basis bilden die dreijährigen »vorakademischen« Studiengänge für die drei Grundberufe Pflegefachkraft, Geburtshelfer/in und Gesundheitsberater/in (Diploma in Higher Education). Parallel dazu können – ebenso grundständig – diese Berufe als akademische Studiengänge mit Abschluss des Bachelors erlernt werden. Beide Studiengänge schließen mit der Berufszulassung für Pflegetätigkeit ab. Daran anschließend können ein Masterstudium sowie das Doktorat in wissenschaftlichen Disziplinen folgen.

In den Niederlanden wird die Pflegeausbildung vom Assistenz- bis zum Fachkraftniveau (ein bis vier Jahre) jeweils alternativ in zwei Wegen angeboten: einem betrieblichen Weg, der etwa unserer dualen Ausbildung entspricht, und einem fachschulischen Weg, der unserer Fachschul- oder Berufsfachschulausbildung vergleichbar ist. Die beiden Wege unterscheiden sich in der Relation von Theorie- und Praxisausbildung. Im ersten Fall beträgt diese ca. 30 % zu 70 %, im zweiten ca. 70 % zu 30 %, gleiches gilt für den Bachelor. Diese Ausbildungen für die Niveaus 1–4 (betrieblicher Weg und schulischer Weg) in den Niederlanden finden an einem Schultypus statt, an den Berufsbildungszentren, der eher den deutschen Berufsfachschulen als den Berufsschulen ähnelt. Daran schließen sich Bachelor-, Master- und Doktoratsstudiengänge bzw. -programme an. Da Voraussetzung für akademische Studiengänge in Großbritannien und in den Niederlanden immer der Bachelor-Abschluss ist und dieser mit der Befähigung zur praktischen Berufsausübung verbunden ist, stellt sich dort das in Deutschland und Österreich auftretende Problem von Hochschulabschlüssen in Pflege und Gesundheit ohne Berufszulassung nicht.

Entscheidend und in Deutschland noch wenig bekannt sind die **Kriterien**, die international zur Definition der Ausbildungsniveaus bestehen. Das erste Kriterium ist die **Komplexität der Patientensituation, des Patientenproblems**, für die die Professionellen eine Lösung finden möchten. Das zweite Kriterium ist das **Ausmaß des Wissens und des Wissenstransfers**, die nötig sind, um eine Problemlösung zu finden. Gibt es für ein Problem einen Standard, eine standardisierte Lösung oder ist es selten bzw. von hoher Besonderheit, sodass Wissen über bekannte auf diese unbekannte Problemlösung transferiert werden muss? Das dritte Kriterium ist der **Umfang der** Entscheidungskompetenz und Verantwortung, den die Pflegende in ihrer jeweiligen Tätigkeit übernimmt. Ist die Absolventin in einem Berufsfeld tätig, in dem sie eine Pflege-Behandlung umsetzt, für die eine andere Pflegende verantwortlich ist oder ist sie es, der die Verantwortung für die Pflege-Behandlung der ihr zugeordneten Patienten trägt?

Die Qualifikationsstufen der Assistenz- und Helferberufe sind in Berufsfeldern eingesetzt mit vergleichsweise wenig komplexen Patientenproblemen, für die sich gut definierte, standardisierte Lösungskonzepte eignen. Dabei können sie das in ihrer Ausbildung erlernte Wissen anwenden. Entscheidungen und Verantwortung liegen bei Kolleginnen mit höherer Qualifikation. Absolventen höherer Qualifikationsstufen bearbeiten komplexe Patientensituationen und -probleme. Sie können ihr Wissen und Können subjektspezifisch auf den individuellen Patienten übertragen. Sie fällen selbstständige Entscheidungen und übernehmen für das gewählte pflegetherapeutische Vorgehen die volle professionelle Verantwortung.

Für die deutsche Pflegeausbildungsdebatte bedeutet die Stufung der Pflegeausbildung in verschiedene Niveaus, vor allem Niveaus oberhalb der bisherigen regulären dreijährigen Berufsausbildung, eine teilweise neue Denkweise. In Deutschland herrschte bislang ein Berufsverständnis vor, das im Bereich der patientennahen Tätigkeit (außer dem Helfer-Niveau) keine Unterschiede im Qualifikationsniveau denkbar erscheinen ließ.

7.1.4 Durchlässigkeit

In der Fachdiskussion wird vor allem die **vertikale Durchlässigkeit** in den Pflegeberufsausbildungen thematisiert. Zum einen geht es um die Zugangsvoraussetzungen für die einzelnen Ausbildungsniveaus, zum anderen um die Anerkennung des jeweils erreichten Abschlusses bei Aufnahme einer Ausbildung auf dem nächst höheren Niveau.

In Deutschland ist die europäische Norm der Durchlässigkeit zwischen berufsbildendem (sekundären) und hochschulischem (tertiären) Sektor nicht realisiert. Den Absolventen der Pflegeberufsausbildung in Deutschland ist der **Weg zur Hochschulausbildung** verschlossen, es sei denn, sie verfügen über das Abitur oder andere entsprechende Schulabschlüsse. Dies liegt daran, dass der Berufsabschluss der Gesundheits-/Krankenpflege und Altenpflege nicht verbunden ist mit der fachgebundenen oder allgemeinen Hochschulreife, die zum Studium an Fachhochschule oder Universität erforderlich ist. Ähnlich ist auch in Österreich die bildungssystemische Durchlässigkeit nicht gegeben. Aus diesem Grund nennt man in Deutschland und Österreich die Pflege »Sackgassenberufe«. Zur Herstellung von Durchlässigkeit besteht in Deutschland und Österreich noch beträchtlicher Regelungsbedarf.

In Großbritannien und den Niederlanden können die Absolventen dagegen ohne Einschränkung auf die nächsthöhere Bildungsstufe wechseln. Die Qualifikationsstufen sind inhaltlich aufeinander abgestimmt und mit jedem Aus- und teilweise auch Weiterbildungsabschluss erwirbt der Studierende Kreditpunkte, die in den darauf aufbauenden Stufen anerkannt werden. In Großbritannien haben die Hochschulen (Higher Education Institutions) auf die Forderung der staatlichen Bildungspolitik hin eine weitere Öffnung auch für Nichtabiturienten (bzw. für zu akademischen Studiengängen unzureichende Schulabschlüsse) eingerichtet. Sie bieten hochschulvorbereitende Kurse an. Ähnlich können solche Bundesländer in Deutschland Modell sein, die Bewerbern mit der Pflegefachberufsqualifikation und Berufspraxis mittels Zulassungsprüfung den Weg an die Fachhochschule oder Universität öffnen.

Generell ist die vertikale Durchlässigkeit der Pflege- und Gesundheitsausbildungsniveaus in Großbritannien uneingeschränkt gegeben. Dies liegt an der Besonderheit einer höheren Bildungseinrichtung, die Berufsausbildung mehrerer Niveaus und Hochschulstudium »aus einer Hand« liefert. Aufgrund der ganz anderen Institutionenstruktur ist das Modell Großbritannien in dieser Hinsicht auf Deutschland kaum übertragbar.

Auch in den Niederlanden ist eine uneingeschränkte Durchlässigkeit zwischen den Ausbildungsniveaus im Pflegebereich gegeben, obwohl nicht wie in Großbritannien alle Ausbildungsniveaus an einer Ausbildungsinstitution stattfinden. In den Niederlanden sind Berufsbildende Fachschule und Hochschule beteiligt. Die dort gewährleistete Durchlässigkeit durch klare und eindeutige Abstufung der Ausbildungsniveaus mittels Modularisierung aller Ausbildungsprogramme und ein auf allen Stufen geltendes Kreditpunkte-System kann Vorbild für weitere Reformschritte in Deutschland sein.

7.1.5 Zugangsvoraussetzungen

Die **Zugangsvoraussetzung für die Ausbildung von Assistenz- und Helferberufen** ist in Deutschland der Hauptschulabschluss, in den übrigen Vergleichsländern sind es analoge Schulabschlüsse. In der internationalen und deutschen Fachdiskussion wird zu Recht Wert darauf gelegt, den Zugang zum ersten Qualifikationsniveau der Assistenz- oder hauswirtschaftlich ausgerichteten Berufe nicht zu eng zu definieren, um sie für viele Interessenten offen zu halten.

Die WHO hat bereits vor vielen Jahren die Forderung aufgestellt, die **Zugangsvoraussetzung für Pflegefachberufsausbildungen** müsse einheitlich ein Schulabschluss der Sekundarstufe II sein, also bezogen auf Deutschland die Fachhochschulreife bzw. der Abschluss der Fachoberschule in zwölf Jahren. In Großbritannien und den Niederlanden ist diese Voraussetzung gegeben, in Deutschland und Österreich dagegen nicht. Auch nach den gesetzlichen Neuregelungen in Deutschland gilt der Abschluss der Sekundarstufe I, also die Mittlere Reife nach zehn Jahren Allgemeinbildung, als identische Zugangsvoraussetzung für den Beruf in der Altenpflege und Gesundheits-/Krankenpflege. Bewerber mit Hauptschulabschluss (mindestens neun Jahre Allgemeinbildung) können in Deutschland ebenfalls aufgenommen werden, wenn sie zusätzlich eine ein- oder zweijährige Helferausbildung abgeschlossen haben. In Österreich stellt die positive Absolvierung der 10. Schulstufe die Zugangsvoraussetzung zu den Ausbildungen im Gehobenen Dienst für Gesundheits- und Krankenpflege dar. Aktuell sind konkrete Diskussionen im Gang, die Matura als gesetzliches Zulassungskriterium zu definieren.
Sowohl Deutschland als auch Österreich bleiben in der Regelung der schulischen Zugangsvoraussetzung zur Pflegeberufsausbildung unter der europäischen Norm.

7.1.6 Dauer der Ausbildung

Mit der Stufung der Ausbildung in verschiedene Qualifikationsniveaus ist auch die Thematisierung der **Dauer der Ausbildung** verbunden. In Deutschland dauern die beiden beruflichen Pflegefachausbildungen Gesundheits-/Krankenpflege und Altenpflege drei Jahre. Die in Kapitel 8 analysierten Modellausbildungen dauern teilweise bis zu vier Jahren.

Auch in Österreich dauern die drei beruflichen Pflegefachausbildungen: Allgemeine Gesundheits- und Krankenpflege, Kinder- und Jugendlichenpflege und Psychiatrische Gesundheits- und Krankenpflege jeweils drei Jahre.

In Großbritannien absolvieren Studierende die beiden Nurse-Abschlüsse (vorakademischer Diploma- und akademischer Bachelor-Abschluss) in jeweils drei Jahren.

In den Niederlanden dauert die Ausbildung der Pflegefachkraft als einzigem Land nicht drei, sondern vier Jahre. Dies gilt für die beiden alternativen Ausbildungswege der betrieblichen und der fach(hoch)schulischen Ausbildung (Niveau 4 und 5). Daneben gibt es eine ein-, zwei- und dreijährige Ausbildung.

Die Fachdebatte in Großbritannien dreht sich um die Frage, ob der Bachelor-Studiengang nicht statt auf drei besser auf vier Jahre angelegt werden müsste. Sosehr inhaltliche Argumente für eine Verlängerung sprechen können, sosehr wird in Großbritannien auch das Gegenargument ernst genommen, das besagt, eine Verlängerung der Studienzeit würde die Studiengebühren für die Studierenden erhöhen und damit die Attraktivität dieser Studiengänge senken.

7.1.7 Lehrerqualifikation

In Deutschland bestand dringender Reformbedarf, was die Qualifikationsvoraussetzung der Lehrerinnen und Lehrer an Kranken- und Altenpflegeschulen anbelangte. Die in 2003 und 2004 in Kraft getretenen neuen Gesetze haben diese Voraussetzungen insofern angehoben, als in der Gesundheits-/Krankenpflegeausbildung für die Lehrpersonen des theoretischen und praktischen Unterrichts – neben der Fachkraftqualifikation – eine pädagogische Hochschulqualifikation notwendig ist. Für die Schulleitung ist eine Hochschulqualifikation erforderlich, die pädagogische Qualifikation dagegen ist freigestellt. In der Altenpflegeausbildung liegt die Messlatte auch nach der Reform niedriger. Hier wird lediglich bei der Schulleitung eine Hochschulqualifikation erwartet, alternativ jedoch auch für die Lehrer eine qualifizierte Fachkraftausbildung plus mehrjährige Berufserfahrung. In Deutschland weicht **die Qualifikation der Lehrer** an Schulen der Pflegeausbildung nach wie vor von denen an regulären Berufsschulen ab. Bei letzteren ist ein Universitätsstudium Voraussetzung, mit dem für Lehrerberufe typischen Staatsexamen.

In Österreich wurde mit den verpflichtenden Sonderausbildungen im Jahr 1997 ebenfalls die Lehrerqualifikation angehoben. Aktuell werden österreichweit keine Sonderausbildungslehrgänge mehr, sondern ausschließlich Universitätslehrgänge für Lehrkräfte mit dem Abschluss »akademische Lehrperson im Gesundheitswesen« angeboten. Jedoch sind auch noch Lehrpersonen an Pflegeschulen tätig, die die Zusatzqualifikation im Rahmen einer Weiterbildung (»Sonderausbildung«) für Lehraufgaben erworben haben. In Österreich wird erwartet, dass künftig die Universitätslehrgänge von den hochschulischen Studiengängen abgelöst werden.

In Großbritannien und den Niederlanden wird von Lehrerinnen und Lehrern für die Ausbildungsprogramm der Pflege- und Gesundheitsberufe eine Hochschulqualifikation verlangt. In Großbritannien wird der fachwissenschaftliche Master-Abschluss plus eine zusätzliche pädagogische Hochschulqualifikation vorausgesetzt. Außerdem verfügen die Lehrer dort über eine aktive Berufsqualifikation als Nurse, Midwife oder Health Visitor. Zudem setzt sich schrittweise in Großbritannien die Forderung durch, dass Lehrer mit einem definierten Zeitdeputat gleichzeitig in der Praxis arbeiten (Lecturer Practitioner), um den Theorie-Praxis-Transfer zu optimieren. In den Niederlanden wird von Lehrern an Berufsfachschulen eine Qualifikation an der Fachhochschule und für Lehrer an Fachhochschulen eine Qualifikation an der Universität verlangt. Auch die Niederlande sind dabei, das Modell des Lecturer Practitioner umzusetzen.

Großbritannien und die Niederlande definieren exakt die Qualifikationsvoraussetzung der Lehrenden zur Durchführung der praktischen Ausbildung. In Großbritannien gibt es dafür unterschiedliche Qualifikationen der Lehrer, die von der Ausbildungsstätte und von der Praxiseinrichtung aus die Praktikanten anleiten. Vonseiten der Ausbildung ist dies der Clinical Supervisor oder Mentor. Für die Beschaffung und vertragliche Bindung an die Ausbildungsstätte sind Praktikaeinsatzorganisatoren (Placement Facilitators) tätig, die in Deutschland dem Praktikantenamt entsprechen. Ebenso sind in den Praxiseinrichtungen Betreuer beschäftigt, die mit dem Praktikanten Beurteilungsgespräche führen. In Großbritannien sind an der Ausbildungsstätte zusätzlich Link-Tutors tätig, deren Aufgabe darin besteht, die Verbindung zwischen Theorie- und Praxisausbildung herzustellen.

In Österreich haben die Mentoren die Aufgabe, die Praxiseinsätze der Schülerinnen zu überwachen und zu beurteilen. Das Gesetz sieht neben der Berufsqualifikation keine Qualifikationsanforderungen an die Mentoren vor. Zusätzlich definierte 1997 der Gesetzgeber, dass mindestens 2 % der praktischen Einsätze einer Schülerin durch Lehrkräfte der Gesundheits- und Krankenpflege anzuleiten sind.

In Deutschland sind die Qualifikationsanforderungen der Praxisanleiter vergleichsweise »weich« definiert: Es sollen in der Gesundheits- und Krankenpflege geeignete Fachkräfte sein, die über eine mindestens zweijährige Berufserfahrung verfügen sowie eine berufspädagogische Zusatzqualifikation von mindestens 200 Stunden nachweisen (§ 2 KrPflAPrV). In der Altenpflege sind die Anforderungen ähnlich, die Qualifikation der Praxisanleiter zeitlich nicht vorgegeben (§ 2 AltPflAPrV).

7.1.8 Finanzierung

Was die **Finanzierung** der Pflegeausbildung in den europäischen Vergleichsländern anbelangt, stehen zwei Muster nebeneinander: In Deutschland wird sie zu großen Teilen aus den Budgets der Einrichtungen (Krankenhäuser, Altenpflegeeinrichtungen) und damit aus der gesetzlichen Kranken- oder Pflegeversicherung finanziert. In

Österreich sind Schulen für Gesundheits- und Krankepflege zumeist an öffentlichen Krankenanstalten eingerichtet. Deren Kosten werden über das bundeseinheitliche System der »Leistungsorientierten Krankenanstaltenfinanzierung (LKF)« abgegolten.

Im Unterschied dazu werden in Großbritannien und den Niederlanden Ausbildung und Studium der Pflegeberufe aus dem öffentlichen Bildungsetat finanziert. In Deutschland ist die Finanzierungsregelung aufgespalten in verschiedene Elemente, nämlich in die Kosten für die betriebliche und diejenigen für die schulische Ausbildung: Die Schülerinnen der Krankenpflegeausbildung erhalten wie andere Auszubildende eine tarifliche Ausbildungsvergütung. Die Einrichtungen können diese Kosten im Rahmen individueller Ausbildungsbudgets mit den Kassen abrechnen und zwar nach einem Satz von Schülern zu Vollkräften von 9,5:1. Die Schülerinnen der Altenpflegeausbildung erhalten ohne Anrechnung auf den Stellenplan eine Ausbildungsbeihilfe. Ebenfalls können die Einrichtungen die Kosten für die in der Ausbildung eingesetzte Praxisanleiter über die Pflegesatzverhandlungen abrechnen. Die Kosten für die schulische Ausbildung erfolgen nicht aus einer Hand, sondern sind ebenfalls noch aufgegliedert. Die Investitionskosten für die Krankenpflegeschulen sind staatlich finanziert über die Bildungsetats der Bundesländer. Hingegen können bisher in der Regel die Schulen ihre Kosten für Lehrkräfte, Unterricht und Betriebskosten wiederum über den Schulträger (Krankenhaus) und damit über die Kassen abrechnen. Die schulischen Kosten der Altenpflegeausbildung werden insgesamt – ohne Teilung in Investitions- und Lehrkosten – aus öffentlichen Mitteln der Länder-Bildungsetats finanziert. Im Krankenpflegebereich gilt ab 2005 ein veränderter Finanzierungsmodus über die DRGs und einem krankenhausindividuell zu verhandelnden Ausbildungsbudget, der jedoch für die Schulen noch wenig zufrieden stellend ist.

Wie der europäische Vergleich zeigt, weist die Ausbildungsfinanzierung in Deutschland (und Österreich) viele Nachteile auf, vor allem die geteilte Finanzierung, aber auch die anteilige Finanzierung aus Mitteln der Kranken- bzw. Pflegeversicherung. Von Experten der Krankenversicherungsseite werden diese Kosten als versicherungsfremde Kosten bezeichnet. Jedoch hat die deutsche Regelung einen einzigen Vorteil: die Kranken- und Altenpflegeschüler haben leichter Zugang zur Praxisausbildung in den Einrichtungen. Allerdings meist nur zu einer, und nicht, wie es das neue Gesetz vorschreibt, zu einer großen Breite an stationären und ambulanten Einrichtungen. Hingegen müssen in den europäischen Vergleichsländern die Hochschulen unter vergleichsweise großem Aufwand für die Studierenden Praxisstellen akquirieren.

7.2 Ländervergleich der Inhalte der Pflegeausbildung

7.2.1 Übergeordnete Bildungsziele

Die Neugestaltung der Ausbildungsinhalte für die Pflegeberufe ist ein zentraler Punkt der Pflegeausbildungsreform in Deutschland. Wichtigster Fortschritt bei den Ausbildungszielen für die Gesundheits- und Krankenpflege ist die Abkehr von der vormals dominierenden Medizinorientierung und die Hinwendung zu Kernbereichen des professionellen Pflegehandelns und deren wissenschaftlichen Grundlagen. Die neuen deutschen Gesetze für die Kranken- und Altenpflegeausbildung enthalten übergeordnete **Ausbildungsziele**. Während bisher die Vermittlung in Fächern aufgeteilten Wissens im Vordergrund stand, sollen künftig nach Handlungs- und Lernfeldern systematisierte Fachkompetenzen die Ausbildung bestimmen. Der Begriff der Kompetenzen betont die notwendige Handlungsorientierung des Wissens. Anschauliches Beispiel ist der Pflegeprozess. In der bisherigen Ausbildung haben die Schülerinnen das Wissen über diese Methode des systematischen Lösens pflegerischer Patientenprobleme erhalten, nicht jedoch die Handlungskompetenz, die sie benötigen, um das Erlernte in der Praxis umzusetzen.

Im neuen Ausbildungsgesetz der Gesundheits- und Krankenpflege in Deutschland werden als Ausbildungsziele genannt der Erwerb fachlicher, sozialer, persönlicher und methodischer Kompetenz, um Patienten/Klienten aller Altersstufen und Lebenssituationen zu unterstützen. Dazu notwendig sind Kenntnisse der Gesundheits-/Pflegewissenschaft, der Medizin sowie der Bezugswissenschaften. Die Fachkompetenzen sollen sich beziehen auf alle ambulanten und stationären Settings des Gesundheitswesens und alle Formen professioneller Unterstützung in Prävention, Kuration, Rehabilitation, Palliation. Dabei soll bei den eigenverantwortlichen, mitverantwortlichen und interdisziplinären Aufgabenbereichen immer neben der somatischen auch die psycho-soziale Seite der Patientenprobleme berücksichtigt werden. Beide neuen Gesetze, das Gesundheits-/Krankenpflegegesetz sowie das Altenpflegegesetz, enthalten umfassende und systematische Kataloge von in der Ausbildung zu vermittelnden Kompetenzen. Jeder Ausbildungsträger, jede Schule wird diese in eigenen Curricula konkretisieren.

Eine vergleichbare Neubestimmung der übergeordneten Ausbildungsziele vollzog Österreich schon rund zehn Jahre vor Deutschland (1997) mit einem Gesetz, das unmittelbar Vorbild war für Deutschland, zum einen in der Abkehr von der einseitigen Medizinorientierung und zum anderen in der Definition von Tätigkeitsbereichen der Eigenverantwortlichkeit, der Mitwirkung sowie der Interdisziplinarität. Überdies war es Österreich, das lange vor Deutschland im Gesetz normierte, dass pflegerisches Handeln der Grundlegung durch Pflegewissenschaft, Medizin und Bezugswissenschaften in Theorie und Forschung bedarf.

7.2.2 Ausbildungsinhalte und Didaktik mit Ziel des Kompetenzerwerbs

Um für die Reform der Ausbildungsinhalte in Deutschland Erkenntnisse aus den europäischen Vergleichsländern zu gewinnen, sollen vier Teilfragen beantwortet werden:
  a) Welche Ausbildungsinhalte zeigen die Neuausrichtung des Berufsbildes an?
  b) Welche Inhalte, welche Kompetenzen sollen in der Grundausbildungsphase und welche in der Vertiefungs- und Spezialisierungsphase vermittelt werden?
  c) Welches pädagogisch-didaktische Prinzip liegt den Curricula zugrunde?
  d) Wie werden die im Rahmencurriculum enthaltenen Ausbildungsinhalte den verschiedenen Qualifikationsstufen zugeordnet?

Die **inhaltliche Neuausrichtung** der deutschen Pflegeausbildung ist deutlich zu erkennen an Ausbildungsinhalten bzw. zu erwerbenden Kompetenzen wie Pflegebedarfsfestlegung durch Assessment, begründete Auswahl und Umsetzung einer Pflege-Behandlung sowie deren Evaluation im Rahmen der Problemlösungsmethode des Pflegeprozesses. Information, Beratung und Anleitung des Patienten, also kommunikatives Handeln wird ergänzend zum instrumentellen Handeln in der sog. direkten Pflege als Aufgabe genannt. Zusätzlich zählen zu den pflegerischen Aufgaben die Leistungsprozesssteuerung durch Koordinierung der medizinisch-pflegerischen Behandlungsabläufe sowie die partizipative Einbeziehung des Patienten mit dem Ziel der höchstmöglichen Gewährung von Selbstbestimmung. Als eigener Aufgabenbereich wird die Qualitätsentwicklung genannt. Die Ausbildung soll erfolgen auf dem allgemein anerkannten, d. h. jeweils aktuellen Stand der Pflegewissenschaft, Medizin sowie der übrigen Bezugswissenschaften.

Auch das gesetzliche Rahmencurriculum in Österreich gibt deutliche neue Impulse mit Lehrinhalten wie Hauskrankenpflege, um die bisher dominierende Ausrichtung an der stationären oder Krankenhauspflege zu relativieren, Grundlagen der Pflegewissenschaft und -forschung, Palliativpflege, Gerontologie/Geriatrie/Geronto-Psychiatrie, Gesundheitserziehung, Körperarbeit, Kommunikation, Konfliktbewältigung und Supervision.

Diese Schwerpunkte weisen die Rahmencurricula in Großbritannien und den Niederlanden seit vielen Jahren auf.

In Deutschland erst in den Anfängen ist die Diskussion um die Frage, welche Ausbildungsinhalte in der ersten Phase der **Grundausbildung** und welche **Fachgebietsausrichtungen, Spezialisierungsmöglichkeiten** in der zweiten Phase angeboten werden sollen, für die sich der Schülerinnen/Studierende entscheiden kann. Schon die jetzigen Gesetzesnovellierungen enthalten erste Schritte weg von der bisherigen getrennten Ausbildung in den drei Berufen Alten-, Erwachsenenkranken- und Kinderkrankenpflege, in dem die Kinderkrankenpflege in die allgemeine Gesundheits- und Krankenpflege integriert wurde. In der deutschen Fachdebatte ist klar, dass die Neuordnung von Spezialisierungsgebieten ansteht, aber noch keine überzeugende Regelung gefunden ist.

Die neuen Berufegesetze in Deutschland geben Ausbildungsinhalte als eine Art Rahmenlehrplan vor. Es gibt jedoch nicht wie in Großbritannien und den Niederlanden einen gemeinsamen Rahmenlehrplan für die Pflegeberufsausbildungen, sondern je einen getrennten für die Gesundheits- und Krankenpflege sowie die Altenpflege. Ähnlich bestehen in Österreich noch vollständig getrennte Ausbildungen für Allgemeine Gesundheits- und Krankenpflege, Kinder- und Jugendlichenpflege sowie Psychiatrische Pflege. Die Diskussion um Zusammenlegung der Ausbildungen zu einem Grundberuf mit Spezialisierungsmöglichkeit im zweiten Ausbildungsabschnitt wird dort erst in ersten Ansätzen geführt. In Großbritannien und den Niederlanden existieren solche Rahmenlehrpläne ebenfalls in Form von staatlichen bzw. öffentlichen Vorgaben. Im Unterschied zu Deutschland und Österreich gibt es für den Bereich der Pflege jeweils nur einen Grundberuf mit einer generalistischen ersten Phase und einer spezialisierenden zweiten Phase.

Vorbild für Deutschland kann sein, dass die britischen und niederländischen Vorgaben unterschieden sind in beruflichen Kompetenzen in der **generalistischen Grundausbildungsphase** und solchen, die in der **Fachgebiets- oder Spezialisierungsphase** zu vermitteln sind.

In Großbritannien sind in den Lehrplänen von Ausbildungseinrichtungen in Pflege und Gesundheitsförderung berufliche Kompetenzen für die Grundausbildung vorgegeben, die die Studierenden im generalistischen einjährigen Grundstudium (Common Foundation Programme) erwerben sollen. Stärker als in Deutschland wird in Großbritannien für die Grundausbildung auf Entwicklung von Basiskompetenzen Wert gelegt. Zu nennen sind Assessment, Pflegeprozess, Organisation der Patientenversorgung, grundlegende instrumentelle Pflege- und Betreuungstechniken, Theoriegrundlagen von Pflege und Gesundheitsförderung, Kommunikationsfähigkeit, berufsbezogene Wahrnehmung, Selbst-Reflexion und Persönlichkeitsentwicklung, Studiumstechniken, Einführung in den Forschungsprozess sowie Evidence Based Practice. Ebenso enthalten die Lehrpläne der britischen Ausbildungseinrichtungen Lehrinhalte, die im nachfolgenden Schwerpunktstudium (Branch Programme) in der zweiten Phase vermittelt werden sollen.

In der zweiten Phase des Studiums, dem Schwerpunktprogramm, enthält beispielsweise in Großbritannien das Curriculum eines Spezialisierungsgebiets »Erwachsenenpflege« die Module Pflege von Erwachsenen mit Akut-Pflegebedürfnissen, Kontinuität von Pflege- und Betreuungsverläufen, Vergleich von Versorgungssystemen und Evidenzbasierung der Pflegepraxis/Forschungsfragestellungen und -methoden.

Auch die Rahmenvorgaben in den Niederlanden enthalten einen Katalog von im Grundstudium zu erreichenden Kompetenzen, die Lernfeldern zugeordnet sind. Sie ähneln den britischen Vorgaben und enthalten zusätzlich Prävention, Patientenberatung und -schulung, Praxisanleitung und Qualitätsmanagement. Die Niederlande haben sich in ihrem Mitte der 1990er-Jahre grundlegend reformierten Ausbildungssystem im Bereich von Pflege/Gesundheitsförderung für ein hohes Maß an Generalisierung entschieden. Die umfangreiche Grundausbildungsphase (drei Jahre bei der vierjährigen Ausbildung der Pflegefachkraft) soll den Einsatz in allen Settings und die Arbeit mit allen Patienten- oder Zielgruppen ermöglichen.

Darauf aufbauend enthält das niederländische Rahmencurriculum Teilqualifikationen für das vierte Ausbildungsjahr, bspw. Wahlmöglichkeiten für Spezialisierungen aus vier Bereichen (Intensiv klinische Pflege, Innere, Psychiatrie, Kinder, Jugend, Wochenbett). Ziel dieser Spezialisierung ist eine Vertiefung bzw. Spezialisierung ohne Festlegung auf einen engen Berufsbereich.

Für beide Länder wird deutlich, auf welche Weise Grundausbildungsphase und Fachgebiets-/Spezialisierungsphase aufeinander aufbauen. Dabei fällt in beiden Ländern auf, dass nicht zwischen Aufgaben in Eigenverantwortung, Mitwirkung und Interdisziplinarität unterschieden wird. Dass Pflege- und Gesundheitsfachkräfte einen großen Bereich der Eigenverantwortung neben den definierten Aufgaben von Ärzten und anderen Berufsgruppen wahrnehmen, scheint dort selbstverständlich zu sein.

In allen in dieser Studie betrachteten Vergleichsländern existieren Rahmenlehrpläne, in denen die zu vermittelnden Ausbildungsinhalte vorgegeben sind. Häufig sind auch Vorgaben zur **Methodik und Didaktik** enthalten. In den Niederlanden wird das Kompetenzmodell zugrunde gelegt, das das früher vorherrschende Modell der Schlüsselqualifikationen abgelöst hat. In Großbritannien beruht die Didaktik ebenfalls auf dem Kompetenzmodell, ergänzt durch die Prinzipien des problembasierten Lernens, des Lernens durch Erkundung und Erfahrung, des interprofessionellen Lernens sowie des Critical Thinking (Denken in Alternativen).

Für Deutschland und Österreich enthalten die Berufegesetze erst im Ansatz Festlegungen zur Methodik und Didaktik des Lehrens und Lernens. In Deutschland wird in der Gesundheits- und Krankenpflegeausbildung der Kompetenzansatz und in der Altenpflege der Lernfeldansatz vorgegeben.

In Österreich dominiert im Rahmenlehrplan und in den Lehrplänen teilweise noch die traditionelle Fächergliederung, verbunden mit Stundentafeln. Der Rahmenlehrplan in Österreich gibt eine Kombination aus den beiden Prinzipien »Ausbildung von Kenntnissen, Fähigkeiten und Fertigkeiten« sowie »Kompetenzerwerb« vor.

Die Niederlande können als Vorbild dienen hinsichtlich eines Rahmenlehrplanes, der die **Ausbildungsinhalte** in modularen Teilqualifikationen **den verschiedenen Qualifikationsstufen (Niveaus) zuordnet**. Für die Ausbildungsniveaus 2 bis 5 besteht so ein einziger Katalog von Lehrinhalten, aus dem auf einen Blick zu entnehmen ist, welche Inhalte die Schülerinnen des Niveaus 2 erhalten, und welche Inhalte für mehrere Niveaus in verschiedener Differenzierung wiederholt vorkommen (Bsp.: Vorsorge, Gesundheitsaufklärung und -erziehung 1 und 2). Im Katalog sind die Lehrinhalte nach Kompetenzbereichen gegliedert, nämlich Methodische Pflege/Pflegeprozess, Prävention, Patientenschulung und -beratung, Koordination, Praxisanleitung, Qualitätsmanagement sowie Expertiseförderung. Wie in Großbritannien werden in den Niederlanden auch in den »vorhochschulischen« Berufsausbildungen Grundlagen von Gesundheits- und Pflegewissenschaft und -forschung vermittelt, mit dem Ziel, dass die künftigen Pflegefachkräfte erkennen, dass es neben erfahrungsbasiertem Pflegehandeln auch solches Berufshandeln gibt, dessen Wirksamkeit durch Studien nachgewiesen werden konnte. Der Rahmenlehrplan der Niederlande trägt zur Transparenz der Lehrinhalte in den verschiedenen Qualifikationsniveaus bei.

7.2.3 Inhaltliche Aufwertung der Praxisausbildung/ Gestaltung des Theorie-Praxis-Transfers in der Ausbildung

Das zweite Reformthema neben den theoretischen Ausbildungsinhalten ist die Gestaltung der Praxisausbildung. In allen hier behandelten Ländern laufen Aktivitäten, den **Theorie-Praxis-Transfer** zu sichern, **Theorie- und Praxisausbildung** zu verknüpfen bzw. die Verknüpfung zu optimieren. Aus dem internationalen Vergleich ergeben sich die Dimensionen, die zur Beurteilung der in den Ländern gefundenen Form der Praxisausbildung dienen können.

Diese sind
- Status der Schülerinnen/Studierenden während der Praxisphasen,
- Dauer der Praxisausbildung,
- Inhalte der Praxisphasen und Gewicht des ambulanten Sektors,
- Praxisanleiter/Mentoren,
- Verfügbarkeit von Praxisstellen.

In Deutschland wurde durch die 2003 und 2004 in Kraft getretenen Berufegesetze der Gesundheits-/Krankenpflege und Altenpflege die Praxisausbildung neu geregelt. Großbritannien und die Niederlande bieten auch hier Vorgehensweisen, die für die deutsche Reform Vorbild sein können und in den neuen Gesetzen bereits aufgenommen sind.

Die Alten- und Krankenpflegeschüler in Deutschland sind zugleich Angestellte (nach AltPflG ohne Anrechnung auf den Stellenplan, nach KrPflG mit Anrechnung auf den Stellenplan). In den Vergleichsländern, sind die Schülerinnen/Studierenden während der Praxisphasen nicht Beschäftigte der Praxiseinrichtung, sondern haben des **Status von Praktikanten**. In Deutschland schließen die Schülerinnen einen Ausbildungsvertrag mit dem Träger der Ausbildung. Dieser soll gewährleisten, dass sowohl die schulische als auch die praktische Ausbildung entsprechend den gesetzlichen Ausbildungszielen erfolgt. Nur in Deutschland erhalten die Praktikanten eine reguläre Ausbildungsvergütung. In Österreich erhalten sie ein Taschengeld.

Die **Dauer der Praxisausbildung** in Relation zur Gesamtausbildung ist in den Vergleichsländern unterschiedlich. Das Theorie-Praxisverhältnis wird in der zur Novellierung anstehenden EU-Richtlinie als 50:50 % angegeben. Diese Norm erfüllen die hier analysierten Länder zumeist. In Deutschland ist das Verhältnis von Theorie zu Praxis 40:55 %, in Großbritannien 50:50 %. In den Niederlanden ist dieses Verhältnis differenziert. Die Vorgabe für den sog. betrieblichen Weg der Pflegefachausbildung ist 30:70 %, während es beim sog. schulischen Weg umgekehrt ist, nämlich 70:30 %. Im Bachelorprogramm sind die Praxisanteile für beide Wege gleich.

In allen Vergleichsländern legen Ausbildungseinrichtungen und Praxisstellen **die Inhalte der Praxisphasen** fest. Generell wird in den Rahmenregelungen darauf geachtet, dass die Lernenden die Möglichkeit erhalten, das theoretisch Erlernte in der Praxis zu vertiefen. Sie sollen Praktika nicht nur im Krankenhaus und anderen stationären Einrichtungen machen, sondern sie sollen einen **breiten Einblick erhalten in den stationären und den ambulanten Bereich** sowie in alle anderen Settings der Gesundheitsversorgung wie Prävention, Gesundheitsberatung, Akutversorgung, Tagesklinik, Ambulanz, Rehabilitation und Palliation.

In Deutschland beschränken sich die gesetzlichen Vorgaben darauf, welche praktischen Lernangebote vorgesehen werden müssen, in der Altenpflege schwerpunktmäßig auf ambulante und stationäre Versorgungsstrukturen. In der Krankenpflege werden die Praxisphasen traditionell nach Medizindisziplinen strukturiert und sollen mit ausgewiesenen Mindeststunden ambulante und stationäre Einsätze umfassen.

Die Gewährleistung der notwendigen Qualität der Praxisausbildung ist eine Aufgabe, zu der Vorschriften vergleichsweise wenig beitragen können, da die Handlungsfähigkeit der Schule in der Praxiseinrichtung beschränkt ist. Ein großer Fortschritt ist trotzdem darin zu sehen, dass die neuen Berufegesetze in Deutschland und Österreich die **Gesamtverantwortung für die Praxiseinsätze** der Schülerinnen nun an die Schulen übertragen haben.

Vorbildcharakter kommt dem Rahmenlehrplan für die Praxisausbildung in den Niederlanden zu. Er gibt konkret vor, was im Praxisplan, der für jeden Studierenden und jeden Praxiseinsatz zu führen ist, dokumentiert werden muss. Dies ist die Pflegedauer der Patienten (Kurz- oder Langfristpflege), die Patienteneinheit (Individuum oder Gruppe), die Alterskategorie der Patienten/Pflegebedürftigen, die Pflegekomplexität sowie die Kennzeichnung des Betreuungs-Settings. Für jeden individuellen Studierenden wird ein Ausbildungsplan (Praxisplan) erstellt, der zusätzlich zu den genannten Angaben allgemeine und persönliche Lernziele des Praxiseinsatzes definiert. Der Praxisplan wird in Form eines Nachweisheftes (Portfolio) vom Praktikanten geführt. Dieses bildet die Grundlage für die Bewertung des Praktikanten und der Praktikumsstelle während des Praktikumsverlaufs sowie für die Evaluierung am Ende jedes Praktikumseinsatzes. In Österreich gibt es ein ähnliches Instrument zur Steuerung und Überprüfung des Lernerfolges des Praktikanten, das Lerntagebuch.

Praxisanleiter

Die Ausbildungsreform in Deutschland hat die Anforderungen an die Praxisanleitung erhöht. Dazu bedarf es der Begleitung des Schülers von zwei Seiten, der Schule und der Praxis. Nach der Neuregelung muss jeder betriebliche Lernort, also jede Praktikumsstelle berufspädagogisch qualifizierte Praxisanleiter bereitstellen. Nur in der Krankenpflege sind die Qualifikationsvoraussetzungen des Praxisanleiters normiert. Er benötigt eine Weiterbildung von mindestens 200 Stunden. In der Altenpflege lässt das Gesetz die Qualifikation der Praxisanleiter offen.

In Österreich, wo das Berufsgesetz für Gesundheits- und Krankenpflege schon im Jahr 1997 reformiert worden ist, bestehen vergleichbare Regelungen für die Begleitung der ausbildungsbezogenen Praktika durch Praxisanleiter. Zusätzlich gibt es an einzelnen Ausbildungszentren die Stelle eines Koordinators für die Praxisanleitung vonseiten der Schule. Seine Aufgaben sind die Steuerung der Praktika, die Prüfung der Lerntagebücher der Praktikanten, die Begleitung der Beurteilung der Praktikumsleistungen der Schülerinnen sowie die Evaluierung der Praxisstellen im Hinblick auf ihre Eignung für weitere Praktikanten bzw. auf mögliche Verbesserung der Praxiseinsätze.

Großbritannien und die Niederlande standen bei mancher deutschen und österreichischen Regelung und Umsetzung der Praxisanleitung in der Pflegeausbildung Pate. Auch dort dürfen Studierende nicht ohne Betreuung durch Praxisanleiter eingesetzt werden.

In Großbritannien ist es der Clinical Supervisor oder Mentor, der für die Praxisanleitung der Studierenden verantwortlich ist. Er wird unterstützt durch Link Tutors, die vonseiten der Hochschule die Verknüpfung von Theorie- und Praxisausbildung gewährleisten. Vorbildcharakter hat die Verpflichtung der britischen Praxisanleiter, jährlich eine Fortbildung zu absolvieren, die sie auf dem aktuellen Stand von Theorie und Forschung hält. Die Weiterbildung der Praxisanleiter liegt in denselben Händen, in denen Pflegeausbildung/-studium liegen, also bei den Higher Education Institutions.

Vergleichsweise viel Aufmerksamkeit schenkt man in den Niederlanden der praxisseitigen Personalausstattung zur Begleitung der Studierenden. Zusätzlich zu den Praxisanleitern arbeiten in den Einrichtungen Praxisdozenten, Pflegende mit Lehrerqualifikation, die die Praxisanleiter in ihrer Arbeit unterstützen.

Es soll hier noch auf einen besonderen Aspekt verwiesen werden. Das Vorhandensein von genügend Praktikumsstellen scheint derzeit in keinem der Vergleichsländer ein Problem darzustellen. Erwähnt wird es lediglich in Großbritannien und den Niederlanden. Dort ist die Beschaffung von Praxisstellen nicht selbstverständlich, da ausbildende Hochschulen und Praxiseinrichtungen nicht wie in Deutschland und Österreich in einer institutionalisierten Verbindung stehen. Die hochschulische, voll ins öffentliche Bildungssystem integrierte Pflegeausbildung scheint die Schwierigkeit mit sich zu bringen, dass jede Hochschule umfangreiche Aktivitäten aufbringen muss, um Kooperationen mit Praxisstellen zu schaffen und beizubehalten. Dazu arbeiten an den Hochschulen in den Ausbildungsgängen der Gesundheits- und Pflegeberufe spezielle Placement Facilitators. Aktuelle Berichte zeigen allerdings, dass sich dieses Problem auch in Deutschland ankündigt – und zwar als Folge des höheren Aufwandes und der höheren Kosten, die die neuen Anforderungen der Praxisanleitung, verbunden mit den Finanzierungsunsicherheiten der DRG-Einführung bzw. den Unstimmigkeiten bei der Refinanzierung für die Praxiseinrichtungen mit sich bringen.

7.2.4 Fort- und Weiterbildung in Pflegeberufen – bezogen auf wichtige und neue Praxisfelder

In Deutschland ist die Weiterbildung – in Analogie zum »Sonderweg« hinsichtlich des Ausbildungstyps und der Schulform – historisch gewachsen und dementsprechend wenig systematisch und transparent. Die Regelungsgrundlage sowie die Institutionen, die Weiterbildung anbieten, sind vielfältig.

Zu unterscheiden ist auf der einen Seite (innerbetriebliche) Fortbildung, die der Aktualisierung und Vertiefung der Berufsqualifikation dient und die nicht mit Zertifikaten verbunden ist. Auf der anderen Seite – und diese steht hier im Vordergrund – gibt es Weiterbildung, die von verschiedenen Weiterbildungseinrichtungen angeboten wird und die zu Abschlüssen/Zertifikaten führen kann, die jedoch in Deutschland nicht offiziell anerkannt sind. Es existiert hierfür weder ein System der Anerkennung (Rahmenplan, Kreditpunkte) noch eine Institution, die die Anerkennung verleihen könnte.

In Deutschland gibt es keine gesetzlich vorgeschriebene Fortbildung, die zur Weitergewährung der Berufserlaubnis erforderlich wäre (Registrierung). In Österreich wurde die Fortbildungspflicht mit dem neuen Gesetz im Jahr 1997 für die Pflegenden eingeführt – 40 Stunden im Fünf-Jahres-Turnus. Doch handelt es sich nicht um eine gesetzliche Registrierungspflicht, sondern eher um eine Empfehlung, da mit der Nichteinhaltung kein Verlust der Berufszulassung und keine andere Sanktion verbunden ist. Die Pflegedienstleitungen der Einrichtungen sind seitens des Gesetzgebers aufgefordert, diese Fortbildung verpflichtend anzubieten und sie zu dokumentieren.

Von den hier analysierten Ländern ist diese Form der verpflichtenden Fortbildung seit vielen Jahrzehnten in Großbritannien institutionalisiert (ebenso in den skandinavischen Ländern, den USA und vielen anderen nichteuropäischen Ländern). In den Niederlanden liegt derzeit (2004) ein Gesetz zur Einführung der Fortbildungspflicht für Pflegefachkräfte im Fünf-Jahres-Turnus zur Erhaltung der Berufsregistrierung dem Parlament zur Verabschiedung vor.

Es existieren in Deutschland traditionell zwei Formen der Weiterbildung für Pflegeberufe. Die eine ist die Fachweiterbildung, bspw. für Intensiv-, Operations- und Onkologiepflege. **Eine Rahmenregelung zu Inhalt und Umfang legt die Deutsche Krankenhausgesellschaft (DKG) fest.** In einigen Bundesländern existieren Weiterbildungsgesetze. Zwar haben sich innerberuflich gewisse Standards herausgebildet. Jedoch sind diese nicht verbindlich. Die zweite Form ist die Funktionale Weiterbildung, die für Leitungs- und Lehrfunktionen qualifiziert. Teilweise übernimmt die deutsche Weiterbildung derzeit noch Funktionen der Berufsqualifikation, bspw. bisher bei der Lehrerqualifikation (vgl. oben). Seit es die Möglichkeit gibt, an Fachhochschulen und Universitäten Pflege und Gesundheitsförderung, Pflege- und Gesundheitspädagogik sowie Pflege- und Gesundheitsmanagement zu studieren, nimmt die Bedeutung dieser Weiterbildungen ab.

Mit der Errichtung von Hochschulstudiengängen für Pflege und Gesundheitsförderung in Deutschland wird die Forderung lauter, Weiterbildung soll ebenso wie die Berufsausbildung dem Stand der Wissenschaft und Forschung entsprechen und wissenschaftlich gesicherte Inhalte vermitteln. An einigen Hochschulen werden bereits seit einigen Jahren als Form wissenschaftlicher Weiterbildung Graduiertenstudiengänge angeboten. Solche Angebote werden künftig zunehmen.

Die Struktur und Entwicklung der Fort- und Weiterbildung in Österreich ist der deutschen teilweise sehr ähnlich – bis hin zu der Tendenz weg von den Weiterbildungsinstitutionen und hin zu Fachhochschule und Universität.

Die Weiterbildung für Pflegeberufe unterscheidet sich in Großbritannien und den Niederlanden stark von der Situation in Deutschland und Österreich: Dort besteht ein vergleichsweise systematisiertes, geregeltes, von öffentlichen Bildungseinrichtungen angebotenes und fachlich überprüftes Weiterbildungssystem. In Großbritannien führen dieselben Higher Education Institutions Fort- und Weiterbildung durch, an denen die Berufsausbildung sowie das Bachelor-und Masterstudium stattfinden.

Neben der bereits erwähnten Pflicht-Fortbildung im Drei-Jahres-Turnus zur Erhaltung der Berufszulassung (Registration) gibt es lediglich fachbezogene, keine funktionsbezogene Weiterbildung, die in Deutschland traditionell zur Wahrnehmung von Leitungspositionen vorausgesetzt wird (Stationsleitung, Heimleitung u. a.). Da es – wie oben gezeigt – in Großbritannien, ähnlich auch in den Niederlanden, ein System von Qualifikationsstufen gibt über Berufsausbildungen bis hin zu Bachelor- und Masterabschlüssen, besteht dort keine Notwendigkeit, dass Lehr- und Leitungsfunktionen über den Weg außerschulischer Weiterbildung zu erreichen sind.

Auch in Großbritannien existieren sowohl nichtakademische Weiterbildungsformen (National Vocational Training) als auch vorakademische und akademische Formen. Vorbildlich daran ist, dass sie zertifiziert sind, d. h. mit den meisten Weiterbildungen können zusätzlich zur fachlichen Qualifikation Kreditpunkte (Credit Points) erworben werden, die bei späteren Weiterbildungen oder einem späteren Studium angerechnet werden können. In Großbritannien sind mit dem Weiterbildungszertifikat teilweise vermehrte Berufskompetenzen verbunden, bspw. beim Nurse Practitioner, der verantwortlich bestimmte Medikamente und Verordnungen verschreiben und den Patienten an andere Leistungsträger überweisen kann. Eine Reihe von Zusatzqualifikationen in Großbritannien schließt mit dem akademischen Grad ab.
In den Niederlanden sind die Weiterbildungsangebote für die Qualifikationsniveaus 3 bis 5 systematisiert. Dieser gliedert die fachlichen Weiterbildungsangebote in große thematische Gruppen: klinische Spezialisierung (bspw. Intensiv-, Diabetes-, Onkologie-, Geriatriepflege), Management und Verwaltung, Pflegepädagogik, Pflegeinnovation und Pflegewissenschaft/Advanced Nursing Practice.
Sie sind meist niveauvertiefend, führen also in der Regel nicht zu einer höheren formalen Qualifikation. Auch in den Niederlanden gibt es an Fachhochschulen Weiterbildungsprogramme, die Kreditpunkte erbringen.

In den Niederlanden laufen derzeit Aktivitäten eines Zusammenschlusses von Berufsverband, Einrichtungsorganisationen sowie Ausbildungs- und Weiterbildungsstätten mit dem Ziel, Abschlüsse, Dauer und Kosten der Fort- und Weiterbildungsangebote zu normieren und über ein Akkreditierungsverfahren deren Qualität zu sichern.

Ein weiterer Aspekt wird bei der vergleichenden Analyse von Länderregelungen sichtbar: In der Weiterbildung kann flexibler als in der Ausbildung auf **neue Gesundheits-/Pflegebedarfe und Praxisfelder** reagiert werden. Die Schaffung eines neuen Weiterbildungsangebots benötigt weniger Zeit und Regelungsbedarf als die eines neuen Ausbildungs- oder Studiengangs. Weiterbildung sollte in Deutschland von der staatlichen Bildungspolitik und den Berufs- und Einrichtungsakteuren in ihrer Bedeutung erkannt werden. Im Sinne von Life Long Learning können die Pflegefachkräfte ihre Qualifikation an neue Entwicklungen im Gesundheitswesen anpassen. Bildungspolitik und Gesundheitsakteure können die Entstehung neuer Praxisfelder aufgreifen. So wird beispielsweise in Großbritannien und den Niederlanden der noch zu starken Dominanz der stationären Versorgungsformen durch gezielte Weiterbildungsangebote für den ambulanten oder Gemeinde-bezogenen Sektor gegengesteuert. Mit innovativen Weiterbildungsangeboten können notwendige veränderte Spezialisierungen in der Ausbildung vorbereitet und pilothaft getestet werden.

In den europäischen Nachbarländern finden sich, wie gezeigt werden konnte, im Kontext von Weiterbildung wichtige Regelungen und Vorgehensweisen, die Vorbild sein können für die Reform der Weiterbildung der Pflegeberufe. Der europäische Vergleich konnte sichtbar machen, dass Neuerung von Ausbildung und Weiterbildung in engem Zusammenhang stehen.

7.2.5 Qualitätssicherung der Pflegeausbildung durch Evaluierung

In den Länderkapiteln wurde die Frage behandelt, in welcher Weise ein geregeltes Qualitätsmanagement zur Evaluierung der Berufsausbildungen und Studiengänge in Pflege und Gesundheitsförderung existiert. Es wurde dargestellt, ob es sich um verpflichtendes oder freiwilliges Qualitätsmanagement handelt, was Gegenstand der Überprüfung ist und welche Organisationen mit dieser Aufgabe beauftragt sind.

In Deutschland ist die Qualitätssicherung der Pflegeausbildung staatlich nicht vorgeschrieben. Zwar existieren traditionell behördliche Genehmigungsverfahren sowie die Überwachung der Schulen durch die Fachaufsicht der Bundesländer. Doch handelt es sich dabei um Nachweis und Kontrolle von Mindestqualität, die fachliches Qualitätsmanagement nicht ersetzen können.

Ausbildungsträger, Schulen und Lehrer sind bisher ungeübt, die Qualität ihrer Leistung intern zu prüfen oder externer Prüfung unterziehen zu lassen. Die bisherige Orientierung am Erfolgsmaßstab der (meist zu 100 %) bestandenen staatlichen Prüfungen ist ein eher ungeeigneter Qualitätsindikator, weil er nicht die Qualität der Ausbildung als solche erfassen kann.

Ein Schub an Qualitätsmanagement ist mit den derzeit in Deutschland laufenden Ausbildungsmodellen in Deutschland zu erwarten (vgl. Kap. 8). Meist ist an die Förderung, die die Modelle erhalten, die Bedingung einer Evaluierung geknüpft. Forschungsinstitute sind dabei, Evaluierungskonzepte zu erstellen, um wissenschaftlich gesicherte Ergebnisse vorlegen zu können. Auch beginnen erste Schulen auf freiwilliger Basis, ihre Leistung zu bewerten.

Die Fachleute in Deutschland können auf Vorarbeiten zu wissenschaftlich gestützten Qualitätsmanagement- und Evaluierungsmethoden zurückgreifen. Vonseiten der Gesundheitsministerkonferenz (GMK), der Bundeskonferenz der Pflegeorganisationen (BUKO: ADS und DBfK) und anderen gibt es Vorschläge zu Zertifizierungs- und Akkreditierungsverfahren für Pflegeausbildung und -weiterbildung.

In Großbritannien und den Niederlanden sind Qualitätsmanagement und Evaluierung der schulischen und hochschulischen Pflegeausbildung gesetzlich vorgeschrieben. Diese wird durch dazu beauftragte Kommissionen/Gremien in nach einheitlichen Verfahren durchgeführt.

In Großbritannien werden zum einen landesweit die Kenntnisse aller Schülerinnen und Studierenden regelmäßig überprüft. Zum anderen werden alle Hochschulen (Higher Education Institutions; HEI) mittels eines standardisierten Verfahrens regelmäßig auf ihre Qualität überprüft. Dafür gibt es eine staatliche Evaluierungsorganisation (Governmental Quality Assurance Agency [QAA]).

In den Niederlanden wird ein gestuftes System der Qualitätssicherung von Ausbildung und Studium der Pflege praktiziert. In einer ersten Stufe überprüfen sich die Berufsfachschulen/Fachhochschulen bzw. die dort tätigen Lehrer gegenseitig. Dazu gibt es »Besuchskommissionen« (Visitatiecommissies), besetzt mit Vertretern der Ausbildungen. In der zweiten Stufe finden Akkreditierungsverfahren für Fachhochschulen und Universitäten durch die NVAO (Nederlands Vlaams Accrediterings Orgaan) statt. Derzeit werden Evaluierungsprogramme entwickelt, die stärker als bisher die Ausbildungsinhalte auf Aktualität und Evidence (Begründbarkeit durch Vorliegen hochwertiger wissenschaftlicher Studien) sowie auf ausreichenden Theorie-Praxis-Transfer überprüfen.

7.2.6 Öffentliche Bildungspolitik und professionelle Selbstorganisation im Bereich der Pflege und Gesundheitsberufe

Abschließend soll aus komparativer Sicht die politische Steuerung der Pflegeausbildung betrachtet werden. Welche Regelungskompetenzen liegen beim Staat? In welchem Verhältnis stehen staatliche/öffentliche Instanzen zu intermediären Organisationen wie Berufsverbänden oder Fachvereinigungen? Wie stark ist die professionelle Selbststeuerung in Berufs- und Ausbildungsfragen? Und welche Aufgaben sollen Staat und Verbände erfüllen?

Die Vorgabe von Rahmenregelungen zur Ausbildung der Pflege- und Gesundheitsberufe ist in allen hier analysierten Ländern öffentliche Aufgabe, die in Österreich 1997 und in Deutschland aktuell durch neue Berufs- und Ausbildungsgesetze geregelt wurde.

In Österreich sind die Pflegeausbildungen bundesweit im Gesundheits- und Krankenpflegegesetz GuKG (1997) mit den entsprechenden Ausbildungsverordnungen geregelt. Lehrziele und Lehrinhalte sind in den Vorgaben der vom »Österreichischen Bundesinstitut für Gesundheitswesen veröffentlichten Curricula für die »Allgemeine Gesundheits- und Krankenpflegeausbildung« (ÖBIG 2004) und die »Psychiatrische Gesundheits- und Krankenpflegeausbildung« (ÖBIG 2004) definiert. Ein Curriculum für die »Kinder- und Jugendlichenpflegeausbildung« befindet sich zurzeit im Entstehungsprozess.

In Deutschland sind die Zuständigkeiten für die Pflegeausbildung aus historischen Gründen stark zersplittert. Normierungskompetenz kommt sowohl der Bildungspolitik als auch der Gesundheitspolitik zu. Die staatliche Bildungspolitik, die im föderalistischen Deutschland in der Kompetenz der Bundesländer liegt, hat sich bisher wenig mit der Pflegeausbildung befasst. Der Begriff des bildungssystemischen Sonderwegs der deutschen Pflegeausbildung bringt zum Ausdruck, dass diese bisher nicht in das reguläre staatliche Bildungswesen integriert ist. Wie oben gezeigt wurde, beschränkt sich die bildungspolitische Regulierung der Landesbehörden auf Genehmigung und Kontrolle der Schulen. Stärker ist der Einfluss der staatlichen Gesundheitspolitik auf die Pflegeausbildung. Sie ist zuständig für die Regulierung der Krankenhäuser und damit für die Krankenpflegeschulen. Für die Altenpflegeausbildung ist ebenfalls die staatliche Gesundheitspolitik zuständig, hingegen für die Altenpflegeeinrichtungen die staatliche Sozialpolitik. Und über die Ebene der Finanzierung gibt es einen weiteren wichtigen Akteur, nämlich das selbst verwaltete System der Gesetzlichen Krankenversicherung/Pflegeversicherung.

Bisher wenig ausgeprägt ist eine kooperative und koordinierte Steuerung der Pflegeausbildung seitens dieser drei Hauptakteure. Ähnlich gering ausgeprägt ist die Form der intermediären Steuerung, also eine Form, in der der Staat die Verbände autorisiert, bestimmte Aufgaben der Berufs- und Ausbildungsgestaltung selbstständig zu übernehmen. Nur im Bereich der Ärzte existiert diese Steuerungsform in Deutschland – und sie funktioniert dort sehr gut, da es den Ärzten gelingt, sowohl ihre berufs- und ausbildungspolitischen als auch ihre fachlichen Interessen erfolgreich zu bündeln.

Eher schwach ist in Deutschland der Einfluss der professionellen Selbstorganisation, also der Berufsverbände und Dachverbände der Pflege. Aus traditionellen Gründen trägt die Berufsgruppe der Pflegenden an der Last einer weltanschaulichen und pflegepolitischen Zersplitterung. Erschwerend kommt hinzu eine in Deutschland traditionell verbreitete Erwartung an Staat und Gesetz. Faktisch existiert in Deutschland kein einheitlicher Berufsdachverband. Ebenso wenig gibt es bisher Beteiligungsformen, in denen staatliche Instanzen definierte Aufgaben – ähnlich wie in Großbritannien und den Niederlanden – beispielsweise an einen autorisierten Pflegerat delegieren.
Jedoch hat sich die professionelle Selbstverwaltung der Pflege in Deutschland seit einigen Jahren auf den Weg gemacht zu einer einheitlichen Organisation von Spitzenverbänden. Seit 1993 gibt es einen Deutschen Bildungsrat für Pflegeberufe (DBR), seit 1998 einen Deutschen Pflegerat (DPR). Diese Dachorganisationen sind dabei, durch Formulierung berufs- und bildungspolitischer Strategien innerprofessionelle und gesellschaftliche Autorität zu sammeln.

Eine wichtige Vorreiterrolle als Initiatorin und Plattform für die Reform der deutschen Pflegeausbildung übernimmt die Robert Bosch Stiftung. Sie hat die Vertreter von Praxis, Ausbildung und Wissenschaft zu Expertenkreisen zusammengeholt. Mit Förderung der Stiftung erschienen mehrere wichtige Denkschriften, in denen Reformbedarf aufgezeigt und Strategien vorgeschlagen wurden (RBS 1996; RBS 2000).

Deutschland kann in Bezug auf die staatliche bzw. öffentliche Zuständigkeit sowie in Bezug auf das Zusammenspiel der staatlichen mit den intermediären Akteuren von den Vergleichsländern lernen.

In Großbritannien ist die staatliche Zuständigkeit klar strukturiert, auf der einen Seite durch einen öffentlichen Gesundheitsdienst, auf der anderen Seite durch einheitliches, zentralstaatlich und dezentral gesteuertes öffentliches Bildungswesen. Die gesamte Pflegeausbildung ist an einem einheitlichen Typ von Ausbildungsinstitution angesiedelt, an der ein breites Spektrum sowohl beruflicher als auch hochschulischer Ausbildungen stattfindet. Auch wenn diese Systemmerkmale für Deutschland als Vorbild nicht in Frage kommen, weil sie einer ganz anderen Staatsform und ganz anderen Institutionen angehören, so sind einzelne Steuerungselemente in Großbritannien für Deutschland durchaus modellhaft.

Beispielhaft für Deutschland ist eine Steuerungsform in Großbritannien, in der Bildungs- und Gesundheitsadministration auf Länder- bzw. Distriktebene zusammenarbeiten, bspw. bei der Zuweisung von Ausbildungs- und Studienplätzen nach Bedarfs- und Arbeitsmarktgegebenheiten, bei der Verteilung von Finanzmitteln sowie der Evaluierung von Ausbildungserfolg. Parallel zur vergleichsweise starken zentralstaatlichen Steuerung gibt es in Großbritannien jedoch gemäß der liberalen Tradition die Delegation von Steuerungskompetenzen und Verantwortung, im vorliegenden Fall an die berufliche Selbstverwaltung der Pflegeberufe.

Dort hat sich über einen langen historischen Zeitraum eine starke berufliche Selbstverwaltung entwickelt. Im Nursing and Midwifery Council (NMC), dem öffentlich autorisierten Pflegerat, sind alle Pflegenden und Hebammen Pflichtmitglieder. Er verleiht die Registrierung und kontrolliert die Einhaltung der gesetzlichen Fortbildungspflicht. Neben anderen Aufgaben legt er Praxis- und Ausbildungsstandards fest. Er übernimmt die Funktion einer beruflichen Kammer, die in Deutschland nur für Ärzte und Handwerksberufe besteht. Daneben gibt es einen ebenfalls einheitlichen Berufsverband, der Royal College of Nursing (RCN), der für seine freiwilligen Mitglieder eine Art gewerkschaftliche Interessenvertretung ist.

Dem deutschen Staats- und Institutionengeflecht ähnlicher sind die Niederlande. Stark abweichend von Deutschland gibt es in den Niederlanden jedoch einen ausgeprägten gesellschaftlichen Konsens. Es gibt dort eine klar gegliederte gemeinsame Zuständigkeit von Bildungsministerium und Gesundheitsministerium für die Pflegeausbildung.

Ähnlich stark ausgeprägt wie in Großbritannien ist in den Niederlanden die professionelle Selbstorganisation. Der AVVV ist ein starker Dachverband, der alle Pflege- und Sozialberufe vereint. Stärker als in Deutschland und Österreich sind in den Niederlanden **intermediäre Instanzen** wie Berufsverbände und Hochschulgremien in die politische Willensbildung einbezogen. Dort erarbeitet eine aus Ministerien, Berufs- und Wissenschaftsverbänden zusammengesetzte ständige Kommission die Rahmenplanung für die Pflege-Ausbildungsprogramme. Der im Konsens erarbeitete Rahmenplan erhält den Status einer staatlichen Verordnung, ist also verbindlich für alle Ausbildungsinstitutionen.

Sichtbares Ergebnis dieser kooperativen konsensuellen Steuerungsform der Pflegeausbildung in den Niederlanden ist das 1996 entstandene Dokument »Qualifiziert für die Zukunft«, von den beteiligten Akteuren gemeinsam erstellt und vom Ministerium für Bildung und Wissenschaft herausgegeben, das die Zukunft des Pflegeberufs in den Niederlanden durch eine weit blickende innovative Konzeption strukturiert. Dieselbe Kommission ist derzeit dabei, die Erfahrung mit dem seit 1996 bestehenden neuen Ausbildungssystem zu evaluieren.

Großbritannien und die Niederlande bieten insgesamt wertvolle Anregungen für die Profession der Pflege, wie durch Aufeinanderzugehen der staatlichen und verbandlichen Akteure eine höhere Partizipation und Selbststeuerung der Pflege in Bezug auf Ausbildung und Studium erreicht werden.

Tabelle 27: Pflegeausbildung im Ländervergleich.

	Deutschland	Großbritannien	
Struktur der Pflegeausbildung Grundtypus der Pflegeausbildung/ des Pflegestudiums	3-jährige Berufsausbildung	3-jährige Berufsausbildung, 3-jährige Hochschulausbildung (Bachelor); beide mit Berufszulassung Registered Nurse (RN)	
(a) Bildungssystemische Zuordnung	Berufssystemische Sonderstellung als Schulen des Gesundheitswesens; nur zum Teil Bestandteil des staatlichen (öffentlichen) Bildungssystems	Reguläre bildungssystemische Zuordnung im staatlichen Bildungssystem	
(b) Koordination Berufsausbildung und Studium	Geringe Koordination; seit 1990er Jahre mit Berufsausbildung wenig abgestimmte Studiengänge an FHS und Uni; innovative Modelle an FHS als duale Studiengänge	Volle Koordination zwischen undergraduate Berufsausbildung und akademisches Studium an einer Hochschule (Higher Education Institution HEI)	
Getrennte oder integrierte, generalistische Ausbildung	Integrierte Ausbildung der Gesundheits-/ Krankenpflege sowie Gesundheits- und Kinderkrankenpflege, davon abgetrennt verlaufend ist die Ausbildung in der Altenpflege und in der Entbindungspflege; zeitlich befristete Modellversuche zu integrierter/generalistischer Ausbildung	Getrennte Ausbildung und Studium in Nurse (Pflegende), Midwife (Geburtshilfe) und Health Visitor (Gesundheitsberater, Public Health- Fachkraft); »Nurse«-Ausbildung und Studium integriert mit gemeinsamer Grundstufe (1 Jahr) und Zweigprogramme in Erwachsenen-, Kinder-, Mental Health- und Learning Disability-Nurse (2 Jahre)	
Stufung der Abschlüsse/ Qualifikationen	Keine definierten Qualifikationsstufen; Stufung fehlt insbesondere zwischen beruflichem und hochschulischem Qualifikationsniveau	Definierte, an gemeinsamen Kriterien ausgerichtete Qualifikationsstufen	
Durchlässigkeit	Geringe Durchlässigkeit von berufsbildendem in hochschulisches System in der Pflege; Weg zur Hochschule bisher an die Studierbefähigung bzw. an Ausnahmeregelungen gebunden	Volle Durchlässigkeit von berufsbildendem in hochschulisches System voll gegeben; durch Bildungspolitik der »Öffnung« Hochschulzugänge durch besondere Vorbereitungskurse	
Zugangsvoraussetzung zu Pflege- und Berufsausbildung	Unterhalb der EU-Norm (FHR = 12 Jahre); erforderlich: • Realschulabschluss nach 10 Jahren oder • Hauptschulabschluss plus 2-jähr. abgeschlossene Berufsausbildung oder • 1-jährige Kranken- oder Altenpflegehelferausbildung • gesundheitliche Eignung	Entspricht EU-Norm; erforderlicher Schulabschluss analog deutscher FHS-Reife (12 Jahre = FOS); erreichbar durch bestimmte Noten in 5 Fächern; bei manchen Universitäten höhere Zugangsvoraussetzung (analog dt. Abitur)	
Dauer der Ausbildung	Ges.-/Krankenpflege: 3 Jahre Altenpflege: 3 Jahre	»Undergraduate« Diploma (DipHE RN): 3 Jahre akademischer Bachelor (BSc RN): 3 Jahre	

Niederlande	Österreich
4-jährige Berufsausbildung in zwei gleichwertigen Varianten – betrieblicher (Berufsfachschule) und schulischer Weg. Beide Wege können sowohl in Berufsfachschule als auch in FHS absolviert werden.	3-jährige Berufsausbildung
Reguläre bildungssystemische Zuordnung im staatlichen Bildungssystem	Berufssystemische Sonderstellung; nicht Teil des staatlichen Bildungssystems
Hohe Koordination der beiden Pflege-Berufsausbildungen sowie akademische Studiengänge Bachelor u. Master an FHS u. Uni	Geringe Koordination; neue Studiengänge an Universitäten und FHS; mit Ausnahme eines pflegewissensch. Studienganges wenig abgestimmt mit Berufsausbildung
Integrierte Ausbildung; ein einziger Grundberuf (Pflegekundiger) »Pflegekundiger«-Ausbildung integriert mit gemeinsamer Grundstufe (3 Jahre) und Spezialisierungsmöglichkeiten in Intensive Krankenhauspflege (außerhalb ITS), Schwangeren-/Kinder-/Jugendlichenpflege, Psychiatrische Pflege und Behindertenpflege (1 Jahr)	Getrennte Ausbildung Allgemeine Gesundheits- und Krankenpflege, Kinder- und Jugendlichenpflege, Psychiatrische Gesundheits- und Krankenpflege
Definierte, an gemeinsamen Kriterien ausgerichtete Qualifikationsstufen, auch im Übergang von beruflichem zu hochschulischem Bildungssystem	Aktuell gibt es die Qualifikationsstufen: (a) Pflegehilfe, (b) Gehobener Dienst für Gesundheits- und Krankenpflege, (c) Pflege für Spezialaufgaben, Lehr- und Leitungsaufgaben; Stufung fehlt insbesondere zwischen beruflichem und hochschulischem Qualifikationsniveau
Volle Durchlässigkeit von berufsbildendem in hochschulisches System	Aktuell bietet ein Studiengang bedingte Durchlässigkeit von berufsbildendem in hochschulisches System in der Pflege. Weg zur Hochschule bisher an Ausnahmeregelungen gebunden.
Entspricht EU-Norm; erforderlicher Schulabschluss analog deutscher FHS-Reife (12 Jahre = FOS);	Zugangsvoraussetzung unterhalb EU-Norm. • 10 positive Schulstufen • gesundheitliche Eignung
Pflegefachkraft (betrieblicher Weg): 4 Jahre Pflegefachkraft (schulischer Weg): 4 Jahre	Allgemeine Gesundheits- und Krankenpflege: 3 Jahre Kinder-/Jugendlichenpflege: 3 Jahre Psychiatrische Gesundheits- u. Krankenpflege: 3 Jahre

Tabelle 27: Pflegeausbildung im Ländervergleich (Fortsetzung).

	Deutschland	Großbritannien	
Lehrer-qualifikation	(a) Lehrer an Schulen der Ges.-/Krankenpflegeausbildung (theoretischer und praktischer Unterricht): pädagogische Hochschulqualifikation (b) Schulleitung: Fachkraftausbildung und Hochschulqualifikation, pädagogische Qualifikation offen (c) Lehrer an Schulen der Altenpflege (theoretischer und praktischer Unterricht): qualifizierte Fachkraftausbildung oder Hochschulqualifikation, pädagogische Qualifikation offen (d) Schulleitung Altenpflege: Pädagogisch qualifizierte Fachkraft mit abgeschlossener Berufsausbildung im sozialen oder pädagogischen Bereich und mehrjähriger Berufserfahrung oder ein abgeschlossenes pflegepädagogisches Studium (e) Praxisanleiter in der Gesundheits- u. Krankenpflege: Fachkraftqualifikation mit mind. 2-jähriger Berufserfahrung plus berufspädagogischer Zusatzqualifizierung von mind. 200 Stunden (f) Praxisanleiter in der Altenpflege: Fachkraftqualifikation mit mind. 2-jähriger Berufserfahrung plus berufspädagogischer Zusatzqualifizierung, Dauer der Zusatzqualifikation offen	(a) Lehrer für alle Ausbildungsprogramme Pflege: Berufsqualifikation (RN) plus Hochschulqualifikation (fachwissenschaftlicher Masterabschluss) plus pädagogische Hochschulqualifikation (Post Graduate Teaching Certificate) Dauer: 1 Jahr, berufsbegleitend (b) Praxisanleiter: Berufsqualifikation (RN) plus jährliche Fortbildung	
Finanzierung	Finanzierung geteilt: (a) Tariflich geregelte Ausbildungsvergütung für Schülerinnen der Gesundheits- u. Krankenpflege aus Mitteln der Schulträger (Krankenhaus); Refinanzierung über krankenhausindividuell verhandelte Ausbildungsbudgets mit Krankenkassen (b) Kosten der Praxisanleitung (wie (a)) (c) Kosten schulische Ausbildung: Investitionskosten aus öffentlichen Mitteln; Betriebskosten der Schulen (Lehrer, Räume, Ausstattung usw.) über Schulträger (Krankenhaus); über krankenhausindividuell verhandelte Ausbildungsbudgets mit Krankenkassen (d) Angemessene trägerindividuelle Ausbildungsvergütung für Schülerinnen der Altenpflege aus Mitteln der praktischen Ausbildungsträger (Pflegeeinrichtungen); Refinanzierung über zu verhandelnde Pflegebudgets mit den Pflegekassen (e) Kosten der Praxisanleitung (wie (d)) (f) Kosten schulische Ausbildung: Investitionskosten aus öffentlichen Mitteln; Betriebskosten der Schulen (Lehrer, Räume, Ausstattung usw.) über die Bildungszuständigkeit der Länder aus öffentlichen Mitteln	Finanzierung aus Mitteln des öffentlichen Bildungsetats, ergänzt um Mittel aus Studiengebühren; Finanzierung leistungsbezogen nach Ergebnis der Evaluierung	

Niederlande	Österreich
(a) Theorielehrer an Berufsfachschule: FHS-Studium (b) Theorielehrer an FHS/Universität: Universitätsstudium (c) Praxisdozent an Einrichtungen: meist FHS (d) Praxisanleiter: Pflegfachkraftqualifikation (e) Für Lehrer ohne Hochschulqualifikation: Didaktischer Kurs von mindestens 300 Stunden	(a) Lehrer an Schulen der Ges.- und Krankenpflege »Akademische Lehrperson im Gesundheitswesen«: Pflegefachqualifikation plus Universitätslehrgang (keine Hochschulqualifikation gesetzlich vorgesehen); Etablierung pflegewissenschaftlicher Studiengänge an Universitäten bzw. Fachhochschulen mit dem Schwerpunkt Lehre) (b) Praxisanleiter/Mentoren: Pflegefachqualifikation, keine spezielle zusätzliche Qualifikationsanforderung
Finanzierung aus Mitteln des öffentlichen Bildungsetats, ergänzt um Mittel aus Studiengebühren	An den öffentlichen Krankenanstalten eingerichtete Schulen sind zwar Teil der Krankenanstalt, deren Kosten werden jedoch über das bundeseinheitliche System der »Leistungsorientierten Krankenanstaltenfinanzierung (LKF)«, d.h. aus Mitteln des staatlichen Haushalts, abgegolten.

Tabelle 27: Pflegeausbildung im Ländervergleich (Fortsetzung.

	Deutschland	Großbritannien	
Inhalte der Pflegeausbildung Übergeordnete Ausbildungsziele	Fachliche, personale, soziale und methodische Kompetenzen entsprechend allg. anerkanntem Stand pflegewiss., medizin. und bezugswiss. Erkenntnisse (Krankenpflege); Vermittlung von Kenntnissen, Fähigkeiten und Fertigkeiten zur selbstständigen, eigenverantwortlichen Pflege einschließlich Beratung, Begleitung und Betreuung alter Menschen (Altenpflege)	Patientenzentrierte Pflege und Betreuung, die auf wissenschaftlichem Wirkungsnachweis beruht, die zur Gesundheitsförderung führt und wissende Praktiker hervorbringt	
Ausbildungsinhalte und Didaktik	In Berufegesetzen Angaben zu Rahmencurriculum; anstelle vormals starker Medizinorientierung nun Orientierung an Pflegewissenschaft und pflegerelevante Bezugswissenschaften, z.B. Medizin und Psychologie; Betonung liegt bei zu pflegenden Menschen in allen Lebenssituationen und -phasen (Gesundheits- u. Krankenpflege) bzw. bei zu pflegenden alten und altem kranken Menschen sowie deren Mitbestimmung und Selbstständigkeit Altenpflege)	Öffentlich vorgegebenes Rahmencurriculum.	
Zuordnung Ausbildungsinhalte zu erster und zweiter Ausbildungsphase	Ohne Zuordnung zu erster und zweiter Ausbildungsphase; Zuordnung zu Bereichen Eigenverantwortlichkeit, Mitwirkung und Interdisziplinarität	Mit Zuordnung zu erster und zweiter Ausbildungsphase; keine Zuordnung der Ausbildungsinhalte zu Bereichen Eigenverantwortlichkeit, Mitwirkung und Interdisziplinarität	
Methodik/ Didaktik	Ges.-/Krankenpflege: Erwerb von Kompetenzen; Handlungsorientiertes Lehren und Lernen; Altenpflege Erwerb von Kenntnissen, Fähigkeiten und Fertigkeiten; Lehren und Lernen nach dem Lernfeldansatz	Kompetenzmodell, ergänzt durch »Problembasiertes« Lernen, Erkundungsbasiertes Lernen, Interprofessionelles Lernen sowie Critical Thinking	
Ausbildungsinhalte in Spezialisierungsgebieten (zweite Ausbildungsphase)	Kein einheitlicher Grundberuf Pflege mit Spezialisierungs- oder Fachgebietsphasen im 2. Ausbildungsabschnitt (Krankenpflege), davon getrennt die Ausbildung in der Altenpflege (vgl. oben)	Ausbildungsinhalte für Generalistisches 1-jähr. Grundstudium: Basiskompetenzen (Common Foundation Programme); im 2. Ausbildungsabschnitt (2 Jahre) (Branch Programme) Wahlmöglichkeiten für Spezialisierungen (vgl. oben). Inhalte innerhalb der Spezialisierung: Pflege für bestimmte Patientengruppen, Kontinuität von Pflege- und Betreuungsverläufen, Vergleich von Versorgungssystemen EbN; Forschungsmethoden	
Ausbildungsinhalte in den Praxisphasen • Status der Lernenden • Dauer der Praxisausbildung	Schülerin und zugleich Arbeitnehmer; erhalten Ausbildungsvergütung Theorie-Praxisverhältnis: 45:55 %	Praktikanten; erhalten keine Ausbildungsvergütung Theorie-Praxisverhältnis: 50:50%	

Niederlande	Österreich
Qualifikation für Pflege und Betreuung gesundheitlich gefährdeter, kranker und pflegebedürftiger Menschen. Ziel ist breiter beruflicher Einsatz, nicht begrenzt auf einzelne Settings	Im Vordergrund pflegerischen Handelns stehen die eigenverantwortliche Diagnostik, Planung, Organisation, Durchführung und Kontrolle aller pflegerischen Maßnahmen im intra- und extramuralen Bereich (Pflegeprozess), die Gesundheitsförderung und -beratung im Rahmen der Pflege sowie die Durchführung von Pflegeforschung
Öffentlich vorgegebenes Rahmencurriculum, bestehend aus einem integrierten Katalog von Schlüsselqualifikationen, differenziert nach 5 Qualifikationsniveaus; Rahmencurriculum mit hoher Transparenz	Gesetzlich empfohlenes Rahmencurriculum: • Betonung der Hauskrankenpflege neben stationären Formen in Krankenhäusern und Altenpflegeheimen • Betonung von Prävention, Gesundheitserziehung, Körperarbeit, Gerontologie/Geriatrie/Gerontopsychiatrie • Betonung von Kommunikation • Konfliktbewältigung und Supervision
Mit fortlaufender Zuordnung zu erster und zweiter Ausbildungsphase; keine Zuordnung der Ausbildungsinhalte zu Bereichen Eigenverantwortlichkeit, Mitwirkung und Interdisziplinarität; Betonung, dass Spezialisierung nicht zur Einengung des Berufsfeldes führen soll	
Kompetenzmodell	Gesundheits- und Krankenpflege: Kompetenzansatz; Handlungsorientiertes Lernen; Interdisziplinärer Ansatz; teilw. noch traditionelle Fächerausrichtung
Ausbildungsinhalte für Grundausbildung/-studium: Basiskompetenzen, zusätzlich Prävention, Patientenberatung und -schulung, Praxisanleitung Qualitätsmanagement. Kontinuität und Koordinierung der Pflege, Prävention, Patientenberatung, -schulung, Qualitätsmanagement. Im 4. Jahr Wahlmöglichkeit für Spezialisierungen aus 4 Bereichen (Intensiv klinische Pflege, Innere, Psychiatrie, Kinder, Jugend-, Wochenbett) Ziel: Vertiefung, Spezialisierung ohne Festlegung auf engen Berufsbereich	Kein einheitlicher Grundberuf Pflege mit Spezialisierungs- oder Fachgebietsphasen im 2. Ausbildungsabschnitt, sondern 3 getrennte Berufsausbildungen (Allgemeine Pflege, Kinder- und Jugendlichenpflege, Psychiatrische Gesundheits- und Krankenpflege). Im 2. Ausbildungsabschnitt: erweiterte Tätigkeitsbereiche: (a) Spezialaufgaben für Intensiv-, Anästhesiepflege, Pflege im OP-Bereich, Pflege bei Nierenersatztherapie u.a., (b) Lehraufgaben, (c) Führungsaufgaben
In der schulischen Ausbildung: Praktikanten; erhalten keine Ausbildungsvergütung. In der Berufsausbildung: Gehalt Theorie-Praxisverhältnis betrieblicher Weg: 30:70% Theorie-Praxisverhältnis schulischer Weg: 70:30% bei Bachelor (BA): 50:50%	Schülerinnen; erhalten Taschengeld Mindestens 2000 Theoriestunden stehen mindestens 2600 Praxisstunden gegenüber

▶▶

Tabelle 27: Pflegeausbildung im Ländervergleich.

	Deutschland	Großbritannien
Ausbildungs-inhalte Praxisphasen	Lernangebote in stationären und ambulanten Versorgungsstrukturen; in Ges.-/Krankenpflegeausbildung zusätzlich differenziert nach medizinischen Fachgebieten;	Inhalte in Praxisplan festgelegt, an Ausbildungszielen ausgerichtet
Gesamtverantwortung für Praxisausbildung	Schule	Higher Education Institution (HEI)
Praxisanleiter (PA)	Praxisstellen müssen PA bereitstellen in ausreichender Zahl (nicht normiert) Organisation und Durchführung der Praxisanleitung nicht normiert	Studierende dürfen nicht ohne PA (Clinical Supervisor) in Praxis eingesetzt werden. PA ist verantwortlich für Praxisanleitung
Qualifikationsanforderungen	Qualifikationsanforderungen an PA: vgl. oben	PA wird unterstützt durch an Hochschulen beschäftigten Link Tutors, die Theorie-Praxis-Verknüpfung gewährleisten; Qualifikationsanforderung an PA (s. o.)
Verfügbarkeit von Praxisstellen	Kann künftig problematisch werden (besonders in Altenpflege), da höhere Anforderungen an PA für Einrichtungen und damit Mehrkosten	Ausbildungsstätten betreiben große Anstrengung, um Praxisstellen zu akquirieren, da Ausbildungsstätten nicht organisatorisch verbunden mit Praxisstellen; spezielle Fachkräfte an Ausbildungsstätten: Placement Facilitators (»Praxisstellen-Beschaffer«)
Fort- und Weiterbildung		
Integriert in öffentliches Bildungssystem	Nicht in öffentliches Bildungssystem integriert; wenig und unterschiedliche öffentliche Länderregelungen und Kontrolle	Voll in öffentliches Bildungssystem integriert; Regelungen und Kontrolle
Grundformen	3 Formen: • Innerbetriebliche Fortbildung • berufliche Weiterbildung • Funktionsbezogene berufliche Weiterbildung (Leitungsfunktionen) und • weiterführende Studiengänge an FHS oder Universität (s. u.)	3 Formen: • Innerbetriebliche Fortbildung • Fachliche Weiterbildung • Pflichtfortbildung zur Erhaltung der Berufszulassung (Registrierung RN))
Fortbildungspflicht zur Erhaltung der Berufszulassung (Registrierung)	Keine Fortbildungspflicht	Fortbildungspflicht gesetzlich vorgeschrieben • 5-Jahres-Turnus, jeweils 5 Tage oder 35 Stunden • Nachweispflicht
Weiterbildung zum Erwerb formaler (Höher-) Qualifikation	Wenig vorhanden. Erste Ansätze: • Graduiertenstudiengänge	Formale Höherqualifikation durch Weiterbildung an Hochschule möglich (Post Registration Education) Für manche Berufsfelder Weiterbildung zwingend, z.B. Community Nursing

Niederlande	Österreich
Inhalte in Praxisplan festgelegt, an Ausbildungszielen ausgerichtet	Lernangebote in stationären, häuslichen, geriatrischen Versorgungsstrukturen, differenziert (im Krankenhaus) nach Fachbereichen; Lernangebote sollen sich auf kontinuierliche Begleitung und Pflege von Patienten/Klienten konzentrieren.
Berufsfachschule/FH	Schule Inhalte dokumentiert Schülerin im Lehrtagebuch
Studierende dürfen nicht ohne PA (Clinical Supervisor) in Praxis eingesetzt werden	2 % der praktischen Ausbildungsstunden einer Schülerin sind durch Lehrkräfte der Gesundheits- und Krankenpflege anzuleiten; schulabhängiges Bereitstellen von Mentoren
PA wird von Praxisdozenten unterstützt, die bei Praxisstellen beschäftigt sind; Qualifikationsanforderung an PA und Praxisdozenten vgl. oben.	Qualifikationsanforderung an Mentoren: fakultativ Weiterbildung
Ausbildungsstätten betreiben große Anstrengung, um Praxisstellen zu akquirieren, da Ausbildungsstätten nicht organisatorisch verbunden mit Praxisstellen; spezielle Fachkräfte an Ausbildungsstätten: »Praxisstellen-KoordinatorIn«	Praxisstellen verfügbar in Fachabteilungen von Krankenanstalten, Alten- und Pflegeheimen sowie Einrichtungen der Hauskrankenpflege bzw. anderen Gesundheitsdiensten; teilweise Problem, dass im Alten- und Pflegeheimbereich nicht genügend diplomierte Pflegefachkräfte für die Schülerinnenanleitung zur Verfügung stehen.
In öffentliches Bildungssystem integriert; weniger systematisiert und kontrolliert als in GB	Größtenteils öffentliche Aus- und Weiterbildungsstätten; Aufsicht und Kontrolle erfolgt seitens der jeweiligen Landesregierungen.
3 Formen: • Innerbetriebliche Fortbildung • Fachliche Weiterbildung • Pflichtfortbildung zur Erhaltung der Berufszulassung derzeit im parlamentarischen Entscheidungsprozess	3 Formen: • gesetzliche verpflichtende Sonderausbildungen • fachliche Weiterbildungen • fachliche Fortbildungen
In Vorbereitung: Fortbildungspflicht	Fortbildungspflicht gesetzlich vorgeschrieben: • 5-Jahresturnus jeweils 40 Stunden • Nachweis: nicht klar geregelt Nichterfüllung: kein Verlust der Berufszulassung
Formale Höherqualifikation durch Weiterbildung an Hochschule möglich (HBO -Weiterbildung an FHS/Universität).	Aktuell Universitätslehrgänge für lehrende und leitende Pflegepersonen; aktuell in der Umsetzungsphase: pflegewissenschaftliche Studiengänge

Tabelle 27: Pflegeausbildung im Ländervergleich.

	Deutschland	Großbritannien	
Kreditpunkte für Weiterbildung	Nicht vorhanden	Mit zahlreichen Weiterbildungsprogrammen Erwerb von Kreditpunkten, bei weiteren Bildungsprogrammen anerkannt	
Zertifizierung	Nicht vorhanden; in Vorbereitung	Zertifizierung für alle Weiterbildungen	
Qualitätssicherung/ -management der Pflegeausbildung Form des QM	Nicht vorgeschrieben; Vorformen der Kontrolle von Mindestqualität Wissenschaftliche Evaluierung von Modellausbildungen	Gesetzlich vorgeschriebenes Qualitätsmanagement als regelmäßige Evaluierung Ergebnis führt zu Konsequenzen: Bewilligung von Studienplätzen und Ressourcen.	
Welche Instanz?	Gremien und Berufsverbände bereiten QM vor	Offizielle Akteure unter Beteiligung Pflege	
Öffentliche Bildungspolitik und professionelle Selbststeuerung Staatliche/ öffentliche Regelungskompetenz	Gegeben, jedoch zersplittete Kompetenz mehrerer Ministerien sowie Bund-Länder-Verflechtung; Kooperation zu Bildungs- und Gesundheitsministerium optimierungsfähig	Gegeben, starke zentralstaatliche Kompetenz von NHS und einheitliche Ausbildungs-/Bildungsstruktur	
Delegation von Steuerung an Intermediäre Gremien	Delegation; kein Gremium mit offizieller Beteiligung des Pflege-Berufsverbandes	Delegation an Berufsverband gemäß liberaler Tradition	
Berufsverbände	Berufsverbände Pflege heterogen; kein einheitlicher nationaler Dachverband; keine Pflichtmitgliedschaft; keine Autorisierung zur Regelung von Berufsbelangen; dagegen z.B. über die Bundesärztekammer einheitlich Berufsvertretungen von ADS, und DBfK gründeten 1993 den Dt. Bildungsrat für Pflegeberufe (DBR)	Einheitlicher Berufsverband Pflege (a) in Nursing and Midwifery Council (NMC) (Pflichtmitgliedschaft) (b) Royal College of Nursing (Berufsverband/Gewerkschaft) (freiwillige Mitgliedschaft)	
Berufliche Selbststeuerung	Pflege: Starke Erwartung an Steuerung vonseiten Staat und Gesetz; geringe Erwartung an Selbststeuerung – Initiativen des Dt. Pflegerates (DPR) für eine Selbstverwaltung (Pflegekammer) und freiwillige Registrierung in 2004 gestartet	Pflege: Starker Selbststeuerungsanspruch und -kompetenz, von Staat autorisiert	

Niederlande	Österreich
Mit zahlreichem Weiterbildungsprogramm Erwerb von Kreditpunkten, bei weiteren Bildungsprogrammen anerkannt	Erwerb von Kreditpunkten im Rahmen der pflegewissenschaftlichen Studiengänge
Zertifizierung für alle Weiterbildungen	Zertifizierung abhängig von der Bildungseinrichtung
Gesetzlich vorgeschriebenes Qualitätsmanagement als regelmäßige Evaluierung Stufenweise QM 1) Gegenseitiges kollegiales QM von Schulen und Hochschulen 2) Akkreditierungsverfahren	Nicht gesetzlich vorgeschrieben; in vielen Schulen finden regelmäßige Evaluierungen statt
Offizielle Akteure unter Beteiligung Pflege	
Gegeben, zusätzlich zur Kompetenz der Ministerien gesetzliche Vorgabe, dass Berufsgruppen Mitwirkungsrechte haben	Gegeben, zusätzlich zur Kompetenz des Bundesministeriums für Gesundheit und Frauen sind Vorgaben seitens der Bundesländer zu berücksichtigen
Delegation an (a) Kommission aus Bildungs-, Gesundheitsministerium und Pflegeberufsverband AVVV (b) Nationaler Rat für Volksgesundheit, berät Regierung u.a. in Ausbildungsfragen	Aktive Beteiligung des Österreichischen Gesundheits- und Krankenpflegeverbandes
Einheitlicher Berufsverband für Pflege- und Sozialberufe AVVV (Dachverband von etwa 50 kleineren und größeren Pflegeberufsverbänden)	Kein einheitlicher nationaler Dachverband Der Österreichische Gesundheits- und Krankenpflegeverband (ÖGKV) ist seit mehr als 50 Jahren der größte unabhängige nationale Berufsverband für alle in der Gesundheits- und Krankenpflege tätigen Personen. Er vertritt ihre Interessen national und international.
Pflege: Starker Selbststeuerungsanspruch und -kompetenz, von Staat autorisiert	Liberale Grundhaltung zur Selbststeuerung seitens des Staates und des Gesetzes; hoher Selbststeuerungsanspruch

Tabelle 27: Pflegeausbildung im Ländervergleich (Fortsetzung).

	Deutschland	Großbritannien	
Steuerungs-aufgaben in Beruf und Ausbildung • Registrierung/ Berufszulassung • Definition Berufsprofil • Pflegeleit-linien-/Praxis-standards • Rahmen-curricula; Anerkennung von Spezia-lisierung • Evaluierung von Aus-/ Weiterbildung	Aufgabenwahrnehmung punktuell; da einheit-licher Berufsverband und Pflichtmitgliedschaft fehlen, gibt es keine breiten konzeptuellen Debatten und konsentierte Programme, bspw. Rahmencurricula (Anmerkung: Das liegt nicht an den Verbänden, sondern ist bedingt durch den Föderalismus unseres Staates und die Kulturhoheit der Länder)	Kontinuierliche Aufgabenwahrnehmung Breite konzeptuelle Debatten Gemeinsam entschiedene Lösungen werden in Praxis umgesetzt	

Quelle: *Landenberger, Stöcker, Filkins, de Jong* 2005: XY ff.

Niederlande	Österreich
Kontinuierliche Aufgabenwahrnehmung Breite konzeptuelle Debatten Gemeinsam entschiedene Lösungen werden in Praxis umgesetzt, Beispiel: 1996: Pflegeausbildungsreform »Qualifiziert für die Zukunft« 2004: Evaluierung der Pflegeausbildungsreform	Steuerungsaufgaben in Beruf und Ausbildung; breite konzeptionelle Arbeiten; Entscheidungen zur Gesetzwerdung werden vom entsprechenden Bundesministerium getroffen

8 Ausbildungsmodelle in Deutschland und Berlin

Yvonne Selinger, Margarete Landenberger

8.1 Defizite und veränderte Rahmenbedingungen als Motor für Modellprojekte

Grundlegende Reformen der Gesundheits- und Pflegeausbildung in Deutschland sind dringend erforderlich. Seit einigen Jahren ist ein kraftvoller Reformschub in Gang gekommen. Die Motoren dafür sind einerseits Defizite der bisherigen Ausbildung und andererseits neue gesetzliche Möglichkeiten, die Ausbildungsträger und Wissenschaft zum Aufbruch motivieren.

Was sind aber die Einflüsse von außen, die die Reform der Gesundheits- und Pflegeausbildung voranbringen? Dies sind insbesondere veränderte Rahmenbedingungen. In aller Kürze seien hier genannt das veränderte Krankheitspanorama der Bevölkerung, die Zunahme chronischer Krankheiten, die Überalterung und damit verbundene geriatrische und geronto-psychiatrische Krankheiten, Bedeutungszuwachs von Prävention, Rehabilitation und Gesundheitserziehung sowie teilstationären und ambulanten Versorgungsformen angesichts politisch gewollter Verkürzung der stationären Verweildauer.

Auf den Reformprozess beschleunigend wirken dabei Forschungsberichte über Verbesserungsbedarf der Praxis der Pflege und Gesundheitsförderung, Qualitätsmängel in der professionellen allgemeinen und speziellen Pflege, bei der Kommunikation zur Erhebung des individuellen Pflegebedarfs, bei der Beratung und Anleitung der Patienten mit dem Ziel der Förderung der Krankheitsbewältigung und Selbstständigkeit, bei der Umsetzung des methodischen Arbeitens im Sinne des Pflegeprozesses sowie der fachlich vorgeschriebenen Führung der Pflegedokumentation (FFG 2000). Fragen an die bisherige Ausbildung entstehen außerdem aus Studien, die zeigen, dass Pflege- und Gesundheitsberufsangehörige den Patienten wenig Möglichkeiten zur Partizipation und Mitentscheidung bei Fragen der Therapie, Pflege und Betreuung einräumen (*Beier* 2004).

Wie in der Analyse der Ausbildungssituation in Deutschland dargestellt, konnten durch In-Kraft-Treten der Gesetzesnovellen des Krankenpflegegesetzes (2004) sowie des Bundesaltenpflegegesetzes (2003) einige bisher bestehende institutionelle Innovationshürden beiseite geschafft werden (vgl. Kapitel 3).

Im Folgenden werden Ausbildungsmodelle vorgestellt, in denen eine Neuordnung der Ausbildungsinhalte, deren curriculare Ausgestaltung sowie innovative Lehr- und Lernmethoden erprobt werden. Ebenso wird die Frage der Integration/Generalisierung der bisher nach Berufsgruppen getrennten Ausbildung von zahlreichen Modellprojekten aufgegriffen.

8.2 Meilensteine in der Ausbildungsdiskussion

Schon vor der 2003/2004 erfolgten Novellierung des Kranken- und des Altenpflegegesetzes und den darin enthaltenen Experimentiermöglichkeiten haben sich innovative Träger, Fördereinrichtungen und Wissenschaftler auf den Weg gemacht und Modellausbildungen, Ausbildungskonzepte und Curricula entwickelt, von denen die heutige Modellgeneration wertvolle Impulse erhält. Als Pioniere zu nennen sind hier stellvertretend vor allem die Praktiker- und Wissenschaftlergruppe um Hilde Steppe, die 1990 das Hessische Curriculum für Krankenpflegeausbildung vorgelegt hat (*DBfK* 1990, 1991). Dies ist bis heute ein Fundus für die Reform der Gesundheits- und Pflegeausbildung. Weiterhin zu nennen sind die Autoren des sog. Bayerischen Altenpflegecurrriculums von 1986. Auch hier finden sich bereits vorausschauende Ideen (*Bayerisches Staatsministerium für Unterricht und Kultus* 1986).

Obwohl man sich unter Experten seit vielen Jahren über die Notwendigkeit der Veränderung der Pflegeausbildung generell einig ist, existieren unterschiedliche Reformkonzeptionen, vor allem zwischen den Berufsverbänden auf der einen und den Gewerkschaften auf der anderen Seite (*Sahmel* 2001:301). Zu verweisen ist hier u. a. auf die Bildungskonzeption des Deutschen Bildungsrates für Pflegeberufe (BA 1997; *Stöcker* 2002), auf die Konzeption der ÖTV (ÖTV 1996) und auf die Reformvorschläge des Bundesinstituts für Berufsbildung (*Becker, Meifort* 1995; *Meifort, Becker* 1995; *Sahmel* 2001:301ff.). Hervorzuheben ist insbesondere auch die von der Robert Bosch Stiftung (RBS) initiierte und geförderte Reformkonzeption »Pflege neu denken« (*RBS* 2000; vgl. unten).

Mehrheitlich wird in den unterschiedlichen Konzepten die Richtung einer »generalistische Ausbildung« verfolgt. Dies wird aber nicht von allen Seiten begrüßt. Auch über die Verortung der Gesundheits- und Pflegeausbildung innerhalb des Systems der beruflichen Bildung werden gegensätzliche Ansichten vertreten. Die Positionen reichen von einer Verankerung im dualen Ausbildungssystem für Handwerk und Gewerbliche Berufe (z. B. *Meifort* 2001:43) bis hin zur Einordnung der gesamten Ausbildung in das Hochschulsystem. Beide Lösungen bieten Vor- und Nachteile (u. a. *Bollinger, Grewe* 2002:55; *Dielmann* 2002:72f.).

8.2.1 Ausbildungskonzept »Pflege neu denken« (Robert Bosch Stiftung)

Unter dem Titel »Pflege neu denken – zur Zukunft der Pflegeausbildung« wurde – gefördert von der Robert Bosch Stiftung (RBS) – das Ergebnis einer Zukunftswerkstatt von zehn Experten veröffentlicht (RBS 2000). Diese Analysen und Empfehlungen mit einer Perspektive bis zum Jahre 2020 stellen einen der wichtigsten Impulse für die deutsche Ausbildungsreform dar.

Das Konzept der Zukunftswerkstatt enthält neben einer Bestandsaufnahme der derzeitigen Situation der Pflegeausbildungen zahlreiche konzeptionelle Ansätze zur Zukunftsgestaltung. Diese Ideen werden in zehn Empfehlungen gebündelt (siehe unten). Sie sollen die Diskussion anregen, Mut zum Erproben neuer Strukturen machen, und so innovativ auf die künftige Gesetzgebung, inhaltliche Gestaltung und

Finanzierung der Ausbildung wirken (*RBS* 2000:26). Die Empfehlungen fanden Eingang in die Novellierung des Kranken- und Altenpflegegesetzes. Teilweise werden diese Empfehlungen heute in Modellversuchen realisiert.

10 Empfehlungen der »Zukunftswerkstatt Pflege«:
1. Pflegen als menschliche Begegnung und gesellschaftlichen Auftrag begreifen
2. Pflegesituationen aktiv gestalten
3. Ausbildungsinhalte neu ordnen und geeignete Lernwelten schaffen
4. Theorie und Praxis neu denken und verändern
5. Ausbildung zum Lebens- und Erfahrungsraum werden lassen
6. Schulen durch mehr Selbstständigkeit handlungsfähiger machen
7. Durch Professionalität zur Qualität gelangen
8. Berufliche Autonomie stärken
9. Pflege internationalisieren: Europa als Ausbildungsort und Arbeitsmarkt wahrnehmen
10. Strukturen verändern: Ausbildung neu gestalten

(Quelle: *RBS* 2000:26ff.)

Die Experten der »Zukunftswerkstatt Pflege« legten den Vorschlag für eine generalistische Gesundheits- und Pflegeausbildung vor. Die Ausbildung gliedert sich darin in vier Qualifikationsstufen, die unterschiedliche Tätigkeiten und Verantwortungsbereiche bezeichnen. Die wichtigsten Merkmale des neuen Ausbildungsmodells sind in Tabelle 28 dargestellt.

Zwischen den Qualifikationsstufen soll Durchlässigkeit bestehen. Nach Schätzung der Autoren wird folgende Verteilung der Qualifikationsstufen zu erwarten sein: 50 % der Pflegefachpersonen Stufe I, 45 % Stufe II und etwa 5 % Stufe III bzw. Promotion (*RBS* 2000:341).

Weitere Ideen zum neuen Ausbildungsmodell sind, die Ausbildungsinhalte weit gehend **fächerübergreifend** zu ordnen, in **Modulen** zusammenzufassen und entsprechend zu unterrichten. Die Leistungsbeurteilung soll nach einem **Kreditpunkte-System** erfolgen.

Die Vorschläge der Zukunftswerkstatt werden kontrovers diskutiert. Insbesondere Berufspädagogen äußern Vorbehalte (*Meifort* 2001:40f.; *Dielmann* 2002:74). Ihre Hauptkritikpunkte besagen, dass mit diesem Modell etablierte Standards der Berufsausbildung verlassen werden, systematische Begründungen fehlen und in Anlehnung an angloamerikanische Ausbildungssysteme ein erneuter Sonderweg der Pflegeausbildung vorgesehen sei. Eine berufsbildungstheoretische Systematik fehle. Der Vorschlag wird als ein berufs- und bildungspolitisch fragwürdiges Signal bewertet, da ausgedrückt wird, dass die Pflege zu großen Teilen keine qualifizierte Tätigkeit sei und bisher zu hoch qualifiziert war (*Bischoff-Wanner* 2001:84; *Dielmann* 2002:72).

Die Bedeutung der Publikation »Pflege neu denken« für die Reform der Ausbildung der Gesundheits- und Pflegeberufe ist dennoch unbestritten. Die Empfehlungen der Experten haben maßgeblich dazu beigetragen, eine Ende der 1990er-Jahre erlahmende Diskussion um die Zukunft der Berufsbildung der Pflegeberufe erneut aktiviert zu haben.

Tabelle 28: Das Ausbildungsmodell der »Zukunftswerkstatt Pflege«.

	Qualifizierung	Tätigkeiten
Pflegefach-fach-person I (PFP I)	zweijährige berufsbildende Pflegeschule (oder gleichwertige Schulausbildung), generalistische Ausbildung ohne Schwerpunktsetzung; Zugang: Hauptschulabschluss und Assessment	Pflegesituationen, die über einen längeren Zeitraum konstant sind; patientennahe, direkte Pflege; Erhebung des Pflegebedarfs und Planung der Pflege für komplexe Pflegesituationen unter Anleitung einer PFP II
Pflegefach-person II (Sekundar-stufe II) (PFP II)	vierjährige berufsbildende Pflegeschule, generalistische Ausbildung mit Schwerpunktsetzung; Zugang: Realschulabschluss und Assessment	differenzierte Pflegediagnostik; selbstständige Steuerung von Pflege-prozessen, in komplexen Pflegesituationen handeln können
Pflegefach-person II (Hochschu-le/Berufs-akademie) (PFP II)	Hochschule/Berufsakademie, Diplom- oder Bachelor-Abschluss, generalistische Ausbildung mit Schwerpunktsetzung; Zugang: Abitur, FH-Reife, Assessment	Wie oben, zusätzlich Aufgaben im organisations- und gesellschafts-bezogenen Bereichen; Durchführung von studiumsbezogenen Forschungsprojekten unter der Leitung von PFP III
Pflegefach-person III (PFP III)	Universitätsstudium mit Diplom-, Master- oder Magisterabschluss; Spezialisierung wie Intensivpflege, Pflege in der Onkologie, Dialyse, Präven-tivpflege, Begutachtung, Management; Zugang: Abschluss als PFP II (FH)	z. B. Pflege von hämatologisch-onkolo-gischen Patienten u. a. Patienten mit komplexen Krankheitsbildern; Aids-Kranken, Intensivpflege Weiterentwicklung von Konzepten und Methoden; Durchführung von Forschungsprojekten
Promovierte Pflegefach-person	Promotionsstudiengang	Stabs- und Projektstellen; Lehre, Forschung, Überprüfung und Entwicklung von Konzepten Leitung von Forschungsprojekten und des Praxistransfers der Ergebnisse

(Quellen: *RBS* 2000:52ff.; *Bischoff-Wanner* 2001:80; *Dielmann* 2001:74)

8.2.2 Eckpunkte der Ausbildungsreform

Das Modell »Pflege neu denken« greift Ideen auf, die inzwischen nahezu allgemeiner Konsens sind, so etwa:
- Generalistische Ausbildung mit Schwerpunktsetzung,
- Modularisierung der Ausbildungscurricula,
- Schaffung von Qualifikationsstufen (Definition und Abgrenzung),
- Förderung der Durchlässigkeit zwischen Qualifikationsstufen,
- stärkere Betonung des ambulanten Bereichs in der Ausbildung,
- vermehrte Einbeziehung pflegewissenschaftlicher Inhalte sowie
- Reduzierung der Medizinorientierung (*Bischoff-Wanner* 2001:78).

Diese wesentlichen Kernpunkte werden von den im Folgenden (s. Kapitel 8.4ff.) dargestellten Reformmodellen aufgegriffen und in unterschiedlich ausgeprägtem Maße umgesetzt.

Wie die Analyse der Ausbildungssituation in Deutschland zeigt, konnten durch In-Kraft-Treten des neuen Krankenpflegegesetzes (2004) sowie des neuen Bundesaltenpflegegesetzes (2003) bisher bestehende institutionelle Innovationshürden teilweise beiseite geschafft werden. Die neuen Gesetze erzwingen nun in Deutschland eine formale und inhaltliche Reform der Ausbildung und bieten dank einer Erprobungsklausel die Fortsetzung bereits laufender sowie die Initiierung neuer Ausbildungsmodelle für die Pflege (vgl. Kapitel 3).

8.3 Theoretische und methodische Zentralbegriffe der Reformdiskussion

In diesem Abschnitt sollen zur besseren Verständlichkeit der Darstellung der Modellprojekte wesentliche Begriffe erläutert und ihre Bedeutung innerhalb der Reformdebatte um die Gesundheits- und Pflegeausbildung benannt werden. Es handelt sich dabei um folgende Begriffe:

Tabelle 29: Zentralbegriffe in der Modelldiskussion.

• **integrierte, integrative** und **generalistische, generalisierte** Ausbildung
• **Lehrplan, Curriculum** und **Curriculumsmerkmale**
• das **Lernfeldkonzept** als ein mögliches Strukturierungselement von Curricula
• die mit der Umsetzung des Lernfeldkonzepts verbundenen Teilkonzepte und -aspekte: – der **Schlüsselqualifikationen** und der **beruflichen Kompetenz** – der **Fächerintegration** und der **Modularisierung** von Unterricht – der **innovativen Lehr- und Lernmethoden** wie dem **handlungsorientiertem Unterricht** und – die damit verbundenen veränderten Anforderungen an die **Kompetenz von Lehrenden**
• Theorie-Praxis-Transfer als Grundprinzip der Didaktik

8.3.1 »Integrierte«/»integrative« und »generalistische«/»generalisierte« Ausbildung

In der folgenden Darstellung der Modellprojekte wird deutlich werden, dass die in der Überschrift genannten Begriffe von den einzelnen Akteuren mit unterschiedlichen Inhalten benutzt werden. Die Begriffe werden in der Literatur nicht einheitlich verwendet. Im Allgemeinen ist von folgenden Definitionen auszugehen:
- Eine **integrierte/integrative** Ausbildung fasst die bestehenden Ausbildungen der Kranken-, Kinderkranken- und Altenpflege teilweise zusammen. Die Ausbildung ist dabei in zwei Phasen gegliedert: eine erste, zumeist zweijährige gemeinsame Phase und eine so genannte zumeist einjährige Spezialisierungsphase. Die Absolventen beenden die Ausbildung nach geltenden gesetzlichen Rahmenbedingungen

mit einem Abschluss in der Kranken-, Kinderkranken- oder Altenpflege. Es wird **einer von drei** möglichen Berufabschlüssen erworben.
- Eine **generalistische/generalisierte** Ausbildung fasst die drei Pflegeberufe zu einem Beruf zusammen und endet dementsprechend mit **einem** eigenständigen Berufsabschluss (*Görres, Bohns* et al. 2001:50). Diese bisher in Deutschland noch nicht in die Praxis umgesetzte Reformvariante würde eine einheitliche Berufsbezeichnung für die bis 2003 getrennten Berufe (Erwachsenen)-Krankenpflege, Kinderkrankenpflege und Altenpflege notwendig machen. Dies heißt jedoch nicht, dass damit die spezifischen beruflichen Handlungsfelder »verschwinden« würden. Es gibt weiter gehende Überlegungen, in eine generalistische Ausbildung künftig auch weitere Gesundheitsberufe wie Geburtshilfe, Physiotherapie, Ergotherapie, Heilerziehungspflege u. a. einzubeziehen (*Beier* 2004:612ff.; *Sahmel* 2004:608ff.).

8.3.2 Lehrplan, Curriculum und Curriculumsmerkmale

Die Verwendung der beiden Begriffe »Lehrplan« und »Curriculum« erfolgt oftmals synonym oder zumindest wenig voneinander abgegrenzt (*Schewior-Popp* 1998:40; *Keller, Novak* 1993:76f.). Im Folgenden soll verdeutlicht werden, dass diese beiden Begriffe verschiedene Konstrukte bezeichnen.

Lehrpläne unterscheiden sich von Curricula dadurch, dass sie politische Setzungen oder Erlasse darstellen. Sie kodifizieren Bildungsvorstellungen und Lehrinhalte. Sie formulieren Ziele des Unterrichts und legen Umfang, Reihenfolge und Zuordnungen der Inhalte zu bestimmten Jahrgängen fest. Lehrpläne haben Rechtsstatus, in Deutschland meist als Verwaltungsvorschriften mit rechtsverbindlichen, aber auch mit rechtsfreien Anteilen. Lehrpläne koordinieren die Arbeit der einzelnen Schulen und ermöglichen damit vergleichbare Abschlüsse (*Lenzen* 2001:972).

Curriculum (lat.) ist zunächst zu übersetzen mit »Zeitabschnitt, Zeitablauf«. Curricula werden häufig durch ein legitimiertes Gremium aufgrund von Konsensentscheidungen entwickelt. Die Mitglieder sollen nach *Robinsohn* (1975) durch ihre pädagogische und fachliche Kompetenz ausgewiesen sein sowie dadurch, dass sie die Perspektiven aller Betroffenen berücksichtigen (*RBS* 2000:277). Es wird eine **praxisnahe Curriculumsentwicklung** favorisiert. Dieses Verständnis geht zurück auf die Prämissen der Bildungskommission des deutschen Bildungsrates, die bereits 1974 veröffentlicht wurden. Zentrales Merkmal praxisnaher Curriculumsentwicklung ist die Zusammenarbeit von Wissenschaftlerinnen und Praktikerinnen (*Oelke* 2003:40).

Ein Curriculum kann als ein Dokument verstanden werden, dass detaillierter als der ihm übergeordnete Lehrplan festlegt, zu welchen Lernergebnissen Unterricht führen soll (*Knigge-Demal* 2001:41). Es stellt einen Begründungszusammenhang zwischen den Entscheidungen über das »Was«, »Warum«, »Wie«, »Womit« und »Wann« des Unterrichts her und gibt in der Regel auch an, wie Lernleistungen zu überprüfen sind. Es kann schulübergreifend oder in einzelnen Schulen erstellt werden (*Schewior-Popp* 1998:42).

Hinsichtlich des Festlegungsgrades lassen sich zwei Haupttypen charakterisieren: das offene und das geschlossene Curriculum. **Offene** Curricula haben einen geringeren Festlegungsgrad und weisen in der Regel lediglich die Leitziele eines Bildungsprozesses aus. **Geschlossene** Curricula bieten hingegen einen hohen Grad an Konkretheit. Durch sie sind Unterrichtsplanungen weit gehend festgelegt (*Knigge-Demal* 2001:42).

Schon *Robinsohn* (1975) geht implizit von einem Lernmodell aus, in dem Lernen als Erwerb von auf andere Problemlösungen übertragbare Kompetenzen verstanden wird – im Gegensatz zu einem Lernen von als Wiederholungshandeln angelegte Fertigkeiten (vgl. unten). Für *Robinsohn* ist Bildung immer der Befähigung (Kompetenz) zur Lebensbewältigung verpflichtet. Sie muss auf gegenwärtige und zukünftige Anforderungen vorbereiten. Überträgt man *Robinsohns* Forderungen auf berufliche Bildung, dann muss Ausbildung Befähigungen sichern, die den gegenwärtigen und zukünftigen Anforderungen des Berufes entsprechen (*Knigge-Demal* 2001:43). Nach *Robinsohn* lassen sich komplexe Fähigkeiten nie durch Erkenntnisse einer wissenschaftlichen Disziplin anbahnen. Daher ergibt sich die Forderung nach einem **fächerintegrativen** Curriculum und in dessen Folge die Forderung nach einem fächerintegrativen Unterricht (*Knigge-Demal* 2001:44).

Neben dem Konstruktionsmerkmal »*Offenheit versus Geschlossenheit*« wird damit auf zwei weitere Merkmale von Curricula verwiesen, das des Lernfeldkonzepts und der Fächerintegration.

8.3.3 Lernfeldkonzept

Die bildungspolitische Diskussion wird vom so genannten Lernfeldkonzept bestimmt. Das Lernfeldkonzept stammt aus den 1980er-Jahren, aus der Diskussion um die so genannten Schlüsselqualifikationen. Besonders seit den »*Handreichungen für die Erarbeitung von Rahmenlehrplänen*« für die Berufsbildenden Schulen der Kultusministerkonferenz (KMK) von 1996 und 2000 hat es an Bedeutung gewonnen. Seit 1996 wurden bereits die Rahmenlehrpläne für ca. 80 neu geordnete oder neue Ausbildungsberufe nach Lernfeldern strukturiert (*Herrmann* 2001:8). Auch für die zukünftige Pflegeausbildung bietet das Lernfeldkonzept Orientierungsmöglichkeiten für die curriculare und didaktische Gestaltung (*Schneider* 2003:78).

Lernfelder sind nach einer Definition der Kultusministerkonferenz (KMK) durch Zielformulierung, Inhalte und Zeitrichtwerte beschriebene thematische Einheiten, die an beruflichen Aufgabenstellungen und Handlungsabläufen orientiert sind. Demnach sind Lernfelder zu verstehen als exemplarisch bedeutsame Handlungssituationen der Berufspraxis, die didaktisch in gegliederte Unterrichtseinheiten gefasst werden. Den Ausgangspunkt sollen exemplarische Handlungs- oder Problemlösungssituationen bilden. Diese werden fächerübergreifend nach Lerninhalten (Theorie- und Praxiswissen) gegliedert. Dadurch ist der Lehrplan strikt praxisorientiert gefasst und nicht wie bisher in einzelne Unterrichtsfächer gegliedert. Eine Verzahnung von komplexem Wissen und Praxishandlungen ist damit in der Lernsituation didaktisch verankert (*Hofmann* 2003:55f.; *Sowinski, Behr* 2003:38ff.). Das Lernfeldkonzept bedeutet die Abwendung von dem bis 2003 in Deutschland geltende Fächerkonzept.

Danach wurde der Unterricht nach traditioneller Fächergliederung vermittelt (Anatomie, Physiologie, Krankheitslehre, Psychologie, Rechtskunde u. a.).

Obwohl sicherlich mitgedacht, fehlt im Lernfeldkonzept die Kategorie der Entscheidung und der Verantwortung. Die Länderanalysen Großbritannien und Niederlande haben gezeigt, dass dort der Kompetenzbegriff neben Patientensituation und Transferwissen als drittes die Verantwortung enthält (vgl. Kapitel 4 und 5).

Mit der Umsetzung des Lernfeldkonzeptes sind vier Teilkonzepte verbunden (*Schneider* 2003:88), die im Folgenden erläutert werden sollen:
- Erwerb von Schlüsselqualifikationen/beruflicher Handlungskompetenz
- Fächerintegration
- Handlungsorientierter Unterricht
- Teamarbeit

8.3.3.1 Schlüsselqualifikationen/berufliche Handlungskompetenz

In der berufspädagogischen Diskussion hat sich der Begriff »Schlüsselqualifikationen« etabliert. Dieser Begriff ist nicht unumstritten. Kritikpunkte ergeben sich u. a. aus der teilweise unklaren theoretischen Herleitung, dem Abstraktionsgrad und dem Anspruchsniveau des Schlüsselqualifikationskonzepts. Mitunter wird auch geäußert, dass Schlüsselqualifikationen lediglich ein neuer Begriff für alte »Arbeitstugenden« sei (*Müller-Seng, Weiß* 2002:162f.).

Pflegeberufliche Schlüsselqualifikationen lassen sich den Kategorien Fachkompetenz, Sozialkompetenz, Methoden-, Lernkompetenz und personale Kompetenz zuordnen (*Oelke* 1998:43; *Herrmann* 2001:4f.). Nach Auffassung von *Belz* und *Siegrist* (1997) (zit. nach *Müller-Seng, Weiß* 2002:166) drücken Schlüsselqualifikationen eine individuelle Kompetenz aus, die sich darin zeigt, dass eine Person fähig ist, situativ angemessen und in sich stimmig zu handeln. Bei Schlüsselqualifikationen kommen verschiedene hochkomplexe Fähigkeiten in Kombination zum Tragen. Pflegeberufliche Ausbildung zielt auf die Vermittlung einer so definierten Handlungskompetenz (*Ertl-Schmuck* 2002:149).

Mit **Kompetenz** ist also das Zusammenwirken von in einer Person verankerten Komponenten des Wissens, des Könnens, der Erfahrung und der Fähigkeiten zu verstehen (*Sieger* 2001:34). Kompetenz setzt sich also aus unterschiedlichen Komponenten zusammen (*Müller-Seng, Weiß* 2001:154), wobei diese aber nicht als Summe dieser zu verstehen ist, sondern sich innerhalb eines Handlungs- und Beziehungsgeschehens zeigt und die Fähigkeit meint, beruflich-fachliche Problemlösungen zu finden.

Die Rahmenrichtlinien der KMK erklären **berufliche Handlungskompetenz** zum Leitziel der Berufsschule (*Schneider* 2001:25). Daraus kann man entsprechende Forderungen auch für die Pflegeausbildungen ableiten.

8.3.3.2 Fächerintegration

Lernfeldorientierung bedarf zwangsläufig der Fächerintegration. **Fächerintegration** bezeichnet ein didaktisches Prinzip, nach dem ein Curriculum nicht gemäß der traditionellen Aufteilung nach Schulfächern bzw. Fachwissenschaften konstruiert wird, sondern an der wechselseitigen Beziehung zwischen fachwissenschaftlichen Elementen und gesellschaftlicher (und damit impliziter beruflicher) Realität ausgerichtet wird (*Oelke* 2003:43). Ein dabei notwendiges Strukturierungselement zur inhaltlichen Gestaltung kann die **Modularisierung** sein.

8.3.3.3 Modularisierung

Module sind in sich abgeschlossene Lerneinheiten, die zugleich Teil eines größeren Ganzen sind. Sie bestehen aus mehreren Elementen, die miteinander in Verbindung gebracht werden oder aber auch selbstständig existieren können (*Muijers* 1999:5). Module vermitteln jeweils spezifische Handlungskompetenzen und sollen mit einem Leistungsnachweis enden (*Knigge-Demal* 2001:50).

Die Modularisierung der Ausbildung hat zwei große Vorteile. Erstens brauchen die Module nur ausgetauscht oder überarbeitet werden, wenn sich die inhaltlichen Anforderungen an Beruf und Ausbildung ändern, nicht aber die gesamte Ausbildung. Module können einzeln einfach überprüft und bei Bedarf angepasst werden. Damit bleibt die Ausbildung immer auf dem neuesten Stand (*Knigge-Demal* 2002:571). Zweitens können Module mit einem Kreditpunktesystem hinterlegt werden, was die Transparenz und Vergleichbarkeit verschiedener Ausbildungsgänge und eine gegenseitige Anerkennung der erworbenen beruflichen Fähigkeiten und Kompetenzen der Auszubildenden ermöglicht.

8.3.3.4 Innovative Lehr- und Lernmethoden

Für die Vermittlung beruflicher Handlungskompetenz gewinnen solche Unterrichtsmethoden und Lernarrangements an Bedeutung, die ein Angebot an ganzheitlichen, mehrdimensionalen Aufgaben- und Problemstellungen enthalten und selbst gesteuertes und ganzheitliches Lernen ermöglichen (*Müller-Seng, Weiß* 2001:169). Schlagworte, die den Rahmen der innovativen Lehr- und Lernmethoden umreißen, sind u. a.: handlungsorientierter Unterricht, erfahrungsorientiertes Lernen, problemorientiertes Lernen, Projekt-Methode/Projekt-Unterricht, Rollenspiel, Planspiel, Diskussion, Moderations-Methode und Mindmapping, Reflexionsaufgaben, Lernstationen, Demonstrationen und Skillslabs.

Ein häufig erwähntes Lernkonzept ist das des **handlungsorientierten Unterrichts**, bei dem die Persönlichkeitsentwicklung und der Erwerb der beruflichen Handlungskompetenz besonders im Mittelpunkt stehen. Der Unterricht bzw. das Lernen orientieren sich dabei grundsätzlich an problemlösenden Handlungen, wobei das eigenständige Tätigsein in dem klassischen Drei-Schritt Planung/Entscheidung, Durchführung und Evaluation stattfindet. Dies entspricht dem methodischen Handeln nach dem Pflegeprozess. Die Hauptaktivität liegt dabei bei den Auszubildenden (*Schneider* 2001:28ff.).

8.3.3.5 Kompetenzprofil von Lehrenden

Die Entwicklung von Lernsituationen zur Umsetzung der Lernfelder erfordert von den Lehrenden ein hohes Engagement und bedeutet zunächst einen zeitlichen Mehraufwand für die Organisation. Mit dem Lernfeldkonzept geht ein verändertes Unterrichtsverständnis einher. Die Lehrenden sind mehr als bisher in stützender und beratender Funktion gefragt. Mit den neuen Arbeitsformen werden Lehrer und Schülerin Lernpartner. Lernen wird als selbst bestimmtes Bildungsbemühen verstanden (*Sieger* 2001:99).

Das Lernfeldkonzept setzt höhere Anforderungen an das Lehrerkollegium. Ohne Teamarbeit unter den Lehrern ist das Lernfeldkonzept nicht umzusetzen. Es bedarf der Offenheit unter den Kolleginnen (*Schneider, Buhl* u. a. 2001:31). Das veränderte Kompetenzprofil bedarf einer entsprechenden vorbereitenden Qualifizierung (*Stöcker* 2004b:142ff.)

Die beschriebenen Begrifflichkeiten finden sich in der Darstellung der »Inhaltlichen Dimensionen« der im Folgenden beschriebenen Modellgrundtypen (vgl. Kapitel 8.5.2, 8.6.2, 8.7.2 und 8.8.2), ebenso wie in der Kurzvorstellung der danach folgenden Ausbildungsmodelle wieder (vgl. Kapitel 8.5.6ff. und 8.7.4ff.).

8.4 Ausbildungsmodelle in Deutschland

Im folgenden Abschnitt wird eine komprimierte Bestandsaufnahme von Modellen einer integrierten/integrativen und generalisierten/generalistischen Ausbildung auf dem Gebiet der Alten-, Kranken- und Kinderkrankenpflege vorgenommen (Redaktionsschluss war 12/2004).

Zunächst wird dabei anhand einer Typologie exemplarisch jeweils ein Ausbildungsmodell ausführlich beschrieben. Die Typologie besteht aus drei Grundtypen. Die Auswahl der Modelle erfolgte aufgrund ihrer unterschiedlichen Spezifität. Sie stehen stellvertretend für eine Vielzahl weiterer bereits abgeschlossener, in der Durchführung oder Planung befindlicher Modellprojekte, die im Rahmen dieser Veröffentlichung nur kurz dargestellt werden können. Es soll an dieser Stelle auch betont werden, dass die hier vorgenommene Aufzählung von Projekten **nicht** den Anspruch auf Vollständigkeit erhebt.

8.4.1 Formale und inhaltliche Analysedimensionen

Die detaillierte Beschreibung der Modellgrundtypen orientiert sich an den folgenden Analysedimensionen.

Tabelle 30: Kriterien zur Beschreibung der Pflege-Ausbildungsmodelle.

Form/Struktur der Pflegeausbildung (Formale Dimensionen der Modelle)
• Grundtypus der Ausbildung: Integration der bisher getrennten Ausbildungen zu einer **integrierten** oder **generalistischen Ausbildung**   • Schulform/Verortung der Ausbildung im regulären System beruflicher Bildung (ggf. Übertragung in tertiäres Bildungssystem)   • Rechtlicher Rahmen und Ausbildungsfinanzierung   • Dauer der Ausbildung und Ausbildungsabschluss   • Zugangsvoraussetzungen zur Ausbildung
Inhalte der Pflegeausbildung (Inhaltliche Dimensionen der Modelle)
• Übergeordnete Bildungsziele   • Ausbildungsablauf/-gliederung   • Curriculummerkmale: Lernfeldorientierung, Modularisierung, Handlungsorientierung u. a.   • Wissenschaftsbezug/wissenschaftliche Begründbarkeit des Pflegehandelns (Evidenz-basierung)   • Innovative Lehr- und Lernmethoden   • Inhaltliche Aufwertung der **Praxisausbildung**/Gestaltung des **Theorie-Praxis-Transfers**   • Neubestimmung der **Spezialisierungsgebiete**/Ausrichtung der Ausbildung auf **neue Berufsfelde**

8.4.2 Systematisierung der Ausbildungsmodelle nach drei Grundtypen

Die derzeit in Deutschland praktizierten Ausbildungsmodelle werden zum besseren Überblick drei Grundtypen zugeordnet. **Grundtypus 1** steht für den Typus von Ausbildungsmodellen, die der derzeitigen Ausbildung am nächsten stehen, die sich also vergleichsweise wenig vom Ist-Stand entfernen. **Grundtypus 2** steht in der Mitte, während **Grundtypus 3** Modelle vereint, die von der derzeitigen Ausbildung, also vom Ist-Stand am weitesten entfernt sind. Alle Modelle innerhalb der drei Grundtypen verbleiben im derzeit bestehenden Sonderweg der Pflegeausbildung, da die gesetzliche Erprobungsklausel eng gefasst ist.

Daneben wird ein Modell beschrieben, in dem die Ausbildung teilweise in den tertiären Bildungsbereich, also in den Hochschulsektor verlagert wird. Dieses Modell stellt damit einen **Sondertypus** dar.

Tabelle 31 enthält eine vergleichende Darstellung der vier Grundtypen. Danach werden diese Ausbildungsmodelle beschrieben und jeweils daran anschließend weitere ähnliche Modelle in knapper Form aufgeführt.

Mit der vorgenommenen Typologie ist keine Bewertung verbunden. Es soll hier ausdrücklich betont werden, dass alle Modellversuche wertvolle Innovationsansätze für die Ausbildungsreform enthalten. Die Unterschiede resultieren im Wesentlichen aus der zeitgeschichtlichen Entstehung. Typus 1 ist gewissermaßen die erste, Typus 2 ist die darauf folgende und Typus 3 die jüngste Modellgeneration.

Tabelle 31: Vergleichende Übersicht der Typen von Ausbildungsmodellen.

Modell-Grundtypen / Dimensionen zur Beschreibung	Grundtyp 1 am Beispiel: Gemeinsame Grundausbildung in der Alten-, Kranken- und Kinderkrankenpflege (Essen)	Grundtyp 2 am Beispiel: Integrative Pflegeausbildung mit Schwerpunktsetzung und Spezialisierung (Stuttgart)	Grundtyp 3 am Beispiel: Curriculum für eine generalistische Ausbildung in der Krankenpflege (Heidelberg)	Sondertypus Modellstudiengang Bachelor of Nursing (Evangelische Fachhochschule Berlin) in Kooperation mit Krankenpflegeschulen
A) Formale Dimensionen				
Grundtypus der Ausbildung	Integrierte Ausbildung	Integrative Ausbildung	Generalistische Ausbildung	Ausbildungsintegrierter berufsqualifizierender Bachelor-Studiengang mit generalistischer Ausrichtung
Ausbildungsdauer	3 Jahre	3 + ½ Jahre	3 Jahre	4 Jahre
Berufsabschluss	Beibehaltung der traditionellen Berufsabschlüsse: AltenpflegerIn oder Krankenschwester/-pfleger o. Kinderkrankenschwester/-pfleger	zwei Abschlüsse möglich in den Kombinationen: Gesundheits- u. Kranken-/Altenpflege, Gesundheits- u. Kranken-/Gesundheits- u. Kinderkrankenpflege, Gesundheits- u. Kinderkranken-/Altenpfleger; erster Abschluss nach 3 Jahren, zweiter Abschluss nach 3 ½ Jahren	ein Abschluss: Krankenschwester/-pfleger	zwei Abschlüsse: mit Abschluss des 6. Semesters (3 Jahre): Gesundheits- u. KrankenpflegerIn; mit Abschluss des 8. Semesters (4 Jahre): Bachelor of Nursing
Verortung im Berufsbildungssystem	Beibehaltung des bestehenden Sonderwegs der Ausbildung	Beibehaltung des bestehenden Sonderwegs der Ausbildung	Beibehaltung des bestehenden Sonderwegs der Ausbildung	Übertragung der theoretischen Inhalte in das tertiäre Bildungssystem
Rechtlicher Rahmen	auf Grundlage seit 1996 bestehender bundes- u. landesrechtlicher Ausbildungsregelungen	Erprobungsklausel nach § 4 (6) KrPflG und § 3 (6) AltPflG	Erprobungsklausel nach § 4 (6) KrPflG	Erprobungsklausel nach § 4 (6) KrPflG
Zulassungsvoraussetzungen	nach § 6 KrPflG und AltPflG NRW	nach § 6 KrPflG u. Ausbildungs- u. Prüfungsverordnung des Sozialministeriums Baden-Württemberg an Berufsfachschulen für Altenpflege vom 23. 5. 1995	nach § 6 KrPflG	Fachhochschulreife oder sonstige gesetzlich vorgesehene Studienberechtigung
Bewerberauswahlverfahren	Vorstellungsgespräch	Assessmentcenter	Assessmentcenter	Vorstellungsgespräch, je nach Kriterien der Kooperationspartner unterschiedlich

B) Inhaltliche Dimensionen

Übergeordnete Bildungsziele	Schlüsselqualifikationskonzept	berufliche Handlungskompetenz	berufliche Kompetenzen		Schlüsselqualifikationskonzept und wissenschaftlicher Methodenkompetenz
Phasen/Abschnitte der Ausbildung	zwei Phasen: 1. Gemeinsame Grundstufe (17 Monate), 2. Differenzierte Spezialisierungsstufe (19 Monate)	1. Integrative Phase mit zunehmender Differenzierung in den ersten beiden Jahren 2. Erster Schwerpunkt im ersten Berufsabschluss (weiterhin auch integrative Anteile) 3. Schwerpunkt im 2. Berufsabschluss oder ggf. Möglichkeit der Spezialisierung (von den Auszubildenden des ersten Modellkurses nicht genutzt)	drei Ausbildungsabschnitte, denen jeweils Module zugeordnet sind		zwei Studienabschnitte: 1. Theorie- und Praxisphasen im Blocksystem (6 Semester) 2. ausschließlich Theorieanteile (2 Semester)
Curriculummerkmale	Curriculum für die theoretische Ausbildung; »Fächerintegration«; Lernfeldorientierung	Pflegeberuflicher und pädagogischer Begründungsrahmen, Theorie-Praxis integrativ, Lernfeldansatz: d. h. in weiten Teilen fächerintegrativ, zur Unterstützung des exemplarischen Lernens mit transferunterstützenden Lerneinheiten Lernfeld	Theorie-Praxis-Verknüpfung; Fächerintegration; Modulstruktur		übergreifende Curriculum für Theorie und Praxis, Fächerintegration, Modulstruktur
Innovative Lehr- und Lernmethoden	fächerübergreifende Fallbeispiele	Grundlage: sozialkonstruktivistisches Lernverständnis mit zunehmender Selbstorganisation der Lernenden; situiertes, problem-, handlungs- und erfahrungsorientiertes Lernen; Multimediales Lernen in sog. Lernlandschaft	Handlungsorientiertes Lernen, Problemorientiertes Lernen, selbstbestimmtes und soziales (Gruppen-)Lernen, Praxisaufgaben		Problemorientiertes Lernen, EBN-Methode

Länedervergleich: Lehren aus Deutschland, Großbritannien, den Niederlanden und Österreich ...

Tabelle 31: Vergleichende Übersicht der Typen von Ausbildungsmodellen (Fortsetzung).

Modell-Grundtypen / Dimensionen zur Beschreibung	Grundtypus 1 am Beispiel: Gemeinsame Grundausbildung in der Alten-, Kranken- und Kinderkrankenpflege (Essen)	Grundtypus 2 am Beispiel: Integrative Pflegeausbildung mit Schwerpunktsetzung und Spezialisierung (Stuttgart)	Grundtypus 3 am Beispiel: Curriculum für eine generalistische Ausbildung in der Krankenpflege (Heidelberg)	Sondertypus Modellstudiengang Bachelor of Nursing (Evangelische Fachhochschule Berlin) in Kooperation mit Krankenpflegeschulen
Spezialisierungsgebiete/Vorbereitung auf neue Berufsfelder (i. R. v. Praxis, Praktika u. Hospitationen)	SchülerInnen absolvieren Praktika in allen drei klassischen beruflichen Richtungen im stationären und ambulanten Bereich	Orientierung an aktuellen und zukünftigen Anforderungen (z. B. Rehabilitation, Überleitungspflege, Pflege von Menschen mit Demenz, Gesundheitsförderung und Prävention, Familiengesundheits-, Palliativpflege, Prozesssteuerung, Qualitätssicherung)	Schülerinnen absolvieren Praktika in den klassischen beruflichen Einsatzfeldern im stationären und ambulanten Bereich	akademisch ausgebildete Pflegekräften auf Bachelor-Niveau
Qualitätssicherung der Ausbildungsinhalte und -ergebnisse/wissenschaftliche Begleitung	Institut für Pflegewissenschaft, Universität Bielefeld und Institut für Gerontologie, Universität Dortmund	Lernerfolgsbewertungskonzept, Neugestaltung der Abschlussprüfungen Wissenschaftliche Evaluation durch das Institut für angewandte Pflegeforschung Universität Bremen, Transfernetzwerk Innovative Pflegeausbildung (tip)	Transfernetzwerk Innovative Pflegeausbildung (tip) am Institut für angewandte Pflegeforschung, Universität Bremen	Universität Paderborn, Arbeitsbereich Erwachsenenbildung/Organisationsberatung

8.5 Grundtypus 1:
Modellversuch »Gemeinsame Grundausbildung in der Alten-, Kranken- und Kinderkrankenpflege« (Caritasverband für das Bistum Essen)

Nach der für diese Beschreibung gewählten Typologie der Modellversuche in Deutschland repräsentiert das Essener Modell den **Grundtypus 1**. Die Besonderheit des Modells besteht in der »Gemeinsamen Grundausbildung in Alten-, Kranken- und Kinderkrankenpflege« unter Beibehaltung getrennter Berufsabschlüsse und ist von den Initiatoren bereits im Jahr 1996 begonnen worden. Es ist damit eines der ersten Projekte. Eine ausführliche Beschreibung dieses Projektes ist von *Oelke* und *Menke* (2002) publiziert worden.

8.5.1 Formale Dimensionen des Essener Modellversuchs

Vom **Grundtypus** entspricht das Modell einer integrierten Ausbildung. Die Auszubildenden erlangen den **Abschluss** als Altenpfleger/-in oder Krankenschwester/-pfleger oder Kinderkrankenschwester/-pfleger.

Der Modellversuch fand unter den **rechtlichen Rahmenbedingungen** des Krankenpflegegesetzes (KrPflG 1985), der Ausbildungs- und Prüfungsverordnung für die Berufe in der Krankenpflege (KrPflPrV 1985), dem Altenpflegegesetz Nordrhein-Westfalen (AltPflG 1994) sowie der Verordnung über die Ausbildung und Prüfung in der Altenpflege (APO-Altenpflege 1994) statt. Die an diesem Modellversuch beteiligten Einrichtungen sind in Abbildung 4 aufgeführt.

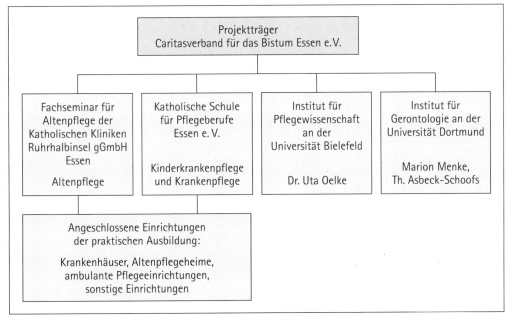

Abb. 4: Beteiligte Institutionen am Essener Modellversuch.

Der Modellversuch wurde an zwei Einrichtungen durchgeführt: dem Fachseminar für Altenpflege der Katholischen Ruhrhalbinsel gGmbH und der Katholischen Schule für Pflegeberufe Essen e.V. Es wurden bewusst zwei Einrichtungen gewählt, um möglichst realistische Bedingungen abzubilden.

Die **Finanzierung** des Modellprojekts erfolgte durch Fördermittel des Caritasverbandes für das Bistum Essen e.V., der Stiftung Wohlfahrtspflege des Landes Nordrhein-Westfalen und der Bundesanstalt für Arbeit.

Die **Projektlaufzeit** betrug 4,5 Jahre (1.11.1996–31.3.2001), aufgeteilt in drei Projektphasen. In einer einjährigen Konzipierungsphase (1996–1997) wurde zunächst grundlegende Klärungs- und Verständigungsarbeit geleistet. Das betraf u. a. rechtliche Rahmenbedingungen und die Zusammenarbeit von Wissenschaftler und Lehrer/-innen der drei Ausbildungsgänge im Rahmen einer neu gebildeten Arbeitsgemeinschaft. Weiterhin wurden ein Papier »Inhaltliche Kernelemente einer gemeinsamen Ausbildung« und ein gemeinsames »Pflegeleitbild« der beiden beteiligten Schulen erstellt.

In Zusammenarbeit entwickelte die Arbeitsgemeinschaft unter Nutzung vorliegender Materialien (Hessisches Curriculum von 1990, Kinderkrankenpflege-Curriculum von *Ingrid Anton*, Rahmen-Curriculum für Altenpflege von der Forschungsgesellschaft für Gerontologie 1998) ein Testcurriculum. Mit »Testcurriculum« ist der Status eines Hypothesengebildes gemeint, das im Zuge der Umsetzung im Modellversuch kontinuierlich überprüft und weiterentwickelt wurde.

Mit dem Start des ersten Ausbildungsganges für insgesamt 48 Schülerinnen (22 Auszubildende der Altenpflege am Fachseminar für Altenpflege und je 13 Auszubildende der Kranken- und Kinderkrankenpflege an der Katholischen Schule für Pflegeberufe) begann 1997 die dreijährige Durchführungsphase des Modellversuchs (1997–2000). Die Ausbildungsdauer beträgt in diesem Modell drei Jahre.

Die Interessentinnen hatten sich für eine Ausbildung in der Alten-, Kranken- oder Kinderkrankenpflege beworben. Ihnen wurde freigestellt, eine Ausbildung in »traditioneller Weise« oder innerhalb des Modellprojekts zu absolvieren.

Da im Modellprojekt die Möglichkeit eines Wechsels der Ausbildungsrichtung eingeräumt wurde, mussten die InteressentInnen für die Altenpflegeausbildung auch die Zugangsvoraussetzungen für die Kranken- und Kinderkrankenpflegeausbildung erfüllen.

Die Schülerinnen unterschrieben einen Ausbildungsvertrag nach damals geltendem Recht, also entweder für die Krankenpflegeausbildung, die Kinderkrankenpflegeausbildung (nach KrPflG und KrPflAPrV von 1985) oder für die Altenpflegeausbildung (nach dem nordrhein-westfälischen Gesetz über die Berufe in der Altenpflege [AltPflG]) und der Ausbildungs- und Prüfungsverordnung von 1994). Aufgrund der unterschiedlichen gesetzlichen Rahmenbedingungen ergab sich auch eine unterschiedliche Finanzierung der Ausbildungen, was dazu führte, dass die eingeräumte Wechselmöglichkeit nach der gemeinsamen Grundstufe eingeschränkt werden musste.

Eine Schülerin konnte zwar die Ausbildungsrichtung wechseln, aber nur wenn gleichzeitig ein anderer bereit war, seinen Ausbildungsplatz mit ihm zu tauschen (Bezeichnung: Quotierte Wechselmöglichkeit). Insgesamt wechselten vier Schülerinnen ihre Ausbildungsrichtung (*Oelke, Menke* 2002:21).

Parallel zum Voranschreiten der Ausbildung wurde schrittweise das Testcurriculum überprüft und weiterentwickelt. Dies geschah auf zwei Ebenen: Zum einen prospektiv in insgesamt 35 »Diskurs-Sitzungen« jeweils vor dem Unterricht der jeweiligen Lernein-heit und zum anderen retrospektiv durch insgesamt 50 Befragungen (mündlich und schriftlich, Gruppen- und Einzelbefragungen) von Lehrern und Schülern und durch Auswertung der Klassenbuchaufzeichnungen.
In einer sechsmonatigen Evaluierungsphase (2000–2001) wurde eine abschließende inhaltliche Überarbeitung, Neustrukturierung und didaktische Kommentierung des getesteten Curriculums vorgenommen (*Oelke, Menke* 2002:97).

8.5.2 Inhaltliche Dimensionen des Essener Modellversuchs

Die Ausbildung gliederte sich in eine 17-monatige gemeinsame Grundstufe und eine 19-monatige differenzierte Spezialisierungsstufe (Abbildung 5).

Mit »**Gemeinsamer Grundstufe**« ist der laut Curriculum generalistisch, also für die drei Ausbildungen identisch zu vermittelnde Inhalt gemeint. Der Unterricht fand dabei in den Schulen getrennt statt, d. h., die Altenpflegeschüler wurden im Fachseminar für Altenpflege (FSA) unterrichtet und die Kranken- und Kinderkrankenpflegeschüler in der Katholischen Schule für Pflegeberufe (KKS). Bis auf wenige außerunterrichtliche Unternehmungen kamen die Schülerinnen beider Schulen wenig miteinander in Kontakt (*Oelke, Menke* 2002:26). Aufgrund arbeitsrechtlicher Einschränkungen durften die Kurse nicht »gemischt« werden.

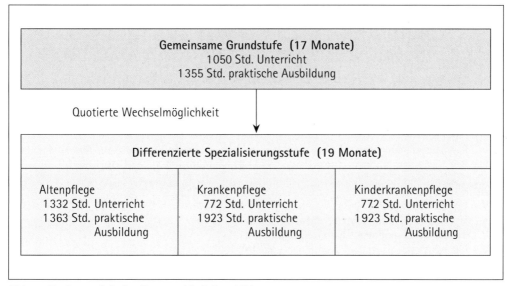

Abb. 5: Stufenmodell des Essener Modellausbildungsganges.

Die angegebenen 17 Monate für die gemeinsame Grundstufe und die 19 Monate dauernde Spezialisierungsphase basierten auf einer hypothetischen Einschätzung zu

Beginn des Modellversuchs: Die Curriculumentwicklung und -evaluation ergab dann jedoch eine inhaltliche Schnittmenge von 70 bis 80 % identisch zu vermittelnder Inhalte in den drei Ausbildungszweigen, sodass eine auf zwei Jahre ausgedehnte Grundstufe und eine auf ein Jahr beschränkte Spezialisierungsstufe angemessener erschien als das 17-zu-19-Monate-Modell (*Oelke, Menke* 2002:19f.).

In der Curriculumkonstruktion, d. h. insbesondere in den thematischen und didaktischen Ausformungen, orientierte man sich an den Ausführungen der Bildungskommission des Deutschen Bildungsrates von 1974 (*Oelke, Menke* 2002:99). Wesentliche Konstruktionsmerkmale des vorliegenden Curriculums sind »**Offenheit**« und »**Fächerintegration**«. Die Fächerintegration wird im Sinne einer »**Lernfeldorientierung**« umgesetzt.

Das Curriculum (2001) besteht aus **vier Lernbereichen** (vgl. Tabelle 32). Die Lernbereiche weisen unterschiedliche Stundenumfänge auf und sind in unterschiedlich viele inhaltlich zusammenhängende **Themenfelder** untergliedert, die wiederum aus unterschiedlich vielen und verschieden umfangreichen **Lerneinheiten** bestehen.

Tabelle 32: Lernbereiche und Themenfelder des Essener Curriculums.

Lernbereich I: Pflegerische Kernaufgaben (620 bzw. 690 Std.)
I.1 Körpernahe Unterstützung leisten (286)   I.2 Gespräche führen, beraten und anleiten (100)   I.3 Pflege planen, dokumentieren, organisieren und koordinieren (78)   I.4 Bei der medizinischen Diagnostik und Therapie assistieren und bei Notfällen handeln (136 sowie nur Kranken- u. Kinderkrankenpflege 20)   I.5 Besondere Konzepte und Verfahren altenpflegerischer Arbeit anwenden (nur Altenpflege 90)
Lernbereich II: Pflege von Menschen in besonderen Lebenssituationen und Problemlagen (550 Std.)
II.1 Menschen in existenziellen Lebenssituationen und/oder gesundheitlichen Problemlagen pflegen (250)   II.2 Menschen in krankheitsbezogenen Problemlagen pflegen (300) – getrennt nach Kranken-, Kinderkranken- u. Altenpflege
Lernbereich III: Klientel und Rahmenbedingungen von Pflege (190 bzw. 330 Std.)
III.1 Die pflegerische Klientel in ihrem Lebenskontext wahrnehmen (112)   III.2 Rahmenbedingungen von Pflege kennen u. in ihnen handeln (78, sowie nur Altenpflege 30)   III.3 Alte Menschen in ihrem Lebenskontext wahrnehmen (nur Altenpflege 110)
Lernbereich IV: Berufliche und persönliche Situation der Pflegenden (260 Std.)
IV.1 Lernen lernen (60)   IV.2 Berufliches Selbstverständnis entwickeln (70)   IV.3 Die eigene Gesundheit erhalten und fördern (70)   IV.4 Mit schwierigen sozialen Situationen umgehen (60)

Damit die Schülerinnen alle drei Berufsfelder kennen lernen konnten, wurden in der gemeinsamen Grundstufe ab dem zweiten Praxisblock »Fremdeinsätze«, d. h. Einsätze in dem nicht gewählten Ausbildungsgangs absolviert. In der differenzierten Spezialisierungsphase erfolgten die Einsätze innerhalb des gewählten Ausbildungsziels.

8.5.3 Evaluation des Essener Modellversuchs

Die Bewertung des Modellversuchs erfolgte u. a. anhand von Interviews, die nach Abschluss des Ausbildungsganges mit beteiligten Schülerinnen und Lehrerinnen geführt wurden, sowie aus Ergebnissen weiterer schriftlicher und mündlicher Befragungen der Schülerinnen und Lehrerinnen (*Oelke, Menke* 2002:37). An dieser Stelle sei nur auf einige markante Ergebnisse hingewiesen.

Ein wesentliches Ergebnis ist, dass die gemeinsame inhaltliche Schnittmenge der drei Ausbildungsgänge so groß ist, dass zukünftig eine zweijährige gemeinsame Grund- und eine einjährige Spezialisierungsphase angemessen erscheint (*Oelke, Menke* 2002:21ff.). Die Förderung von Schlüsselqualifikationen als übergreifendes Bildungsziel wurde von Schülern und Lehrern überwiegend befürwortet, ebenso das Prinzip der Fächerintegration.

Die Mehrheit der Lehrer und Schülerinnen stimmte dem Modell einer gemeinsamen Ausbildung im Sinne des Modellversuchs als Zukunftsmodell für die Pflegeausbildung zu. Die Schülerinnen befürworten dabei eine Verlängerung der Ausbildungszeit, um sich gleichermaßen für alle Pflegebereiche qualifizieren zu können.

Deutliche Defizite zeigten sich in der Theorie-Praxis-Verzahnung (*Oelke, Menke* 2002:40ff.). Inzwischen gibt es ein Folgeprojekt, das sich mit dieser Problematik befasst (vgl. Kapitel 8.5.5).

8.5.4 Bedeutung des Essener Modellversuchs für die zukünftige Gestaltung der Ausbildung

Das von *Oelke/Menke* entwickelte Pflege-Curriculum basiert auf einer soliden Planung, Durchführung und Auswertung des ersten deutschen Modellversuchs zur integrierten, also gemeinsamen Ausbildung in der Alten-, Kranken- und Kinderkrankenpflege, der gleichzeitig eines der ersten langfristig angelegten pflegepädagogischen Forschungsprojekte in Deutschland war (*Oelke* 2003:48).

Es konnte gezeigt werden, dass der identische Anteil der drei Ausbildungsrichtungen auf inhaltlich-curricularer Ebene 70 bis 80 % umfasst. Damit wurden Fakten geschaffen, die den Separatismus der drei Pflegeausbildungen deutlich in Frage stellen (*Oelke* 2003:48). Das Essener Modell lieferte die Grundlage für die nachfolgende Modellgeneration, indem es zeigt, dass sich aus der integrierten Ausbildung eine generalistische Ausbildung entwickeln lässt [Expertenkontakt 1].

8.5.5 Folgeprojekt: »Modellversuch zur Entwicklung und Erprobung eines Praxis-Curriculums für die integrierte Berufsausbildung von Kranken-, Kinderkranken- und Altenpflege« (Essen)

Gegenstand des oben beschriebenen Projekts ist die Entwicklung eines praxisnahen Curriculums für die theoretische Ausbildung. Angelehnt an den ersten Essener Modellversuch begann unter der wissenschaftlichen Leitung des Instituts für Pflegewissenschaft/Universität Bielefeld und des Instituts für Gerontologie an der Universität Dortmund im Jahr 2002 ein weiterer Modellversuch. Er dauert bis März 2006 und trägt den Titel »Aktualisierung der Dienstleistungskompetenz in der Pflege durch Erschließung und Gestaltung neuer Praxisfelder in der Erstausbildung« (*Müller, Koeppe* 2003b:101). Ziel des Modellversuchs ist die Erarbeitung und Erprobung eines Praxis-Curriculums zur Systematisierung und Gestaltung der praktischen Pflegeausbildung innerhalb der gemeinsamen beruflichen Grundausbildung in der Alten-, Kranken- und Kinderkrankenpflege (integrierte Ausbildung) (*Müller* 2002b).

Die konstitutiven Elemente dieses Modellvorhabens sind die Gestaltung intentionaler und reflexiver Lernprozesse durch die Vereinbarung von individuellen Bildungszielen mit den Auszubildenden für jede Praxisphase, basierend auf dem Konzept der Schlüsselqualifikationen. Konkret geht es um die Bearbeitung vorgegebener Lernaufgaben innerhalb der praktischen Ausbildung, die Entwicklung eines Konzepts zur Praxisbegleitung sowie die Weiterentwicklung der Ausbilderqualifikation (Müller, Koeppe 2003b:101).

Ein Hauptanliegen ist die bessere **Verzahnung von Theorie und Praxis**. Es wird den Fragen nachgegangen, wie das nach Pflegephänomenen strukturierte Wissen von den Schülern systematisch in der Praxis angewandt und wie die praktische Ausbildung angemessener gestaltet werden kann (*Müller* 2002a:198).

Der Erkenntnis folgend, dass erst die praktische Anwendung erworbenen Wissens in beruflichen Handlungssituationen zu einer nachhaltigen Verankerung des Gelernten führt, werden für jeden Praxiseinsatz so genannte Lern- und Arbeitsaufgaben entwickelt und erprobt. Mit der Bearbeitung dieser Aufgaben im beruflichen Alltag durchlaufen die Schülerinnen, begleitet und unterstützt durch eine umfangreiche Praxisbegleitung, mehrere Phasen der Analyse, der theoriegeleiteten Planung und Durchführung sowie der reflexiven Bewertung ihres Pflegehandelns (*Müller, Koeppe* 2003a:579f.).

Eine weitere Neuerung in diesem Modellversuch ist ein einmaliger Einsatz der Schülerinnen von sechs Wochen in neuen, zukünftig für die Pflege relevanten Praxisfeldern, wie z. B. in der Prävention und Gesundheitsförderung, der aufsuchenden Gesundheitsfürsorge und Sozialarbeit, der gesundheitsbezogenen Beratung und Schulung, der Hospizarbeit, der Rehabilitation, der Naturheilkunde und der Behindertenhilfe. Jede Schülerin sammelt in einem der neuen Praxisfelder konkrete neue Erfahrungen, die bisher im Rahmen der Pflegeausbildung implizit vorgesehen waren (*Müller* 2002c, Expertenkontakt 13).

Die besondere Bedeutung dieses Projekts liegt in der Konzentration auf den praktischen Ausbildungsanteil.

8.5.6 Weitere Ausbildungsmodelle des Grundtypus 1

Dem Grundtypus 1 mit dem exemplarischen Beispiel des Essener Modells können eine Reihe anderer deutscher Modellprojekte zugerechnet werden (siehe unten). Die Zuordnung zum Grundtypus 1 schließt nicht aus, dass es innerhalb der einzelnen Modelle nicht deutlich sich vom Essener Modell unterscheidende Besonderheiten gibt.

Einige dieser Modelle sind dem Essener Modell zeitlich vorangegangen und können gewissermaßen als wegbereitend für die Folgeprojekte gesehen werden. Dazu zählt insbesondere das Modell der »Integrierten Unterrichtseinheiten« für die Ausbildung in der Krankenpflege (Nürnberg; vgl. unten).

Tabelle 33: Zuordnung von Modellprojekten zum Grundtypus 1 (Essener Modell).

• Integrierte Unterrichtseinheiten: Ein Modell für die Ausbildung in der Krankenpflege (Nürnberg)
• Transnationales Pilotprojekt – Modularisierung der Pflegeausbildung (Bielefeld)
• Richtlinienorientierte Qualitätsentwicklung in der Kranken- und Kinderkrankenpflegeausbildung (NRW)
• Curriuculum für eine integrierte Pflegeausbildung der Kranken- und Kinderkrankenpflege (Kiel)
• Modell »Integrierte Pflegeausbildung« (Bremen)
• Modell »Integrierte Pflegeausbildung« (Saarland)
• Modell »Integrierende Ausbildung in der Pflege« (Flensburg)

8.5.6.1 Integrierte Unterrichtseinheiten: Ein Modell für die Ausbildung in der Krankenpflege (Nürnberg)

Das Modellprojekt wurde über fünf Jahre (1994–1999) am Schulzentrum für Krankenpflegeberufe (SfK) am Klinikum Nürnberg durchgeführt. Die wissenschaftliche Leitung lag beim Leiter des Schulzentrums, Prof. Dr. *Jürgen Osterbrink*. Das Projekt wurde durch die Robert-Bosch-Stiftung und die Bundesanstalt für Arbeit gefördert.

Ausgehend von den funktionalen Verhaltensmustern nach *Gordon* (1994) wurden für die Ausbildung zentrale Themenbereiche identifiziert (*Wagner, Osterbrink* 2001: 28). Diese bildeten den Ausgangspunkt für die Entwicklung der Integrierten Unterrichtseinheiten (IUEs).

Integrierte Unterrichtseinheiten stellen inhaltliche und methodische Neuerungen der Ausbildung dar. Damit wird den pädagogisch-didaktischen Prämissen der Lernfeldorientierung der Fächerintegration sowie dem Lernziel der Handlungskompetenz Rechnung getragen. Es handelt sich um Unterrichtsbausteine von jeweils mehreren Tagen Dauer, die zu bestimmten Themenkomplexen und aufeinander aufbauend den Ausbildungsprozess strukturieren. Die IUEs möchten ein umfassendes Verständnis von Integration realisieren und beschränken sich dabei nicht auf eine bloße Verknüpfung verschiedener Ausbildungsfächer (*Wagner, Osterbrink* 2001:41).

Ausgangspunkt für eine IUE ist nicht ein Krankheitsbild oder eine Lebensaktivität, sondern ein für den beruflichen Pflegealltag bedeutendes Handlungsfeld, das insbesondere die psychosozialen Aspekte der Krankheit und deren Auswirkungen für die Patienten in den Vordergrund rückt (*Wagner, Osterbrink* 2001:42). Der Unterricht ist erfahrungsorientiert angelegt und soll das Reflexionsvermögen der Schülerinnen fördern. Als innovative Lehr- und Lernmethoden kommen zum Einsatz: Team-Teaching, Hörspiele, Selbstreflexion durch Tagebücher zu den IUEs, Verfassen von Briefen an sich selbst, Vortragen, Vertonen, Suchen, Erarbeiten von Gedichten und Geschichten, Interviews führen und Selbsterfahrungen (z. B. mit Behinderungen im Alltag).
Insgesamt entstanden 13 IUEs, deren Bearbeitung ursprünglich in folgender Reihenfolge empfohlen wurde (*Wagner, Osterbrink* 2001):
- Kommunikation
- Berühren – berührt werden
- Bewegen und bewegt werden
- Gesundheit
- Rolle/Berufsbild
- Leben, Leiden, Sterben, Tod
- Schmerz
- Therapeutisches Berühren
- Nähren – Verwerten – Sich Trennen
- Psychiatrische Pflege
- Transkulturelle Pflege
- Rehabilitation
- Leiten – Anleiten – Beraten

Inzwischen wurden die IUEs teilweise überarbeitet und umbenannt und werden auch in einer leicht veränderten Reihenfolge vermittelt. Die IUEs wurden für die Krankenpflegeausbildung entwickelt. Sie decken etwa 50 % der Gesamtausbildung ab. Eine Änderung der Ausbildungsorganisation war für die Umsetzung des Konzepts nicht erforderlich. Es fand keine integrierte Ausbildung im Sinne einer Verknüpfung von Alten-, Kinder- und Krankenpflege statt.

Seit Oktober 1995 arbeitete pro Halbjahr zunächst einer von je drei beginnenden Krankenpflegekursen nach diesem Konzept. Inzwischen wurden alle Kurse – auch die Kinderkrankenpflegekurse – einbezogen.

Die Bedeutung dieses Modellprojekts liegt darin, dass es wegbereitend einen Vorschlag zur **Fächerintegration** und zum Lernfeldkonzept generiert hat, der von anderen Projekten wieder aufgegriffen wurde [Expertenkontakt 2].

8.5.6.2 Transnationales Pilotprojekt – Modularisierung der Pflegeausbildung (Bielefeld)

Unter dieser Themenstellung lief zwischen Februar 2001 und November 2003 unter Leitung von Prof. Dr. *Barbara Knigge-Demal* und Prof. Dr. *Annette Nauert*, Fachbereich Pflege und Gesundheit der Fachhochschule Bielefeld, ein dreijähriges Pilotprojekt, an dem Partner aus Belgien, Deutschland, Luxemburg, den Niederlanden und Polen beteiligt waren. Finanziert wurde das Projekt aus dem EU-Förderprogramm Leonardo da Vinci, mit Mitteln der Robert Bosch Stiftung und der beteiligten Partner. Im Mittelpunkt stand die Entwicklung, Erprobung, Evaluierung und Verbreitung eines Konzepts zur Modularisierung der Berufs- und Hochschulausbildung im Bereich der Pflegeberufe. Damit wird ein Beitrag zur transnationalen Vergleichbarkeit der Pflegeausbildung geleistet (o. V. 2003).

Das Projekt verlief in vier Phasen (*Schubert* 2002:571):
1) 02/2001–09/2001: Analyse und Herstellung eines Konsenses in Bezug auf Qualitätskriterien zur Konzeptentwicklung
2) 10/2001–03/2002: Arbeitsteilige Entwicklung der benötigten Materialien
3) 04/2002–11/2003: Erprobung der entwickelten Module in der Praxis
4) 03/2003–11/2003: Begleitung und Implementierung eines modularen Curriculums in Projekteinrichtungen

In Bielefeld entwickelten die Projektbeteiligten folgende sechs Ausbildungsmodule einschließlich Lehr-/Lernmaterialien, computergestützter Lernmedien und Prüfungsinstrumenten zur beruflichen Kompetenz (o.V. 2003):
- »Einführung in das Berufsfeld«
- »Einführung in den Pflegeprozess und die Pflegediagnostik«
- »Beratung von Patienten und Angehörigen«
- »Stationäre Pflege von Kindern und Jugendlichen mit akuten Atemwegserkrankungen«
- »Multiprofessionelles Team«
- »Qualitätsentwicklung und Qualitätssicherung«

Die im Vordergrund stehenden pädagogisch didaktischen Prämissen, die mit diesem Modell realisiert werden sollten, sind die Lernfeldorientierung, die Fächerintegration sowie das Lernziel der beruflichen Handlungskompetenz. Die Module sind für die theoretische und praktische Ausbildung konzipiert. Den Einzelmodulen sind Kreditpunkte zugeteilt, was eine vertikale und horizontale Durchlässigkeit zwischen den Ausbildungen im Pflegebereich und eine länder-übergreifende Anerkennung und Mobilität erlaubt (o. V. 2003).

8.5.6.3 Richtlinienorientierte Qualitätsentwicklung in der Kranken- und Kinderkrankenpflegeausbildung (NRW)

Gefördert vom Ministerium für Frauen, Jugend, Familie und Gesundheit des Landes Nordrhein-Westfalen verfasste *Uta Oelke* 1998 einen Entwurf für eine empfehlende Richtlinie für die Kranken- und Kinderkrankenpflegeausbildung. Das Modellprojekt zur Umsetzung dieser Richtlinie begann im März 1999 an zunächst acht, seit Oktober 2000 an weiteren 22 Modellschulen.

Kernpunkte dieser Richtlinie sind die Förderung von Schlüsselqualifikationen, die Aktualisierung und Überarbeitung von Unterrichtsthemen, die Fächerintegration in vier Lernbereiche und damit verbunden die Veränderung von Prüfungsmodalitäten. Die Richtlinie soll zur Qualitätsentwicklung an Pflegeschulen beitragen. Sie ist so gestaltet, dass sie den Weg zu einer Vereinheitlichung der Pflegeausbildung öffnet. So fordert diese Richtlinie gemeinsamen Unterricht der Berufsgruppen. Sie beinhaltet bisher keine Empfehlungen für die praktische Ausbildung.
Während der Projektzeit erhielten die Lehrenden an den Modellschulen eine vom Ministerium geförderte wissenschaftliche Begleitung, Beratung und didaktische Schulungen durch Moderatoren, unterstützt von Prof. *Gertrud Hundenborn* von der Fachhochschule Köln (*Thobe* 2003:390f.).

Die Bedeutung dieses Projekts liegt u. a. darin, dass hier unter kontrollierten Bedingungen gleichzeitig an insgesamt 30 Pflegeschulen Innovationen eingeführt und evaluiert wurden.

8.5.6.4 Curriculum für die »Integrierte Pflegeausbildung der Kranken- und Kinderkrankenpflege« (Kiel)

Die Fusion der Universitätskliniken Kiel und Lübeck seit dem 1. Januar 2003 war Anlass und Motivation, die drei Kieler Schulen der Kranken- und Kinderkrankenpflege zu zentralisieren und durch die Integration der Fort- und Weiterbildung in einem zentralen Bildungszentrum, dem Kieler Zentrum für die Aus-, Fort- und Weiterbildung am Universitätsklinikum Schleswig Holstein, Campus Kiel, zusammenzuführen.

Um in einem solchen Vorhaben der Zentralisierung die vorhandenen Ausbildungskonzepte der Pflegeberufe nicht nur additiv zusammenzufügen, bedarf es eines Curriculums, das die Stärken der verschiedenen Ausbildungen bündelt und so die Chance des voneinander Lernens erhöht.

Die wissenschaftliche Begleitung des Kieler Projekts erfolgt durch *Prof. Margot Sieger* und Diplom-Pflegewissenschaftlerin *Kerstin Schönlau*, pädea, Institut für Bildung, Beratung und Forschung im Sozial- und Gesundheitswesen, Münster. Die Projektstruktur stellt die Beteiligung aller am Ausbildungsprozess involvierten Lernorte durch die Mitarbeit in unterschiedlichen Gremien sicher.

Ausgangspunkt für die Struktur des neu entwickelten Curriculums war die Festlegung auf eine gemeinsame Position zur Pflege und auf Bildungsziele, die in einem Konsensverfahren entwickelt und verabschiedet wurden.

Über den **Kompetenzbegriff** wurden berufsrelevante Qualifikationen herausgearbeitet, die die Basis für die weitere Bestimmung von Zielen und Inhalten darstellen.

Tabelle 34: Struktur des Kieler Curriculums.

Konzipierungs- prinzipien \ Strukturierungs- formen	kontinuierlich/linear	thematisch/konzentrisch	
Wissenschaftsprinzip Pflegewissenschaft als Leitwissenschaft **Situationenprinzip** Kern: Interaktionen • Aufgaben • Probleme • Arbeitsabläufe **Persönlichkeitsprinzip** Subjektorientierung	Spiralcurriculum	Fallorientierung	Handlungsfeld Lernfeld- orientierung

(Quelle: *Sieger, Schönlau* 2002, modifiziert nach *Lipsmeier* 2000)

Das neu erarbeitete Curriculum sieht die Integration der Ausbildungen der Kranken- und Kinderkrankenpflege vor. Gleichzeitig werden die Ergebnisse der Analyse gegenwärtiger und zukünftiger Handlungs- oder Arbeitsfelder von beruflich Pflegenden wie z. B. der Gesundheitsförderung, Prävention und Rehabilitation, berücksichtigt. Das Curriculum erhebt den Anspruch, schulische und praktische Ausbildungsanteile zu integrieren.

Die Einsicht in den Primat der Pflegewissenschaft vor anderen Bezugswissenschaften als wissenschaftliche Disziplin bestimmt die inhaltliche Ausrichtung des Curriculums.

Angelehnt an die Prinzipien zur Systematisierung beruflicher Curricula (*Lipsmeier* 2000) folgt die Curriculumstruktur den Prinzipien der Wissenschaftlichkeit, der Situation sowie der Persönlichkeit. Zusätzlich wird nach zwei Handlungsalternativen systematisiert: **Lern- und Handlungsfeld** oder **Fallorientierung**. Auf der Ebene der Organisation werden fächerübergreifende **Module** angestrebt (vgl. Tabelle 34).

Der aktuelle Stand der Arbeit weist ein vollständiges Curriculum auf. Ein Modul wurde bereits in allen drei Schulen und damit in beiden Ausbildungsgängen (Kranken- und Kinderkrankenpflege), an unterschiedlichen praktischen Lernorten erprobt und evaluiert. Derzeit erfolgt die weitere Ausformung der miteinander verbundenen Module. Die nach diesem Curriculum dreijährige Ausbildung führt zum Berufsabschluss als Gesundheits- und Krankenpfleger/-in oder Gesundheits- und Kinderkrankenpfleger/-in. Die Schülerinnen können sich im Ausbildungsverlauf für einen Ausbildungsabschluss entscheiden. Das Projekt wird aus Eigenmitteln des Universitätsklinikums Schleswig-Holstein, Campus Kie, finanziert [Expertenkontakt 3]. Für Anfang 2005 ist eine umfassend Curriculumsrevision hinsichtlich der modularen Struktur geplant.

8.5.6.5 Modell »Integrierte Pflegeausbildung« (Bremen)

Das Modellprojekt »Integrierte Pflegeausbildung in Bremen« hatte eine Laufzeit von 3,5 Jahren (Juni 2000 bis November 2003). Die wissenschaftliche Begleitung erfolgte durch das Institut für angewandte Pflegeforschung (iap) der Universität Bremen unter Leitung von Prof. Dr. *Stefan Görres*. Diese umfasste die Unterstützung der Lehrenden bei der Curriculumsentwicklung und Evaluation des Konzepts und seiner Umsetzung. Das Projekt wurde in Kooperation mit dem Zentralkrankenhaus Bremen-Nord, dem Zentralkrankenhaus St.-Jürgen-Straße sowie der Bremer Heimstiftung durchgeführt. Es wurde vom Senat für Arbeit, Frauen, Gesundheit, Jugend und Soziales der Freien Hansestadt Bremen und aus Mitteln des Europäischen Sozialfonds gefördert (*Görres, Bohns* u. a. 2001:52).

Am 1. Oktober 2000 nahmen 24 Schülerinnen (jeweils acht aus den Bereichen Alten-, Kinderkranken- und Krankenpflege) ihre dreijährige Ausbildung auf. Sie wurden in einem eigens entwickelten Verfahren (Assessmentcenter) ausgewählt. Gemeinsam absolvierten sie eine zweijährige berufsfeldweite integrierte Grundausbildung. Anschließend folgte eine einjährige fachliche Spezialisierung, die die Schülerinnen als Altenpfleger/-in, Kinderkranken- oder Krankenschwester/-pfleger abschlossen.

Das Curriculum weist strukturell eine lernfeldorientierte Teilmodularisierung auf. Es zielt auf den Erwerb von beruflichen Schlüsselqualifikationen ab. Inhaltlich wird ein Perspektivenwechsel vollzogen – weg von der Pathogenese hin zur Salutogenese – entsprechend dem didaktischen Prinzip, vom gesunden zum kranken Menschen zu denken und zu argumentieren. Als methodisch-didaktische Elemente finden u. a. das exemplarische Lernen und der projektorientierte Unterricht Eingang (*Görres* et al. 2002:35f.).

Mit dem Projekt sind weiterhin folgende Innovationen verbunden, zu denen die abschließende Outcome-Analyse Ergebnisse lieferte:
- Kooperation der beteiligten Schulen und dem Verbund der Praxisfelder
- Zusammenarbeit von erfahrenen Lehrpersonen, PraktikerInnen und Absolventinnen des Studienganges Lehramt Pflegewissenschaft der Universität Bremen
- Lernortkooperation in Theorie und Praxis
- Inhaltliche Anpassung des Curriculums an den Anforderungswandel in der Pflege unter besonderer Betonung der »Schlüsselqualifikationen«
- Modularisierung des gemeinsamen Lehrplans und Einsatz neuer methodisch-didaktischer Elemente
- Auswahl der Auszubildenden durch ein Assessmentcenter
- Vielfältige betriebliche Praxiseinsätze in Bereichen der Gesundheitsförderung, Rehabilitation und Prävention

Im November 2003 fand dazu ein Abschlussworkshop in Bremen statt [Expertenkontakt 4].

8.5.6.5 Modell »Integrierte Pflegeausbildung« (Saarland)

Die Laufzeit dieses Modellprojekts begann im Oktober 1999 und dauerte einschließlich einer sechsmonatigen Abschlussevaluation bis März 2004. Die wissenschaftliche Leitung lag bei Prof. Dr. *Susanne Schewior-Popp* (Katholische Fachhochschule Mainz). Träger und Förderer waren die Maria Hilf Marienhaus GmbH Waldbreitbach und der Caritas Verband für Saarbrücken und Umgebung sowie das Ministerium für Frauen, Arbeit, Gesundheit und Soziales des Saarlandes. Am Modellversuch waren das Caritas-Altenpflegequalifikationszentrum und die Verbundkrankenpflegeschule am Marienkrankenhaus St. Wendel sowie die Kinderkrankenpflegeschule der St. Elisabeth Klinik Saarlouis in Waldgassen beteiligt.

Die gemeinsame Ausbildung für die 30 TeilnehmerInnen des Projekts in einem gemeinsamen Ausbildungsgang für die drei Pflegeberufe begann im Oktober 2000. Auch hier wurde ein Abschluss in der Alten-, Kinderkranken- oder Krankenpflege erworben. Ein Wechsel des Ausbildungsziels während der Ausbildung war nicht möglich.

Das im Rahmen des Projekts neu entwickelte Curriculum (*Schewior-Popp, Lauber* 2003) geht in Anlehnung an die Forschung von *Dreyfus* und *Dreyfus* sowie *Felix Rauner* von einem entwicklungslogischen Aufbau aus und orientiert sich generell am qualifikatorischen Ansatz. Es besteht aus einer Orientierungs- und drei Qualifikationsphasen (*Mamerow* 2001:62):

Die **Orientierungsphase** vermittelt Orientierungs- und Überblickswissen.
- **Phase 1** zielt auf Zusammenhangwissen. Auszubildende sollen Aufgaben systematisch erarbeiten, z. B. durch Erlernen grundlegender Techniken und Standards.
- **Phase 2** beinhaltet Detail- und Funktionswissen. Dieses bezieht sich z. B. auf Variationen von Standardwissen.
- **Phase 3** strebt im letzten Ausbildungsjahr Vertiefungswissen z. B. in Projektform an.

Betont werden insbesondere die didaktischen Prinzipien des handlungsorientierten und erfahrungsbezogenen Lernens, die u. a. durch die Methoden des problem-orientierten Lernens, nach dem Konzept des Skillslab-Modells und dem Lernen von Fertigkeiten mit kleinschrittigen Handlungsplänen ermöglicht werden.

8.5.5.7 Modellprojekt »Integrierende Ausbildung in der Pflege« (Flensburg)

Träger des vom Land Schleswig Holstein geförderten Modellprojekts ist die DIAKO Flensburg (Diakonissenanstalt zu Flensburg). Parallel mit dem Projektbeginn verbunden war die Zusammenlegung dreier Pflegeschulen (Altenpflegeschule, Kranken- und Kinderkrankenpflegeschule). Mit der Durchführung des Projektes wurde das Ökumenische Bildungszentrum für Berufe im Gesundheitswesen (ÖBiZ) beauftragt.

Die dreijährige integrierende Ausbildung für die Alten-, Kranken- und Kinderkrankenpflege begann für die ersten beiden Modellkurse (mit 24 bzw. 25 Auszubildenden) am 1. Oktober 2001 und dauerte bis zum 30. September 2004. Das Projekt endete mit einer halbjährigen Abschlussevaluierung (10/2004–03/2005). Nach Beginn der Modellkurse wurden noch weitere Ausbildungsjahrgänge integrierend ausgebildet, wobei das Curriculum einer ständigen Revision unterzogen wurde.

Die Ausbildung erfolgte im Flensburger Modell in zwei Phasen. In einer ersten zweijährigen integrierenden Phase wurde in zwei gemeinsamen Klassenverbänden (also Kinderkranken-, Kranken- und Altenpflege zusammen) unterrichtet. In der zweiten einjährigen Spezialisierungsphase wurden getrennte Gruppen entsprechend den drei Berufszielen (Alten-, Kranken- und Kinderkrankenpflege) ausgebildet.

Die Entscheidung für das Berufsziel war wegen der unterschiedlichen Finanzierung und der vertraglichen Bindungen mit den Trägern vor dem Beginn der Ausbildung zu treffen. Theoretisch war eine quotierte Wechselmöglichkeit (1:1 Ausbildungsplatztausch) denkbar.

Das für dieses Modellprojekt entwickelte Curriculum war in Lernsequenzen nach dem situationsorientierten Ansatz aufgebaut. Die Unterrichtszeit war nicht in vollem Umfang für die Vermittlung von Inhalten verplant, sondern räumte den Auszubildenden freie Lernzeiten zur Wiederholung oder Vertiefung von Inhalten in kleineren Lerngruppen ein.

Für die praktische Ausbildung gab es ein Mentorensystem. Die Mentoren wurden in regelmäßigen Abständen zu Informationsveranstaltungen und zum Erfahrungsaustausch in die Schule eingeladen.

Im September 2003 fand eine Tagung statt, auf der das Modellprojekt von der Grundidee zum damaligen Stand (Ende der zweijährigen integrierten Phase) und die bisher gesammelten Erfahrungen der Lehrenden mit den neuen Lehr- und Lernmethoden vorgestellt wurden [Expertenkontakt 5]. Für April 2005 soll die Fachöffentlichkeit zu einer Abschlusstagung »Erfahrung betrachten – Zukunft gestalten« eingeladen werden. Eine Projektdokumentation und ein Arbeitsbuch zum Flensburger Modell liegen vor.

8.5.7 Zwischenfazit

In den zu Grundtypus 1 zählenden Modellen handelt es sich um Vorläufer oder Variationen der Integrierten Ausbildung. Kennzeichnend ist, dass Kranken-, Kinderkranken- und Altenpflegeausbildung mit einer meist zweijährigen gemeinsamen Ausbildungsphase beginnen. Nach einer darauf folgenden meist einjährigen Spezialisierung endet die Ausbildung nach drei Jahren mit einem Berufsabschluss als Altenpfleger/-in oder Krankenschwester/-pfleger oder Kinderkrankenschwester/-pfleger. Zwar wird bei diesen Modellen an der dreijährigen Ausbildungszeit festgehalten, jedoch gibt es in einzelnen Modellen Überlegungen, sie zu verlängern. Die Vermittlung integrierter Ausbildungsinhalte konzentriert sich überwiegend in den ersten zwei Dritteln der Ausbildung.

Auf curricularer Ebene steht fächerübergreifendes Lernen im Mittelpunkt. Die theoretischen Begründungen und die curricularen Details sind dabei unterschiedlich.

Von weiterführendem Interesse sind der Übergang von der Orientierung an der Pathogenese zur Salutogenese sowie die Verfeinerung der methodisch-didaktischen Lehrkonzepte. Vorbild für darauffolgende Modellgenerationen sind die pädagogische Gestaltung der Praxiseinsätze der Schülerinnen mit dem Ziel der besseren Verzahnung von Theorie und Praxis in der Ausbildung. In diesem Modell-Grundtypus werden bereits erste Anstrengungen unternommen, in den Praxisphasen die Schülerinnen neben den traditionellen mit neuen Berufsfeldern bekannt zu machen wie Prävention, Beratung und Rehabilitation. Kennzeichnend schon für diesen Grundtypus ist die Orientierung an der Pflege- und Gesundheitswissenschaft und die Evaluierung der Modelle mittels wissenschaftlichen Konzeptionen.

Im Folgenden werden Ausbildungsmodelle beschrieben, die sich von den bisher dargestellten dadurch unterscheiden, dass die Ausbildungszeit auf 3,5 Jahre verlängert wurde und bei denen der Erwerb von zwei pflegerischen Berufsabschlüssen möglich ist. In unserem Verständnis sind diese Modelle daher einem anderen Typus (dem Grundtypus 2) zuzuordnen.

8.6 Grundtypus 2: »Integrative Pflegeausbildung«: Das Stuttgarter Modell©: Kooperationsverbund und Modellschule für Integrative Pflegeausbildung am Robert-Bosch-Krankenhaus

Dieses Modellprojekt repräsentiert nach der hier verwendeten Typologie den Grundtypus 2 (Tabelle 31). Das Modell der »Integrativen Pflegeausbildung« kann auf der einen Seite die gemachten Erfahrungen vorausgegangener Modelle, z. B. des Essener Modells (Grundtypus 1), nutzen. Es kann auf der anderen Seite aufgrund der inzwischen erzielten Fortschritte in der Gesetzgebung (Experimentierklausel im neuen Krankenpflegegesetz 2004 sowie im Altenpflegegesetz 2003) in einigen Dimensionen über das Essener Modell hinausgehen.

8.6.1 Formale Dimensionen des Stuttgarter Modellprojekts

Vom **Grundtypus** entspricht dieses Projekt einer integrativen Ausbildung, die weiter als das Essener Modell in Richtung generalistische Ausbildung tendiert, dabei gleichzeitig neue Lerninhalte einbezieht und auf den Erwerb beruflicher Handlungskompetenz ausgerichtet ist.

Mit der Kennzeichnung als integrativ soll im Rahmen der aktuellen Diskussion um die Zusammenführung der drei Pflegeberufe zu einem Pflegeberuf zum Ausdruck gebracht werden, dass die in den drei Berufsgruppen im Laufe der Zeit entstandenen, jeweils spezifischen Auffassungen vom Aufgabengebiet und der Zielsetzung

Tabelle 35: Kooperationspartner im Stuttgarter Modellprojekt.

Träger	Einrichtung	Ausbildungs-plätze
Caritasverband für Stuttgart e.V.	Haus Martinus	1
	Haus St. Monika	1
Evangelische Gesamtkirchen-gemeinde Stuttgart	Diakoniestation Stuttgart	1
Evangelische Heimstiftung e.V.	Württembergisches Lutherstift	1
	Karl-Wacker-Heim	1
Institut für soziale Berufe Stuttgart gGmbH	Altenpflegeschule am Herdweg	0
Klinikum Stuttgart	Olgahospital Kinderkrankenpflegeschule	4
Paul-Wilhelm von Keppler-Stiftung	Altenzentrum St. Vinzenz	2
	Altenzentrum St. Lukas	2
Rems-Murr-Kliniken	Kreiskrankenhaus Waiblingen Kinderkrankenpflegeschule	3
Robert-Bosch-Krankenhaus GmbH	Ausbildungszentrum für Pflegeberufe, Modellschule für integrative Pflegeausbildung	7
Samariterstiftung	Ökumenische Diakonie- und Sozialstation Sillenbuch	1
	Samariterstift Ostfildern	1
	Samariterstift Zuffenhausen	1
	Seniorenzentrum am Parksee	1
Stiftung Evangelische Altenheimat	Emma-Reichle-Heim Richard-Bürger-Heim	1
Vinzenz von Paul Kliniken gGmbH	Marienhospital Stuttgart Krankenpflegeschule	4
Wohlfahrtswerk für Baden-Württemberg	Else-Heydlauf-Stiftung	1
	Haus am Weinberg	1
Insgesamt		35

(Quelle: Homepage www.ipa-stuttgartermodell.de)

beruflicher Pflege nicht negiert werden. Die Inhalte der drei Pflegeausbildungen werden nicht kurzerhand additiv zusammengeführt. Stattdessen wurden im Curriculumprozess die berufsgruppenspezifischen Sichtweisen vom Gegenstand und Auftrag der Pflege bewusst wahr genommen und genutzt, um sie zu etwas Neuem und übergeordnetem Ganzen zusammenzuführen.

Bundesweit zum ersten Mal werden hier die Ausbildungsgänge Alten-, Kinderkranken- und Krankenpflege zu einer neuen, staatlich anerkannten Pflegeausbildung mit zwei Berufsabschlüssen integriert (Kerngruppe Curriculum 2004).

Die 3,5 Jahre dauernde Ausbildung sieht einen **doppelten Berufsabschluss** in den Kombinationen Kranken-/Altenpflege, Kranken-/Kinderkrankenpflege oder Kinderkranken-/Altenpflege oder den Erwerb eines schwerpunktvertiefenden Zertifikats vor (*RBS* 2002:45, Weglage/Kerngruppe Curriculum 2004:204). Die Schülerinnen für dieses Modellprojekt wurden in einem Assessmentcenter ausgewählt.

Zum Zwecke der Durchführung des Modellprojekts wurde ein Kooperationsverbund mit insgesamt 11 Trägern gegründet (Tabelle 35). Der hauptverantwortliche Modellprojektträger ist das Robert-Bosch-Krankenhaus Stuttgart. Das Modell wird gefördert von der Robert Bosch Stiftung, dem Robert-Bosch-Krankenhaus und dem Sozialministerium des Landes Baden-Württemberg. Für den weiteren Verlauf sollen weitere Drittmittelgeber gewonnen werden. Ort der theoretischen Ausbildung ist dabei die neu gegründete Modellschule am Robert-Bosch-Krankenhaus. Ihre Praktika absolvieren die Schüler und Schülerinnen u. a. in den Einrichtungen der Mitglieder des Kooperationsverbundes.

Die wissenschaftliche Evaluation des Modellprojekts wird vom Institut für angewandte Pflegeforschung (iap) der Universität Bremen unter der Leitung von Prof. Dr. *Stefan Görres* durchgeführt (RBK 2003:13). Gremien/Arbeitsgruppen, die für die Projektausgestaltung Verantwortung tragen, sind in Abbildung 6 aufgeführt.

Das Projekt gliedert sich in drei Phasen: In der ersten, ca. zweijährigen Planungsphase wurden ein ausführlicher pflegerischer und berufspädagogischer Begründungsrahmen, eine Grobkonzeption für das Curriculum und ein Umsetzungsplan erstellt. Die zweite Phase begann mit dem Start des wissenschaftlich begleiteten ersten Modellausbildungsganges im Oktober 2002 und dauert bis zum März 2006. In der dritten Phase (März 2006 bis März 2007) erfolgt eine abschließende Evaluation inklusive einer Nachfolgeuntersuchung ein Jahr nach Ausbildungsende (follow-up) (*Oelßner* 2002:211). Anhand der wissenschaftlichen Evaluation soll u. a. der Nachweis erbracht werden, dass eine zukünftige gemeinsame und neugeordnete dreieinhalbjährige Pflegeberufsausbildung zu Verbesserung der Attraktivität der Berufe, höherer beruflicher Handlungskompetenz, Flexibilität im Berufsfeld Pflege, europäischer Mobilität und besserer Pflegequalität führt (*Oelßner* 2002:204).

8.6.2 Inhaltliche Dimensionen des Stuttgarter Modells

Für das Curriculum der Integrativen Pflegeausbildung wurden 5 Prinzipien formuliert:
- Orientierung am Handeln von Menschen
- Fächerintegration
- Lebenslauforientierung
- Wissenschaftsorientierung
- Theorie-Praxis-Venetzung (*RBK* 2003:4)

Mit ihren Ausbildungsprinzipien knüpfen die Akteure an die Empfehlungen der Robert Bosch Stiftung in der Denkschrift »Pflege neu denken« (RBS 2000:52ff.) an und berücksichtigen die aktuellen gesellschaftlichen Anforderungen an den Pflegeberuf, die momentanen Entwicklungen innerhalb des Pflegeberufes und die Erwartungen an eine zeitgemäße berufliche Bildung (Kerngruppe Curriculum 2004:143).

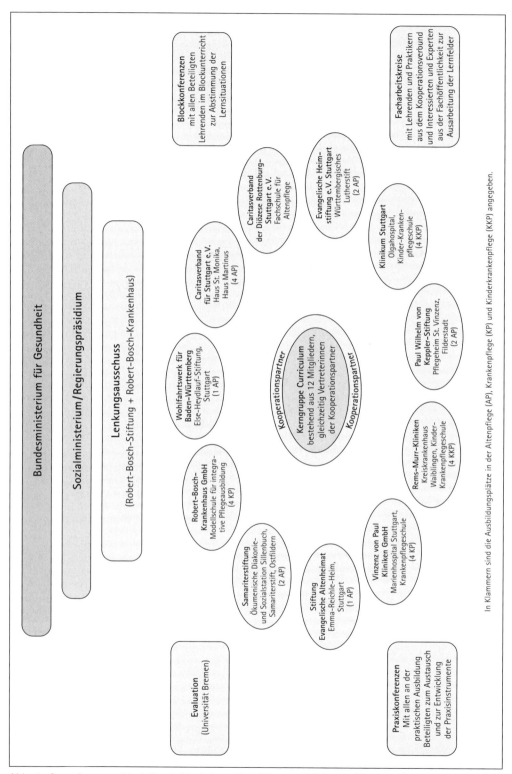

Abb. 6: Organigramm Modellprojekt »Integrative Pflegeausbildung« (Stuttgart).

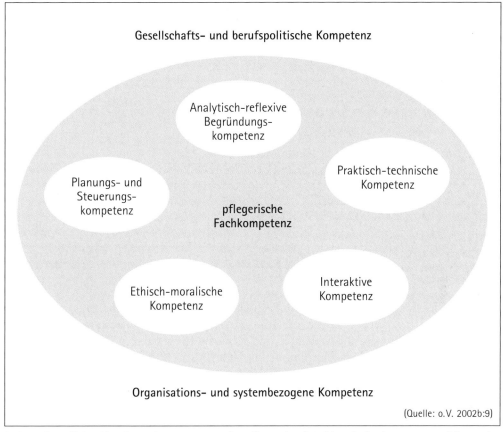

Abb. 7: Berufliche Handlungskompetenz – aktuelle und zukünftige Anforderungen an Pflegende.

Die Gesamtkonzeption ist auf nachfolgende Ziele ausgerichtet:
- Integration der Berufsausbildungen in der Gesundheits- und Krankenpflege, Altenpflege und Gesundheits- und Kinderkrankenpflege
- Entwicklung beruflicher Handlungskompetenz, vor dem Hintergrund eines differenzierten Kompetenzmodells, das sich als zentrales Element in allen Teilen des Curriculum (z. B. Lernsituationen, Praxisaufträge, Lernerfolgsbewertung, Prüfung) und in den Kriterien für das Assessmentverfahren wiederfindet
- Entwicklung eines lernfeldorientierten Curriculums, das sowohl auf einem pflegeberuflichen als auch pädagogischen Begründungsrahmen basiert und den aktuellen sowie zukünftigen Anforderungen an den Pflegeberuf entspricht. (vgl. Abbildung 38).

Das lernfeldorientierte Curriculum wurde von der Kerngruppe Curriculum, einem Expertengremium aus Vertreterinnen aller drei Berufsgruppen, der beteiligten Einrichtungen des Kooperationsverbundes und Wissenschaftlerinnen entwickelt und unterliegt einem stetigen Revisionsprozess.
Bisher wurden zwölf Lernfelder konstruiert bzw. befinden sich in Planung (Stand Februar 2004) (Tabelle 36).

Tabelle 36: Lernfelder im Modellprojekt »Integrative Pflegeausbildung« (Stuttgart).

Lernfeld 1: Gesundheit bei sich und anderen entwickeln und erhalten
Lernfeld 2: Lebensräume gestalten
Lernfeld 3: Entwicklung bei sich und anderen fördern
Lernfeld 4: Menschen helfen, für sich selbst zu sorgen
Lernfeld 5: Qualität der Pflegeleistungen sichern und entwickeln
Lernfeld 6: In ambivalenten Pflegesituationen begründet handeln
Lernfeld 7: Berufliches Selbstverständnis entwickeln
Lernfeld 8: In Pflegesituationen anleiten und beraten
Lernfeld 9: Menschen in Krisensituationen begleiten
Lernfeld 10: Pflegesettings gestalten
Lernfeld 11: Mit Fremdheit umgehen
Lernfeld 12: Bei der Umsetzung von Rehabilitationskonzepten mitwirken

(Quelle: *Weglage, Kerngruppe Curriculum* 2004:206f)

Die Lernfelder unterteilen sich weiter in Lerneinheiten, die so genannten Lernsituationen. Facharbeitskreise, bestehend aus Vertretern der Lehre, PraxisanleiterInnen, ExpertInnen der Kooperationspartner und weiteren interessierten Pflegenden aus der Region, sind für die inhaltliche und didaktische Ausgestaltung der Lernsituationen verantwortlich (Weglage/Kerngruppe Curriculum 2004: 207). Die Ausbildung ist in weiten Teilen fächerübergreifend gestaltet. Auf der Grundlage von Erkenntnissen aus der Transferforschung beinhaltet das Curriculum als weiteres Strukturelement so genannte Transferunterstützende Einheiten (TUE), die den Lernenden dabei helfen sollen, zu erkennen, welche Prinzipien, Regeln und Wissensstrukturen benötigt werden, um eine Aufgabe bzw. Situation zu bewältigen. Die TUE's sind mit verschiedenen Lernsituationen verknüpft und stehen in unmittelbarer Nähe zu diesen (Kerngruppe Curriculum 2004).

Abbildung 8 skizziert die drei Ausbildungsphasen des Stuttgarter Modells.

Die Konzeption der »Integrativen Pflegeausbildung: Das Stuttgarter Modell« ist auf dreieinhalb Jahre angelegt und beruht auf einer zweijährigen gemeinsamen Basisausbildung der Berufe Altenpflege, Gesundheits- und Kinderkrankenpflege und Gesundheits- und Krankenpflege mit zunehmender Differenzierung. Im dritten Ausbildungsjahr erfolgen die Schwerpunktsetzung in der Gesundheits- und Kinderkranken-, Alten- oder Gesundheits- und Krankenpflege und der Erwerb des ersten Berufsabschlusses. Im letzten halben Jahr der Ausbildung gibt es zwei Möglichkeiten:
- Es kann ein weiterer Schwerpunkt gewählt und somit ein zweiter, gleichwertiger Berufsabschluss erworben werden oder
- Durch eine Spezialisierung im ersten Schwerpunkt kann ein Zertifikat erworben werden. (Weglage/Kerngruppe Curriculum 2004).

Für den theoretischen Teil der Ausbildung sind insgesamt 2200 Unterrichtsstunden vorgesehen. Der praktische Teil umfasst 3900 Stunden.

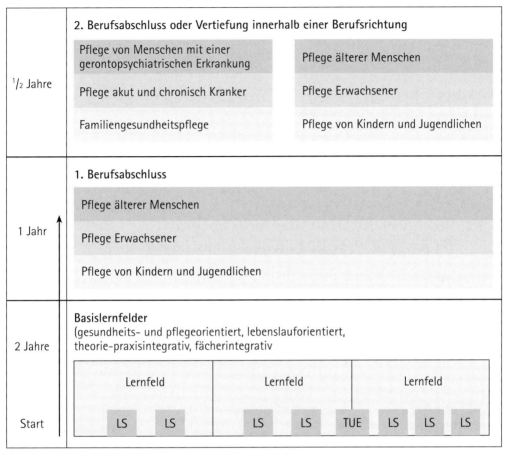

(Quelle: Modellprojekt integrative Pflegeausbildung©, mit frdl. Genehmigung von Frau U. *Oelßner*)

Abb. 8: Ausbildungsmodell im Stuttgarter Projekt.

Ein weiteres Novum stellt die **theorie-praxisintegrative Gestaltung des Curriculums** dar. Seine Umsetzung erforderte die Einführung neuer Lernortkooperationen zwischen Schule und Praxisfeldern. Diese sind u. a. gekennzeichnet durch:
- Qualitätskriterien für die Praxiseinsatzstellen
- Praxisaufträge, die aus den Lernsituationen erwachsen
- Ausbildungsmanual mit allen Praxisinstrumenten
- Praxisanleitersystem
- Lernwerkstätten in einigen Praxiseinsatzstellen, in denen in geschütztem Rahmen arbeitsplatzgebunden theoretisches Wissen und praktisches Können vernetzt erworben werden
- Regelmäßige Praxiskonferenzen mit Lehrern, Praxisanleitern und Auszubildenden
- Reflexionsgespräche, Praxisbegleitung und Lernerfolgsbewertung in der Praxis durch Bereichslehrer
- Einbeziehung von Pflegenden in den schulischen Unterricht
- Projektlernen
- Hospitationen

(Kerngruppe Curriculum 2003)

Weiterhin soll aufgrund des neuen Aufgabenspektrums der Pflegenden eine Vielfalt von Einsatzorten gewährleistet sein. Neben den »klassischen« stationären und ambulanten Feldern sind die Auszubildenden auch in Einrichtungen der Gesundheitsförderung, Rehabilitation, Palliativpflege und Prävention eingesetzt (*Oelßner* 2002:207).

Die Lehrenden und Praxisanleiter werden mit Fortbildungsangeboten auf das neue Ausbildungsmodell vorbereitet und während des Projektverlaufs begleitet. So fanden Einführungsworkshops statt, die die Beteiligten in Arbeitskreisen vorbereiteten und die eine Schulung zum Lernfeldansatz und zum problemorientierten Lernen (POL) beinhalteten. Ein Erziehungswissenschaftler berät die Lehrenden bei der Ausgestaltung der Lehr- und Lernarrangements (*Matzke* 2002:207) [Expertenkontakt 6].

8.6.3 Bedeutung des Stuttgarter Modellprojekts für die zukünftige Gestaltung der Ausbildung

Eine wesentliche Bedeutung dieses Modells liegt darin, dass die Pflegeausbildung erstmalig integrativ mit Schwerpunktsetzung und theorie-praxisintegrativ angelegt ist. Dabei weist das Ausbildungsmodell deutlich über den bisherigen gesetzlichen Rahmen hinaus. Das Curriculum basiert auf einem ausführlichen pflegeberuflichen und pädagogischen Begründungsrahmen. Die Umsetzung im Rahmen eines regionalen berufsgruppen- und trägerübergreifenden Kooperationsverbundes sichert dabei die schulische und praktische Ausbildungsqualität.

Durch eine Verlängerung der Ausbildungszeit auf 3,5 Jahre ist der Erwerb zweier Berufsabschlüsse möglich. So wird einer Verflachung der Ausbildungsinhalte entgegengewirkt. Damit nimmt das Stuttgarter Modell eine Sonderstellung unter den in diesem Kapitel beschriebenen Modellen ein. Bei der Recherche zu diesem Kapitel wurde von mehreren Akteuren ebenfalls das Bemühen um eine Verlängerung der Ausbildungszeit geäußert. Entsprechende Anträge wurden jedoch abgelehnt.

Im Stuttgarter Modell erfolgt – verbunden mit den Generalisierungsbestrebungen – ein kritisches Reflektieren bisheriger Ausbildungsinhalte. Zum ersten Mal wird berufliche Handlungskompetenz konkretisiert, d. h. erläutert, aus welchen Teil-Kompetenzen diese besteht. Im Essener Modell wurde von damals vorliegenden Lehrplänen ausgegangen. Im Stuttgarter Modell wird hingegen der Lehrstoff in zwölf Lernfelder umgesetzt, die weiter in Lernsituationen unterteilt werden. Damit wird der veränderte gesellschaftliche Auftrag an die Pflege und veränderte Pflegebedarfe (z. B. Anleitung und Beratung, Rehabilitation, Überleitungspflege, Pflege von Menschen mit Demenz, Gesundheitsförderung und Prävention, Qualitätssicherung) in neuen Lehrinhalten stärker als in den Vorgängermodellen berücksichtigt.

Eine umfangreiche wissenschaftliche Begleitforschung und Evaluation sowie organisierter Erfahrungsaustausch und die Informationsweitergabe an die Fachöffentlichkeit im Rahmen des »Transfernetzwerks Innovative Pflegeausbildung (tip)« (vgl. Kapitel 8.9) werden Impulse für weitere Modellprojekte geben und erhöhen dadurch die bildungspolitische Schlagkraft zur Initiierung weiterer rechtlicher Reformschritte.

Unseres Wissens gibt es neben dem Stuttgarter Modell nur ein weiteres, das Hamburger Modell der FREIEN (s.u.), in dem unter Verlängerung der Ausbildungszeit der Erwerb zweier Berufsabschlüsse möglich ist. Damit nehmen diese beiden Modelle in gewissem Sinne einen exotischen Part unter den in diesem Kapitel beschriebenen Projekten ein. Sie stehen damit in der von uns getroffenen Typologie allein für den Grundtypus 2.

8.6.4 Generalisierte Ausbildung mit Schwerpunkten (Hamburg)

Die Vorbereitungen zu diesem Projekt, das auch als Hamburger Modell der FREIEN bekannt ist, begannen im Mai 1999 mit der Gründung der Arbeitsgemeinschaft »Integrierte/generalisierte Pflegeausbildung«, zu der Schulleitungen und Mitarbeiter aller 15 Pflegeschulen der FREIEN (= Verband freigemeinnütziger Krankenhäuser in Hamburg e.V.) und der Evangelischen Fachschule für Altenpflege des Rauhen Hauses gehören.

Die ersten Ausbildungskurse in diesem Projekt starteten im Oktober 2003 unter Beteiligung von nur drei Schulen. Die Ausbildungsdauer beträgt 3 plus 0,5 Jahre. Die bisher getrennt durchgeführten Ausbildungsgänge der Kinderkranken-, Kranken- und Altenpflege wurden zu einer durchgehend in der Gesamtgruppe weitergeführten, also generalisierten Pflegeausbildung zusammengefasst. Die Schülerinnen erwerben entsprechend der Vorgaben des Alten- und Krankenpflegegesetzes nach drei Jahren den Abschluss als Gesundheits- und Krankenpfleger/-in.

Nach drei Jahren absolvieren die Schülerinnen nach geltendem Recht ihr staatliches Examen als Gesundheits- und Krankenpfleger/-in mit dem Zusatz »generalisiert«. Sie vertiefen im darauffolgenden Ausbildungsabschnitt ihre Fertigkeiten im gewählten Schwerpunkt. Dieser Teil der Ausbildung wird ebenfalls mit einer staatlichen Prüfung zur Gesundheits- und Kinderkrankenpfleger/-in oder Altenpfleger/-in bzw. einem Zertifikat in der Gesundheits- und Krankenpflege abgeschlossen (FREIEN 2003:24).

Zentrales Ziel der Ausbildung ist die Entwicklung von persönlicher und beruflicher Handlungskompetenz (biografieorientiertes Fallverstehen und wissensbasiertes Pflegehandeln unter Betonung von Assesmant-, Beratungs- und Management Fähigkeiten).

Unter Beratung von *Karin Wittneben* (Universität Hamburg) entwickelte die Arbeitsgemeinschaft »Integrierte/generalisierte Pflegeausbildung« ein lernfeldorientiertes Curriculum. Die Struktur des Curriculums bilden unterschiedliche Module:
- Basismodule haben grundlegende Bedeutung für das pflegerische Handeln und enthalten darüber hinaus zentrale Elemente, die die persönliche Entwicklung der Schülerin/des Schülers fördern sollen.
- Zentralmodule entwickeln Handlungskompetenz für die individuelle Pflege von Menschen aller Altersgruppen in unterschiedlichen Einsatzbereichen.
- Mit den Schwerpunktmodulen werden ab dem zweiten Ausbildungsjahr und im Vertiefungshalbjahr Handlungskompetenz, bezogen auf die Pflege von Menschen spezifischer Altersgruppen oder spezialisierte Aufgabenbereiche, erworben.
- Projektmodule greifen Fragestellungen aus Zentralmodulen auf und machen die SchülerInnen mit Instrumenten der Pflegeforschung vertraut.

(*Freien* 2003:81)

Besonderer Wert wird auf die Verzahnung von Theorie und Praxis gelegt, was die Einführung neuer Lernortkooperationen zwischen Schule und Praxisfeldern erfordert. In den Praxiseinsatzstellen gibt es ein Mentorensystem. Die Mentoren werden einmal monatlich zu Schulungsveranstaltungen und zum Erfahrungsaustausch in die Schule eingeladen. Die Theorie-Lehrer verbringen 20 % ihrer Arbeitszeit als Kontaktlehrer/-innen am Lernort Praxis. Ihre Aufgaben sind:
- Lernziele der Schülerinnen im Beurteilungsbogen besprechen,
- Austausch und Zusammenarbeit mit den an der praktischen Ausbildung Beteiligten,
- punktuelle Anleitung der Schülerinnen,
- Modulabschlüsse begleiten,
- Coachen der Ausbilderinnen (Praxisanleiterinnen und Mentorinnen) in der Praxis,
- Ausbildungsordner an den Einsatzorten aktualisieren,
- Ausbildungserfassungbögen überprüfen,
- Klären der Eignung für den Beruf während der Probezeit,
- Prüfungen abnehmen.

(*Freien* 2003:48)

Die Schülerinnen erstellen wöchentlich einen Bericht zu vorgegebenen Fragestellungen, die sich auf die Ziele der Lernfelder des vorangegangenen Unterrichts beziehen. Mit der Bearbeitung dieser Fragen im beruflichen Alltag durchlaufen sie, begleitet und unterstützt durch eine umfangreiche Praxisbegleitung, Phasen der Analyse, der theoriegeleiteten Planung und Durchführung sowie der reflexiven Bewertung ihres Pflegehandelns. Auszüge der Berichte werden an den wöchentlich stattfindenden Studientagen aufgegriffen und in Form von Fallbesprechungen, thematischer Vertiefung und als Impuls für notwendige praktische Übungen verwendet.

Die Prüfungsmodalitäten werden dahingehend reformiert, dass anstelle einer einzigen Prüfung am Ausbildungsende die einzelnen Module mit Teilprüfungen abgeschlossen werden, die theorie-praxis-integrativ gestaltet sind.

Die bei den Einzelprüfungen erzielten Punkte werden später zu einem Gesamtergebnis zusammengefasst (sog. Kreditpunkte-System).

Das Projekt wird wissenschaftlich begleitet durch das »Transfernetzwerk Innovative Pflegeausbildung« [Expertenkontakt 9]. Die Projektevaluierung wird vom Institut für Arbeitspsychologie und Gesundheitsforschung Hamburg (AuG) durchgeführt.

Gegenwärtig (Stand 2004) wird mit der Hochschule für angewandte Wissenschaft (HAW Hamburg) auf Grundlage dieses Curriculums ein vierjähriger Studiengang mit einem Bachelor of Nursing eingerichtet.

8.7 Grundtypus 3:
Curriculum für eine generalistische Ausbildung in der Krankenpflege (Heidelberg)

Im Folgenden werden Modelle vorgestellt, in denen die drei Pflegeberufe nicht nur teilweise, sondern vollständig zu einem Beruf zusammengefasst werden. Es handelt sich hier demnach nicht um integrierte, sondern um generalistische Ausbildungen. Sie bilden in unserem Verständnis deshalb eine eigene Gruppe von Modellen, die wir mit Grundtypus 3 bezeichnen. Es wird deutlich werden, dass der Begriff »generalistisch« keine einheitliche Verwendung findet (s. Kapitel 8.3.1). Die Bezeichnung der jeweiligen Modelle wurde von den jeweiligen Akteuren so gewählt. Eine Veränderung der Begrifflichkeiten seitens der Autorinnen fand nicht statt.

8.7.1 Formale Dimensionen des Heidelberger Modells

An der Schwesternschule der Universität Heidelberg wird seit April 2000 nach einem neuen Curriculum für die theoretische und praktische Ausbildung mit **generalistischer Ausrichtung** gearbeitet. Die Auszubildenden erwerben in drei Jahren den Berufsabschluss »Krankenschwester/-pfleger« bzw. zukünftig »Gesundheits- und Krankenpfleger/-in«.

8.7.2 Inhaltliche Dimensionen des Heidelberger Modells

Als Strukturierungselemente des Curriculums wurden die Modularisierung zur inhaltlichen Gestaltung und die Orientierung an einer subjektiven Didaktik als pädagogische Leitlinie gewählt. So ist es möglich, Kompetenzen zu schulen, die sich an den Erfordernissen des Pflegeberufes orientieren. Wichtige Komponenten des dort verwendeten Kompetenzbegriffes sind Problemlösungsfähigkeit, Selbstreflexivität, gezieltes Anwenden von Fachwissen, Empathie, Beurteilungsvermögen, Autonomie, Beziehungsfähigkeit und psycho-motorische Fertigkeiten.

Die Ausbildung gliedert sich in drei Abschnitte mit jeweils unterschiedlichem Fokus. Die Orientierung an den Lebenshasen ermöglicht dabei eine Auseinandersetzung mit Menschen aller Altersstufen. In den Ausbildungsabschnitten werden Themen angesprochen, die die »Kinderkrankenpflege« und die »geriatrische Pflege« vertiefen. Der Unterricht wird sowohl fächerintegrativ als auch fachsystematisch in theoretischen Schwerpunkten (= Modulen) aufgebaut, die eng mit den Praxiseinsätzen verzahnt werden.

Besonderer Wert wird auf Selbststudium und selbstorganisiertes Lernen gelegt. Für die praktische Ausbildung liegt ein ausformuliertes Curriculum vor, das neben den curricularen individuelle Schwerpunkte der Lernenden einschließt und auf Praxislernen und -erfahrung der Schülerinnen auch im außerklinischen Bereich abzielt.

Im März 2003 hat der erste Kurs nach diesem Ausbildungskonzept erfolgreich das Krankenpflegeexamen abgelegt (*König* 2003) [Expertenkontakt 7].

Tabelle 37: Theoretische Schwerpunkte/Module im Heidelberger Modell

Module im ersten Ausbildungsabschnitt:
• Grundlagen und Orientierung I und II
• Kommunikation I (Wahrnehmen, Kennenlernen, in Beziehung treten)
• Der gesunde Mensch in seinen Lebensphasen I
• Pflege als Beruf I (Pflegetheorien, Pflegeprozess)
• Wohlbefinden fördern I und II (veränderte Ausscheidungssituation) und III (veränderte Ernährungssituation)
• Bewegung und Belastbarkeit I und II
• Krise und Krankheit I
• Der Mensch im Krankenhaus I und II
Module im zweiten Ausbildungsabschnitt (in der Gesamtklasse):
• Familie
• Kommunikation in speziellen Situationen
• Selbstpflege
• Leben mit Behinderung
• Public Health I (Projekt öffentliche Gesundheit) und II (Gesunde Mütter/Gesunde Kinder) und III (Gesundheitsschutz am Arbeitsplatz)
• Pflege im außerstationären Bereich
• Krise und Krankheit II
• Pflege als Beruf II (Geschichte der Pflege)
Parallel zu den praktischen Einsätzen angebotene Module (in Kleingruppen) im zweiten Ausbildungsabschnitt:
• Kind im Krankenhaus
• Frauen in Gesundheit und Krankheit
• Pflege psychisch Kranker
• Menschen mit Querschnittlähmung
Module im dritten Ausbildungsabschnitt:
• Pflege als Beruf III
• Pflege in lebensbedrohlichen Situationen
• Anleiten und Beraten
• Pflege von chronisch Kranken
• Alte Menschen in Gesundheit und Krankheit
• Transkulturelle Pflege

(Quelle: *König* 2003)

8.7.3 Bedeutung des Heidelberger Modells

In diesem Modell wird die Ausrichtung der Pflegeausbildung als Generalisierung der Krankenpflege vorgenommen. Unter den derzeitigen gesetzlichen Bedingungen ist eine »Generalisierung« der Ausbildung in den Pflegeberufen nicht anders lösbar.

Auch in Modellen ist eine vollständige Generalisierung unter den derzeitigen Bedingungen in Deutschland nicht möglich, da weiterhin getrennte Berufegesetze und unterschiedliche Berufsabschlüsse bestehen. Eine eigenständige Berufsbezeichnung für generalistisch ausgebildete Pflegende gibt es in Deutschland daher bisher nicht.

8.7.4 Weitere Ausbildungsmodelle des Grundtypus 3

Im Folgenden werden Modelle vorgestellt, die sich derzeit noch in Planung oder in der Anfangsphase der Umsetzung befinden und ebenso eine Generalisierung der Pflegeausbildung anstreben.

8.7.4.1 »Generalistische Pflegeausbildung« an der Wannsee-Schule e.V. Berlin

Im Rahmen dieses Berliner Modellprojektes begann die Wannsee-Schule e.V. im Oktober 2004 eine dreijährige »Generalistische Pflegeausbildung«, in der die bislang getrennten Pflegeberufe (Kinder-, Kranken- und Altenpflege) zu einem einheitlichen Berufsbild ‚Pflege' zusammengefasst werden. Die Ausbildung endet dabei mit dem Erwerb der Berufsbezeichnung »Gesundheits- und Krankenpfleger/-in« sowie einem Zertifikat »Generalistische Ausbildung«.

Gefördert wird das Projekt von der Robert Bosch Stiftung, vom Bundesministerium für Gesundheit und Soziale Sicherung sowie von der Berliner Senatsverwaltung für Gesundheit, Soziales und Verbraucherschutz. Daneben ist die Wannsee-Schule Mitglied in der Kerngruppe des »Transfernetzwerkes Innovative Pflegeausbildung« (tip). Über einen Zeitraum von 2004 bis 2008 wird das Berliner Modellvorhaben zudem durch die Universität Bremen (unter Leitung von Prof. Dr. Stefan Görres) extern evaluiert.

Erste Konzipierungsgespräche zur Entwicklung des neuen Curriculums fanden bereits im Spätherbst 2000 statt. Seitdem trifft sich das zehnköpfige Team mindestens einmal wöchentlich zu gemeinsamen Arbeitssitzungen.

In Anlehnung an die Empfehlung der Kultusministerkonferenz orientiert sich das Curriculum am Lernfeldkonzept. Basierend auf insgesamt elf Lernfeldern bietet dieses Konzept mit seiner ausgeprägten Handlungsorientierung zukunftsweisende Möglichkeiten, die pflegeberufliche Praxis alltagsnah abzubilden und didaktisch aufzubereiten. Herzstück des halboffenen Curriculums stellt dabei die Theorie-Praxis-Verzahnung dar, wobei auf die jeweils separate Entwicklung eines Theorie- und Praxis-Curriculum bewusst *verzichtet* und neue Formen der Lernort-Kooperation gedanklich miteingeschlossen wurden.

Zur theoriegeleiteten Aufarbeitung pflegerelevanter Handlungen ist vorgesehen, den Schülerinnen und Schülern auch während originärer Theorie-Phasen vorgegebene »Zeitpuffer« einzuräumen, um exemplarische Lernsituationen vor Ort (d. h. in der Praxis) unter pädagogischer Anleitung vertiefen bzw. gründlich recherchieren zu können. Sozial-, Methoden- und Selbstkompetenzen erfahren im Curriculum im Vergleich zur bislang geforderten medizinorientierten Wissensakkumulation eine Aufwertung, die sich nicht zuletzt in einer deutlichen Anhebung des vorgesehenen Stundenvolumens für sozialwissenschaftliches Grundlagenwissen widerspiegelt.

Im Mittelpunkt stehen moderne Formen der Lernorganisation, in denen intrinsisch-motiviertes, selbst bestimmtes u. soziales (Gruppen-)Lernen gefördert wird. Um die

Halbwertzeit erworbenen Wissens nachhaltig zu erhöhen, bildet Problemorientiertes Lernen (POL) einen bedeutsamen methodischen Schwerpunkt.

Im Rahmen eines vereinbarten Kooperationsvertrages mit dem unter Kapitel 8.8 als Sondertypus charakterisierten Modellstudiengang »Bachelor of Nursing« an der Evangelischen Fachhochschule Berlin ist eine vertiefende Zusammenarbeit beider Institutionen festgeschrieben. Die enge Vernetzung beider Modellvorhaben eröffnet Optionen, ein aus den berufsspezifischen Anforderungen abgeleitetes und in Deutschland bislang nur diskutiertes *gestuftes* Qualifikations- und Kompetenzprofil für die Pflege zu entwickeln, praktisch zu erproben sowie abschließend evaluieren zu lassen [Expertenkontakt 8].

8.7.4.2 »Schulversuch – generalisierte Ausbildung in der Pflege« (München)

Unter der Trägerschaft der Landeshauptstadt München ist am Institut für Pflegeberufe (IfP) mit dessen Kooperationspartner Hans-Weinberger-Akademie (HWA) ein Projekt zur generalistischen Pflegeausbildung geplant. Die Projektleitung liegt bei *Birgit Thomas*, Referat für Gesundheit und Umwelt, Koordinationsstelle Pflege. Die Projektlaufzeit ist auf fünf Jahre veranschlagt (10/2003–03/2009), die sich in drei Phasen unterteilt (Konzeptionsphase – ein Jahr, Durchführungs- und Evaluationsphase – vier Jahre). Der Ausbildungsbeginn ist dabei für das Schuljahr 2005/2006 vorgesehen. Eine endgültige Genehmigung für dieses Projekt liegt derzeit noch nicht vor (*Thomas* 2003:8ff.; Expertenauskunft 11/2004).

Im geplanten Schulversuch soll die Gesundheits- und Krankenpflege als stärkste Berufsgruppe den gesellschaftlichen Anforderungen entsprechend mit Inhalten der Alten- und Kinderkrankenpflegeausbildung angereichert werden. Im Vordergrund stehen Qualifikationsbereiche von Gesundheit und Krankheit aller Altersgruppen, wobei aufgrund der soziodemografischen Entwicklung der Qualifikationsbereich »Pflege alter Menschen« als besonders wichtig angesehen wird (*Thomas* 2003:5). Daneben sollen erweiterte neue Inhalte wie Gesundheitsförderung, Prävention, Anleitung, Beratung und Rehabilitation vermittelt werden.

Der Abschluss erfolgt nach 3,5 Jahren mit einer gemeinsamen Prüfung der Alten-, Kranken- und Kinderkrankenpflege. Die Berufsbezeichnung lautet dabei nach der gesetzlichen Grundlage des § 1 KrPflG »Gesundheits- und Krankenpfleger/-in«. Erwünscht ist jedoch die zusätzliche Aufnahme der Fachgebiete Alten- und Kinderkrankenpflege in die Berufsbezeichnung.

Nach der Formulierung von curricularen Eckpunkten werden diese nun in Arbeitskreisen unter wissenschaftlicher Begleitung in ein detailliertes theoretisches und praktisches Curriculum umgesetzt. Dabei werden die Praktiker Unterstützung vom Staatsinstitut für Schulpädagogik und Bildungsforschung (ISB) erhalten. Daneben ist eine pflegewissenschaftliche Begleitung geplant, um die neue Ausbildungsform zu evaluieren und die Curriculumsentwicklung fachlich zu unterstützen. Insbesondere ist hier auch mit einer begleitenden Beratung und Unterstützung durch das Transfernetzwerk innovative Pflegeausbildung (tip) zu rechnen.

Betont wird die enge Verzahnung von Theorie und Praxis. Das theoretische Curriculum sieht methodisch Lernfeldorientierung, exemplarisches und problemorientiertes Lernen vor. Angestrebt wird ein größerer theoretischer und ein geringerer praktischer Ausbildungsanteil, der durch zielgerichtete Anleitung qualifizierter Praxisanleiterinnen und mittels von der Schule vorgegebener Lernaufgaben und -ziele effektiviert werden soll (*Thomas* 2003:11).

Eine besondere Bedeutung kommt diesem Modell dadurch zu, dass der optionale Erwerb der Fachhochschulreife geplant ist. Damit wird ein zusätzlicher Anreiz für eine Ausbildung in der Pflege geschaffen und die Möglichkeit eröffnet, ein Pflegestudium zu beginnen. Das Münchner Modell könnte so die Durchlässigkeit zum tertiären Ausbildungsbereich herstellen [Expertenkontakt 10].

8.8 Sondertypus: Modellstudiengang »Bachelor of Nursing« (Evangelische Fachhochschule Berlin)

Dieses Modell bildet eine gänzlich eigene Kategorie. Das Besondere dieses Modells liegt in der Verlagerung der Pflegeausbildung in den tertiären Bildungssektor.

8.8.1 Formale Dimensionen des Berliner Modellstudiengangs

In diesem Modellversuch wird an der Evangelischen Fachhochschule Berlin (EFB) ein ausbildungsintegrierter Bachelor-Studiengang mit einem hochschuldidaktischen Konzept erprobt werden. Das Projekt wird mit folgenden Kooperationspartnern durchgeführt:
- Ev. Diakonieverein Berlin-Zehlendorf
- Ev. Krankenhaus Königin Elisabeth Herzberge
- Ev. Waldkrankenhaus Spandau
- Krankenhaus Waldfriede
- St. Joseph-Krankenhaus
- Universitätsklinikum Benjamin Franklin
- Universitätsklinikum Charité
- Wannsee-Schule

Der Studiengang führt zu einem ersten berufsqualifizierenden Abschluss in Gesundheits- und Krankenpflege auf der Grundlage des Krankenpflegegesetzes und gleichzeitig zum Erwerb des ersten Hochschulgrades, des Bachelors (*Hasseler, Köhlen, Feldhaus-Plumin, Kubanski* 2004). Zugangsvoraussetzung ist die Fachhochschulreife oder das Abitur. Die Studiendauer beträgt vier Jahre (acht Semester). Die erste Immatrikulation erfolgte zum Wintersemester 2004/05. Die ersten Absolventen sind im Jahr 2008 zu erwarten.

Fortlaufend soll eine wissenschaftliche Begleitung den Modellstudiengang evaluieren und im Rahmen eines Vergleichs aufzeigen, wie sich die Fachhochschulausbildung in Gesundheitsförderung/Pflege von der herkömmlichen Ausbildung unterscheidet. Die

Ergebnisse der wissenschaftlichen Begleitung werden in einer Endfassung im Jahr 2009 vorliegen (*Reinhart, Kistler* 2002c:18). Die Ergebnisse der wissenschaftlichen Begleitung werden 2009/2010 vorliegen. Die Begleitung wird vom Arbeitsbereich Erwachsenenbildung/Organisationsberatung der Universität Paderborn durchgeführt.

8.8.2 Inhaltliche Dimensionen des Berliner Modellstudiengangs

Der Studiengang ist als ausbildungsintegriertes duales Vollzeitstudium konzipiert. »Dual« bedeutet, dass die Theorieveranstaltungen an der Evangelischen Fachhochschule Berlin (EFB) angeboten werden, während die praktische Ausbildung in Einrichtungen der Kooperationspartner erfolgt (vgl. 8.7.4.1).

Das Studium umfasst acht Semester. Die ersten sechs Semester führen zum Berufsabschluss Gesundheits- und Krankenpflegerin gemäß Krankenpflegegesetz. Sie sind in Theorie- und Praxisphasen im Blocksystem ganzjährig organisiert. Die Studierenden erhalten für dieses berufsqualifizierende Studium einen Ausbildungsvertrag mit einem der Kooperationspartner und werden zum Studium an die EFB immatrikuliert. Während dieser Zeit erhalten sie eine Ausbildungsvergütung gemäß Krankenpflegegesetz (*Reinhart, Kistler* 2002b:58). Insofern ist der Studiengang zulassungsbeschränkt.

Das 7. und 8. Semester führen zum akademischen Grad »Bachelor of Nursing«. Das Studium ist im üblichen Semesterbetrieb organisiert und enthält ausschließlich Theorieanteile. Die Studierenden sind während des zweiten Studienabschnitts unter den entsprechenden gesetzlichen Voraussetzungen BAföG-berechtigt. Neben der Immatrikulation besteht kein weiteres Vertragverhältnis mehr. Die Studierenden können aufgrund des bereits erworbenen Berufsabschlusses parallel zum Studium beruflich tätig werden.

Ziel des Studienganges Bachelor of Nursing ist der Erwerb der für eine Pflegeausbildung relevanten Schlüsselkompetenzen sowie die adäquate Vorbereitung der Absolventinnen auf zukünftige Anforderungen und Veränderungen in der Gesundheits- und Pflegeversorgung. Die erworbenen Fähigkeiten und Kenntnisse sollen dazu führen, komplexe Pflegesituationen zu begreifen und ihr mit eigenständigen Lösungsansätzen beggenen zu können. Die beruflichen Perspektiven der Absolventinnen werden in den Bereichen liegen, die auf Grund des demografischen, sozialen und gesundheitspolitischen Wandels zunehmend Kompetenzen und Qualifikationen auf akademischem Niveau erfordern (*Hasseler, Köhlen, Feldhaus-Plumin, Kubanski* 2004).

Zur inhaltlichen und formalen Gliederung des Studienaufwands wird ein Creditpoint-System auf der Basis des European Credit Transfer System (ECTS) zu Grunde gelegt, womit zugleich die nationale und internationale Kompatibilität sichergestellt wird (*Reinhart, Kistler* 2002b:58).

Tabelle 38: Module im Berliner Modellstudiengang.

Module im Studienbereich 1: Pflege und Pflegewissenschaft	Credits
1.1 Einführung in die klinische Praxis der Gesundheits- und Krankenpflege	10
1.2 Klinische Praxis der Gesundheits- und Krankenpflege	12
1.3 Klinische Praxis der Gesundheits- und Krankenpflege	11
1.4 Einführung in die Pflege und Pflegewissenschaft	10
1.5 Professionalisierung und Akademisierung der Pflege	7
1.6 Einführung in die Pflegeforschung I	5
1.7 Grundlagen und Methoden der evidenz-basierten Pflege	10
1.8 Pflegerische Versorgungsstrukturen	5
1.9 Pflege im internationalen und interkulturellem Kontext	5
1.10 Einführung in die Pflegeforschung II	12
Module im Studienbereich 2: Medizin und Naturwissenschaften	
2.1 Medizinische und naturwissenschaftliche Grundlagen der Pflege	17
2.2 Allgemeine und spezielle Gesundheits- und Krankheitslehre I	6
2.3 Allgemeine und spezielle Gesundheits- und Krankheitslehre II	5
2.4 Pharmakologie in der Pflege	6
2.5 Geriatrie	9
Module im Studienbereich 3: Gesundheits- und Sozialwissenschaften	
3.1 Gesundheitswissenschaftliche Grundlagen der Pflege	7
3.2 Sozialwissenschaften in der Pflege	10
3.4 Sozialmedizin und Rehabilitation	8
3.5 Kommunikation und Psychohygiene	10
3.6 Gesundheits- und Pflegepolitik	6
Module im Studienbereich 4: **Organisation pflegerischer Arbeit, Qualitätssicherung und -management**	
4.1 Organisation und Präsentation in der Pflege	6
4.2 Management pflegerischer Arbeit und Qualitätssicherung	11
4.3 Gesundheits- und Pflegemanagement	4
Module im Studienbereich 5: Recht, Wirtschaft und Ökonomie	
5.1 Das politische System und die Sozialstruktur der Bundesrepublik Deutschland – öffentliches Recht und Arbeitsrecht	3
5.2 Gesetzliche Grundlagen des Gesundheitssystems der BRD	6
5.3 Zivil- und Strafrecht	3
5.4 Betriebswirtschaft und Ökonomie	17
Module im Studienbereich 6: Wahlpflichtbereich	Credits
6.1 Fachenglisch	3
6.2 Ethik	3
Module im Studienbereich 7: Wahlbereich	Credits
7.1 Journal Club	6
7.2 Informatik EDV	6
7.3 Bioethik	3
7.4 Körperbild und Selbstbild	3
7.5 Familienorientierte Pflege	3
Bachelorarbeit + Begleitendes Seminar	12
Credits der angebotenen Module insgesamt	260

(Quelle: *Hasseler, Köhlen, Feldhaus-Plumin, Kubanski* 2004)

Der Lehrplan, an dem derzeit (Stand: Dezember 2004) Feinabstimmungen vorgenommen werden, wird ein übergreifendes Curriculum für die theoretischen und praktischen Anteile aufweisen. Ziel ist es, eine ausgewiesene Integration von Theorie und Praxis zu erreichen. Es wird daher kein Theoriecurriculum und kein gesondertes Praxiscurriculum geben. Das Curriculum wird in modularisierter Form in Verbindung mit einem ausgewählten didaktischen Konzept – z.B. dem Problemorientierten Lernen (POL) – erstellt. Die work load der Module wird auf die Praxisphasen angerechnet. Die inhaltliche Verknüpfung erfolgt durch Praxisaufträge, die während der Praxisphasen an praxisbegleitenden Studientagen bearbeitet und reflektiert werden. Des Weiteren werden die Praxisphasen durch Praxisbegleiterinnen der Hochschule betreut, um dadurch sowohl eine engmaschige Betreuung der Studierenden als auch eine konstruktive Zusammenarbeit mit den Kooperationspartnern zu gewährleisten. Zusätzlich werden die Praxisphasen in den Lehrveranstaltungen der Hochschule systematisch reflektiert.

8.8.3 Spezifische Probleme der Konzeptionierung

Im Studiengangskonzept der EFB wurde zunächst die Realisierung einer generalistischen Qualifikation angestrebt, die es den potentiellen Studierenden auch ermöglichen sollte, den Berufsabschluss entweder nach den Kranken- oder nach dem Altenpflegegesetz zu erwerben. Diesem Vorschlag konnte sich die berufszulassende Behörde im Land Berlin aus rechtlichen Gründen nicht anschließen. Deshalb kann der Berufsabschluss nur nach dem Krankenpflegegesetz erworben werden. Auch der Wunsch der Hochschule, Kooperationspartner aus dem gesamten Bundesgebiet zu gewinnen und damit auch Studieninteressenten aus anderen Bundesländern den Zugang zum Studium zu eröffnen, ließ sich aus rechtlichen Gründen nicht realisieren. Die Planung und Umsetzung der Praktika im Studiengang Bachelor of Nursing muss sich aus genehmigungsrechtlichen Gründen bindend an den Forderungen des Krankenpflegegesetzes orientieren. Der Vorschlag der Hochschule, die erforderlichen praktischen Einsätze über die gesamte Studiendauer von vier Jahren zu verteilen und damit auch die Berufsausbildungszeit auf vier Jahre zu verlängern, fand keine Zustimmung bei der berufszulassenden Behörde.

8.8.4 Bedeutung des Modellstudiengangs für die zukünftige Gestaltung der Ausbildung

Mit diesem Modellstudiengang wird erstmals in Deutschland die grundständige Pflegeausbildung in Kombination mit einem Bachelor-Studium angeboten. Eine weitere Besonderheit liegt darin, dass der Lernort für die theoretische Berufsausbildung nicht die Krankenpflegeschule, sondern die Fachhochschule ist. Das theoretische Studium vermittelt die Lehrinhalte der Berufsausbildung. Damit erfolgt in Deutschland eine erste Annäherung an die international übliche enge Verknüpfung von nicht hochschulischen Berufsausbildungen und hochschulischen Studiengängen in Pflege und Gesundheitsförderung.

Der Studiengang bietet über die bisherige gesetzliche pflegerische Berufsausbildung hinaus die Möglichkeit des Erwerbs wissenschaftlicher Methodenkompetenz. Für die Schnittstelle »Praxis« wird ein neues Konzept erarbeitet, da das neue akademische Qualifikationsprofil auf das herkömmliche Qualifikationsprofil trifft und in unmittelbarer täglicher Zusammenarbeit ein gemeinsamer, konstruktiver Gestaltungsweg gefunden werden muss. Das wird vermutlich nicht ohne die fortlaufende Bearbeitung des möglichen Konfliktpotentials bei allen Beteiligten erreicht werden können.

Der geplante Modellversuch wird überregional auf Interesse stoßen und zum Impulsgeber für vergleichbare Vorhaben in anderen Bundesländern werden. So werden bereits diesem Modell entsprechende Überlegungen und konzeptionelle erste Schritte an weiteren Fachhochschulen und Universitäten unternommen (u. a. Evangelische Fachhochschule Hannover, Hochschule für Angewandte Wissenschaften in Hamburg, Katholische Fachhochschule Freiburg, Fachhochschule Neubrandenburg). (*Reinhart, Kistler* 2002c:19) [Expertenkontakt 11].

8.9 Netzwerk zur Koordination und wissenschaftlichen Beratung von Modellen der Gesundheits- und Pflegeausbildung

An dieser Stelle soll besonders auf das Transfernetzwerk »Innovative Pflegeausbildung« (tip) hingewiesen werden. Durch die Einführung der Erprobungsklausel im Krankenpflege- und im Bundesaltenpflegegesetz haben inzwischen zahlreiche Schulen für Pflegeberufe mit der Planung und Realisierung von zukunftsfähigen Konzepten zur Reform der Ausbildung begonnen. Um den Austausch über solche Initiativen zu ermöglichen, richtete das Institut für angewandte Pflegeforschung (iap) der Universität Bremen für die Dauer von drei Jahren (09/2002 – 08/2005) eine Koordinationsstelle für ein »Transfernetzwerk Innovative Pflegeausbildung (tip)« unter Leitung von Prof. Dr. *Stefan Görres* ein. Das Netzwerk wird von der Robert Bosch Stiftung gefördert.

Am Transfernetzwerk sind Expertinnen aus Projektgruppen bereits bestehender und geplanter Modelle beteiligt. Das tip versteht sich als eine »konzertierte Aktion«, um die Nachhaltigkeit und Verbreitung der Modellvorhaben zu unterstützen (*iap* 2002). Die Koordinationsstelle dient der Netzwerksteuerung und der allgemeinen Organisations- und Koordinationssicherung. Zu ihren Aufgaben gehört der Aufbau der Infrastruktur, inklusive der Einrichtung von Regionalbüros und »Innovationszirkeln«, die Einrichtung einer Homepage, die dem Austausch innovativer Modellprojekte und interessierter Schulen dienen soll, die Organisation von Workshops, gemeinsamer Fortbildungen sowie die Erarbeitung eines Transferleitfadens (*iap* 2002).

8.10 Fazit: Zukunftsweisende Lösungen und ungelöste Probleme/Defizite in Modellen der Pflegeausbildung

»*Die Situation der Bildung der Pflegeberufe in der Bundesrepublik ist vielfältig im Fluss und zugleich komplex blockiert. Sie weist im Vergleich zu internationalen Ausbildungsmodellen eine erhebliche Eigenständigkeit und Reformresistenz auf, die wesentlich der historischen Entwicklung der Gesundheitsberufe in Deutschland, der föderalen Struktur des Landes und den Systemen der Sozialen Sicherung geschuldet ist*« (Beikirch-Korporal, Korporal 2002:114).

In diesem Kapitel wurden in Deutschland durchgeführte Ausbildungsmodelle beschrieben, die strukturell und inhaltlich teilweise ähnliche, aber auch unterschiedliche innovative Ansätze enthalten.

Das zentrale Ziel aller hier diskutierten Ausbildungsmodelle ist es, unter experimentellen Bedingungen Schritte in Richtung einer integrierten oder generalistischen Ausbildung zu tun. Alle Modelle erproben in verschiedenen Spielarten eine gemeinsame Grundausbildung sowie – teilweise neue – Spezialisierungsmöglichkeiten im zweiten Ausbildungsabschnitt. Dadurch soll die bisherige Zersplitterung aufgehoben und die Integration der bisher getrennten Ausbildungen (Erwachsenen-) Kranken-, Kinderkranken- und Altenpflege erreicht werden.

Den Modellen liegt die Erkenntnis zugrunde, dass die bisherige Definition und Abgrenzung der Ausbildungszweige zu eng ist und das heutige Problemspektrum nicht mehr abdecken kann. Vor allem die sich zunehmend überschneidenden Berufsfelder in Gesundheitsförderung und Pflege sind ein wichtiges Argument. Inhaltliche Begründung für die Integration/Generalisierung, also die Zusammenlegung der bisher getrennten Berufsausbildungen im Rahmen von Modellen, waren die starken curricularen Überschneidungen. Außerdem können durch die Zusammenlegung bisher bestehende Unterschiede im Qualifikationsniveau zwischen dreijähriger Krankenpflege- und der bisher z. T. zweijährigen Altenpflegeausbildung beseitigt werden (*Görres, Bohns* et al. 2001:50).

Die dargestellte Modell-Typologie zeigt, dass eine zeitliche Entwicklung zu beobachten ist, die beginnt mit Modellen integrierter Ausbildung unter Beibehaltung der traditionell getrennten Berufabschlüsse. Es folgt eine Modellgeneration der integrierten Ausbildung unter Verlängerung der Ausbildungszeit auf 3,5 Jahre, verbunden mit der Möglichkeit, zwei Berufsabschlüsse zu machen und Modelle der generalistischen Ausbildung, die Elemente der drei traditionellen Berufsabschlüsse curricular zusammenführen. Nach einer generalistischen Ausbildungsphase zu Beginn folgt eine Differenzierungsphase, in der die Schülerinnen Spezialisierungen wählen können, die jedoch mit einem Berufsabschluss abschließen. Eine solche Ausbildungsstruktur kann flexibler auf komplexe und sich immer wieder ändernde Qualifikationsbedarfe antworten, die sich durch demografische und wirtschaftliche Entwicklungen ergeben. Wie in der Beschreibung der Ausbildung in Großbritannien gezeigt, werden auch dort nach einer gemeinsamen (generalistischen) Grundausbildung Schwerpunkte gewählt (vgl. Kapitel 4).

Die Bedeutung der integrativen oder »generalisierenden« Modellprojekte besteht darin, dass die Absolventen durch ein erweitertes Kompetenzprofil und flexiblere Einsatzmöglichkeiten im Berufsfeld Pflege ihre EU-weiten Marktchancen erhöhen und der Pflegeberuf in seiner Gesamtheit berufs- und gesundheitspolitisch aufgewertet wird. Nach Abschluss einer generalisierten Pflegeausbildung mit neuem Profil wird den Absolventen ein breites berufliches Einsatzgebiet in vielfältigen Aufgabenfeldern eröffnet (*Görres*, *Bohns* et al. 2001:50).

Einen Beitrag zur Forderung nach einer stimmigen konsekutiven **Stufung der Ausbildungsabschlüsse nach Qualifikationsniveaus** liefern nur diejenigen Modelle, die eine neue Verknüpfung von grundständiger Berufsausbildung mit einem Bachelor-Abschluss im tertiären Bildungssystem, also auf Hochschulebene erproben (derzeit am weitesten entwickelt: Berlin). Die meisten Modelle sind auf der Ebene des traditionellen berufsbildenden Schulsystems angesiedelt. Sie können dadurch zwar zur Steigerung der horizontalen beruflichen Mobilität, nicht jedoch zur Steigerung der vertikalen Mobilität im Sinne höherer Durchlässigkeit vom berufsbildenden zum Hochschulsystem beitragen.

Die Modelle sind in zwei bis drei **Ausbildungsabschnitte** gegliedert, die unterschiedliche Bezeichnungen tragen, bspw. Grundstufe und Schwerpunkt- oder Spezialisierungsstufe. Je nach Modell dauert die integrierte oder generalistische Basisstufe zwei Jahre und die Spezialisierungsstufe ein Jahr.

In einigen der dargestellten Modelle wird die **Durchlässigkeit** zwischen Schul- und Hochschulsystem erhöht. Es wird dort versucht, mit dem Berufsabschluss den gleichzeitigen Erwerb der Fachhochschulreife zu ermöglichen. Diese Regelungen sind jedoch teilweise von den Länderbehörden noch nicht genehmigt. Solche Regelungen könnten die Attraktivität des Pflegeberufes steigern, da Aufstiegschancen bspw. durch die anschließende Aufnahme eines Hochschulstudiums der Gesundheits- und Pflegewissenschaft leichter zugänglich werden. Aus gesetzlichen und übergeordneten systemischen Gründen kann es keinem der Modelle gelingen, von dem für die deutsche Pflegeausbildung typischen Sonderweg abzuweichen.

Die Ausbildungsmodelle sind häufig mit einer **Veränderung der Schulform** verbunden. Anstelle von kleinen, an Einzeleinrichtungen wie Krankenhäusern oder Altenpflegeheimen angegliederten Kleinschulen entstehen große Schulverbünde. Diese binden möglichst mehrere unterschiedliche stationäre, teilstationäre und ambulante Einrichtungen über Kooperationsverträge an sich. Mit der – nicht zuletzt durch zunehmenden finanziellen Druck bewirkten – bereits feststellbaren Entwicklung zur Einrichtung von **Ausbildungs- und Schulverbünden** bzw. trägerübergreifender Kooperation von Bildungseinrichtungen werden zunehmend auch Fragen der Schulentwicklung sowie des Qualitätsmanagements und der Evaluation in Bildungseinrichtungen relevant sein (*Hundenborn* 2002:3).

Die **Dauer der Pflegeausbildung** variiert in den Modellen. Überwiegend wird die gesetzliche Ausbildungsdauer von drei Jahren beibehalten. Zwei Modelle weisen eine verlängerte Dauer von 3,5 Jahren auf (Stuttgart und Hamburg). Sie bieten den

Schülern zwei Berufsabschlüsse (bspw. Kranken- und Altenpflege) oder alternativ einen Berufsabschluss verbunden mit einer expliziten Zusatz-Spezialisierung an. Modelle, die neben dem grundständigen Berufsabschluss einen teilintegrierten Hochschulabschluss – Bachelor – anbieten, weisen eine Dauer von vier Jahren auf.

In den meisten vorgestellten Modellen werden besondere Kriterien an die **Bewerberauswahl** gestellt. Zum Teil werden Assessment-Center eingesetzt. Es ist davon auszugehen, dass die Auszubildenden in den Modellausbildungsgängen überdurchschnittlich gute Voraussetzungen im Verhältnis zum Großteil der Bewerber für Pflegeberufe haben, bei denen vielfach ein sinkendes Leistungsniveau beklagt wird. Wir stehen vor dem Problem, dass einerseits »gute« Ausgangsvoraussetzungen notwendig sind, um den hohen Anforderungen einer pflegeberuflichen Ausbildung gerecht werden zu können. Andererseits stellt sich die Frage, ob zukünftig ausreichend Bewerber mit eben jenen Voraussetzungen rekrutierbar sind.

Die Modelle geben zwar wichtige Impulse in Richtung Integration bisheriger Zersplitterung und Anpassung der Ausbildungsinhalte an die Erfordernisse, sie können aber keine Lösungen bieten für die Probleme der **Bildungspolitik**, da sie innerhalb des Status quo der Trennung von sekundären berufsbildenden und tertiären hochschulischen System bleiben. Zur Überwindung des deutschen Sonderwegs in der Pflegeausbildung reichen die Möglichkeiten der gesetzlichen Öffnungsklausel für Modelle nicht aus. Parallel zu den Modellprojekten sind bildungs- und berufsstrukturelle Reformen nötig.

Die **Finanzierung der Ausbildung** bleibt in den Modellen unverändert. Eine neue Kombination von Ausbildungsvergütung und Bundesausbildungsförderung (Bafög) ist bei Vorliegen der gesetzlichen Voraussetzungen bei den oben genannten Modellen »Grundausbildung plus Bachelor« möglich. Die meisten Modelle erhalten eine zusätzliche **Modellförderung**, häufig eine Kombination aus Mitteln eines Bundesministeriums, eines Landesministeriums sowie eines zusätzlichen Förderers, häufig der Robert Bosch Stiftung, die seit vielen Jahren inhaltlich und finanziell einer der kraftvollsten Motoren der Reform von Pflegeausbildung und -praxis ist.

Bei einer künftigen regulären Verlängerung der Ausbildungszeit außerhalb von Ausbildungsmodellen ergeben sich zwangsläufig neue Fragen der Finanzierung, die nur in gemeinsamer Auseinandersetzung mit Deutscher Krankenhausgesellschaft, Krankenkassen und Ausbildungseinrichtungen geklärt werden können. Es sollte kritisch überprüft werden, ob die erhöhten Kosten für die Verlängerung der Ausbildungszeit für eine Gruppe von Pflegenden auf vier Jahre durch die gleichzeitige Verkürzung der Ausbildungszeit für die andere Gruppe von Pflegenden auf zwei Jahre, wie es im Ausbildungskonzept »Pflege neu denken« (s. Kapitel 8.2.1) vorgeschlagen ist, auszugleichen sind. Eine zweijährige Ausbildung ist in unserem Verständnis für den Erwerb beruflicher Handlungskompetenz nicht ausreichend.

Was die **rechtlichen Rahmenbedingungen** anbelangt, basieren alle Modelle der zweiten und dritten Modellgeneration (Grundtypen 2 und 3) auf der Erprobungsklausel, die in beiden neuen Ausbildungsgesetzen enthalten ist. Zur Weiterentwicklung der

Pflegeausbildung können die Bundesländer zeitlich befristete Modelle zulassen und fördern, die von den Gesetzen und Verordnungen abweichen. Es konnte gezeigt werden, daß dies zwar eine vielfältig genutzte Chance zur Modellerprobung darstellt. Gleichzeitig wurde jedoch deutlich, daß die Erprobungsregelung einen zu engen Rahmen darstellt, da mit den Ausbildungsmodellen weder die Trennung zwischen den drei Berufen Gesundheits- und Kranken-, Gesundheits- und Kinderkranken- und Altenpflege noch die bestehende Undurchlässigkeit zwischen sekundärem und tertiärem Bildungssystem überschritten werden kann.

Durch Modellprojekte der Länder zu gemeinsamen Ausbildungsangeboten sollen zunächst Erfahrungen gesammelt werden, inwieweit eine Zusammenführung der Pflegeberufe – ohne Abstriche in der Ausbildungsqualität und Patientenversorgung – möglich ist. Erst nach Auswertung dieser Ausbildungsgänge sollen weitere gesetzgeberische Schlussfolgerungen gezogen werden (*Schaich-Walch* 2001:74). Hier können die in Deutschland derzeit erprobten Ausbildungsmodelle wertvolle Erkenntnisse liefern.

Auf gesetzlicher Ebene findet mit der Modellkausel gewissermaßen ein langsames Herantasten an eine generalistische Ausbildung statt. Es bleibt vorerst – nicht zuletzt durch die Durchführung und Evaluierung von Modellprojekten – die Möglichkeit, noch einmal kritisch zu prüfen, wie innerhalb der sog. generalistischen Ausbildung das Verhältnis zwischen gemeinsamer Grundausbildung und anschließender Schwerpunktsetzung sein soll. Diese werden nicht zwingend mit der heutigen Unterscheidung zwischen Kranken-, Kinderkranken- und Altenpflege übereinstimmen, sondern es können neue Schwerpunktbildungen angeboten werden, die quer stehen zur bisherigen Unterscheidung nach Lebensalter, bspw. häusliche Pflege (für alle Altersstufen) oder Gesundheitsvorsorge/Prävention auf Gemeindeebene (Public Health). Die künftige Ausbildung sollte Qualifikationsprofile zulassen, die den heterogenen Bedarfen entsprechen, die sich durch demografische und wirtschaftliche Entwicklungen ergeben (*Knigge-Demal* 2003:499).

Alle Modelle tragen mit je eigenen Entwicklungen bei zur **Neuordnung der Ausbildungsinhalte für Gesundheits- und Krankenpflege** gemäß den Vorgaben des Gesetzgebers. Neben der curricularen Ausgestaltung werden auch innovative Lehr- und Lernmethoden erprobt. Die Mehrzahl der Modelle, die in unsere Analyse eingegangen sind, wurde inhaltlich vor In-Kraft-Treten der Gesetzesnovellen konzipiert. Sie nehmen jedoch die dort formulierten Ausbildungsziele sowie das darin enthaltene Rahmencurriculum vorweg und gehen in Präzision und Konsistenz teilweise darüber hinaus.

Meist werden in den Modellen **übergeordnete Bildungsziele** formuliert, die dem Stand der wissenschaftlichen Berufspädagogik entsprechen. Diese Ziele sind mit den Begriffen Schlüsselqualifikationen und berufliche Handlungs-/Problemlösungskompetenz zu umreißen.

Durchgängiges Ziel der Modellcurricula ist eine **Höhergewichtung der Pflege und eine Verringerung der medizinischen Inhalte**. Ausbildungsinhalte sind Kommunikation, Patienteninformation, -beratung, -anleitung- Gesundheitserziehung. Parallel dazu ist die körpernahe Unterstützung des Patienten Gegenstand in Modulen. Hierzu zählen Ernährung, Ausscheidung, Aktivität, Bewegung und Belastbarkeit, Ruhe, Schlaf. Die Förderungder Selbstpflegekompetenz und Befähigung zur selbstständigen Bewältigung des Alltags nehmen in den meisten Curricula eine wichtige Rolle ein. Dabei wird der Mensch in seinen sozialen Bezügen gesehen. Pflegeinterventionen sollen Angehörige und das soziale Umfeld einbeziehen. Ebenso wird in den Modulen der Lebenslauf sowie die je spezifische Lebenssituation berücksichtigt, in der sich der Patient jeweils befindet.

Kennzeichnend für die Inhalte der Modell-Curricula ist die **Stärkung der patientenzentrierten Pflege.** Ihr wird Rechnung getragen durch Lernfelder und Unterrichtseinheiten, in denen der Patientenbezug durchgänig und eindeutig im Zentrum steht. Die in den Curricula dafür verwendeten Begriffe sind unterschiedlich.

Die **Spezielle Pflege** ist ein wesentlicher Schwerpunkt der Curricula. Unter Überbegriffen wie »*Pflege von Menschen in besonderen Lebenssituationen und Problemlagen*« geht es um Pflege von Menschen mit spezifischen Gesundheitsrisiken, Krankheiten, Behinderungen und Einschränkungen. Beispiele können sein Kinderpflege, Altenpflege, Pflege Behinderter, Pflege chronisch Kranker u. a. Solche Spezialisierungen, für die sich die Schülerinnen in späteren Ausbildungsabschnitten entscheiden können, treten möglicherweise mittelfristig an die Stelle der derzeit noch unterschiedlichen Grundberufe der Kranken- und Altenpflege.

Die Ausbildungsinhalte sollen gemäß den neuen Berufegesetzen dem allgemein anerkannten **Stand der Pflege- und Gesundheitswissenschaft**, der Medizin sowie der Bezugswissenschaften entsprechen. In einer Reihe von Modellen kommt diesem Ziel besondere Bedeutung zu, indem Lehrmodule entwickelt werden, die mit je unterschiedlicher Betonung sowohl in der Berufsausbildung als auch im Hochschulstudium angewendet werden können (FHS Bielefeld). Darin wird den Schülern vermittelt, welchen Beitrag Theorien und Ergebnisse der Gesundheits- und Pflegeforschung zur Lösung eines Praxisproblems leisten können. Zudem erwerben die Schülerinnen Grundkompetenzen in **Evidenz-basierter Pflege**, indem sie an Beispielen erfahren, welche Maßnahmen der Pflege und Gesundheitsförderung, Prävention und Rehabilitation in ihrere Wirksamkeit durch Forschung erwiesen sind und wie sich der Praktiker Studien/Forschungsberichte beschaffen kann.

Zu dieser Gruppe zählen insbesondere Modelle, in denen die grundständige Pflegeausbildung mit einem Hochschulstudium (Bachelor) verknüpft wird.

Die Modellcurricula enthalten als weitere Module unterschiedliche **Settings des Gesundheitswesens** wie stationäre, ambulante Pflege, Gesundheitsvorsorge/Prävention, Rehabilitation, Palliation sowie Formen der Verzahnung dieser Bereiche als Integrierte Versorgung oder Disease Management. Einige Curricula beziehen explizit **zukunftsbezogene Berufsfelder** ein wie bspw. geronto-psychiatrische Pflege oder Familiengesundheitspflege.

Die Modellprojekte zielen auf eine Verbesserung des **Theorie-Praxis-Transfers** und damit verbunden auf eine **Aufwertung der Praxisausbildung.** Die Reform der praktischen Ausbildung kam fachlichen Einschätzungen zufolge im Vergleich zur schulischen Ausbildung in der Vergangenheit zu kurz (*Fuhr* 2003:584; *Müller, Koeppe* 2003:579). Es ist bekannt, dass theoretisch erworbenes Wissen nicht zwingend das eigene Praxishandeln verändert (*Sloane* 2000 in: *Müller, Koeppe* 2003:579). Umso höher sind die in den Modellausbildungen praktizierten Ansätze zur inhaltlichen und methodischen Ausgestaltung der Lernprozesse im Praxisfeld und vor allem zur Lernortkooperation zu bewerten (*Brinker-Meyendriesch* 2003:205, *Roes* 2004). Jedes Praktikum soll organisatorisch und inhaltlich durch einen Praktikumsplan gesteuert sein. Die Praxisstellen müssen in genügendem Umfang Praxisanleiter/Mentoren freistellen, die eine spezifische Qualifikation in Form von Weiterbildung erwerben müssen. Die Modelle enthalten darüber hinaus Vorkehrungen, um schulischen Unterricht und Praxis zu integrieren, indem Theorie-Lehrer und Praxisanleiter in vorgegebenen Strukturen kooperieren.

Den Modellen liegen differenzierte, wissenschaftlich fundierte **Curricula** zugrunde. Darin werden die **Lehr- und Lerninhalte** nicht mehr nach Fächern, sondern nach dem Prinzip der Fächerintegration nach **Lernfeldern** gegliedert. Mit der Handlungsorientierung sollen die professionellen Kompetenzen der Schülerinnen gefördert werden. Formales Bauprinzip ist die **Modularisierung** der Lehrinhalte. Diese Lehreinheiten bilden jeweils abgeschlossene komplexe zusammenhängende Patientenprobleme und -situationen aus den Bereichen Prävention, Gesundheitsberatung, Akutversorgung, Langzeitversorgung, Rehabilitation, Palliation usw. ab und vereinen in sich kognitive, emotionale und soziale Wissens- und Handlungselemente. Die Modularisierung erleichtert die Aufteilung des gesamten Lerinhaltes in aufeinander folgende Ausbildungsphasen und Abschnitte und erlaubt somit eine Entzerrung der Prüfung, indem die Schülerinnen nach Abschluss einzelner Module Einzelprüfungen ablegen und Kreditpunkte erwerben.

Alle Modelle praktizieren **innovative Lern- und Lehrmethoden.** Das übergeordnete Lernziel ist nicht Wissensakkumulation, sondern professionelle Handlungskompetenz. Die Curricula bieten demzufolge Lernformen an, in denen Persönlichkeitsentwicklung, Problemlösungs- und Beziehungsfähigkeit der Schülerinnen gefördert werden, ebenso Empathiefähigkeit und Selbstreflexion. Hierzu wird der gelenkte Unterricht ergänzt durch selbstgesteuerte Lehr- und Lernformen wie problemorientiertes Lernen, Projekt-Lernen sowie selbstbestimmtes Einzel- und Gruppenlernen.

In den Modellen wird die **Neubestimmung der Spezialisierungsgebiete** in Angriff genommen. Die Module beziehen neue attraktive Berufsfelder ein: Expertentätigkeit wie bspw. Patientenberatung, Implementierung neuer Praxismodelle, technische Entwicklung, Steuerung durch Pflegebedarfsbestimmung, Patientenüberleitung, Case-/Desease-Management, Qualitätssicherung, Begutachtung, Supervision, Aus-, Fort- und Weiterbildung, Politikberatung, Wissenschaft u Forschung usw. Jedoch reicht die Ausbildung nicht, um auf spätere Berufsfelder vorzubereiten. Deshalb enthalten einige Modelle bereits ergänzende Weiterbildungsangebote (*Thomas* 2003:6).

Durchgängig finden sich in den Curricula Lehr-Module zur Qaulitätssicherung und **Qualitätsentwicklung**. Im selben Zusammenhang sind als Lernfelder enthalten **Leitung** (von Stationen, Einrichtungen), **Anleitung** von Schülern und neuen Mitarbeitern sowie **multiprofessionelle, interdisziplinäre Arbeitsformen** im Team.

Die vielfältigen Modellprojekte zur integrativen und generalistischen Ausbildung belegen die Notwendigkeiten der Veränderungen in der Ausbildung der Pflegeberufe. Sie haben und werden sicherlich weiterhin den gesetzgeberischen Reformprozess vorantreiben. Es bleibt zum derzeitigen Zeitpunkt die Frage unbeantwortet, welche Beiträge diese Aktivitäten zur Profilbildung in der Pflegequalifikation tatsächlich zu leisten im Stande sind. Das Initiieren von Modellprojekten ist nur ein Puzzleteil im Ausbildungsreformprozess. Daneben gibt es Probleme, die systemisch zu lösen sind, die nicht von einzelnen Schulen oder Schulträgern gelöst werden können (*Knigge-Demal* 2003:499).

9 Gesamtfazit: Zukunft der deutschen Pflegeausbildung

Margarete Landenberger

Im Gesamtfazit sollen die Ergebnisse der international vergleichenden Analyse der Pflegeausbildung zusammengefasst und ein Ausblick gewagt werden, in dem in nächster Zukunft zu lösende Aufgaben der Ausbildungsträger, der Praxiseinrichtungen, der Verbände sowie der pflegewissenschaftlichen und berufspädagogischen Forschung benannt werden.

Um die Forschungsfrage nach Vorbildregelungen und nachahmenswerten Elementen der Pflegeausbildung in europäischen Nachbarländern sowie der deutschen Modellprojekte beantworten zu können, wurde dem vorliegenden komparativen Ländervergleich ein Analyseraster mit Kriterien der Berufspädagogik, der Bildungstheorie, der Gesundheits- und Pflegewissenschaft sowie der Fachdidaktik zugrunde gelegt.

Was die Struktur der Gesundheits- und Pflegausbildung anbelangt, fragten wir zuerst nach der formellen **Zuordnung dieser Ausbildungsgänge innerhalb des jeweiligen nationalen Bildungssystems**. Der Ländervergleich hat gezeigt, dass insbesondere in Ländern wie Großbritannien und den Niederlanden die Pflege- und Gesundheitsausbildung mittels Grundsatzentscheidungen der Bildungspolitik stimmig in das nationale Bildungssystem integriert ist (vgl. Kapitel 7). An solchen Grundsatzentscheidungen mangelt es in Deutschland und Österreich. Bisher ist es den Bildungs- und Gesundheitspolitikern auf Länder- und Bundesebene in Deutschland nicht gelungen, die Gesamtheit der Ausbildungen in den Gesundheits- und Pflegeberufen systemgerecht in das öffentliche berufsbildende System nach Landesrecht sowie in das tertiäre System, also in die Hochschulebene, einzuordnen. Die neuen Ausbildungsgesetze zur Gesundheits- und Krankenpflege sowie zur Altenpflege stellen zwar wichtige Schritte dar, jedoch blieben die notwendigen Grundsatzentscheidungen weiterhin offen. Im Unterschied zu den europäischen Vergleichsländern ist in Deutschland – ähnlich wie in Österreich – die **Kombination von berufsbildender und hochschulischer Ebene in der Pflegeausbildung** bisher wenig überzeugend geregelt.

Analog zu kaufmännischen und technischen Berufen sowie zu Hochschulstudiengängen bedarf es künftig schlüssiger bildungssystematischer Konzepte. Diese sollten neben der berufsfachschulischen und Hochschulausbildung der Pflegeberufe im engeren Sinne auch die anderen Berufe wie Hebamme/Geburtshelfer, medizinisch-technische Berufe, therapeutische Berufe oder Heilmittelerbringerberufe (Physiotherapie, Ergotherapie, Logopädie), Diätassistenten, Ernährungsberater, Arzthelfer u. a. umfassen.

Langfristige Forderung ist es, die bildungspolitische »Sackgasse« der berufsbildenden Schulen des Gesundheitswesens als Schulen besonderer Art zu verlassen und durch eine klare Entscheidung der Bundes- und Länderebene in das reguläre staatliche Bildungssystem zu integrieren. Von den Ausbildungsmodellen, die derzeit dank einer gesetzlichen Erprobungsklausel in Deutschland umgesetzt werden, kann ein positiver Sog in diese Richtung erwartet werden.

Die Ausbildungsfragen, die hier diskutiert werden, konzentrieren sich auf den klassischen Grundberuf der Pflegefachkraft. In Deutschland – und ähnlich in Österreich – ist es die dreijährige berufsfachschulische Ausbildung zur Gesundheits- und Krankenpflegerin/zum Gesundheits- und Krankenpfleger. Weitere eigenständige pflegerische Berufe mit ebenfalls dreijähriger Ausbildung sind in Deutschland die Kinderkrankenpflege und die Altenpflege.

Getrennte oder integrierte/generalistische Ausbildung für Pflege- und Gesundheitsberufe ist ein weiteres Spannungsfeld, um das es in der deutschen Reformdebatte geht. Mit der Novellierung des Gesetzes über die Berufe in der Krankenpflege wurde in einem ersten Schritt vorerst die Kranken- und Kinderkrankenpflege durch eine gemeinsame Grundausbildung mit anschließender Differenzierungsphase zusammengeführt. Damit ist eine Entwicklung eingeleitet worden weg von der bisher getrennten Berufsausbildung und hin zur Zusammenführung gemeinsamer Ausbildungsanteile und einer auf diese gemeinsame Grundausbildung aufbauenden Differenzierung in bedarfsgerechte Fachgebiete. Die Altenpflegeausbildung wird weiterhin, wenngleich inzwischen zumindest bundeseinheitlich, in einem eigenen Gesetz geregelt. Den größeren Schritt, nämlich die Integration von Gesundheits-/Krankenpflegeausbildung und Altenpflegeausbildung, hat der Gesetzgeber nicht vollzogen. Auch in den in Deutschland derzeit in Umsetzung begriffenen Ausbildungsmodellen kann Alten- und Krankenpflegeausbildung zwar näher zusammengeführt, aber nicht vollständig integriert werden, da dies die Gesetzeslage nicht erlaubt. Von künftigen Reformschritten wird die Zusammenführung von Alten- und Krankenpflegeausbildung zu einer generalistischen Ausbildung erwartet und erhofft.

Der europäische Vergleich zeigt, dass es bspw. in Großbritannien keine generalistische, sondern eine integrierte Pflegeausbildung gibt. Dort existieren drei verschiedene Grundberufe: Pflegefachkraft, Geburtshilfe und Spezialisierte Gemeinde-Public Health-Pflegende. Der Leitberuf ist allerdings Pflegefachkraft (nurse). In Ausbildung/Studium zur Pflegefachkraft wählt der Studierende vor Beginn der einjährigen gemeinsamen Grundausbildung zwischen drei Zweigen, nämlich Erwachsenen-, Kinder-, Mentale Krankheits- und Lernbehindertenpflege. Ob sich dieser traditionelle Zuschnitt bewährt, wird auch dort die Zukunft erweisen.

Hingegen sind die Niederlande das einzige Land im vorliegenden Vergleich, das eine generalistische Pflegeausbildung im wirklichen Sinne des Wortes hat. Es gibt dort nur einen Grundberuf und nicht mehrere wie in Deutschland, Großbritannien und Österreich. Und die generalistische Grundstufe zu Beginn der Ausbildung ist mit drei (von insgesamt vier) Jahren in den Niederlanden am längsten. Daran schließt sich die Spezialisierungsphase an, in der sich die Schülerinnen/Studierenden für die verschiedenen Berufsrichtungen entscheiden können. Dies bedeutet keine Einschränkung des späteren Praxisfeldes – auf eine offene Berufsperspektive für die Absolventen wird in den Niederlanden großer Wert gelegt.

Welche **Spezialisierungen für welche Berufsfelder** soll die Pflegeausbildung künftig anbieten? Der Ländervergleich gibt zwar Anregungen, aber keine Lösung. Es stehen folgende analytische Muster nebeneinander:
- Akut-Krankenpflege versus Chronisch-Krankenpflege,
- Altersstufen (Kinder-, Jugendlichen-, Erwachsenen- und Altenpflege),
- Krankheits- und Einschränkungsarten (somatische, psychiatrische Krankheiten, und (geistige oder Lern-) Behinderung,
- Settings.

Die vorfindlichen Spezialisierungen sind relativ stark auf Behandlung und Pflege bei Krankheit im stationären Sektor und noch wenig auf Förderung von Gesundheit, Prävention und Rehabilitation im ambulanten Sektor ausgerichtet. Nur in Großbritannien gibt es die Berufsausbildung und den Praxiszweig Gemeinde- und Public-Health-Pflege.

Die Fachgebiete oder Spezialisierungen der Pflege- und Gesundheitsberufe sollen so gestaltet werden, dass sie die **Festlegung auf ein begrenztes Berufsfeld vermeiden** und stattdessen flexible Einsatzmöglichkeiten im Berufsfeld Pflege/Gesundheitsförderung ermöglichen. Eine künftige Neuregelung hin zur generalistischen Ausbildung sollte jedoch auch weitere, bisher getrennte Ausbildungen einbeziehen wie Heilerziehungspflege, Geburtshilfe, medizinisch-technische Berufe, therapeutische Berufe oder Heilmittelerbringerberufe (Physiotherapeuten, Ergotherapeuten, Diätassistent, Ernährungsberater, Arzthelfer u. a.).

In Deutschland fehlt es an einer klaren, plausiblen, einheitlichen **Stufung der Qualifikationsniveaus**. Zur Realisierung dieser Reform sind bildungs- und berufspolitische Entscheidungen erforderlich. Großbritannien, die Niederlande und andere europäische Länder verfügen über ein stimmig gestuftes konsekutives Qualifikationssystem von Assistenz-, Pflegefachberufs- bis hin zu hochschulischen Abschlüssen (qualifizierte Berufsabschlüsse). Die Qualifikationsstufen sind klar definiert und abgegrenzt nach der Komplexität der Patientensituation, dem Maß des erforderlichen Wissenstransfers sowie dem Grad der beruflichen Entscheidungskompetenz und Verantwortung. Wichtig für die weitere Ausbildungsreform in Deutschland ist es, dass diese international gültigen Definitionsmerkmale zur Niveau-Abgrenzung bekannt werden.

Die neuen Ausbildungs- und Berufegesetze für die deutsche Kranken- und Altenpflege haben lediglich einen kleinen Beitrag dazu geliefert, indem für die Stufe der Pflegefachberufe nun erstmals explizit ein eigenverantwortlicher Aufgabenbereich umrissen wird. Dies bedeutet eine deutliche Abgrenzung zur Qualifikationsstufe der Helfer- oder Assistenzberufe.

Die deutschen Ausbildungsmodelle können, soweit sie auf die Qualifikationsstufe des Pflegefachberufs beschränkt sind, keine umfassende Lösung des Stufungsproblems leisten. Jedoch liefern sie weitere Schritte dazu. Die Impulse dazu stammen aus

der Zukunftskonzeption der Robert Bosch Stiftung »Pflege neu denken« (*RBS 2000*), ein Modell bestehend aus vier international bewährten Qualifikationsstufen:
- Stufe der Helfer- oder Assistenzberufe (ein- bis zweijährige Ausbildung im berufsbildenden System)
- Stufe der Pflege- und Gesundheitsfachberufe (dreijährige Ausbildung im berufsbildenden System)
- Stufe des Bachelors mit Berufszulassung (dreijährige Ausbildung im Hochschulsystem)
- Stufe des Masters, aufbauend auf Bachelor-Abschluss (ca. vierjährige Ausbildung im Hochschulsystem)

Der strategisch entscheidende Schritt zur Stufung der deutschen Pflegeausbildung in stimmige Qualifikationsniveaus ist die **Einführung des Bachelors als grundständige hochschulische Erstausbildung mit berufsqualifizierendem Abschluß in Gesundheits- und Krankenpflege** parallel zur grundständigen Pflegeausbildung im Berufsbildungssystem (Sekundarbereich II). Lösungsvorschläge sind von Modellausbildungsgängen zu erwarten, die die grundständige Berufsausbildung mit einem Hochschulstudium zum akademischen Grad des Bachelors verknüpfen. Es werden dort modellhaft aufeinander aufbauende Qualifikationsstufen und Kompetenzprofile entwickelt, umgesetzt und evaluiert. Allerdings sind in den Modellen, die dazu in Deutschland durchgeführt werden, organisatorisch aufwändige Kombinationen von Pflege-Berufsausbildung und hochschulischem Bachelor-Anteil notwendig. Die Probleme rühren daher, daß (außer bspw. bei Ingenieur- und Medizinstudium) es an deutschen Hochschulen bisher eher unüblich ist, parallel zu theoretischem Wissen auch anwendungsorientierte Praxiskompetenz zu vermitteln. Genau deshalb werden die kombinierten Berufsausbildungs-/Bachelor-Modelle die bildungs- und berufspolitische Diskussion in Deutschland bereichern und Bund, Länder, Fachgremien und Berufsverbände sowie deren Zusammenschlüsse zu konzeptuellen Weiterentwicklungen ermuntern.

Die in der deutschen Debatte häufig formulierte Forderung nach einer vollständigen Übertragung der Pflegeausbildung in das tertiäre Bildungssystem sollte differenziert werden. Das als Vorbild hierfür geltende angelsächsische Ausbildungssystem unterscheidet sich stark vom deutschen System. Dass dort die Pflegeausbildung fast vollständig im tertiären System der so genannten Higher Education Institutions (HEI) angesiedelt ist, liegt am Fehlen eines auf dem Berufskonzept basierenden Berufsbildungssystems. In Großbritannien, ähnlich auch in den skandinavischen Ländern und den USA, übernimmt das tertiäre Bildungssystem neben den vollakademischen wissenschaftlichen Ausbildungen teilweise auch die Funktionen, die in Deutschland das berufsbildende System mit dualer Ausbildung und Berufsfachschulen wahrnimmt. Jedoch handelt es sich nicht allein um verschiedene Organisationsformen. Die berufsbildenden Diploma-Ausbildungen in Großbritannien sind zwar praxisbezogene, aber zugleich wissenschaftsfundierte Ausbildungen, während der Wissenschaftsbezug in Deutschland jetzt erst durch die neuen Gesetze in die berufsfachliche Ausbildung Eingang finden soll. In der aktuellen Berufsbildungsdiskussion in Deutschland ist jedoch das ehemals vorbildliche deutsche Berufsbildungssystem besonders seit den Ergebnissen der PISA-Studie stark in die Kritik geraten. Es scheint sich also in Deutschland eine Bildungs- und Berufsbildungsdebatte anzukündigen, die weit über die Pflege- und Gesundheitsausbildung hinausgeht (vgl. Kapitel 7).

Bildungsforschung und Schulen werden in Deutschland gemeinsam damit beginnen, den beruflichen Handlungsfeldern in Pflege und Gesundheitsförderung Kompetenzanforderungen und damit Qualifikationsniveaus zuzuordnen, die sich unterscheiden in der Komplexität der patientenseitigen Problemsituation, im Maß des zur Problembearbeitung erforderlichen Wissenstransfers sowie im Maß der beruflichen Verantwortung. Die international angewandten Kriterien zur Niveau-Stufung erlauben in Deutschland nicht länger, implizit oder explizit die Allgemeine Pflege (sog. Grundpflege) als wenig komplexe Problemlösung zu interpretieren. Sie erlauben auch nicht länger die Einschätzung, Pflege »am Bett« mit dem Patienten sei eine Tätigkeit, die ein geringeres Qualifikationsniveau voraussetze als die arztnahen Tätigkeiten der Speziellen Pflege (sog. Behandlungspflege) oder als koordinierende oder leitende Tätigkeiten, die eher fern vom direkten Patientenkontakt stattfinden.

Mit dem bildungspolitisch wichtigen Begriff der **Durchlässigkeit** ist gemeint, dass die Absolventen der Pflegefachberufsausbildung mit dem Schul- bzw. Ausbildungsabschluss und entsprechender Abschlussprüfung jeweils den Zugang zu Ausbildung/ Studium des nächsthöheren Qualifikationsniveaus erhalten. Der deutsche Gesetzgeber hat mit den neuen Berufsregelungen in Bezug auf Durchlässigkeit wenig zur Verbesserung beigetragen. Dies liegt zum einen an den Zugangsvoraussetzungen zur grundständigen Pflegeausbildung, die in Deutschland (und Österreich) mit der Mittleren Reife bzw. dem abschlossenen 10. Schuljahr niedriger liegen als in den meisten europäischen Ländern, die die Fachhochschulreife bzw. den Abschsluss des 12. Schuljahres verlangen. Der zweite Grund für die nicht vorhandene Durchlässigkeit in Deutschland ist die Wertigkeit der Ausbildungsabschlüsse in den Pflegefachberufen. Auch nach der gesetzlichen Neuregelung der deutschen Pflegeausbildungen verleihen die Ausbildungsabschlüsse nicht die fachgebundene oder die allgemeine Hochschulreife. Damit bleibt der Sackgassencharakter dieser Ausbildungsgänge weiter bestehen (vgl. Kapitel 3.3.5). Zur Überwindung wäre eine Ressort- und Bund-Länder-übergreifende Aktion notwendig, da die Assistenzberufe in den Kompetenzbereich der Länder, die Pflegefachberufe in die Bundeskompetenz und die Hochschulausbildung wiederum in die Länderkompetenz fallen.

Zwei der von uns vorgestellten Modelle enthalten einen Lösungsvorschlag für den Übergang vom berufsbildenden ins tertiäre Bildungssystem, indem sie durch die Eröffnung der Möglichkeit, mit dem Berufsabschluss durch allgemeinbildende Zusatzfächer auch die Fachhochschulreife zu erwerben, die Durchlässigkeit erweitern (vgl. Kapitel 8).

Zur Durchlässigkeit zwischen den Qualifikationsstufen trägt das in den europäischen Vergleichsländern geltende Leistungspunkte-System (Credit Points) gemäß European Credit Transfer System (ECTS) bei, das die internationale Kompatibilität sichert. Das gesamte Ausbildungssystem, die vorhochschulischen Stufen der Berufsausbildung ebenso wie die hochschulischen Ausbildungsstufen und die Weiterbildung sind modularisiert, d. h. aufeinander aufbauend. Jede Ausbildungsstätte, an der sich ein

Studierender bewirbt, kann auf der Basis des internationalen vereinheitlichten Anerkennungssystems bereits absolvierte Aus- und Weiterbildungsmodule anerkennen. Deutschland ist verpflichtet, dieses System in Zuge der Umsetzung des Bologna-Prozesses und der Kopenhagen-Charta in den kommenden Jahren einzuführen.

Durch die Novellierung der Berufegesetze in Deutschland wurden die **Qualifikationsvoraussetzungen für Lehrerinnen und Lehrer** an Kranken- und Altenpflegeschulen angehoben. Während für die Theorie- und Praxislehrer an Schulen der Krankenpflege das Hochschulniveau zur Norm erhoben wurde, blieb der Gesetzgeber beim Qualifikationsniveau der Lehrer an Altenpflegeschulen unterhalb dieses Niveaus. Auch wenn damit insgesamt ein wichtiger Schritt vollzogen wurde, liegen die Qualifikationsvoraussetzungen dieser Gruppe von Lehrern in Deutschland immer noch unterhalb des Niveaus, das an regulären beruflichen Schulen herrscht. Überaus positiv ist auch die Anhebung der Qualifikation der Praxisanleiter zu bewerten. Sie ist Ausdruck des wachsenden Bewusstseins auch der Bildungs- und Gesundheitspolitik über die Wichtigkeit des Theorie-Praxis-Transfers.

Der Vergleich mit unseren Nachbarländern zeigt, dass Deutschland und Österreich noch eine Strecke vor sich haben, um in der Lehrerqualifikation im Bereich der Gesundheits- und Pflegeberufe den europäischen Standard zu erreichen.

Der Prozess der Qualifikationsanpassung der Lehrer darf sich nicht allein auf die Anhebung der formalen Qualifikation beschränken. Wichtig ist, dass die Lehrer die inhaltliche Neurorientierung mittragen, die die neuen Gesetze für die Ausbildung von Pflegenden mit sich bringen. In allen Lehrinhalten soll der aktuelle Stand der Gesundheits- und Pflegewissenschaft, der Medizin und der Bezugswissenschaften transportiert werden. Die bereits im Beruf stehenden Lehrer, deren Qualifikation noch nicht den neuen Gesetzen entspricht, sind verpflichtet, sich den Stand von Wissenschaft und Forschung anzueignen, um ihn ihren Schülern zu vermitteln. Beispiele sind wissenschaftlich gestützte Assessmentverfahren zur Pflegebedarfsbestimmung, Pflegediagnostik, Konzepte zur Beratung, Anleitung und Schulung des Patienten mit dem Ziel von Erhaltung und Wiedererwerb seiner Alltagsautonomie und Selbstpflegekompetenz sowie die Evidence-Basierung der patientenorientierten Pflege-Interventionen, d. h. das Erlernen der Methode, vor der Umsetzung von erfahrungsgeleiteter Pflegepraxis systematisch nach Studien zu rechechieren, die den Nachweis der Wirksamkeit einer Pflegemaßnahme erbringen damit andere, bisher praktizierte Maßnahmen die Grundlage entziehen. Außerdem werden die derzeitigen Lehrer ihre Lehrinhalte mit den vom Gesetz vorgegebenen neuen Prinzipien der Berufspädagogik und Didaktik vermitteln. Dies bedeutet eine große Umstellung. Dazu bedarf es Unterstützung vonseiten der Schulen, aber auch der Weiterbildungseinrichtungen. Hier entstehen neue Aufgaben für die Hochschulen.

Reformbedarf besteht in Deutschland weiterhin in Bezug auf die Fachqualifikation des Praxisanleiters. Der derzeitige Qualifizierungsrahmen von 200 Stunden sollte angesichts der Anforderungen in europäischen Nachbarländern als Mindestvoraussetzung angesehen werden. Ungeregelt ist bisher ihre Fortbildungspflicht. Lediglich das Land Nordrhein-Westfalen gibt hierzu erstmals einen Weiterbildungsstandard vor.

Die neuen Berufegesetze geben **Bildungsziele** vor. Sie beinhalten die Abkehr von der bisherigen Zieldefinition des Erwerbs von Wissen, Kenntnissen und Fertigkeiten und die Hinwendung zu Kompetenzerwerb und Handlungsorientierung. Die künftigen Gesundheits- und Krankenschwestern/-pfleger sollen berufliche Handlungs-, Problemlösungskompetenzen erwerben, die sie entsprechend dem Stand der Wissenschaft und Forschung befähigen zur Gesundheitsförderung, Pflege und Betreuung von gesunden und kranken Menschen in verschiedenen Lebensaltern und -situationen. Ziel soll sein, die Selbstständigkeit und Selbstbestimmung des Patienten zu fördern. Mit dem Kompetenzbegriff sind eine Abkehr von der vormaligen Fächerorientierung hin zur Lernfeldorientierung und ein verstärkter Theorie-Praxis-Transfer verbunden. Mit diesen Bildungszielen hat sich Deutschland, wie der Vergleich mit Nachbarländern zeigt, an den europäischen Standard angenähert. Die an zahlreichen Schulen umgesetzten Modelle konkretisieren diese Bildungsziele auf dem Stand der wissenschaftlichen Berufspädagogik und Hochschuldidaktik.

Durch die gesetzliche Neuregelung von Kranken- und Altenpflegeausbildung sind Schulen und Träger zu einer weit gehenden **Curriculumsreform** angehalten. Sie ordnen Ausbildungsinhalte fächerübergreifend Lernfeldern und Problemsituationen zu und bilden Lehr- und Lerneinheiten im Sinne der erforderlichen **Modularisierung**. In Deutschland sind die Akteure derzeit dabei, die Neuordnung der Ausbildungsinhalte für Gesundheits- und Krankenpflege gemäß den Vorgaben des Gesetzgebers sowie dem **Stand der Gesundheits- und Pflegewissenschaft** in die Praxis umzusetzen. Erstmals stehen die Ausbildungsstätten in Deutschland vor der Aufgabe, auf der Basis von Fachwissenschaft, Pädagogik und Didaktik stimmige Curricula zu erstellen und sie didaktisch mittels **innovativer Lehr- und Lernmethoden** zu gestalten. Neben Fächerintegration und Modularisierung sollen Formen des gelenkten Unterrichts, selbstgesteuertes Lernen, Finden von Problemlösungen in der Gruppe sowie Selbstreflexion dazu beitragen, dass mit dem Erwerb beruflicher Kompetenzen auch eine Entwicklung der personalen und sozialen Kompetenzen einhergehen kann.

Die Schülerinnen sollen eine Berufsausbildung erhalten, in der an die Stelle der bisherigen Krankheits- und Medizinorientierung künftig **Patientenorientierung** und Ausrichtung an den originären **Kernaufgaben der professionellen Pflege und Gesundheitsförderung** treten soll. Wie der Ländervergleich gezeigt hat, stehen die Curricula der europäischen Nachbarn in vielerlei Hinsicht Pate. Auf der Grundlage des aktuellen Theorie- und Forschungsstandes von Pflegewissenschaft, Medizin und Bezugswissenschaften werden die Schülerinnen Kompetenzen erwerben für das breite Spektrum pflegerischer Leistungen in Gesundheitsförderung, Prävention, Kuration, Rehabilitation und Palliation. Sie sollen im Rahmen der Eigenverantwortung pflegerisch-therapeutische Konzepte erlernen, in denen neben der instrumentellen Unterstützung des Patienten und Pflegebedürftigen auch kommunikative Unterstützung in Form von Information, Beratung, Anleitung und Schulung von Patienten und Angehörigen eine wichtige Rolle spielen. Im Rahmen der problemlösenden Methode des Pflegeprozesses sollen die Schülerinnen lernen, den Pflegebedarf des Patienten fachgerecht zu bestimmen, die umzusetzende Intervention auf der Basis von evidenzbasiertem Wissen zu begründen, die Umsetzung der Intervention an wissenschaftlich gestützten und konsentierten Standards/Leitlinien auszurichten und ihre Wirksamkeit zu evaluieren. Damit liegt in ihrer Kompetenz die gesamte Organisation der Pflege.

Die Debatte in Großbritannien und in den Niederlanden zeigt auch, wo neuralgische Punkte liegen, die zu beachten sind: bei der Stufung nach Qualifikationsniveaus und der Entwicklung neuer Tätigkeitsprofile und Berufsbilder. Erstens sollte dies nicht zu einer Medikalisierung der Pflege führen. Die britische Expertin sagte im Interview: Wir sollten nicht »*kleine Ärzte*«, sondern »*exzellente Pflegefachkräfte*« (»Super Nurses«) werden. Zweitens sollte die Herausbildung der Hochschulqualifikation (Bachelor, Master, Promotion) nicht eine Tendenz verstärken, die in den Niederlanden ebenso wie in den angelsächsischen Ländern beobachtet wird, nämlich eine Entwicklung »weg vom Patienten«.

Handlungsleitend ist ein neues Patientenbild, in dem Partizipation und Selbstbestimmung im Zentrum stehen. Weitere Lernziele sind die Mitwirkung bei Maßnahmen der medizinischen Diagnostik, Therapie und Rehabilitation sowie die eigenständige Durchführung ärztlich veranlasster Maßnahmen. Darüber hinaus sollen in der Ausbildung die interdisziplinäre Steuerung des Behandlungsprozesses sowie die Qualitätsentwicklung von Pflege und Versorgung erlernt werden.

Die Neuausrichtung von Ausbildungsinhalten und Didaktik ist das Ziel der in Deutschland derzeit laufenden Modelle. Eine besonders anspruchsvolle Aufgabe ist die Zuordnung des gesamten Lehrplans einerseits zur integrierten Grundstufe, die alle Schülerinnen gemeinsam absolvieren und andererseits zur darauffolgenden Aufbaustufe, in der je nach Modell die Wahlmöglichkeit besteht zwischen alternativen Berufen Kranken- oder Kinderkrankenpflege oder Altenpflege.

Ein weiterhin wichtiges Thema auf der Reformagenda in Deutschland ist die **inhaltliche Neubestimmung der zweiten Ausbildungsphase und damit der Spezialisierungen**. In Deutschland wurde die Ausbildung der Kranken- und Altenpflege per Gesetz neu geregelt. Während in Großbritannien und in den Niederlanden im Zuge von Neuregelungen für die zweite Ausbildungsphase neue Spezialisierungen für erweiterte Tätigkeitsfelder und erweiterte Kompetenzen entstanden sind (Nurse practitioner, Gemeinde- und Public Health-Pflegende u. a.) orientiert sich die Pflegeausbildung in Deutschland noch immer an einer Berufsschneidung nach Altersgruppen der Patienten/Pflegebedürftigen (Kinder-, Erwachsenen- und Altenpflege).

Insbesondere am Beispiel der Niederlande wird deutlich, dass das Modell eines breit definierten, generalistischen Grundberufs Pflege dem deutschen, österreichischen und britischen Modell mit mehreren Grundberufen (Erwachsenen-, Kinderkranken-, Psychiatriepflege u. a.) vorzuziehen ist. In diese Richtung weisen auch die deutschen Modellausbildungen. Bei der Neubestimmung zukunftsbezogener Spezialisierungen sollten Ausbildungsstätten, Politik, Verbände und Wissenschaft zusammenarbeiten, da dazu Bedarfsprognosen und Berufsanalysen erforderlich sind.

Großer Entwicklungsbedarf besteht in Deutschland in der **Verbesserung der Praxisausbildung und** des Theorie-Praxis-Transfers. Die neuen Berufegesetze enthalten dazu wichtige Neuerungen. Die Verantwortung für die Praxisausbildung liegt nach neuer Gesetzeslage in Deutschland bei den Schulen. Die Praxiseinrichtungen müssen nun für die Schüler eine strukturierte Praxisanleitung bereitstellen. Von seiten der Schulen ist es erforderlich, daß die Lehrer außer dem schulischen Unterricht auch Praxisbegleitung leisten. Der Ländervergleich hat gezeigt, welche personellen und organisatorischen Vorkehrungen getroffen werden können, um Praxisphasen stärker in die Gesamtausbildung einzubetten und die Praxisanleitung der Lernenden zu intensivieren. In einigen der in Deutschland umgesetzten Ausbildungsmodelle werden diese bereits erprobt. Beim sog. individuellen Praxisplan handelt es sich um die Festlegung von individuellen Ausbildungszielen des Praxiseinsatzes für jeden Lernenden, bezogen auf die von ihm gewählte Spezialisierung, seine Kompetenzen und seine spezifischen Fachinteressen. Ebenso zählen dazu Maßnahmen der inhaltlichen und organisatorischen Verknüpfung von theoretischer und praktischer Ausbildung, Vorkehrungen seitens der Praxisbegleiter und Praxisanleiter, damit der Lernende ein breites Spektrum des Berufsfeldes einschließlich neuer Felder wie Prävention, Beratung oder häusliche Pflege kennen lernt sowie Begleitung und Evaluation jeder Praxisphase seitens der schulischen Praxisbegleiter und seitens der Praxisanleiter. Die eigentlichen Lernprozesse im Praxisfeld sollen inhaltlich und methodisch ausgestaltet werden. Schließlich zeigte sich auch der Nutzen fachlich und pädagogisch gestützter Praxisleitlinien, mittels derer Ausbildungsstätte und Praxiseinrichtung in enger Kooperation die gegenseitigen Anforderungen konkretisieren und überprüfen können.

Schulen und Träger der Pflegeausbildung werden künftig mit Aufmerksamkeit verfolgen müssen, ob angesichts der im Umbruch befindlichen **Finanzierung der Praxisausbildung** genügend Einrichtungen bereit sind, Lernende aufzunehmen – insbesondere in den bisher weniger institutionalisierten Felder wie Prävention, Beratung, Rehabilitation und Palliation und diese wiederum vor allem in ihren ambulanten Formen.

Die Reformbestrebungen der deutschen Pflegeausbildung schließen die berufliche Weiterbildung mit ein. Die **Weiterbildungsangebote für Pflegeberufe** sind wenig normiert und führen häufig zu staatlich nicht anerkannten Zertifikaten. Die Qualität der Weiterbildung ist so heterogen wie ihre Träger. Solange keine Hoschschulqualifikation in Deutschland existierte, stellten Weiterbildungen zur Pflegelehrkraft sowie zur Pflegedienstleitung/Stationsleitung einen Ersatz dar für Erstqualifikationsmöglichkeiten. Auch hier eröffnet der Ländervergleich Gestaltungsalternativen. In zahlreichen europäischen Nachbarländern ist Weiterbildung auch für die Pflegeberufe in das öffentliche Bildungssystem integriert. Hauptträger sind die Hochschulen, also dieselben Bildungseinrichtungen, an denen auch die Erstausbildung stattfindet. Niederlande verfügt über eine staatliche Rahmenordnung für Weiterbildung der Pflegeberufe, die nach Berufs- und Funktionsbereiche gliedert ist (klinische Spezialisierung, Pflegepädagogik, Management/Verwaltung, Pflegeinnovation, Pflegewissenschaft/Advanced Nursing Practice). Weiterbildung in Großbritannien und den Niederlanden ist in das europäische Leistungspunktesystem integriert. Die Absolventen erhalten Credit Points, die beispielsweise bei einem späteren Bachelor- oder Masterstudium anerkannt werden. In den europäischen Vergleichsländern unterliegen

Weiterbildungsprogramme, insbesondere so genannte Postgraduate-Programme der Zertifizierung und Akkreditierung und damit einer regelmäßigen Qualitätsüberprüfung.

Der Blick in die europäischen Nachbarländer konkretisiert die Reformanforderungen an die Weiterbildung im Bereich der Pflege in Deutschland. Berufliche Weiterbildung ist als Teil der öffentlichen Bildungspolitik staatliche Pflichtaufgabe. Es bedarf einer bundesstaatlichen Rahmenvorgabe, die von den Bundesländern konkretisiert werden muss. Dazu sind Regelungen der Struktur, der Inhalte sowie der Qualitätssicherung im Rahmen von Akkreditierung und Zertifizierung erforderlich. Ausbildungsträger und Hochschulen finden hier eine lohnende Aufgabe, gemeinsam mit den Berufs- und Fachverbänden ein mit Berufsausbildung und Hochschulstudiengängen verbundenes Weiterbildungsprogramm für das Berufsfeld der Pflege und Gesundheitsförderung zu entwickeln.

Qualitätssicherung/Qualitätsentwicklung von Pflegeausbildung und -studium ist ein Thema, das die Reformdebatte in Deutschland durchzieht. Im deutschen Bildungswesen generell und in der Pflegeausbildung speziell war die Qualitätsentwicklung lange Zeit unbekannt. Durch die europäischen Vorgaben (Kopenhagen-Charta, Bologna-Prozess) sowie durch die deutschen Modell-Ausbildungen im Pflegebereich werden erste Evaluierungen von Ausbildungsprogrammen sowie erste Akkreditierungsverfahren vonseiten unabhängiger Institutionen durchgeführt. Gleichzeitig wird deutlich, dass auch hier ein koordiniertes Vorgehen wünschenswert ist. Aufgabe der Schulen und Hochschulen in Kooperation mit den Fachverbänden ist es, Ausbildungsstandards zu formulieren, Evaluierungsmethoden und Akkreditierungsverfahren vorzugeben. Vonseiten der öffentlichen Bildungspolitik sollte der Prozess der Findung geeigneter Methoden und Verfahren gefördert werden, da Qualitätsentwicklung von Aus- und Weiterbildung geknüpft ist an einheitliche Maßstäbe und transparente Methoden. Aus dem Ländervergleich ergibt sich die Empfehlung, ein zweistufiges Vorgehen von Ausbildungs-Qualitätssicherung anzustreben: Auf der ersten Stufe findet eine kollegiale Qualitätssicherung durch die Schulen/Hochschulen selbst statt. Auf der zweiten Stufe und in zeitlich größeren Abständen finden Akkreditierungsverfahren durch staatlich beauftragte Institutionen statt. Ziel ist, dass die Schülerin/die Studierende über die Ausbildungsqualität ihrer Bildungseinrichtung informiert ist, dass Fachprofil, Qualität von Curricula und Lehrkräften sowie Ressourcenverwendung transparent sind. Ziel ist außerdem, dass die staatliche Bildungspolitik über das Qualitätsmangement ein Steuerungsinstrument erhält, um Ausbildungsinstitutionen mit hohem Leistungsstandard gezielt zu fördern.

Abschließend soll auf die Bedeutung der **professionellen Selbstorganisation** verwiesen werden. In den analysierten europäischen Vergleichsländern fiel auf, dass den Akteuren der öffentlichen Bildungspolitik politisch einflussreiche und in sich gut koordinierte Institutionen und Verbände der Berufsgruppen gegenüberstehen. In Großbritannien und den Niederlanden übernehmen die Institutionen der pflegeberuflichen Selbstorganisation Aufgaben der Berufs- und Ausbildungssteuerung. Dafür sind sie staatlich autorisiert. Zwar haben sich die Berufs- und Fachverbände der Pflege in Deutschland in den letzten Jahren zu Dachverbänden zusammengeschlossen. Die Hochschulen verfügen mit der »Dekanekonferenz« über ein gemeinsam getragenes Gremium, dass zur Willensbildung und Konsensusherstellung sowie zur Curriculaentwicklung, Qualitätsmanagement und anderen Fragen der Hochschulstudiengänge beiträgt. Verstärkt werden sollte in Deutschland die professionelle Selbstorganisation zur Koordination von Berufs- und Hochschulausbildung. Hier bieten die berufsqualifizierenden/Bachelor-Modelle wichtige Lernchancen. Es ist zu hoffen, dass mit dem Zusammenschluss der Verbände und Organisationen die Chancen wachsen, an öffentlichen Entscheidungsprozessen beteiligt zu werden und – nach dem Vorbild des Pflegerats in Großbritannien (Nursing and Midwifery Council; NMC) – autorisiert zu werden, einen Teil der Berufs- und Ausbildungsangelegenheiten selbständig zu steuern.

Die Autoren

Anneke de Jong MScN.
Krankenpflegeausbildung am Diakonessenhuis Utrecht, Lehrerausbildung an der Hogeschool Midden-Nederland in Leusden, Studium Theologie an der Universität Utrecht, Studium Pflegewissenschaft an der University of Wales, Cardiff/Hogeschool van Utrecht.
Nach mehrere Jahren im Unterrichts tätig gewesen zu sein, arbeitet Anneke de Jong jetzt als Projektmitarbeiterin an der Hogeschool van Utrecht (Schwerpunkt: Forschungsbereich alte, chronisch kranke menschen und deren Angehörigen), und als wissenschaftliche Mitarbeiterin am Institut für Pflegewissenschaft der private Universität Witten/Herdecke gGmbH (Schwerpunkt: Praxis-Theorie-Vernetzung).
E-Mail: anneke.dejong@hvu.nl

Filkins, Jacqueline, Prof.
Ist diplomierte Krankenschwester und studierte Sozialwissenschaft an der Universität von Birmingham. Nach der Krankenpflegeausbildung in der Schweiz arbeitete sie als Missionskrankenschwester in Afrika und Madagaskar. In England war sie als Senior Clinical Nurse, Hospital Manager und später als Pflegedienstleiterin tätig. Sie war Dekanin der Fakultät für Gesundheits- und Sozialwissenschaften (St. Martin's) und ist gefragte Fachreferentin in Europa. Seit 2004 ist sie Direktorin für Psychiatrie und Lernbehinderte (North Cumbria). Professor Filkins ist Mitgründerin und ehrenamtliche Präsidentin der European Nurse Directors Association (ENDA).

Landenberger, Margarete, Prof. Dr.
Seit 1999 stellvertretende Direktorin des Instituts für Gesundheits- und Pflegewissenschaft an der Medizinischen Fakultät der Martin-Luther-Universität Halle-Wittenberg in Halle (Saale). Seit Oktober 1995 als Vertretungsprofessorin Aufbau des grundständigen Diplomstudienganges Pflegewissenschaft mit seit 1999 erfolgter Erweiterung zum Studium der Gesundheits- und Pflegewissenschaft (Studienbeginn WS 1996/97). Abgeschlossene und laufende Forschungsprojekte (DFG, BMBF und andere öffentliche Forschungsförderung) sowie zahlreiche Veröffentlichungen zu Pflege- und Gesundheitswissenschaft, Pflege und Gesundheitsförderung in der Hämatologie-Onkologie, Berufe des Gesundheitswesens, interdisziplinäre Versorgungskonzepte und Gesundheitssystem, Gutachtertätigkeit, Mitgliedschaft in Expertengruppen und Kommissionen.

Peggy Schön
Ist seit 1997 Krankenschwester und arbeitete 7 Jahre auf einer kardiologischen Intensivstation. Seit 2000 absolviert sie ein Studium der Pflege- und Gesundheitswissenschaft an der Martin- Luther- Universität Halle/Wittenberg. Frau Schön leistete im Rahmen des Studiums ein Forschungspraktikum am AZW (Ausbildungszentrum West) in Innsbruck um Informationen über das Ausbildungssystem in Österreich zu sammeln. Sie befindet sich zur Zeit im Diplomsemester. Seit August 2003 unterrichtet Frau Schön als Lehrerin an der staatlichen berufsbildenden Schule für

Gesundheit, Soziales und Sozialpädagogik in Gera die Fächer Pflege, Soziologie, Pädagogik, Lerntechniken und Rehabilitation.
E-Mail: peggy.schoen@gmx.de

Yvonne Selinger
Krankenschwester, derzeit Studium der Gesundheits- und Pflegewissenschaft mit dem Schwerpunkt Pflegepädagogik an der Martin-Luther-Universität Halle-Wittenberg. Nach Tätigkeit im stationären und ambulanten Altenpflegebereich seit 2001 an einer Berufsfachschule für Altenpflege in Leipzig beschäftigt.
E-Mail: YvonneSelinger@gmx.de

Gertrud Stöcker
ist Gesundheits- und Krankenpflegerin und Lehrerin für Gesundheits- und Pflegeberufe. Von 1974 bis 1994 war sie, u. a. auch leitend, in der Ausbildung für die Berufe in der Gesundheits- und Krankenpflege tätig. Für 3 Jahre war sie Fachgebietsleiterin Pflege beim Medizinischen Dienst der Spitzenverbände der Krankenkassen (MDS). Seit 1997 ist sie freie Mitarbeiterin an pflegerischen Weiterbildungsinstituten und Lehrbeauftragte an Hochschulen.
Ehrenamtliche Funktionen i. R. der Pflegeberufspolitik, so u. a. von: 1982–2002 im Bundesausschuss der Lehrerinnen und Lehrer für Pflegeberufe e. V. (BA) – Geschäftsführender Vorstand von 1992–2002, jetzt Ehrenvorsitzende; 1986–2002 Mitglied im Beratendenden Ausschuss für die Ausbildung in der Krankenpflege bei der Europäischen Kommission in Brüssel; 1998–2002 Gründungsmitglied sowie Präsidentin und Vizepräsidentin (1999–2001) des Deutschen Pflegerates (DPR) und seit 2003 Mitglied im Bundesvorstand des Deutschen Berufsverbandes für Pflegeberufe (DBfK).
E-Mail: gertrud-stoecker@freenet.de

Them, Christa
Univ.-Doz. Dr. Them war mehrere Jahre als Gesundheits- und Krankenschwester an diversen Krankenhausabteilungen sowie als Gesundheits- und Krankenpflegelehrerin in Wien tätig. Danach absolvierte sie das Studium der Erziehungswissenschaft an der Universität Wien. Seit 1991 bekleidet sie das Amt der Direktorin des Fachbereiches Pflege am Ausbildungszentrum West für Gesundheitsberufe in Innsbruck. Sie habilitierte zur Universitätsdozentin für das Fach Gesundheitswissenschaften unter besonderer Berücksichtigung der Pflegewissenschaft an der Privaten Universität für Gesundheitswissenschaften, Medizinische Informatik und Technik (UMIT) in Innsbruck. Seit 2003 leitet sie die Abteilung »Pflegewissenschaft« an der Privaten Universität für Gesundheitswissenschaften, Medizinische Informatik und Technik.
E-Mail: christa.them@azw.ac.at

Literatur

Abgeordnetenhaus Berlin (2003): Sicherung von Ausbildungsplätzen in gesundheits- und sozialpflegerischen Berufen, Mitteilung, Drs. 15/1768 (10.06.2003), Berlin

Abt-Zegelin, A. (2001): Neue Pflege denken, in: Pflege & Gesellschaft, 6 (3), S. 73–77

ADS (Arbeitgemeinschaften Deutscher Schwesternverbände und Pflegeorganisationen) e.V. (2002): Berufsordnung für professionell Pflegende, Göttingen

AG »Ausbildungen im Pflege- und Behindertenbereich« Sozial-Berufe-Gesetz, Oktober 2002

AKOD (Arbeitsgemeinschaft krankenpflegender Ordensleute Deutschlands) (1994):

Altenberichtskommission, Bundesministerium für Familien, Senioren, Frauen und Jugend (BMFSFJ) (Hrsg.) (2001): Dritter Bericht zur Lage der älteren Generation, Berlin

Arets, J./Obex, F./Vaessen, J./Wagner, F. (1999): Professionelle Pflege. Theoretische und praktische Grundlagen, 3. Aufl., Bern: Huber

ASG (Bundesvorstand der Arbeitsgemeinschaft Sozialdemokratinnen und Sozialdemokraten im Gesundheitswesen) (Hrsg.) (1996): Das ASG-Reformkonzept der Pflegebildung. Bonn, S. 17

Ashworth, P./Bjorn, A./Dechanoz, G./Delmotte, L./Farmer, E./Kordas, A./Kristiansen, E./Kyriakidou. E./Slajmer-Japelj, M./Sorvettula, M./Stankova, M. (1987): People's needs for nursing care. A European Study, Copenhagen: World Health Organization Regional Office

Atteslander, P. (2000): Methoden der empirischen Sozialforschung. 9. Aufl., Berlin: de Gruyter

BA (Bundesausschuss der Länderarbeitsgemeinschaften der Lehrerinnen und Lehrer für Pflegeberufe) (Hrsg.) (1994): Berufsbild: Lehrer/-in an beruflichen Schulen Fachrichtung Pflege, Wuppertal: Eigenverlag

BA (Bundesausschuss der Länderarbeitsgemeinschaften der Lehrerinnen und Lehrer für Pflegeberufe) (Hrsg.) (1997): Bildung und Pflege. Stuttgart: Thieme

BA (Bundesausschuss der Lehrerinnen und Lehrer für Pflegeberufe e. V.) (Hrsg.) (1999): Bildung und Pflege – Gegenwart und Zukunft von Pflegeschulen und Weiterbildungsstätten, Wuppertal: Eigenverlag

BA (Bundesausschuss der Lehrerinnen und Lehrer für Pflegeberufe e. V.) (Hrsg.) (2000): Bildung und Pflege – die europäische Dimension, Einflüsse auf die professionelle Pflege und pflegeberufliche Bildung in Deutschland, Wuppertal: Eigenverlag

Bachstein, E. (2004): Qualitätsprädikat – Freiwillige Registrierung für beruflich Pflegende, in: Pflege aktuell, 57 (12), S. 960–964

Bader, R., Schäfer, B. (1998): Lernfelder gestalten – Vom komplexen Handlungsfeld zur didaktisch strukturierten Lernsituation, in: Berufsbildende Schule, 07/08, S. 229–233

Bals, T./Beier, J./Sieger, M./Stöcker, G./Wagner, F. (1996): Blätter zur Berufskunde, Band 3, Lehrerinnen an beruflichen Schulen – Fachrichtung Pflege, Bundesanstalt für Arbeit (Hrsg.), Bielefeld: Bertelsmann

Bals, T. (2002): Schulsystem, in: Stöcker, G. (Hrsg.): Bildung und Pflege – eine berufs- und bildungspolitische Standortbestimmung, Hannover: Schlütersche, S. 136–141

Bay Community NHS Trust/St. Martin's College u.a. (2001): Making a Difference to Preregistration Nurse Education, Arbeitspapier (unveröffentlicht)

Bayerisches Staatsministerium für Unterricht und Kultus (1986): Lehrpläne für die Fachschulen für Altenpflege, München

Bayerisches Staatsministerium für Unterricht und Kultus (2001): Lehrpläne für die Berufsfachschule für Krankenpflege, München

BbgKPHG (Brandenburgisches Krankenpflegehilfegesetz) (2004): Entwurf eines Gesetzes über den Beruf der Gesundheits- und Krankenpflegehelferin und des Gesundheits- und Krankenpflegehelfers im Land Brandenburg, Drucksache 3/7216 v. 18.03.2004

Becke, R./Brinker-Meyendriesch, E./Ertl-Schmuck, R./Grabowski, G./Keymling, G./Sieger, M. (1997): Pflege – Bildungsforschung: Fachdidaktik Pflege in der Lehrerinnenweiterbildung, in: Pflegepädagogik 1, Basel

Becker, B. (2002): Politik in Großbritannien, Paderborn: Schöningh

Becker W./Meifort B. (1995): Pflegen als Beruf. Ein Berufsfeld in der Entwicklung. Berufe in der Gesundheits- und Sozialpflege. Ausbildung, Qualifikationen, berufliche Anforderungen. Eine Praxisanalyse. Berichte zur Beruflichen Bildung. Heft 169, Bielefeld: Bertelsmann

Becker W./Meifort B. (1998): Altenpflege. Abschied vom Lebensberuf. Dokumentation der Längsschnittuntersuchung zu Berufseinmündung und Berufsverbleib von Altenpflegekräften. Teil 2. Berichte zur beruflichen Bildung. Heft 227, Bielefeld: Bertelsmann

Becker, W. (2003): Integrierte Ausbildung von Kranken- und Altenpflege: Pflege neu denken reicht nicht aus – es muss auch anders qualifiziert werden! Konzept eines neuen Ausbildungsgangs in Brandenburg, in: Pflege und Gesellschaft, 8 (3), S. 97–100

Beier, J. (2004): Reform der beruflichen Bildung in der Pflege: Kein Ausweg aus den Sonderwegen?, in: Pflegezeitschrift, 57 (9), S. 612–616

Beier, J./Stöcker, G. (2002): Lehrende in der Pflegeaus-, fort- und -weiterbildung, in: Stöcker, G. (Hrsg.): Bildung und Pflege – eine berufs- und bildungspolitische Standortbestimmung, Hannover: Schlütersche, S. 213–225

Beikirch-Korporal, E./Korporal, J. (2002): Debatte um die integrierte Pflegeausbildung, in: Igl, Schiemann, Gerste, Klose, Qualität in der Pflege, Stuttgart: Schattauer, S. 114

Beirat Berufliche Bildung und Beschäftigungspolitik, Senatsverwaltung für Arbeit, Berufliche Bildung und Frauen (Hrsg.) (2001): Lernen, ein Leben lang. Strategien für ein Lernzeit-Konto, Berlin

Beratender Ausschuss für die Ausbildung in Krankenpflege bei der EU-Kommission (1996): Leitlinien für die Einbeziehung der primären Gesundheitsfürsorge in die Ausbildung von Krankenschwestern und Krankenpflegern, Dokument III/F/5370/5/90–1992 und XV/E8391/396, Brüssel

Beratender Ausschuss für die Ausbildung in der Krankenpflege bei der EU-Kommission (1998): Bericht und Empfehlung zur verlangten Fachkompetenz der Krankenschwestern und Krankenpflegern, Dokument XV/E/8481/4/97-DE, Brüssel

Bergmann-Tyacke, I. (2001): Pflegeberufliche Bildung im Kontext der Entwicklungen von Europa, in: Sieger, M. (Hrsg.): Pflegepädagogik. Handbuch zur pflegeberuflichen Bildung, Bern, S. 17–23

BGBl. (Bundesgesetzblatt) für die Republik Oesterreich, 179. Verordnung (1999): Gesundheits- und Krankenpflege- Ausbildungsverordnung (GuK-AV), Wien

BGBl. (Bundesgesetzblatt) I (1985): Gesetz über den Beruf der Hebamme und des Entbindungspflegers (HebG) v. 04.07.1985, S. 904, i. d. F. von BGBl. I (2003) v. 21.07.2003, S. 1450

BGBl. (Bundesgesetzblatt) II für die Republik Oesterreich (1999), 179. Verordnung: Gesundheits- und Krankenpflege- Ausbildungsverordnung (GuK-AV), Wien

BGBl. (Bundesgesetzblatt) I (2001): Sozialgesetzbuch (SGB) Fünftes Buch (V). Gesetzliche Krankenversicherung v. 19.12.2002, S. 3773

BGBl. (Bundesgesetzblatt) I (2001): Sozialgesetzbuch (SGB) Elftes Buch (XI). Soziale Pflegeversicherung v. 19.12.2002, S. 3728

BGBl. (Bundesgesetzblatt) I (2001): Änderung des Gesetzes über die Berufe in der Krankenpflege von 1985, § 2 Abs. 4, geändert in der Fassung v. 04.12.2001, S. 3320

BGBl. (Bundesgesetzblatt) I (2002): Ausbildungs- und Prüfungsverordnung für den Beruf der Altenpflegerin und des Altenpflegers – AltPflAPrV v. 26.11.1002, S. 4418–4428

BGBl. (Bundesgesetzblatt) I (2003): Gesetz über die Berufe in der Krankenpflege und zur Änderung weiterer Gesetze (KrPflG) v. 21.07.2003, S. 1442–1458

BGBl. (Bundesgesetzblatt) I (2003): Gesetz über den Beruf in der Altenpflege (AltPflG) v. 24.11.2000, geändert in der Fassung v. 25.08. 2003, S. 1690–1696

BGBl. (Bundesgesetzblatt) I (2003): Ausbildungs- und Prüfungsverordnung für die Berufe in der Krankenpflege (KrPflAPrV) v. 19.11.2003, S. 2263–2273

BGBl. (Bundesgesetzblatt) I (2004a): Gesetz über die Berufe in der Krankenpflege (KrPflG) v. 21.07.2003, S. 1442–1458, geändert in der Fassung (BGBl. I S. 1776) v. 21.07.2004, zuletzt geändert (BGBl. I S. 2657) v. 22.10.2004

BGBl. (Bundesgesetzblatt) I (2004b): Zweites Gesetz zur Änderung der Vorschriften zum diagnose-orientierten Fallpauschalensystem der Krankenhäuser und zur Änderung anderer Vorschriften (2. Fallpauschalenänderungsgesetz – 2. FPÄndG) v. 20.12.2004, S. 3429–3443

BiBB (Bundesinstitut für Berufsbildung) (1999): Pressemitteilung 11/99 vom 14.04.1999, Empfehlung des BiBB an die Bundesregierung

BiBB (Bundesinstitut für Berufsbildung) (Hrsg.) (2002): Berufsausbildung in der Altenpflege. Lernzielorientiertes Curriculum für die praktische und schulische Ausbildung auf der Grundlage des Berufsgesetzes für die Altenpflege (AltPflG), Bielefeld: Bertelsmann

BiBB (Bundesinstitut für Berufsbildung) (2003): Ausbildung für einfache Berufe, Empfehlung des Hauptausschusses für berufliche Bildung v. 15.07.2003, Bonn

BiBB (Bundesinstitut für Berufsbildung) (Hrsg.) (2004): Berufsausbildung in der Gesundheits- und Krankenpflege. Lernzielorientiertes Curriculum für die praktische und schulische Ausbildung auf der Grundlage des Berufsgesetzes für die Gesundheits- und Krankenpflege (KrPflG)., Bielefeld: Bertelsmann

Bischoff-Wanner, C. (2001): 170 Jahre Sonderwege in der Ausbildung der Pflege – und kein Ende!?, in: Pflege & Gesellschaft, 6 (3), S. 78–86

Bischoff-Wanner, C. (2002): Übertragung der bürgerlichen Frauenrolle auf die Krankenpflege, in: Stöcker, G. (Hrsg.): Bildung und Pflege – eine berufs- und bildungspolitische Standortbestimmung, Hannover: Schlütersche, S. 16–17

BKK (Berufsverband für Kinderkrankenschwestern und Krankenpfleger) (Hrsg.) (1994): Bildungskonzept Kinderkrankenpflege, Lübeck: Eigenverlag

Bln. Abgeordnetenhaus (1997): Mitteilung zur Kenntnisnahme über die Entwicklung der Akademie für Gesundheits- und Sozialberufe als integralen Bestandteil eines neuen beruflichen Bildungskonzepts für alle Pflegefachberufe und andere Medizinalfachberufe, Drucksache Nr. 12(050/II.BB.39), Schlussbericht, Berlin

Bln. Abgeordnetenhaus (2003): Mitteilung zur Kenntnisnahme über die Sicherung von Ausbildungsplätzen in gesundheits- und sozialpflegerischen Berufen, Drucksache 15/1768 v. 10.06.2003, Berlin

Bln. Amtsblatt (1997): Ausführungsvorschriften über die Ausbildung in der Staatlichen Fachschule für Altenpflege (AV-Altenpflege) v. 03.07.1997, Berlin, S. 2886 ff.

Bln. GVBl. (Berliner Gesetz- und Verordnungsblatt) (1972): Gesetz über die Lehranstalten für Medizinalhilfspersonen, geändert 14.12.1997, S. 2293

Bln. GVBl. (Berliner Gesetz- und Verordnungsblatt) (1995): Gesetz über die Weiterbildung in den Medizinalfachberufen und in den Berufen der Altenpflege, Nr. 36 v. 11.07.1995

Bln. GVBl. (Berliner Gesetz- und Verordnungsblatt) (1996): Weiterbildungs- und Prüfungsverordnung für die Heranbildung von Lehrkräften für leitende Funktionen v. 27.07.1996

Bln. GVBl. (Berliner Gesetz- und Verordnungsblatt) (1997): Prüfungsverordnung über die Ausbildung in der Staatlichen Fachschule für Altenpflege – Prüf-VO-Altenpflege v. 08.01.1997, S. 28 f.

Bln. GVBl. (Berliner Gesetz- und Verordnungsblatt) (2003): Hochschulgesetz, § 11 Hochschulzugang ohne Abitur, Nr. 9 v. 27.02.2003, S. 87

Bln. Senatsverwaltung für Arbeit, Berufliche Bildung und Frauen (Hrsg.) (1999b): Modernisierung der Beruflichen Bildung. Berliner Memorandum. Leitlinien zum Ausbau und zur Weiterentwicklung des Dualen Systems, Berlin

Bln. Senatsverwaltung für Gesundheit und Soziales (Hrsg.) (1999a): Pflegepolitik im Land Berlin, Standortbestimmung, Handlungsrahmen, Landespflegeplan. Berlin (Eigenverlag)

Bln. Senatsverwaltung für Schule, Jugend und Sport (1996): Fach Alten- und Krankenpflege. Vorläufiger Rahmenplan für Unterricht und Erziehung, Berlin

Bln. Senatsverwaltung für Wirtschaft, Arbeit und Frauen (2002): Arbeitsmarkt, Berufsbildung, und Dienstleistungsentwicklung, Dokumentation des Werkstattgesprächs v. 14.05.2002, Schriftenreihe Nr. 53, Berlin

BMBF (Bundesministerium für Bildung und Forschung) (Hrsg.) (2000): Berufsbildungsbericht 2000, http://www.berufsbildungsbericht.info/_htdocs/archiv/bbb2000.pdf (21.08.2003)

BMBF (Bundesministerium für Bildung und Forschung) (Hrsg.) (2001): Berufsbildungsbericht 2001, http://www.berufsbildungsbericht.info/_htdocs/archiv/bbb2001.pdf (21.08.2003)

BMBF (Bundesministerium für Bildung und Forschung) (Hrsg.) (2002a): Berufsbildungsbericht 2002, http://www.berufsbildungsbericht.info/_htdocs/archiv/bbb2002.pdf (21.08.2003)

BMBF (Bundesministerium für Bildung und Forschung) (Hrsg.) (2003): Berufsbildungsbericht 2003, http://www.berufsbildungsbericht.bmbf.de/pub/bbb2003.pdf (21.08.2003)

BMBF (Bundesministerium für Bildung und Wissenschaft) (Hrsg.) (2002b): Gesetz zur Änderung der Aufstiegsfortbildungsförderungsgesetzes (AFBG-ÄndG), Berlin

BMBF (Bundesministerium für Bildung und Wissenschaft) (2002c): Qualität der Berufsbildung in Europa soll verbessert werden – Treffen der EU-Bildungsminister verstärkte Kooperation bei der beruflichen Bildung, Pressemitteilung vom 12.11.2002, Bonn

BMBF/KMK/HRK (2003): Empfehlung des Bundesministeriums für Bildung und Forschung, der Konferenz der Kultusminister der Länder und der Hochschulrektorenkonferenz an die Hochschulen zur Vergabe von Leistungspunkten in der beruflichen Fortbildung und Anrechnung auf ein Hochschulstudium, Berlin, Bonn

BMFSFJ (Bundesministerium für Familien, Senioren, Frauen und Jugend (1999): Bessere Ausbildung – bessere Pflege. Pressemitteilung Nr. 33 vom 10. März 1999, Berlin

BMFSFJ (Bundesministerium für Familien, Senioren, Frauen und Jugend) (Hrsg.) (2001): Altenberichtskommission, Dritter Bericht zur Lage der älteren Generation, Berlin

BMFSFJ/KDA (Bundesministerium für Familie, Senioren, Frauen und Jugend/Kuratorium Deutsche Altershilfe) (Hrsg.) (2003): Bundeseinheitliche Altenpflegeausbildung – Materialien für die Umsetzung der Stundentafel, Berlin: Eigenverlag

BMG (Bundesministerium für Gesundheit) -Stellungnahme v. 17.12.1993 an den Europarat zum Dokument CDSP (93) v. 12.10.1993, in: Pflege aktuell, 48 (7/8), S. 421

BMGS (Bundesministerium für Gesundheit und Soziale Sicherung) (Hrsg.) (2002): Statistisches Taschenbuch Gesundheit 2002, Bonn

BMGS (Bundesministerium für Gesundheit und Soziale Sicherung) (2002): Allgemeine und besondere Begründung zum Entwurf des Gesetzes über die Berufe in der Krankenpflege v. 25.10.2002, Bonn

BMGS (Bundesministerium für Gesundheit und Soziale Sicherung), Pressemitteilung v. 10.03.2003: Pflegeversicherung steht auf solidem finanziellen Fundament, Berlin

BMGS (Bundesministerium für Gesundheit und Soziale Sicherung), Pressemitteilung Nr. 103 v. 28.05.2003: Kabinett beschließt Gesundheitsreform, Berlin

BMGSK (Bundesministerium für Gesundheit, Sport und Konsumentenschutz) (1994): Ärzteausbildungsverordnung über die Ausbildung zum Arzt für Allgemeinmedizin und zum Facharzt (BGBl. Nr. 152/1994)., Wien

Bögemann-Grossheim, E. (2002): Die berufliche Ausbildung von Krankenpflegekräften. Kontinuitäten, Verunsicherungen, Reformansätze und Zukunftsrisiken einer Ausbildung besonderer Art, Frankfurt: Mabuse

Bollinger, H./Grewe, A. (2002): Die akademisierte Pflege in Deutschland zu Beginn des 21. Jahrhunderts – Entwicklungsbarrieren und Entwicklungspfade, in: Gerlinger, T./Herrmann, M. u. a. (Hrsg.): Qualifizierung und Professionalisierung (Jahrbuch für Kritische Medizin Band 37), Hamburg: Argument

Bologna-Charta (1999): Gemeinsame Erklärung der europäischen Bildungsminister: Der europäische Hochschulraum v. 19.06.1999, Bologna

Born, C. (2001): Verweildauer und Erwerbsbiographien von Frauen in der Krankenpflege – ein Beitrag zur Diskussion um Altersteilzeit für Gesundheitsberufe, in: Pflege & Gesellschaft, 6 (3), S. 109

Bortz J./Döring N. (1995): Forschungsmethoden und Evaluation, 2. Aufl., Berlin: Springer

Brendel S./Dielmann G. (2000): Zur Reform der Ausbildung in den Pflegeberufen. Standortbestimmung im Bildungssystem und Perspektiven, in: Zeitschrift für Berufs- und Wirtschaftspädagogik, 96 (1), S. 79–101

Brieskorn-Zinke, M./Höhmann, U./Reckmann, C./Stocker, E. (2001): Zur Professionalisierung von PflegewirtInnen mit generalistischer Ausbildung, in: Pflege & Gesellschaft, 6 (3), Deutscher Verein für Pflegewissenschaft (Hrsg.), Duisburg, S. 100–108

Brieskorn-Zinke, M. (2003): Public Health im Wandel der Zeit, in: Pflege aktuell, 57 (11), S. 392–397

Brinker-Meyendriesch, E./Rustemeier-Holtwick, A./Schönlau, K. (2001): Lernortkooperation – Von einer systemisch-theoretischen Betrachtung zu einer Gestaltung in den Pflegeausbildungen, in: Sieger, M. (Hrsg.): Pflegepädagogik. Handbuch zur pflegeberuflichen Bildung, Bern, S. 167–183

Brinker-Meyendriesch, E. (2003): Lernen in Theorie und Praxis, in: Schneider, K./Brinker-Meyendriesch, E./Schneider, A. (Hrsg.): Pflegepädagogik für Studium und Praxis, Berlin: Springer

BUKO (Bundeskonferenz der Pflegeorganisationen) (2000), Qualitätssicherung pflegerischer Weiterbildungen, Eschborn

Bundesanstalt für Arbeit (2002): Gruppe 853. Gruppe 854. Gruppe 861, Nürnberg

Bundesministerium für Soziale Sicherheit und Generationen (2002): Statistik über Personal des Gehobenen Dienstes für Gesundheits- und Krankenpflege einschließlich der Sanitätshilfsdienste und der Hebammen an Österreichs Krankenanstalten (einschließlich der Spitalsabteilungen in den Pflegeheimen der Stadt Wien) (Stand 31. 12. 2001), Wien

Bundesregierung (1998), Koalitionsvereinbarung zwischen der SPD-Fraktion und der Fraktion Bündnis 90/Die Grünen, Berlin

Busse, R./Schlette, S. (Hrsg.) (2004): Gesundheitspolitik in Industrieländern, Ausgabe 2, Gütersloh: Bertelsmann

BverfG (Bundesverfassungsgericht) (2002): Feststellung zum Beruf des Altenpflegers als Heilberuf gemäß Art. 74 GG sowie zur Gesetzgebungskompetenz des Bundes gemäß Art. 72 GG, Urteil – BVG 1/10 v. 24.10.2002

BverfG (Bundesverfassungsgericht) (2003): Landesrechtliche Abgaben zur Finanzierung von Ausbildungsvergütungen in der Altenpflege verfassungsgemäß, Urteil: BVerfG, 2 BvL 1/99 vom 17.7.2003, Absatz-Nr. (1–183)

CAIPE (Centre for the Advancement of Interprofessional Education) (1999–2001): Bericht zur europäischen interprofessionellen Umfrage »Auf dem Weg zu einer europäischen Weiterentwicklung der Ausbildung in den Gesundheitsberufen im 21. Jahrhundert«, London

Care konkret (2003): Umfrage: Jeder dritten Krankenpflegeschule droht Rotstift oder Aus, in: Care konkret, 6 (42), 17. Oktober 2003, S. 9

Care konkret (2004): Krankenpflege: DPR kritisiert, Aufschub der Ausbildungspauschale, in: Care konkret, 7 (28), 9. Juli 2004, S. 2

Cho, S.H/Ketefian, S./Barkauskas, V./Smith, D. (2003): The Effects of Nurse Staffing on Adverse Events, Morbidity, Mortaly and Medical Costs, in: Nursing Research, 52 (2), S. 71–79

Copenhagen Declaration (2002): Enhanced European cooperation in vocational education and training – the »Bruges-Copenhagen process« v. 30.11.2002

Council of Europe (1990): Nursing research, Strasbourg

Council of Europe (1995): The Role and Education of Nurses, Strasbourg

Danzer, K. (2003): Die Arbeitsgemeinschaft der Schuldirektoren Niederösterreichs stellt neues Bildungskonzept für die Pflege zur Diskussion. In: Oesterreichische Pflegezeitschrift, 59 (01), S. 38

Darmann, I./Wittneben, K. (Hrsg.) (2000): Gesundheit und Pflege: Ausbildung, Weiterbildung und Lehrerbildung im Umbruch. Dokumentation der 11. Hochschultage Berufliche Bildung, Bielefeld: Bertelsmann

DBfK (Deutscher Berufsverband für Krankenpflege) (Hrsg.) (1990): Hessisches Curriculum Krankenpflege. 1. Ausbildungsabschnitt, Eschborn

DBfK (Deutscher Berufsverband für Krankenpflege) (Hrsg.) (1991): Hessisches Curriculum Krankenpflege. 2. Ausbildungsabschnitt, Eschborn

DBfK (Deutscher Berufsverband für Pflegeberufe e.V.) (1995): Rahmenordnung zu fachbezogenen Weiterbildung in den Pflegeberufen, Eschborn

DBfK (Deutscher Berufsverband für Pflegeberufe) e.V. (1998): Berufsordnung für Altenpfleger/innen, Kinderkrankenschwestern/pfleger, Krankenschwestern/pfleger, 4. Aufl., Eschborn

DBfK (Deutscher Berufsverband für Pflegeberufe) (Hrsg.) (2003): DBfK-Aktuell: Wer kennt die Zahl? Pflegende lassen sich freiwillig registrieren, in: Pflege aktuell, 57 (06), S. 360

DBR (Deutscher Bildungsrat für Pflegeberufe) (Arbeitsgemeinschaft Deutscher Schwesternverbände und Pflegeorganisationen e.V. (ADS), Bundesausschuss der Landesarbeitsgemeinschaften der Lehrerinnen und Lehrer für Pflegeberufe (BA),

DBR (Deutscher Bildungsrat für Pflegeberufe) (2000): Qualitätssicherung pflegerischer Weiterbildungen, Eschborn

DBR (Deutscher Bildungsrat für Pflegeberufe) (2001): Bildungskonzept, Arbeitsgemeinschaft Deutscher Schwesternverbände und Pflegeorganisationen e.V. (ADS), Bundesausschuss der Länderarbeitsgemeinschaften der Lehrerinnen und Lehrer für Pflegeberufe e.V. (BA), Deutscher Berufsverband für Pflegeberufe e.V. (DBfK) (Hrsg.), Eschborn

DBR (Deutscher Bildungsrat für Pflegeberufe) (2001): Qualitätssicherung pflegerischer Weiterbildungen – Analyse- und Zertifizierungsverfahren inkl. Ergänzungsband, Eschborn

DBR (Deutscher Bildungsrat für Pflegeberufe) (2004a): Vernetzung von theoretischer und praktischer Pflegeausbildung, Berlin

DBR (Deutscher Bildungsrat für Pflegeberufe) (2004b): Synopse über die Aktivitäten der zuständigen Landesministerien zu curricularen Entwicklungen zum AltPflG 2003 und KrPflG 2004, Stand 07/2004, Berlin

DBVA (Deutscher Berufsverband für Altenpflege e.V.) (1999): Standpunkt zur Zukunft der Pflegeausbildungen, Presseerklärung.

Deutscher Bundestag (2003): Annahme einer Entschließung, mit der die Bundes- und Landesebene aufgefordert wird, (...) dass Pflegestudiengänge auch für Pflegefachkräfte ohne Hochschulreife offengehalten bzw. geöffnet werden und der Erwerb der Fachhochschulreife während der Ausbildung durch ergänzende Bildungsangebote ermöglicht wird. Bundestagsdrucksache 15/804 v. 08.04.2003, Berlin

DeKa (Dekanekonferenz Pflegewissenschaft): Pressemitteilung (03/2000): Empfehlungen der Dekanekonferenz Pflegewissenschaft zu den neuen Studienabschlüssen Bachelor und Master, Evangelische Fachhochschule Bochum

DeKa (Dekanekonferenz Pflegewissenschaft) (05/2003): Pflegestudiengänge an Hochschulen in der Bundesrepublik Deutschland, www.deka-pflegewiss.de

Department of Health (2003): Agenda of Change, London

DESTATIS 2004 (Statistisches Bundesamt): Gesundheitsberufe

Dieffenbach, S./Landenberger, M./von der Weiden, G. (Hrsg.) 2002, Patientenorientierte Versorgungsketten im Gesundheitswesen, Neuwied: Luchterhand

Dielmann, G. (1998): Weiterbildung zur Meisterin/zum Meister der Pflege. Die Schwester/Der Pfleger 37(8), S. 689–692

Dielmann, G. (1999): Weiterentwicklung der Pflegeausbildung. Eine Notwendigkeit aus Arbeitnehmersicht, in: Die Schwester/Der Pfleger, 38 (4), S. 336–339

Dielmann, G. (2001): Pflegeausbildung neu gedacht? – Zum Ausbildungsmodell einer Zukunftswerkstatt der Robert Bosch Stiftung, in: Pflege & Gesellschaft, 6 (3), S. 87–93

Dielmann, G. (2002): Zur Diskussion um eine Reform der Ausbildung in den Pflegeberufen, in: Gerlinger, T./Herrmann, M. u.a. (Hrsg.): Qualifizierung und Professionalisierung (Jahrbuch für Kritische Medizin Band 37), Hamburg: Argument, S. 60–79

Dielmann, G. (2004): Krankenpflegeausbildung – neue Ausbildungs- und Prüfungsverordnung beschlossen, in: Dr. med. Mabuse 147, S. 13

Dietrich, H. (1996): Aktuelle Befunde zur Arbeitsmarkt- und Berufssituation in der sozialen Arbeit, in: NDV Nachrichtendienst des Deutschen Vereins für öffentliche und private Vorsorge, 76 (1), S. 11–16

DIP (Deutsches Institut für angewandte Pflegeforschung e.V.) (2002): Pflegethermometer – Frühjahrsbefragung zur Lage und Entwicklung des Pflegepersonalwesens in Deutschland, Köln

DIP (Deutsches Institut für angewandte Pflegeforschung e. V.) (2002): Mitteilung über die Einrichtung des Arbeitsschwerpunktes Pflegebildungsforschung, http://www.dip-home.de/schwerpunkte/pdf/pflegebildungsforschung.htm (25.08.2003)

DKG (Deutsche Krankenhausgesellschaft) (Hrsg.): Empfehlungen zur Weiterbildung für Alten- und Krankenpflegepersonen: Gemeindekrankenpflege (1991), Rehabilitation (1994), Nephrologie (1995, Psychiatrische Krankenpflege (1997), Funktionsdienste: Operationsdienst/Endoskopie (1997), Intensivpflege (1998), Pflege in der Onkologie (1998), Düsseldorf

DKG (Deutsche Krankenhausgesellschaft) (2003): Daten, Zahlen, Fakten, Düsseldorf

DNQP (Deutsches Netzwerk für Qualitätssicherung in der Pflege) (Hrsg.) (2000): Expertenstandard Dekubitusprophylaxe in der Pflege, einschl. Kommentierung und Literaturanalyse, Osnabrück

DNQP (Deutsches Netzwerk für Qualitätssicherung in der Pflege) (Hrsg.) (2002): Expertenstandard Entlassungsmanagement in der Pflege, einschl. Kommentierung und Literaturanalyse, Osnabrück

DNQP (Deutsches Netzwerk für Qualitätssicherung in der Pflege) (Hrsg.) (2003): Expertenstandard Schmerzmanagement in der Pflege, einschl. Kommentierung und Literaturanalyse, Osnabrück

DNQP (Deutsches Netzwerk für Qualitätssicherung in der Pflege) (Hrsg.) (2004): Expertenstandard Sturzprophylaxe in der Pflege, einschl. Kommentierung und Literaturanalyse, Osnabrück

Döring, D. (2004): Sozialstaat. Frankfurt/M.: Fischer TB

DPR (Deutscher Pflegerat) (1998): Stellungnahme zur Initiative der Sozialpartner. Neuer dualer Ausbildungsberuf für die ambulante Pflege, Göttingen

DPR (Deutscher Pflegerat) (2004): Rahmen-Berufsordnung für professionell Pflegende, Berlin

Draxl, W. (2002): Personalbedarf und Personalangebot 2000/2001 in den Gesundheitsberufen in Tirol, Master-Thesis, Medizinische Universität Innsbruck

Draxl, W./Wolf, R. (1997): Strukturen und Einrichtungen des Gesundheitswesens in Oesterreich, AZW-Reihe »Pflegewissenschaft« Band 14, Innsbruck: Berenkamp
DV (Deutscher Verein für Pflegewissenschaft und -forschung) (2004): Projektskizze »Qualitätsstandards in den Pflegeausbildungen«, Stand 07/2004, Duisburg
Ecker, C. (2002a): Was sich bewegt... in: Österreichische Pflegezeitschrift, 58 (10), S. 5
Ecker, C. (2002b): Was sich bewegt... in: Österreichische Pflegezeitschrift, 58 (11), S. 5
Ecker, C. (2002c): Was sich bewegt... in: Österreichische Pflegezeitschrift, 59 (01)
Edwards, N. (2003): Fall from grace, in: Health Service Journal, 113 (5858), S. 14
EFH (Evangelische Fachhochschule Hannover (2003): Studiengang »Bachelor of Nursing« – Informationen für SchülerInnen an Alten-, Kranken- und Kinderkrankernpflegeschulen des Studiengangskooperationsverbundes, Hannover
Enquete Kommission Demographischer Wandel (1998): Demographischer Wandel. Herausforderungen unserer älter werdenden Gesellschaft an den einzelnen und die Politik. Zweiter Zwischenbericht. Drucksache 13/11460, Deutscher Bundestag, Berlin
Ertl-Schmuck, R. (2002): Kompetenzentwicklung als Zielkategorie in der pflegeberuflichen Bildung, in: Stöcker, G. (Hrsg.): Bildung und Pflege – eine berufs- und bildungspolitische Standortbestimmung, Hannover: Schlütersche, S. 37–48
Europäische Kommission (2000a): Studie über Pflegefachkräfte in Europa, Markt/D/8031/2000-DE, Brüssel
Europäische Kommission (2000b): Memorandum über lebenslanges Lernen, Arbeitsdokument SEK(2000)1832, Brüssel
Europäische Kommission (2001a): Richtlinie zur Standardisierung des Anerkennungsverfahrens 2001/19/EG L 206, Brüssel
Europäische Kommission (2001b): Neue europäische Arbeitsmärkte – offen und zugänglich für alle, KOM(221)116endg., Brüssel
Europäische Kommission (2002): Vorschlag für eine Richtlinie des Europäischen Parlaments und des Rates über die Anerkennung von Berufsqualifikationen (KOM(2002)11endg., Brüssel
Fachbeirat Pflege, Landespflegeausschuss zum Bedarf an Qualifikation in der Pflege (2000): Empfehlungen des Fachbeirats Pflege und des Landespflegeausschusses zum Bedarf an Qualifikation in der Pflege: Bedarf an Qualifikation in der Pflege. Beschluss der 18. Sitzung am 21. September 2000. Duisburg
Fassbinder, S./Lust, A. (1997): Gesundheits- und Krankenpflegegesetz (GuKG), Wien
Faust, O./Münch, K. (2004): Pflegen können – Band 1: Curriculum für die theoretische Ausbildung in der Pflege, 3. weiterentw. Aufl., Stuttgart: Kohlhammer
FFG (Forschungsgesellschaft für Gerontologie), Institut für Gerontologie an der Universität Dortmund, Bundesministerium für Familie, Senioren, Frauen und Jugend (BMFSFJ) (Hrsg.) (2000): Expertise zum Vergleich der Länderregelungen in der Altenpflegeausbildung und zur Vorbereitung einer bundeseinheitlichen Rechtsverordnung über die Ausbildung und Prüfung in der Altenpflege, Dortmund
Flieder, M. (2001): Schnell weg? Verbleib und Fluktuation im Pflegeberuf, in: Dr. med. Mabuse 134, S. 29–32
Frietzek, L./Kraushaar, D. (Hrsg.) (1993): Pflege auf dem Weg zur Hochschule. Frankfurt: Fachhochschulverlag Bd. 60, S. 93–113
Fuhr, A. (2003): Der Lernort Praxis wartet auf Innovationen, in: Pflegezeitschrift, 56 (8), S. 584–586
Gallwas, H. (1993): Kompetenz des Bundes aus Art. 74 Nr. 19 GG zur Regelung der Berufe in der Altenpflege, in: Die Öffentliche Verwaltung 1, S. 17–22
Garms-Homolová, V. (1998): Gesundheitsberufe im Wandel. Qualifikationen unter Innovationsdruck, in: Meifort, B. (Hrsg.): Arbeiten und Lernen unter Innovationsdruck. Alterna-

tiven zur traditionellen Berufsbildung in gesundheits- und sozialberuflichen Arbeitsfeldern. Berichte zur beruflichen Bildung. Band 221, Bielefeld: Bertelsmann, S. 13–28.

Gaugg, H. (Hrsg.) 1998...

GBl. Brem. (Gesetzblatt der Freien Hansestadt Bremen) (2004): Berufsordnung für Gesundheits- und Krankenpflegerinnen, Gesundheits- und Krankenpfleger, Gesundheits- und Kinderkrankenpflegerinnen und Gesundheits- und Kinderkrankenpfleger im Lande Bremen, Nr. 53 v. 14. Oktober 2004, S. 516–519

Gesellschaft der Kinderkrankenhäuser und Kinderabteilungen in Deutschland e.V. (2000): Für getrennte Ausbildung. Beibehaltung der Kinderkrankenpflege, in: Deutsches Ärzteblatt 97(41): C2020

Gesundheits- und Krankenpflegegesetz (1997): Bundesgesetzblatt I Nr. 108/1997 (mit Berücksichtigung der Änderungen BGBl. I 95/1998, 116/1999, 65/2002 und 6/2004, Wien

Gesundheits- und Krankenpflege-Ausbildungsverordnung-GuK-AV 1998: Bundesgesetzblatt I Nr. 95/1998, Wien

Gewiese, T./Leber, U./Schwengler, B. (2003): Personalbedarf und Qualifizierung im Gesundheitswesen – Ergebnisse des IAB-Betriebspanels und der IAB-Gesundheitsstudie, in: Mitteilungen aus der Arbeitsmarkt- und Berufsforschung, 36 (2), S. 150–165

Gieseke, W. (Hrsg.) (2001): Handbuch zur Frauenbildung, Opladen: Leske & Budrich

GMK (Gesundheitsministerkonferenz der Länder) (1997): Beschlüsse zur Reform der Pflegeausbildungen, Saarbrücken

GMK (Gesundheitsministerkonferenz der Länder) (1999): Ziele für eine einheitliche Qualitätsstrategie im Gesundheitswesen, Trier

Görres, S./Bohns, S. u.a. (2001): Organisationskulturen gestalten: Modellprojekt Integrierte Pflegeausbildung in Bremen, in: Pflegemagazin, 2 (1), S. 48–55

Görres, S. u.a. (2002): Modellprojekt ‚Integrierte Pflegeausbildung in Bremen: Entwicklung und erste Ergebnisse der Evaluation, in: Pflegemagazin, 3 (6), S. 35–45

Görres, S./Bohns, S./Stöver, M./Krippner, A. (2003): Modellprojekt »Integrierte Pflegeausbildung in Bremen«, in: Pflege und Gesellschaft, 8 (3), S. 91–96

Grandjean, J./Selle, E./Trenner, A. (1998): Pflege können – ein Curriculum für die praktische Ausbildung in der Krankenpflege. Evangelischer Krankenhausverband (Hrsg.), Freiburg: Lambertus

Gross, B. (2001): Die berufliche Sozialisation in der Krankenpflege-Ausbildung unter dem Blickwinkel des Theorie-Praxis-Verhältnisses. Diss., Univ. Bielefeld

GV.NW (Gesetz- und Verordnungsblatt für das Land Nordrhein-Westfalen) (1990): Weiterbildungsgesetz Alten- und Krankenpflege (WGAuKrpfl), Nr. 35 v. 29.05.1990, S. 270

GV.NW (Gesetz- und Verordnungsblatt für das Land Nordrhein-Westfalen) (1995): Weiterbildungs- und Prüfungsverordnung zu Fachkrankenschwestern, -pflegern (...) für den Operationsdienst (WeiV-OP), S. 296; zu Fachkrankenschwestern, -pflegern (...) in der Intensivpflege und Anaesthesie (WeiVIAPfl), S. 305; zu Fachkrankenschwestern, -pflegern (...) für Krankenhaushygiene (WeiVHygPfl), S. 315; zu Fachkrankenschwestern, -pflegern (...) in der Psychiatrie (WeiVPsy), Nr. 33 v. 28.04.1995, S. 323

GV.NW (Gesetz- und Verordnungsblatt für das Land Nordrhein-Westfalen) (2003): Ausbildungs- und Prüfungsverordnung für den Beruf der Krankenpflegehelfer(innen) (KrPflhiAPrV) v. 28.11.2003, Düsseldorf, S. 2124 ff.

GV.RLP (Gesetz- und Verordnungsblatt für das Land Rheinland-Pfalz) (1995): Landesgesetz über die Weiterbildung in den Gesundheitsfachberufen (GFBWBG), Nr. 25 v. 27.11.1995, S. 471ff.

Hasseler, M./Köhlen, C./Feldhaus-Plumin, E./Kubanski, D. (2004): Curriculum des Studienganges Bachelor of Nursing. überarb. Fassung, Evangelische Fachhochschule Berlin

Heinhold, H. (2001): Generalistische Ausbildung schrittweise erproben, in: Heilberufe, 53 (10), S. 74–75

Hermann, G. (2001): Zum Lernfeldkonzept in Rahmenlehrplänen der Kultusministerkonferenz, in: Unterricht Pflege, 6 (1), S. 2–9

HKPHG (Hessisches Krankenpflegegesetz) (2004): Entwurf vom 15.03.2004

Hochegger.../Them, Chr. ... 2004

Hofmann, R. (2003): Worum geht es beim Lernfeldkonzept?, in: Heilberufe, 55 (6), S. 56–57

Hoppe, B. (1999): AAA lehnt eine gemeinsame Ausbildung in den sogenannten Pflegeberufen ab. Zur Diskussion einer Strukturreform der Pflegeausbildungen, in: PR-Internet, 1 (2), S. 32–33

Huber, J. (2002a): Qualifikationskerne, in: Stöcker, G. (Hrsg.): Bildung und Pflege – eine berufs- und bildungspolitische Standortbestimmung, Hannover: Schlütersche, S. 118–131

Huber, J. (2002b): Pflegeausbildung im berufsbildenden System der Länder, in: Stöcker, G. (Hrsg.): Bildung und Pflege – eine berufs- und bildungspolitische Standortbestimmung, Hannover: Schlütersche, S. 167–201

Huber, J./Stöcker, G. (2002): Gesundheits- und Sozialpflegeausbildung, in: Stöcker, G. (Hrsg.): Bildung und Pflege – eine berufs- und bildungspolitische Standortbestimmung, Hannover: Schlütersche, S. 201–210

Hundenborn, G. (2001): Generalistische Pflegeausbildung: Ziele – Perspektiven – Alternativen, unveröffentlichtes Referat im Rahmen der gemeinsamen Fortbildungsveranstaltung der Arbeitsgemeinschaft der SchuldirektorInnen Österreichs und des Bundesausschusses der Lehrerinnen und Lehrer für Pflegeberufe e.V. (BA) in Dresden

Hundenborn, G. (2002a): Pflegebildungsforschung, in: DIP – Perspektiven 1/2002, S. 1–3

Hundenborn, G. (2002b): Entwicklungen und Perspektiven einer Strukturreform der Pflegeausbildungen, in: Jahrbuch der Katholischen Fachhochschule NW – Abteilung Köln – Fachbereich Gesundheitswesen (Hrsg.), S. 46–70

Iap (Institut für angewandte Pflegeforschung) (2002): Neues Transfernetzwerk »Innovative Pflegeausbildung« tip, http://www.t-i-p.uni-bremen.de/start.htm (25.08.2003)

ICN (International Council of Nursing) (2001): ICN-Ethikkodex für Pflegende, Deutscher Berufsverband für Pflegeberufe (DBfK), Berlin

Igl, G./Welti, F. (1998): Öffentlich-rechtliche Grundlagen für das Berufsfeld Pflege im Hinblick auf vorbehaltene Aufgabenbereiche, ADS, BA, BALK, BKK, DBfK (Hrsg.) Eschborn

Igl, G. (2002): Rechtliche Reflexe, in: Stöcker, G. (Hrsg.): Bildung und Pflege – eine berufs- und bildungspolitische Standortbestimmung, Hannover: Schlütersche, S. 87–91

Karsten, M./Degenkolb, A. u. a. (1999): Entwicklung des Qualifikations- und Arbeitskräftebedarfs in den personenbezogenen Dienstleistungsberufen, Schriftenreihe der Senatsverwaltung für Arbeit, Soziales und Frauen, Berlin: BBJ

Kastenholz, H./Both, B. (2002): Qualitätssicherung der medizinischen Versorgung aus der Sicht des Bundesministeriums für Gesundheit, in: Bundesgesundheitsblatt, Gesundheitsforschung und Gesundheitsschutz, Heidelberg: Springer, S. 215–222

Kaufmann, A./Majoor, G. (2001): Adapting to change and participating in Managing Change – A Reform of Higher Professional Education. The Network: Community Partnerships for Health through innovative Education, Service and Research, Maastricht

Keller, J./Novak, F. (1993): Kleines Pädagogisches Wörterbuch: Grundbegriffe, Praxisorientierungen, Reformideen, 2. Aufl., Freiburg i.B.: Herder

Kellnhauser, E. u.a. (2003): Berufskompetenzen professionell Pflegender. Hrsg.: Deutscher Bildungsrat für Pflegeberufe (DBR), Berlin

Kersting, K. (2002): Fachrecherche: Weiterentwicklung der Ausbildung in den Pflegeberufen i.A. des Bundesministeriums für Familie, Senioren, Frauen und Jugend (BMFSFJ), Berlin

KMK (Kultusministerkonferenz der Länder) (1995): Rahmenvereinbarung zur Ausbildung und Prüfung für ein Lehramt der Sekundarstufe II (berufliche Fächer) oder für die beruflichen Schulen, Bonn
KMK (Kultusministerkonferenz der Länder) (1997a): Rahmenvereinbarung über Berufsfachschulen, Bonn
KMK (Kultusministerkonferenz der Länder)/GMK) Gesundheitsministerkonferenz der Länder/ASMK (Arbeits- und Sozialministerkonferenz der Länder) (1997b): Bericht der gemeinsamen Arbeitsgruppe »Studiengänge im Tätigkeitsfeld Gesundheitswesen«, Bonn
KMK (Kultusministerkonferenz der Länder) (2000): Handreichungen für die Erarbeitung von Rahmenlehrplänen für den berufsbezogenen Unterricht, Bonn
KMK (Kultusministerkonferenz der Länder) (2001): Vereinbarung über den Erwerb der Fachhochschulreife in beruflichen Bildungsgängen, Bonn
Knigge-Demal, B./Rustemeier-Holtwick, A./Schönlau, K./Sieger, M. (1993 und 1994): Das Strukturmodell der praktischen Anleitung, in: Pflege, 6 (3) (Teil I, S. 221–229) und 7 (1) (Teil II, S. 33–47)
Knigge-Demal, B. (2001): Curricula und deren Bedeutung für die Ausbildung, in: Sieger, M. (Hrsg.): Pflegepädagogik: Handbuch zur pflegeberuflichen Bildung, Verlag Huber, Bern
Knigge-Demal, B. (2002): Ausbildung in sechs Modulen, in: Pflege aktuell, 56 (10), S. 570–571
Knigge-Demal, B. (2003): Neues Krankenpflegegesetz: Eine Chance für die Zukunft?, in: Pflegezeitschrift, 56 (7), S. 498–499
Knorr, K. (1995): Gutachten zum § 17, Abs. 4 KHG: Finanzierung von Ausbildungsstätten, erstellt im Auftrag des Bundesausschusses der Länderarbeitsgemeinschaften der Lehrerinnen und Lehrer für Pflegeberufe (BA), Wuppertal
König, A. (2003): Vortragskript zur Vorstellung des Curriculums in Heidelberg, 27.06.2003, (unveröffentlicht)
Kollak, I. (Hrsg.) (2001): Internationale Modelle häuslicher Pflege, Frankfurt/M: Mabuse
Kollak, I./Pillen, A. (Hrsg.) (1998): Pflege-Ausbildung im Gespräch. Ein internationaler Vergleich, Frankfurt/M.: Mabuse
Krüger, H. (1997): Entwicklung und Erprobung eines Studiengangs mit berufspädagogischem Fachrichtungsprofil für Lehrkräfte in der Alten- und Kranken-/Kinderkrankenpflege: Berufliche Erstausbildung und Lehramtsstudium als biographische Bausteine. Abschlussbericht. Universität Bremen, FB 11, Bremen
Kriegl, M. (2003a): Ausbildung in der Gesundheits- und Krankenpflege – Anerkennung in der Europäischen Union, in: Österreichische Pflegezeitschrift, 59 (4), S. 39–40
Kriegl, M. (2003b): Spezialisierung in der Gesundheits- und Krankenpflege und ihre Anerkennung in der Europäischen Union, in: Österreichische Pflegezeitschrift, 59 (6), S. 29–31
Kühnert, S. (2002): Wandel der pflegerischen Berufsfelder, in: Stöcker, G. (Hrsg.): Bildung und Pflege – eine berufs- und bildungspolitische Standortbestimmung, Hannover: Schlütersche, S. 76–84
Kunstmann, W./Sieger, M. (2003): Sicherung der Versorgungskontinuität durch Pflegeüberleitung, Frankfurt: Mabuse
Kurtenbach, H./Golombek, G./Siebers, H. (1998a): Krankenpflegegesetz mit Ausbildungs- und Prüfungsverordnung für die Berufe in der Krankenpflege, Stuttgart: Kohlhammer, S. 6–58
Kurtenbach, H./Golombek, G./Siebers, H. (1998b): Gesetz zu dem Vertrag v. 31.08.1990 zwischen der Bundesrepublik Deutschland und der Deutschen Demokratischen Republik über die Herstellung der Einheit Deutschlands – Einigungsvertragsgesetz – und Vereinbarung v. 18.09.1990, Stuttgart: Kohlhammer, S. 59–60
Kurtenbach, H./Golombek, G./Siebers, H. (1998c): Supranationale Richtlinien und internationale Abkommen, in: Krankenpflegegesetz mit Ausbildungs- und Prüfungsverordnung für die Berufe in der Krankenpflege, Stuttgart: Kohlhammer, S. 307–352

Lahmann, N./Pieper, E./Otto, G. (1998): Modell Niederlande, in: Kollak, I./Pillen, A. (Hrsg.), S. 249–266

Lamnek, S. (1995): Qualitative Sozialforschung. Methoden und Techniken, Band 2, 3. Aufl., Weinheim: Beltz

Lanara, V. (1987): Rolle und Aufgaben des Krankenpflegepersonals der Zukunft, Europäische Kommission, Dokument III/D/1804/87-DE, Brüssel

Landenberger, M. (1997): Wirkungen der Pflegeversicherung auf die Handlungsspielräume der Kranken- und Altenpflegekräfte und ihre Einrichtungen, in: Forschungsinstitut der Friedrich-Ebert-Stiftung (Hrsg.): Konsequenzen der Pflegeversicherung für die Pflegeberufe. Gesprächskreis Arbeit und Soziales. Band 79. Bonn, S. 53–64

Landenberger, M./Ortmann, J. (1999): Pflegeberufe im europäischen Vergleich, eine Expertise der Berufs- und Ausbildungssituation in der Alten-, Kranken- und Behindertenpflege. Arbeitsmarktpolitische Schriftenreihe der Senatsverwaltung für Arbeit, Berufliche Bildung und Frauen. Band 37, Berlin: BBJ

Landenberger, M. (2001): Pflegewissenschaft, in: Otto, H.-U./Thiersch, H. (Hrsg.): Handbuch der Sozialarbeit/Sozialpädagogik, Neuwied: Luchterhand, S. 1355–1363 (ISBN: 3-472-03616-8)

Landenberger, M./Behrens, J. (2002): Entstehung, Struktur und Inhalte des Diplomstudienganges Pflege- und Gesundheitswissenschaft an der Medizinischen Fakultät der Martin-Luther-Universität Halle-Wittenberg, Themata Leucoreana 3, Halle: Universitätsdruckerei, S. 1–15

Landenberger, M. (2003): Altenpflege ist ein Heilberuf – pflegewissenschaftliches Sachverständigengutachten zum Urteil des Bundesverfassungsgerichts, in: Pflege aktuell, 57 (3), S. 120–124 (ISSN: 0944-8918)

Landenberger, M. (2003): Modernes Qualifizierungskonzept für Pflege- und Gesundheitsberufe, in: Büssing, A./Glaser, J. (Hrsg.), Dienstleistungsqualität und Qualität des Arbeitslebens im Krankenhaus, Göttingen: Hogrefe, S. 201–225

Landenberger, M./Görres, S. (2004): Berufsbild Altenpflege, in: Sachverständigengutachten und Urteil des Bundesverfassungsgerichts zum Altenpflegegesetz, Deutsches Kuratorium für Altershilfe (Hrsg.), Köln: Reihe »thema« Nr. 191, S. 1–67

Landenberger, M./Selinger, Y. (2004): Das neue Altenpflegegesetz, in: Heilberufe Spezial, Postvertriebsstück B4649, S. 14–15

Landesfachbeirat Krankenpflege beim Ministerium für Arbeit, Gesundheit und Soziales des Landes Nordrhein-Westfalen (1994): Mindeststandards der Kranken- und Kinderkrankenpflegeausbildung nach dem Krankenpflegegesetz (...), Düsseldorf

Landessanitätsdirektion Tirol: Gesundheits- und Pflegereferat (2002), Gesundheitsberufe in Tirol, Innsbruck

Lenzen, D. (1995): Pädagogische Grundbegriffe, Band 2, Reinbek: Rowohlt, S. 1610–1618

Levett, D. (2001): Altenpflege in Europa: Die Fehler der Vergangenheit (Großbritannien), in: Altenpflege 1/2001, S. 28–30

Lewett, D./Bartels, A. (2001): Die Pflege älterer Menschen in England – eine Perspektive aus Kent, in: Kollak, I. (Hrsg.), S. 121ff.

LoBiondo-Wood, G./Haber, J. (1996): Pflegeforschung. Methoden, kritische Einschätzung und Anwendung, Berlin: Ullstein Mosby

Maier, H. (1991): Gesetzgebungskonflikt in der Altenpflege. DVBI 3: 249ff.

Mamerow, R. (2001): Modell im Saarland: Selbstbewusst mit neuer Ausbildung, in: Heilberufe, 53 (11), S. 62

Mayring, P. (1999): Einführung in die qualitative Sozialforschung. Eine Anleitung zu qualitativem Denken. 4.Aufl, Weinheim: Beltz

Meifort, B./Becker, W. (1995): Berufliche Bildung für Pflege- und Erziehungsberufe: Reform durch neue Bildungskonzepte: Professionalisierungsansätze und Qualifikationsmodelle, Bielefeld: Bertelsmann

Meifort, B. (1998): Nichts wird bleiben, wie es ist, in: Meifort B (Hrsg.): Arbeiten und Lernen unter Innovationsdruck. Alternativen zur traditionellen Berufsausbildung in gesundheits- und sozialberuflichen Arbeitsfeldern. Berichte zur beruflichen Bildung. Band 221. Bielefeld: Bertelsmann, S. 5–12

Meifort, B. (2001): Eliten brauchen Heloten: Heiteres Berufebasteln in der Krankenpflege, in: Dr. med. Mabuse 130, S. 40–44

Mensink, F. (1996): Transfer van kennis en ervaring in de verpleggkunde: nieuwe wegen voor de reflectieve docent in de combinatiefunctie docent-praktiserend verpleegkundige, in: Onderwijs&Gezondheidszorg 20, S. 152–159

Ministerium für Bildung, Kultur und Wissenschaft/Ministerium für Gesundheit, Gemeinwohl und Sport (1997): Qualifiziert für die Zukunft. Rijswijk/Zoetermecr

MGSFF (Ministerium für Frauen, Jugend, Familie und Gesundheit des Landes Nordrhein-Westfalen) (Hrsg.) (1999): Empfehlungen der Landesarbeitsgruppe – Zukunft der Pflegeausbildungen, Düsseldorf

MGSFF (Ministerium für Gesundheit, Soziales, Frauen und Familie des Landes Nordrhein-Westfalen) (2002a): Landesberichterstattung Gesundheitsberufe NRW, Düsseldorf

MGSFF (Ministerium für Gesundheit, Soziales, Frauen und Familie des Landes Nordrhein-Westfalen) (2002b): Richtlinie zur Überprüfung der Gleichwertigkeit des Ausbildungsstandes Drittstaatenangehöriger im Rahmen der Durchführung der Berufegesetze der bundesrechtlich geregelten nichtärztlichen Gesundheitsfachberufen, Runderlass (RdErl.) v. 14.04.2002 in Ministerialblatt für das Land Nordrhein-Westfalen, Nr. 31 v. 14.06.2002

MGSFF (Ministerium für Frauen, Jugend, Familie und Gesundheit des Landes Nordrhein-Westfalen) (Hrsg.) (2003a Teil I): Ausbildung und Qualifizierung in der Altenpflege – Arbeitshilfen für Theorie und Praxis, Entwurf einer empfehlenden Richtlinie für die Altenpflegeausbildung, erstellt von Hundenborn, G./Kühn, C., Düsseldorf

MGSFF (Ministerium für Frauen, Jugend, Familie und Gesundheit des Landes Nordrhein-Westfalen) (Hrsg.) (2003a Teil II): Ausbildung und Qualifizierung in der Altenpflege – Arbeitshilfen für Theorie und Praxis, Standard zur berufspädagogischen Weiterbildung zur Praxisanleitung in der Altenpflege, erstellt von Hundenborn, G./Kühn, C., Düsseldorf

MGSFF (Ministerium für Frauen, Jugend, Familie und Gesundheit des Landes Nordrhein-Westfalen) (Hrsg.) (2003b): Richtlinie für die Ausbildung in der Gesundheits- und Krankenpflege sowie in der Gesundheits- und Kinderkrankenpflege, 1998 erstellt von Oelke, U., Institut für Pflegewissenschaft an der Universität Bielefeld, 2003 angepasst von Hundenborn, G./Kühn, C., Deutsches Institut für angewandte Pflegeforschung e.V. Köln, Düsseldorf

MGSFF (Ministerium für Gesundheit, Soziales, Frauen und Familie des Landes Nordrhein-Westfalen) (2004): Landesberichterstattung 2003 Gesundheitsberufe NRW, Düsseldorf

Ministerium für Kultus und Sport Baden-Württemberg (1989): Lehrplan: Berufsfachschulen für Altenpflege, Stuttgart

Mischo-Kelling, M. (1993): Wissenschaftliche Lehrerausbildung für Pflegeberufe. Ein notwendiger Schritt in die europäische Berufsausbildung, in: Becker, W./Meifort, B. (Hrsg.): Professionalisierung gesundheits- und sozialpflegerischer Berufe. Europa als Impuls. Berlin: Bundesinstitut für Berufsbildung, S. 41–64

Mörgelin, K. (1999): Vereinzelte Lichtblicke, Altenpflege in Europa, in: Altenpflege 1, S. 18–20

Muijsers, P. (1999): Modularisierung des Pflegeunterrichts, Wiesbaden: Ullstein Medical

Müller, K. (2002a): Gemeinsame Zukunft: Integrierte Grundausbildung in Theorie und Praxis, in: PR-Internet, 4 (10), S. 195–200

Müller, K. (2002b) (als Verantwortlicher für die Website »Integrierte Pflegeausbildung«): Pressemitteilung 12/2002: Modellversuch zur Gestaltung der praktischen Ausbildung in den Pflegeberufen gestartet, http://www.integrierte-pflegeausbildung.de/veroeffentlichungen/presse-12-02.html (11.08.03)

Müller, K. (2002c) (als Verantwortlicher für die Website »Integrierte Pflegeausbildung«): Praxisfelder, http://www.integrierte-pflegeausbildung.de/pdf/praxisfelder.pdf (11.08.03)

Müller, K./Koeppe, A. (2003a): Durch Lernaufgaben und Praxisbegleitung zu neuen Lernfeldern, in: Pflegezeitschrift, 56 (8), S. 579–583

Müller, K./Koeppe A. (2003b): Modellversuch zur Entwicklung und Erprobung eines Praxis-Curriculums für die integrierte Berufsausbildung von Krankenpflege, Kinderkrankenpflege und Altenpflege, in: Pflege & Gesellschaft, 8 (3), S. 101–104

Müller-Seng, G./Weiss, E. (2001): Schlüsselqualifikationen und Pflegeausbildung, in: Sahmel, Karl-Heinz (Hrsg.): Grundfragen der Pflegepädagogik, Stuttgart: Kohlhammer

National Statistics: Health and personal social services: workforce summary, Great Britain; http://www.statistics.gov.uk/STATBASE/ssdataset.asp?vlnk=3932 (28.08.03)

Needleman, J./Buerhaus, PI./Mattke, S./Stewart, M./Zelevinsky (2002): Nursing-Staffing Levels and the Quality of Care in Hospitals, in: N Engl J Med, 346 (22), S. 1715–1722

Neumann B (1997): Pflege und Systemperspektive. In: Schäffer D. u.a. (Hrsg.):Pflegetheorien. Beispiele aus den USA., Bern: Huber

NEXT (Nurses early exit study) (2002–2004): Vorzeitiger Ausstieg aus dem Pflegeberuf, Untersuchung in 10 europäischen Staaten, Projekt i. A. der Europäischen Union Bergische Universität Wuppertal, Universität Witten/Herdecke, www.next-study.net

NHS: Hospital and Community Health Services: Total employed staff by main staff groups at 30 September, England; http://www.doh.gov.uk/HPSS/TCH_D1_HTM (28.08.03)

Niederösterreichische Landesakademie für Höhere Fortbildung in der Pflege (2004): Gesundheitsberufe – Pflegewissenschaften. Pflegeberatung, -schulung und -management, Mödling

NMC (Nursing & Midwivery Coucil) (2004): NMC News, July 2004, S. 10–12

OECD (2003): EOCD Health Data, A. comparative analysis of 30 countries, 3rd. ed., CD-Rom, Paris: OECD

Oelke, U. (1991): Planen, Lehren und Lernen in der Krankenpflegeausbildung, Begründung, Fragen und Entwicklung eines offen fächerintegrativen Curriculums für die theoretische Ausbildung, Baunatal: Recom

Oelke, U. (1991): Planen, Lehren und Lernen in der Krankenpflegeausbildung, ein offenes fächerintegratives Curriculum für die theoretische Ausbildung, Baunatal: Recom

Oelke, U. (1998): Schlüsselqualifikationen als Bildungsziele für Pflegende, in: PflegePädagogik, 8 (2), S. 42–46

Oelke, U. (1999): Empfehlende Ausbildungsrichtlinie für die Kranken- und Kinderkrankenpflegeausbildung i.A. des Ministeriums für Frauen, Jugend, Familie, und Gesundheit des Landes Nordrhein-Westfalen, Düsseldorf

Oelke U. (2001): Dokumentation Gemeinsame Grundausbildung in der Alten-, Kranken- und Kinderkrankenpflege, in: Caritas-Verband für das Bistum Essen e.V. (Hrsg.): Fachtagung Evaluationsergebnisse. Caritas-Schriftenreihe Band 13, Essen, S. 23–41

Oelke, U./Menke, M., (2002): Gemeinsame Ausbildung in der Alten-, Kranken- und Kinderkrankenpflege, Bern: Huber

Oelke, U. (2003): Entwicklung und Konstruktion eines Curriculums für die gemeinsame theoretische Ausbildung in der Alten-, Kranken- und Kinderkrankenpflege, in: Pflege, 16 (1), S. 40–49

Oelssner, U. (2002): Modellprojekt, Integrierte Pflegeausbildung, in: PR-Internet, 4 (10), S. 201–212

Österreichisches Bundesinstitut für Gesundheitswesen (ÖBIG) (2003): Offenes Curriculum Allgemeine Gesundheits- und Krankenpflege, Wien
Österreichisches Bundesinstitut für Gesundheitswesen (ÖBIG) (2004): Offenes Curriculum Allgemeine Gesundheits- und Krankenpflege, Wien
Österreichische Krankenpflegezeitschrift (2000): Extra-Ausgabe (Berufsbild Diplomierte Gesundheits- und Krankenschwester/Diplomierter Gesundheits- und Krankenpfleger)
ÖTV (Gewerkschaft Öffentliche Dienste, Transport und Verkehr) (Hrsg.) (1978): Arbeitshilfe zur beruflichen Bildung im Gesundheitswesen, Stuttgart
ÖTV (Gewerkschaft Öffentliche Dienste, Transport und Verkehr) (1996): Reform der Aus-, Fort- und Weiterbildung in den Pflegeberufen: Bildungspolitische Vorstellungen der Gewerkschaft Öffentliche Dienste, Transport und Verkehr, (Schriftenreihe Berufsbildung 11), Stuttgart
ÖTV (Gewerkschaft Öffentliche Dienste, Transport und Verkehr) (1999): Ausbildung einheitlich geregelt. Neues Altenpflegegesetz beschlossen, in: ÖTV-Report GeKISS 11, S. 16–17
Olatunji, S. (2004): Public Health in England, in: Österreichische Pflegezeitschrift, 60 (5), S. 14–23
o.V. (2002a): Neue Modellschule für integrative Pflegeausbildung, in: Pflege aktuell, 56 (10), S. 516
o.V. (2002b): Modellprojekt Integrative Pflegeausbildung Stuttgart: Abschlussbericht der Phase 1 des Teilprojekts für die Robert Bosch Stiftung, Stuttgart, November 2002 (unveröffentlicht)
o.V. (2003): Modularisierung der Pflegeausbildung: Informationen zum Pilotprojekt, http://www.pflegemodule.de/frset_index_2.htm (24.08.2003)
Pochmarski, R. (2000): Anforderungen an die Fachkompetenzen der Krankenschwester und des Krankenpflegers, in: Bildung und Pflege – die europäische Dimension, in: Bundesausschuss der Lehrerinnen und Lehrer für Pflegeberufe e. V. (Hrsg.): Einflüsse auf die professionelle Pflege und pflegeberufliche Bildung in Deutschland, Wuppertal
Pool, A. u.a. (2001): Met het oog op de toekomst – beroepscompetenties van HBO-verpleegkundigen, Utrecht: NIZW
Rappold, E. (2003): Ausländische Gesundheitssysteme im Überblick: Vereinigtes Königreich von Großbritannien, in: Österreichische Pflegezeitschrift, 59 (5), S. 40–41
RBS (Robert Bosch Stiftung) (2000): Pflege neu denken – Zur Zukunft der Pflegeausbildung, Stuttgart: Schattauer
RBS (Robert Bosch Stiftung) (2002): Bericht 2002, Stuttgart: Eigendruck
RBK (Robert Bosch Krankenhaus) (Hrsg.) (2003): Neue integrierte Pflegeausbildung: Qualifiziert für die Zukunft, Stuttgart (Eigendruck)
RCN (Royal College of Nursing) (2001): Nursing in a Changing Health Service, London: RCN
RCN (Royal College of Nursing) (2002): Nurse practitioners – an RCN guide to the nurse practitioner role, competencies and programme accreditation, London: RCN
Regitschnig, A. (2003): Motivationsreduzierende Faktoren während der Ausbildung zum gehobenen Dienst der Gesundheits- und Krankenpflege und die Auswirkungen auf die Patientenversorgung, in: Österreichische Pflegezeitschrift, 59 (1)
Reinhart, M./Kistler, A. (2002a): Konzept zur Durchführung eines Modellstudienganges Bachelor of Nursing an der Evangelischen Fachhochschule Berlin, in: PR-Internet, 4 (3), S. 63–74
Reinhart, M./Kistler, A. (2002b): Pflegeausbildung an der Fachhochschule: Ein Modellprojekt in Berlin, in: Heilberufe, 54 (9), S. 58
Reinhart, M./Kistler, A. (2002c): Entwurf einer Studienordnung für den Studiengang Bachelor of Nursing an der Evangelischen Fachhochschule Berlin, Stand: August 2002, http://www.bachelor-nursing.de/bn/bn_pub/ba_nursing_studienordnung.pdf (05.08.2003)

Reinhart, M./Kistler, A. (2002d): Konzept zur Durchführung eines Modellversuchs »Bachelor of Nursing« an der Evangelischen Fachhochschule Berlin, http://www.bachelor-nursing.de/bn/bn_pub/ba_nursing_konzept.pdf (05.08.2003)

Reinhart, M. (2003): Der berufsintegrierte pflegeerstausbildende Studiengang »Bachelor of Nursing« an der Evangelischen Fachhochschule Berlin, in: Pflege & Gesellschaft, 8 (3), S. 105–111

Reinhart, M./Kistler, A. (2004): Bachelor of Nursing: das Konzept, Transfer Project, Berlin: Transfer Project

Rennen-Allhoff, B./Bergmann, I. (2000): Lehrerinnen und Lehrer für Pflegeberufe in Europa, Bern: Huber

Roes, M. (2004): Wissenstransfer in der Pflege: Neues Lernen in der Pflegepraxis, Bern: Huber

Roper, N./Logan, V./Tierney, A. (1993): Die Elemente der Krankenpflege. Ein Pflegemodell, das auf einem Lebensmodell beruht, 4.Aufl., Basel: Recom

Rottenhofer, I.(2004): Bildungspyramide für Pflegeberufe, in: Österreichische Pflegezeitschrift, 60 (2), S. 16ff.

Sächsisches Staatsministerium für Kultus (2003): Lehrpläne für die Berufsfachschulen Altenpflege, www.cominus-institut.de

Sahmel, K. (2001): Ausblick auf die Zukunft von Pflegeausbildung und Pflegepädagogik, in: Sahmel, K. (Hrsg.): Grundfragen der Pflegepädagogik, Stuttgart: Kohlhammer

Schaich-Walch, G. (2001): Generalistische Ausbildung schrittweise erproben, in: Heilberufe, 53 (10), S. 74–75

Schewior-Popp, S. (1998): Handlungsorientiertes Lehren und Lernen in Pflege- und Rehabilitationsberufen, Stuttgart: Thieme

Schewior-Popp, S./Lauber, A. (2003): Gemeinsam lernen – vernetzt handeln: Curriculum für die integrierte Pflegeausbildung, Stuttgart: Thieme

Schneekloth,U./Leven,I./BMFSFJ/Infratest Sozialforschung (2003): Hilfe- und Pflegebedürftige in Privathaushalten in Deutschland 2002. Erste Ergebnisse der Repräsentativerhebung, München: Infratest Sozialforschung (35 S., Anh.)

Schneider, K. (2001): Handlungsorientiertes Lehren und Lernen: Ein zukunfts-orientiertes Konzept auf dem Prüfstand, in: Pflegemagazin, 2 (5), S. 25–35

Schneider, K. (2003): Das Lernfeldkonzept – zwischen theoretischen Erwartungen und praktischen Realisierungsmöglichkeiten, in: Schneider, K./Brinker-Meyendriesch, E./Schneider, A. (Hrsg.): Pflegepädagogik für Studium und Praxis, Berlin: Springer

Schneider, K./Buhl, R. u.a. (2001): Vom Lernfeld zum konkreten Unterricht – ein Leitfaden, in: Unterricht Pflege, 6 (2), S. 20–34

Schneider, M./Hofmann, U./Jumel, S./Köse, A. (2002): Beschäftigungsunterschiede in ausgewählten Gesundheitssystemen der EU, BAYS Beratungsgesellschaft für angewandte Systemforschung, Augsburg: Eigenverlag

Schönlau, K./Sieger, M. (2003): Curriculum für eine integrierte Pflegeausbildung am Universitätsklinikum Schleswig-Holstein, Campus Kiel, unveröffentlichter Zwischenbericht, Münster

Schubert, K. (2002): Ausbildung in sechs Modulen, in : Pflege aktuell 56 (10), S. 570–571

Schuurmans, M./Duijnstee, M. (2003): De zorg voor chronisch zieke ouderen, in: Tijdschrift voor Ziekenverpleging, 113 (7), S. 46–49

Sieger, M./Kunstmann, W. (1998): Pflegerischer Fortschritt und Wandel, Basispapier zum Beitrag »Wachstum und Fortschritt in der Pflege« im Sondergutachten 1997 des Sachverständigenrates für die Konzertierte Aktion im Gesundheitswesen, ADS, BA, BALK, BKK, DBfK (Hrsg.), Eschborn

Sieger, M./Zegelin, A. (1999): Berufspädagogische und didaktische Orientierungen sowie fachdidaktische Implikationen für die Pflege, in: Ministerium für Frauen, Jugend, Familie und Gesundheit des Landes Nordrhein-Westfalen (Hrsg.): Arbeitsauftrag und Zwischenbericht der Landeskommission zur Erstellung eines landeseinheitlichen Curriculums als empfehlende Ausbildungsrichtlinie (...), Düsseldorf

Sieger, M. (2001): Didaktische Orientierung für das Berufsfeld der Pflege, in: Sieger, M (Hrsg.): Pflegepädagogik: Handbuch zur pflegeberuflichen Bildung, Bern: Huber

Sieger, M./Schönlau. K. (2003): Pflege in Verantwortung – ein bildungstheoretisch orientiertes Curriculum für eine integrierte Pflegeausbildung, in: Pflege & Gesellschaft, 8 (3), S. 112–116

Sowinski, C./Behr, R. (2003a): KDA-Unterrichtsvorschlag für die Bundeseinheitliche Altenpflegeausbildung, in: Pro Alter, 1/03, Hrsg. Kuratorium Dt. Altershilfe, S. 38–43

Sowinski, C./Behr, R. (2003b): Wohin führt der Weg? in: Pflege aktuell, 57 (7/8), S. 303–397

Spitzer, A./Perrenoud, B. (2004): Vereinheitlichung ist im Gange – Pflegeausbildung in Europa, in: Krankenpflege, S. 10–13

Staatsinstitut für Schulpädagogik und Bildungsforschung (ISB), Abteilung Berufliche Schulen (Hrsg.) (2000): Didaktisch-methodische Optimierung der Erstausbildung in den Berufsfachschulen des Gesundheitswesens, Abschlussbericht zum Modellversuch Nr. 304 a, München

Statistik Austria (2002): Statistisches Jahrbuch Österreichs 2002, Wien

Statistik Austria (2003): Statistisches Jahrbuch Österreichs 2003, Wien

Statistisches Bundesamt (Hrsg.) (1998): Statistisches Jahrbuch 1998 für die Bundesrepublik Deutschland. Stuttgart: Metzler-Poeschel

Statistisches Bundesamt (Hrsg.) (1999): Statistisches Jahrbuch 1999 für die Bundesrepublik Deutschland. Stuttgart: Metzler-Poeschel

Statistisches Bundesamt (Hrsg.) (2000): Statistisches Jahrbuch 2000 für die Bundesrepublik Deutschland. Stuttgart: Metzler-Poeschel

Statistisches Bundesamt (Hrsg.) (2001): Statistisches Jahrbuch 2001 für die Bundesrepublik Deutschland. Stuttgart: Metzler-Poeschel

Statistisches Bundesamt (2002): Mikrozensus 2000. Gruppe 853. Gruppe 854. Gruppe 864. Wiesbaden: Statistisches Jahrbuch

Steffen, A. B. (2003): Multiprofessionelle Ausbildung im Gesundheitswesen – Didaktische Reflexion anhand eines im Medizinstudium implementierten Pflegekurses an der Charite, Humboldt-Universität zu Berlin, unveröffentlichte Diplomarbeit, Berlin

Stiftung Begabtenförderungswerk berufliche Bildung (SBB), Bundesministerium für Bildung und Forschung (BMBF) (2001): 10 Jahre Begabtenförderung berufliche Bildung – Bilanz und Perspektive, Bonn

St. Martin's College (2002): Diploma of Higher Education Nursing Studies, Carlisle (unveröffentlichtes Ms.)

St. Martin's College (2003): Undergraduate Prospectus, Lancester: St. Martins College (Broschüre)

Stöcker, G. (2000a): Von der spezialisierten zur generalistischen Pflegeausbildung, in: Darmann, I./Wittneben, K. (Hrsg.): Gesundheit und Pflege: Ausbildung, Weiterbildung und Lehrerbildung im Umbruch. Bielefeld: Bertelsmann, S. 49–59

Stöcker, G. (2000b): Qualitätsmanagement an Schulen für Gesundheitsberufe, in: Pr-Internet, 2 (3), S. 64–69

Stöcker, G. (2001a): Finanzierung der Pflegeausbildung – aber wie?, in: Die Schwester/Der Pfleger, 40 (6), S. 498–501

Stöcker, G. (2001b): Von den Bedingungen der Lehrerbildung, in: Sieger, M. (Hrsg.): Pflegepädagogik. Handbuch zur pflegeberuflichen Bildung, Bern: Huber, S. 221–237

Stöcker, G. (2001c): Das Selbstverständnis der Berufspolitik, in: Sieger, M. (Hrsg.): Pflegepädagogik. Handbuch zur pflegeberuflichen Bildung, Bern: Huber, S. 232–233

Stöcker, G./Boucsein, M. (2002): Dilemma der Pflege-(ausbildung), in: Die Schwester/Der Pfleger, 41 (3), S. 184–185

Stöcker, G. (2002a): Entwicklung der pflegeberuflichen Bildung, in: Stöcker, G. (Hrsg.): Bildung und Pflege – eine berufs- und bildungspolitische Standortbestimmung, Hannover: Schlütersche, S. 21–37

Stöcker, G. (2002b): Europäische Einflüsse auf die Ausbildung in den Pflegeberufen, in: Stöcker, G. (Hrsg.): Bildung und Pflege – eine berufs- und bildungspolitische Standortbestimmung, Hannover: Schlütersche, S. 37–48

Stöcker, G. (2002c): Pflege im Spannungsfeld der Gesundheits- und Pflegepolitik, in: Stöcker, G. (Hrsg.): Bildung und Pflege – eine berufs- und bildungspolitische Standortbestimmung, Hannover: Schlütersche, S. 56–67

Stöcker, G./Stolz, K. (2002): Begründung für ein modernes Konzept pflegeberuflicher Bildung, in: Stöcker, G. (Hrsg.): Bildung und Pflege – eine berufs- und bildungspolitische Standortbestimmung, Hannover: Schlütersche, S. 153–165

Stöcker, G. (2003a): EU-Berufe-Richtlinien – Pflegeausbildung in Europa, in: Die Schwester/Der Pfleger, 42(1), S. 46–51

Stöcker, G. (2003b): Finanzierung der pflegeberuflichen Ausbildungen in Deutschland und Europa, in: Knigge-Demal, B./Lau, D./Sandbote, K.: Finanzierung der Kranken- und Kinderkrankenpflegeschulen – Zukunft und Perspektiven. Workshop-Reader Nr. 13, Bielefeld, S. 15–20

Stöcker, G. (2003c): Pflege – Sachverständigenrat legte Gutachten 2003 vor, in: Pflege aktuell, 57(6), S. 330–331

Stöcker, G. (2003d): Wie innovativ ist das neue Krankenpflegegesetz? In : Die Schwester/Der Pfleger, 42 (8), S. 618–624

Stöcker, G. (2004a): Theorie und Praxis der Ausbildung, in: Pflege aktuell, 58 (1), S. 53–57

Stöcker, G. (2004b): Auswirkungen der Reformen der Berufegesetze in der Pflege auf die Pflegelehrer, in: Die Schwester/Der Pfleger, 43 (2), S. 142–147

Stöcker, G. (2004c): Es gibt noch viel zu tun – Ausbildungen in den Pflegeberufen: Was trennt, was verbindet Europa?, in: Heilberufe, 05/2004, S. 14–15

Stöcker, G. (2004d): Professionelle Pflege-Dimensionen, in: Pflege aktuell, 58 (9), S. 485–489

Stöcker, G. (2004e): Wird die pflegeberufliche Ausbildung an die Wand fahren? In: Pflegeausbildung vor dem Kollaps? Sonderdruck der Zeitschrift: Die Schwester/Der Pfleger, 43 (10) S.26–27

Streit, E./Haijer, J. (2001): Die Ambulante Pflege älterer Menschen in den Niederlanden, in: Kollak, I. (Hrsg.), S. 95–108

SVRAiG (Sachverständigenrat der Konzertierten Aktion im Gesundheitswesen) (1996): Sondergutachten 1996. Gesundheitswesen in Deutschland. Kostenfaktor und Zukunftsbranche. Demographie, Morbidität, Wirtschaftlichkeitsreserven und Beschäftigung. Kurzfassung. Band I, Bonn: Bundesministerium für Gesundheit

SVRAiG (Sachverständigenrat der Konzertierten Aktion im Gesundheitswesen) (1997): Sondergutachten 1997. Gesundheitswesen in Deutschland. Kostenfaktor und Zukunftsbranche. Fortschritt und Wachstumsmärkte, Finanzierung und Vergütung. Kurzfassung. Band II, Bonn: Bundesministerium für Gesundheit

SVRAiG (Sachverständigenrat für die Konzertierte Aktion im Gesundheitswesen) (2001/2002a): Bedarfsgerechtigkeit und Wirtschaftlichkeit. Qualitätsentwicklung in Medizin und Pflege. Band II. Berlin: Berlin, Bundesministerium für Gesundheit

SVRAiG (Sachverständigenrat für die Konzertierte Aktion im Gesundheitswesen) (2001/2002b): Bedarfsgerechtigkeit und Wirtschaftlichkeit. Qualitätsentwicklung in Medizin und Pflege. Kurzfassung Band III., Berlin: Bundesministerium für Gesundheit

SVRAiG (Sachverständigenrat für die Konzertierte Aktion im Gesundheitswesen) (2003): Finanzierung, Nutzerorientierung und Qualität, Band I und II, Berlin: Bundesministerium für Gesundheit und Soziale Sicherung

TIP (Transfernetzwerk Innovative Pflegeausbildung) (2004): Positionspapier der Kerngruppe »Transfernetzwerk Innovative Pflegeausbildung«, Universität Bremen

Them, C. (1998): Die Auswirkungen der neuen rechtlichen Bestimmungen auf die Qualität der Gesundheits- und Krankenpflegeausbildung, in: Verein »Freunde der NÖE Landesakademie – Höhere Fortbildung in der Pflege«, Mödling, S. 70–82.

Them, C./Missmann, B. u.a. (2000): Das pädagogische Design des AZW, 1. Auflage, Innsbruck

Thobe, M. (2003): Qualifikationen für die Praxis fit machen. Bericht über die Erprobung der empfehlenden Richtlinie für die Kranken- und Kinderkrankenpflegeausbildung als Modellschule des Landes NRW, in: Pflege aktuell, 57 (7), S. 390–392

Thomas, B. (2003): Interessenbekundung zum Modellvorhaben »Weiterentwicklung der Pflegeberufe – Erprobung neuer Ausbildungsmodelle in der Alten-, Kranken- und Kinderkrankenpflege«: Schulversuch – generalisierte Ausbildung in der Pflege, mit freundlicher Genehmigung von Birgit Thomas 07.08.2003

van der Windt, W./Calsbeek, H. u.a. (2002): Feiten over verpleegkundige en verzorgende beroepen in Nederland, Elsevier gezondheidszorg Landelyk Centrum Verpleging & Verzorging

VdAK (Verband der Angestellten-Krankenkassen e.V./Arbeiter Ersatzkassen-Verband e.V.) (2002): Krankenhausrecht, Siegburg

Voges, W. (2002): Pflege alter Menschen als Beruf. Soziologie eines Tätigkeitsfeldes, Wiesbaden: Westdeutscher

Waddington, S. (2004): Großbritannien: Nursing in the U.K.?, in: Heilberufe 05/2004, S. 26–27

Wagner, F./Osterbrink, J. (Hrsg.) (2001): Integrierte Unterrichtseinheiten. Ein Modell für die Ausbildung in der Pflege, Bern: Huber

Wagner, F. (2002): Berufliche Fort- und Weiterbildung, in: Stöcker, G. (Hrsg.): Bildung und Pflege – eine berufs- und bildungspolitische Standortbestimmung, Hannover: Schlütersche, S. 230–232

Wagner, F. (2003): Neues Krankenpflegegesetz – Fortschritt oder Mogelpackung?, in: Pflege aktuell, 56 (9), S. 495

Wagner, F. (2004): Pflegeberufe im Zeichen neuer Ausbildungsgesetze, in: Pflegen ambulant, 04/04, S. 28–31

Weidner, F. (2001): Die Normativität des Möglichen – Zum Verhältnis von Gesundheitspolitik und Pflegewissenschaft, Beitrag zum Deutschen Pflegekongress als Bestandteil des Hauptstadtkongresses vom 16.–18. Mai 2001 in Berlin, www.dip-home.de, Köln

Weller, M. (1999): Markt oder Staat in europäischen Ländern, in: Gesundheit und Gesellschaft, 2 (6), S. 18–19

WHO (Weltgesundheitsorganisation) Regionalbüro Europa (1985): Gesundheit für alle – 38 Gesundheitsziele bis zum Jahre 2000, Kopenhagen

WHO (Weltgesundheitsorganisation) Regionalbüro Europa (1989): Europäische Pflegekonferenz, Bericht einer WHO-Tagung, Wien 21.–24. Juni 1988, Dokument EUR/ICP/HSF/329, Kopenhagen

WHO (World Health Organisation), Regional Office for Europe (Hrsg.) (1991): Reviewing and reorienting the basic nursing curriculum. Health for All Nursing Series. No.4, Kopenhagen

WHO (Weltgesundheitsorganisation) (1995): Pflege im Aufbruch und Wandel, München

WHO (Weltgesundheitsorganisation) Regionalbüro Europa (1998): Gesundheit 21 – Gesundheit für alle im 21. Jahrhundert, Kopenhagen

WHO (Weltgesundheitsorganisation) Regionalbüro Europa (1999): Pflege und Hebammen für Gesundheit, eine WHO-Strategie für die Ausbildung in der Pflege und im Hebammenwesen in Europa, Kopenhagen, übersetzt und veröffentlicht vom DBfK, Eschborn

WHO (Weltgesundheitsorganisation) Regionalbüro Europa (2000a): Bericht über die 2. WHO-Gesundheitsministerkonferenz, München, Pflege- und Hebammenwesen in Europa, Kopenhagen, EUR/1/5019309, Anhang I, S. 27

WHO (Weltgesundheitsorganisation) Regionalbüro Europa (2000b): Die Familien-Gesundheitsschwester, Konzept, Rahmenkonzept und Curriculum, EURO/00/5019/1300076, Kopenhagen

Wittneben, K. (1998): Pflegekonzepte in der Weiterbildung zur Pflegelehrkraft. Über Voraussetzungen und Perspektiven einer kritisch-konstruktiven Didaktik der Krankenpflege, 4. überarb. Aufl. Frankfurt: P. Lang

Wodraschke, G./Dreymüller, V./Grandjean, J./Magar, E. (1993): Pflege können – ein Curriculum für die theoretische Ausbildung in der Krankenpflege. Arbeitsgemeinschaft krankenpflegender Ordensleute (AKOD) (Hrsg.), Freiburg: Lambertus

Weitere Internet-Adressen

CBS (Zentrales Büro für Statistik der Niederlanden, im Internet: www.cbs.nl)

www.ipg.uni-linz.ac.at

www.oegkv.at

www.wienkav.at/kav/ausbildung

www-gewi.kfunigraz.ac.at/ggespa/studium.html

NHS 2003: www.NHS.uk/thenhsexplained/priorities.asp (27.05.2003)

www.pflegewissenschaft.ac.at/tutorium/skripten/walter/handout9.DOC

www.umit.at

Periodika

Healthcare Parliamentary Monitor March 17/2003, S. 3–6

Unveröffentlichte Quellen und andere Materialien

St. Martin's College Carlisle, Faculty of Health and Social Care 2003: Higher Education Framework (unveröffentlicht)

Filkins, J. 2003 a, Schriftliche Mitteilung vom 03.03.2003 (2 Seiten)

Filkins, J. 2003 b, Schriftliche Mitteilung vom 24.04.2003 (3 Seiten)

Filkins, J. 2003 c, Schriftliche Mitteilung vom 16.06.2003 (5 Seiten)

Filkins, J. 2003 d, Schriftliche Mitteilung vom 01.10.2003 (2 Seiten)

Filkins, J. 2004, Schriftliche Mitteilung vom 02.09.2004 (2 Seiten)

Expertenkontakte Europa

Expertenkontakt 1: Dr. Robert Pochmarski, Administrator, European Commission, Internal Market Directorate-General, Brussel: Gespräche und Textentwurf geprüft am 30.07. und 26.08.2003

Expertenkontakt 2: Hermann Kurtenbach MR a.D., ehemals Referatsleiter für nichtärztliche Heilberufe (Ref. 316) im Bundesministerium für Gesundheit, Bonn: Textentwurf geprüft Juni 2003 und Gespräch am 07.08.2003

Expertenkontakte Österreich

Expertenkontakt 1: Mag. A. Fccinelli, stellv. Direktorin für den Bereich Pflege im Ausbildungszentrum West für Gesundheitsberufe (AZW) in Innsbruck, Gespräch am 10.03.2003 in Innsbruck

Expertenkontakt 2: Mag. W. Buchberger, Lehrerin für Gesundheitsberufe im AZW, Gespräch am 14.03.2003 in Innsbruck

Expertenkontakt 3: Dr. C. Them, Schuldirektorin für den Bereich Pflege im AZW, Gespräch am 17.03.2003 in Innsbruck

Expertenkontakt 4: Mag. J. Castelein, stellv. Direktor im AZW, Gespräch am 31.03.2003 in Innsbruck

Expertenkontakt 5: W. Fussenegger, Praxiskoordinator im AZW, Gespräch am 02.04.2003 in Innsbruck

Expertenkontakt 6: Dr. C. Them, Gespräch am 03.04.2003 in Innsbruck

Expertenkontakt 7: Mag. M. Kriegl, Vorsitzende der BArge der Direktorinnen an Schulen für Gesundheits- und Krankenpflege in Oesterreich, Vortrag auf Workshop »Europäische Bildungsmodelle für die Pflege – ein Ziel für Berlin« am 19.01.2001 in Berlin

Expertenkontakte Modellkapitel

Expertenkontakt 1: Prof. Dr. Uta Oelke, Evangelische Fachhochschule Hannover, 21.08.2003 Informationen.

Expertenkontakt 2: MScN Franz Wagner, Bundesgeschäftsführer DBfK, Berlin, Expertenmeeting 04.08.2003, Bereitstellung von Materialien.

Expertenkontakt 3: Kerstin Schönlau, PÄDEA Münster, 15.08.2003 Bereitstellung von Materialien, Prof. Margot Sieger, 26.08.2003 Kapitelgliederung und Inhaltliche Details diskutiert.

Expertenkontakt 4: Dr. Elin Guski, Schule für Altenpflege Bremen, 11.08.2003 telefonische Auskunft, 19.08.2003 und 10.12.2004, Textentwurf geprüft; Stefanie Bohns, Universität Bremen, ergänzende Auskünfte per Email.

Expertenkontakt 5: Angela Diekmann, Ökumenisches Bildungszentrum für Berufe im Gesundheitswesen, Flensburg, 24.07.2003 telefonische Auskunft, 15.12.2004 Textentwurf geprüft und ergänzt.

Expertenkontakt 6: Ursula Matzke, Direktorin der Krankenpflegeschule, Robert-Bosch-Krankenhaus Stuttgart, 10.07.2003 Bereitstellung von Materialien, 31.07.2003 Textentwurf geprüft, ergänzt und Abbildungen eingefügt, 15.12.2004 ergänzende Auskünfte.

Expertenkontakt 7: Wiltrud Grosse, Schulleiterin und Anja Kistler, Lehrerin, Schwesternschule der Universität Heidelberg, 09.07.2003 Bereitstellung von Materialien, 06./07.08.2003 Textentwurf geprüft und ergänzt.

Expertenkontakt 8: Dr. Christiane Jacob, Wannseeschule e.V. Berlin, 31.07.2003 und 15.12. 2004, Textentwurf geprüft und ergänzt, Expertenmeeting 04.08.2003.

Expertenkontakt 9: Karin Schiller und Mitarbeiter, Krankenpflegeschule Albertinen Diakoniewerk, 25.08.2003 telefonische Information und Bereitstellung von Material, 12.12.2004 Überprüfung und Ergänzung des Textentwurfes durch Thomas Amend.

Expertenkontakt 10: Ute Braun, Direktorin der Hans-Weinberger-Akademie der AWO, München; Birgit Thomas, Referat für Gesundheit und Umwelt, Koordinationsstelle Pflege, München 06./07.08.2003 telefonische Auskunft, Bereitstellung von Materialien.

Expertenkontakt 11: Margarete Reinhart, Evangelische Fachhochschule Berlin, 06./08.08.2003 Textentwurf geprüft und ergänzt, Übersichten bereitgestellt.

Expertenkontakt 12: Prof. Dr. Christina Köhlen, Evangelische Fachhochschule Berlin, 15.12. 2004 ergänzende Auskünfte.

Expertenkontakt 13: Armin Koeppe und Marion Henke, Institut für Gerontologie an der Universtität Dortmund, 14.12.2004 ergänzende Auskünfte, Textentwurf geprüft und ergänzt.

Register

Adult Nursing 88
Akademien der Gehobenen Medizinisch-
   Technischen Dienste 156
Anpassungsweiterbildung 57
Ärzte 85
–, -dichte 83
Aufbaustudium 89
Aufstiegsweiterbildung 57
Ausbildung 53
–, schulische 49
–, Ziele 48
AVVV (Zentraler Pflege-Berufsverband) 117

Bachelor of Nursing (Bachelor Science
   Honours degree BSC [Hons]) 89
Bakkalaureatsstudium
   der Pflegewissenschaft 150
Beroepsbegeleidender Leerweg (BBL) 120
Beroepsopleidender Leerweg (BOL) 120
Berufsbildungsgesetz (Wet Educatie
   Beroepsonderwijs, WEB) 117
Berufsregistrierung 87
Bologna-Prozess 22
Branch Programme 94

Certificate in Higher Education (HE) 94
Child Nursing 88
Clinical Supervisor 97
Common Foundation Programme 94
Community Psychiatric Nursing 92
Credit Transfer System (ECTS) 275

Dachverband der Pflegenden und
   Sozialberufe AVVV 119
Diploma in Higher Education 88, 94
Disability 88
District Nurse 86
Durchlässigkeit 185

Educational Specialist Programme 94
Entbindungspflege 99
Erwachsenenpflege 85

Fächerintegration 225
Fachkräftemangel 27
Forensic Nursing 92
Fortbildung 57
–, -(s)pflicht 98

Geburtshelfer 90
Geburtshilfe 88
Gehobener Dienst für Gesundheits- und
   Krankenpflege 145
Gehobener Pflegefachdienst 153
German Diagnosis Related Groups 27
Gesundheitsberater (Health Visitor) 85
Gesundheitsministerkonferenz der Länder
   (GMK) 2004 67
Gesundheitswissenschaft 53
Governmental Quality Assurance Agency
   (QAA) 100, 200

Handlungsfelder 52
Health Visitor 85
Hebamme 85, 88, 90
Helferausbildung 36
Higher Education Funding Council
   (HEFCE) 98
Higher Education Institutions (HEI) 87
Hochschulgesetz (Wet Hoger onderwijs en
   wetenschappelijk onderzoek, WHW) 117
Hospital Trusts 80

Individuelles Diplomstudium
   Pflegewissenschaft 148

Job Evaluation Handbook 103

Kinderpflege 85
Kompetenzprofil 226

Learning 88
Lehrerqualifikation 45
Lernbehindertenpflege
   (Learning Disabilities) 85

Lernfelder 52
Lernfeldkonzept 51
Lernsituation 52
LEVV (Landelijk Expertisecentrum Verplegen en Verzorgen) 114
Link Tutors 97

Master Degree 90
Master of Science/Magister/Magistra der Pflegewissenschaft 153
Master-Programme 88
Mental Health 88
Midwife 88, 90
Modularisierung 225, 277

National Vocational Qualifications (NVQ) 99
Nationale Raad voor de Volksgezondheid (NRV) 118
Nationaler Gesundheitsdienst (National Health Service, NHS) 79
NIVEL (Niederländisches Institut für Forschung im Gesundheitsbereich) 114
Nurse 88
Nurse Consultants 88
Nurse Practitioner 86, 88
Nursing 88
Nursing & Midwifery Council (NMC) 87
Nursing Assistant 88
Nursing Older People 99
NVAO (Nederlands Vlaams Accrediterings Orgaan) 200

Occupational Health Nurse 85, 88

Pflegewissenschaft 53
Pflegeausbildung 38
–, Inhalte 47
Pflegekräfte 85
Pflegesituation 52
PHD Nursing 88
Philosophical Degree (PhD) 90
Placement Facilitators 97
Post Graduate Teaching Certificate 93
Post Registration Education and Practice (PREP)-Programme 98

Practice Nurses 88
Praxisanleiter 57
Praxisanleitung 56
Praxisausbildung 44
Praxisbegleitung 56
Primary Care Trusts (PCT) 80 f.
Psychiatriepflege (Mental Health) 85

Registered Midwife 85
Registered Nurse (RN) 85, 88 f.
Registered Specialist Community Public Health Nurse 85
Research Assessment Exercise 98
ROC (Regionaal Opleidingscentrum) 121
Royal College of Nursing (RCN) 87

Schlüsselqualifikation 224
School Nurse 85
Schulen für den Gehobenen Dienst für Gesundheits- und Krankenpflege 156
Schwerpunktausbildung 96
Specialist Nurses 88
spezialisierte Gemeindepflegende (Specialist Community Public Health Nurse; frühere Bezeichnung: Health Visitor) 90

Teaching Primary Care Trusts 81
Teilzeitstudium 89

Universitäts-Vorbereitungskurse (Study Skills Modules) 92
Universitätslehrgänge für Lehrende in der Gesundheits- und Krankenpflege 160
Unterrichtseinheiten, integrierte 237

Verpleegkundige (Pflegefachkräfte) 123
Verschreibungsbefugnis (Nurse Prescribing) 86
Vollzeitstudium 89

Weiterbildung 57
–, zum Zwecke der fachlichen Spezialisierung 57

Zulassungsbedingungen 41
Zweigepunktausbildung 96